LES

GRANDS ÉCRIVAINS

DE LA FRANCE

NOUVELLES ÉDITIONS

PUBLIÉES SOUS LA DIRECTION

DE M. AD. REGNIER

Membre de l'Institut

MÉMOIRES

DE

SAINT-SIMON

TOME XLI

MÉMOIRES
DE
SAINT-SIMON

NOUVELLE ÉDITION
COLLATIONNÉE SUR LE MANUSCRIT AUTOGRAPHE
AUGMENTÉE
DES ADDITIONS DE SAINT-SIMON AU JOURNAL DE DANGEAU
et de notes et appendices

PAR A. DE BOISLISLE
Membre de l'Institut
AVEC LA COLLABORATION DE L. LECESTRE
ET DE J. DE BOISLISLE

TOME QUARANTE ET UNIÈME

PARIS
LIBRAIRIE HACHETTE
BOULEVARD SAINT-GERMAIN, 79

1928

MÉMOIRES

DE

SAINT-SIMON

(Suite de 1722)
Piège tendu au maréchal de Villeroy, qui y donne en plein.

Le dimanche 12 août[1], M. le duc d'Orléans alla sur la fin de l'après-dinée travailler avec le Roi, comme il avoit accoutumé de faire plusieurs jours marqués de chaque semaine, et, comme c'étoit l'été, au retour de sa promenade, qui étoit toujours de bonne heure. Ce travail étoit de montrer au Roi la distribution d'emplois vacants, de bénéfices, de certaines magistratures, d'intendances, de récompenses de toute nature, et de lui expliquer en peu de mots les raisons des choix et des préférences, quelquefois des distributions de finances, enfin les premières nouvelles étrangères, quand il y en avoit à sa portée, avant qu'elles devinssent publiques. A la fin de

1. Le nombre *12* est en interligne, au-dessus de *13*, biffé. Mais Saint-Simon se trompe : en 1722, le 12 août était un mercredi ; il aurait dû mettre « le dimanche 9 août ». Mais là encore il aurait fait erreur ; car l'arrestation du maréchal de Villeroy eut lieu le lundi 10 août ; tous les témoignages s'accordent à cet égard, et aussi pour dire que l'altercation entre le Régent et le maréchal se produisit le matin de ce lundi et l'arrestation l'après-midi. Saint-Simon est évidemment mal servi par ses souvenirs, et n'avait pas sous les yeux de documents précis. Le récit qui va suivre a besoin d'être contrôlé et rectifié, au moins pour le temps. Voyez plus loin, p. 6, note 6.

ce travail, où le maréchal de Villeroy assistoit toujours, et où quelquefois Monsieur de Fréjus se hasardoit de rester, M. le duc d'Orléans supplia le Roi de vouloir bien passer dans un petit arrière-cabinet, où il avoit un mot à lui dire tête à tête. Le maréchal de Villeroy s'y opposa à l'instant. M. le duc d'Orléans, qui lui tendoit le piége, l'y vit donner en plein avec satisfaction. Il lui représenta avec politesse que le Roi entroit dans un âge si voisin de celui où il gouverneroit par lui-même, qu'il étoit temps que celui qui, en attendant, étoit le dépositaire de toute son autorité, lui rendît compte des choses qu'il pouvoit maintenant entendre, et qui ne pouvoient être expliquées qu'à lui seul, quelque confiance que méritât quelque tiers que ce pût être, et qu'il le prioit de cesser de mettre obstacle à une chose si nécessaire et si importante, que lui Régent avoit peut-être à se reprocher de n'avoir pas commencé plus tôt, uniquement par complaisance pour lui. Le maréchal, s'échauffant et secouant sa perruque, répondit qu'il savoit le respect qu'il lui devoit, et pour le moins autant[1] ce qu'il devoit au Roi et à sa place, qui le chargeoit de sa personne et l'en rendoit responsable, et protesta qu'il ne souffriroit point que Son Altesse Royale parlât au Roi en particulier, parce qu'il devoit savoir tout ce qui lui étoit dit, beaucoup moins tête à tête dans un cabinet, hors de sa vue, parce que son devoir étoit de ne le perdre pas de vue un seul moment, et dans tous de répondre de sa personne. Sur ce propos, M. le duc d'Orléans le regarda fixement, et lui dit avec un ton de maître qu'il se méprenoit et s'oublioit; qu'il devoit songer à qui il parloit et à la force de ses paroles, qu'il vouloit bien croire qu'il n'entendoit pas; que le respect de la présence du Roi l'empêchoit de lui répondre comme il le méritoit et de pousser plus loin cette conversation; et tout de suite fit au Roi une profonde révérence, et s'en alla.

1. *Autant* a été ajouté en interligne.

Le maréchal, fort en colère, le conduisit quelques pas, marmonnant[1] et gesticulant, sans que M. le duc d'Orléans fît semblant de le voir et de l'entendre, laissant le Roi étonné et le Fréjus riant tout bas dans ses barbes[2]. Le hameçon si bien pris, on se douta que le maréchal, tout audacieux qu'il étoit, mais toutefois bas et timide courtisan, sentiroit toute la différence de braver et de bavarder, d'insulter le cardinal Dubois, odieux à tout le monde et sentant encore la vile coque dont il sortoit[3], d'avec celle d'avoir une telle prise, et en présence du Roi, avec M. le duc d'Orléans, et de prétendre anéantir les droits et l'autorité du régent du royaume par les prétendus droits et autorité de sa place de gouverneur du Roi, et, par ses termes de répondre de sa personne, les appuyer ouvertement sur ce qu'il y a de plus injurieux. On n'y fut pas trompé. Moins de deux heures après, on sut que le maréchal, se vantant de ce qu'il venoit de faire, avoit ajouté qu'il s'estimeroit bien malheureux que M. le duc d'Orléans pût croire qu'il eût voulu lui manquer, quand il n'avoit songé qu'à remplir son plus précieux devoir, et qu'il iroit chez lui dès le lendemain matin, pour en avoir un éclaircissement avec lui, dont il se flattoit bien que ce prince demeureroit content.

A tout hasard, on avoit pris toutes les mesures nécessaires, dès que le jour fut arrêté pour tendre le piège au maréchal; on n'eut donc qu'à leur donner leur dernière forme, dès qu'on sut, dès le soir même, que le maréchal viendroit s'enferrer. Au delà de la chambre à coucher de

1. « *Marmonner*, murmurer d'un murmure sourd », disait le *Dictionnaire de l'Académie*, qui ajoute : « Il est bas. »

2. Nous avons eu cette locution au singulier dans le tome XVII, p. 393, et au pluriel dans les tomes XVIII, p. 414, et XXX, p. 177.

3. Il faut rapprocher ce passage de cette définition de l'*Académie* : « On dit proverbialement et par reproche qu'un jeune garçon ne fait que sortir de la coque, pour dire que ce n'est encore qu'un enfant. » On a rencontré dans le tome XL, p. 173 : « poulet nouvellement éclos, qui traîne encore sa coque. »

M. le duc d'Orléans étoit un grand et beau cabinet[1], à quatre grandes fenêtres sur le jardin, et de plain pied à deux marches près, deux en face en entrant, deux sur le côté vis-à-vis de la cheminée, et toutes ces fenêtres s'ouvroient en portes depuis le haut jusqu'au parquet. Ce cabinet faisoit le coin, où les gens de la cour attendoient, et en retour étoit un cabinet joignant, où M. le duc d'Orléans travailloit, et faisoit entrer les gens les plus distingués ou favorisés qui avoient à lui parler. Le mot étoit donné. Artagnan, capitaine des mousquetaires gris[2], étoit dans cette pièce, qui savoit ce qui s'alloit exécuter, avec force officiers sûrs de sa compagnie qu'il avoit fait venir, et d'anciens mousquetaires, pour s'en servir au besoin, qui voyoient bien à ce préparatif qu'il s'agissoit de quelque chose, mais sans se douter de ce que ce seroit. Il y avoit aussi des chevau-légers répandus en dehors le long des fenêtres, et dans la même ignorance, et beaucoup d'officiers principaux et autres de M. le duc d'Orléans, tant dans sa chambre à coucher que dans ce grand cabinet.

Le maréchal de Villeroy arrêté et conduit tout de suite à Villeroy.

Tout cela bien ordonné, arriva sur le midi[3] le maréchal de Villeroy avec son fracas accoutumé, mais seul, sa chaise et ses gens restés au loin, hors la salle des gardes. Il entre en comédien, s'arrête, regarde, fait quelques pas; sous prétexte de civilité, on s'attroupe auprès de lui, on l'environne; il demande d'un ton d'autorité ce que fait M. le duc d'Orléans; on lui répond qu'il est enfermé et qu'il travaille. Le maréchal élève le ton, dit qu'il faut pourtant qu'il le voie, qu'il va entrer, et, dans cet instant qu'il s'avance, la Fare, capitaine des gardes de M. le duc

1. On a vu dans le précédent volume, p. 264, que le Régent s'était installé à Versailles dans l'ancien appartement du grand Dauphin, au rez-de-chaussée.

2. Joseph de Montesquiou : tome XVIII, p. 205.

3. Nous répétons que tout ce qui va suivre se passe le lundi 10 août, et non pas le 13, comme le dit Saint-Simon.

d'Orléans[1], se présente vis-à-vis de lui, l'arrête, et lui demande son épée. Le maréchal entre en furie, et toute l'assistance en émoi. En ce même instant, le Blanc se présente. Sa chaise à porteurs, qu'on avoit tenue cachée, se plante devant le maréchal. Il s'écrie ; il est mal sur ses jambes ; il est jeté dans la chaise qu'on ferme sur lui, et emporté dans le même clin d'œil par une des fenêtres latérales dans le jardin, la Fare et Artagnan chacun d'un côté de la chaise, les chevau-légers et mousquetaires après, qui ne virent que par l'effet de quoi il s'agissoit. La marche se presse, descend l'escalier de l'orangerie du côté des bosquets[2], trouve la grand grille ouverte, et un carosse à six chevaux devant. On y pose la chaise. Le maréchal a beau tempêter, on le jette dans le carrosse ; Artagnan y monte à côté de lui, un officier des mousquetaires sur le devant, et du Liboy, un des gentilshommes ordinaires du Roi[3], à côté de l'officier, vingt mousquetaires, avec des officiers, à cheval autour du carrosse ; et touche, cocher !

Ce côté du jardin, qui est sous les fenêtres de l'appartement de la Reine occupé par l'Infante, ne fut vu de personne à ce soleil de midi, et, quoique ce nombre de gens qui se trouvèrent dans l'appartement de M. le duc d'Orléans se dispersassent bientôt, il est étonnant qu'une affaire de cette nature demeura[4] ignorée plus de deux

1. C'est Philippe-Charles, marquis de la Fare-Laugères, que nous avons vu en Espagne en même temps que Saint-Simon.

2. Celui qu'on appelle aujourd'hui l'escalier des cent marches, et il s'agit ici de la partie du côté du parc.

3. Cet Étienne Rossius de Liboy était toujours chargé de missions délicates, et nous l'avons vu en 1718 accompagner le prince de Cellamare (tome XXXVI, p. 29, 38 et 198). Il avait cédé en février 1720 la survivance de sa charge de gentilhomme ordinaire du Roi à René-Joachim Quentin de la Corbière (reg. O[1] 64, fol. 39) ; mais il en conservait l'exercice, et le Régent lui avait donné en mai 1722 une pension de trois mille livres (reg. O[1] 66, p. 177).

4. Ce verbe est bien à l'indicatif, dans le manuscrit.

heures dans le château de Versailles. Les domestiques du maréchal de Villeroy, à qui personne n'avait osé rien dire en sortant, je ne sais par quel hasard, attendirent toujours avec sa chaise près de la salle des gardes, et ceux qui étoient chez lui, dans les derrières des cabinets du Roi[1], ne l'apprirent qu'après que M. le duc d'Orléans eut[2] vu le Roi, et qu'il leur manda que le maréchal étoit allé à Villeroy[3], où ils pouvoient lui aller porter ce qui lui étoit nécessaire. Je reçus à Meudon le message convenu[4]. J'allois me mettre à table[5], et ce ne fut que vers le souper qu'il vint des gens de Versailles qui nous apprirent à tous la nouvelle qui y faisoit grand bruit, mais un bruit fort contenu, que la qualité de l'exécution rendoit fort mesuré par la surprise et la frayeur qu'elle avoit répandu[6].

1. On a vu dans le tome XL, p. 263, que c'était dans cette partie du château que logeait le maréchal.

2. Il y a *eust*, au subjonctif, par mégarde, dans le manuscrit.

3. Le château de Villeroy n'était pas auprès de Claye et dans le voisinage de Meaux, comme il a été dit par erreur dans notre tome VI, p. 29, note 6, mais au sud de Corbeil, sur la paroisse de Mennecy, et par conséquent sur la route de Fontainebleau, ce qui explique que Louis XIV pouvait s'y arrêter lorsqu'il allait à ce château : voyez le P. Anselme, *Histoire généalogique*, tome IV, p. 635-638, où les différentes terres qui constituaient le duché sont énumérées ; elles sont toutes de cette région du sud de Corbeil. Le récent *Dictionnaire de Joanne* a commis une faute grossière en plaçant à Villeroy près Claye le château historique des ducs de ce nom. Le château réel près Mennecy est aujourd'hui en ruines. L'erreur a été corrigée dans la seconde édition de notre tome VI.

4. Tome XL, p. 292. — Les mots *le message*, oubliés, sont en interligne.

5. Pour le dîner, vers deux heures de l'après-midi.

6. Il y a bien *répandu* sans accord dans le manuscrit, suivant l'habitude presque constante de Saint-Simon. — Sur l'arrestation et l'exil du maréchal, on peut voir les *Mémoires de Mathieu Marais*, tome II, p. 324-325, le *Journal de Barbier*, tome I, p. 230-233, celui de *Buvat*, tome II, p. 411-413, les *Mémoires du maréchal de Villars*, tome IV, p. 232-234, ceux *du marquis d'Argenson*, édition Jannet, tome I, p. 192-193, *les Correspondants de Balleroy*, tome II, p. 476, la *Correspondance de Madame*, recueil Brunet, tome II, p. 376, la

Le Roi fort affligé.

Ce ne fut pas, après, un petit embarras que celui de M. le duc d'Orléans pour en porter la nouvelle au Roi, dès qu'elle fut répandue. Il entra dans le cabinet du Roi, d'où il fit sortir tous les courtisans qui s'y trouvèrent, et n'y laissa que les gens dont les charges leur donnoient cette entrée, et il ne s'en trouva presque point. Au premier mot le Roi rougit; ses yeux se mouillèrent; il se mit le visage contre le dos d'un fauteuil, sans dire une parole, ne voulut ni sortir ni jouer. A peine mangea-t-il quelques bouchées à souper, pleura, et ne dormit point de toute la nuit[1].

Gazette d'Amsterdam. Extraordinaire LXVI et n° LXVII, et dans le registre U 365 les notes du greffier Delisle, fidèle reflet de l'impression populaire. Parmi les auteurs modernes, il y a un bon récit dans *le Président Hénault* de Lucien Percy, p. 109-116. Le P. Bliard, *Dubois cardinal*, tome II, p. 424 et suivantes, n'admet pas ce que dit Saint-Simon et en croit plutôt une lettre de Dubois au P. Daubenton du 18 août (*Espagne* 320, fol. 145, et *Mémoires secrets de Dubois*, par L. de Sévelinges, tome II, p. 273); le cardinal avait cependant intérêt à ne pas faire connaître en Espagne les motifs réels de la disgrâce, et sa lettre est à cet égard sujette à caution. Dom H. Leclercq, *Histoire de la Régence*, tome III, p. 280-282, suit au contraire pleinement la version de notre auteur. — Pour justifier la mesure prise, Dubois fit répandre dans le public et envoya à nos ministres à l'étranger une sorte de court mémoire justificatif (Bliard, *Dubois cardinal*, p. 429-430; Seilhac, *L'abbé Dubois*, tome II, p. 182-183), qui est résumé dans *les Correspondants de Balleroy*, tome II, p. 483. La *Gazette d'Amsterdam* publia le 21 août (Extraordinaire LXVII) un récit de la scène entre le Régent et le maréchal qui est tout à fait conforme à celui de Saint-Simon, et qui n'est que la reproduction d'une « gazette à la main » que donne aussi Marais, p. 328. Au manifeste de Dubois répondit une sorte de factum qui circula dans le public et qu'on attribua à Fontenelle; Mathieu Marais en inséra le texte dans ses *Mémoires*, tome II, p. 339, et Buvat dans son *Journal*, tome II, p. 412-413; voyez encore les couplets cités par Raunié, *Chansonnier historique du dix-huitième siècle*, tome IV, p. 133-134.

1. Le greffier Delisle écrivait (reg. U 365) : « Le lendemain que M. le maréchal de Villeroy a été arrêté, l'on disoit qu'hier au soir le Roi l'avoit fort demandé, qu'il avoit pleuré et n'avoit pas voulu souper; qu'il y avoit ordre de lui dire qu'il étoit malade et que, s'il insistoit à le voir, de lui dire qu'il avoit la petite vérole; .... que, ce jour d'huy 11 août dans l'après-midi, M. le Régent voulant mener promener le

La matinée et le dîner du lendemain 14[1] ne se passèrent guères mieux.

Ce même jour 14[2], comme je sortois de dîner à Meudon avec beaucoup de monde, le valet de chambre qui me servoit me dit qu'il y avoit là un courrier du cardinal Dubois, avec une lettre, qu'il n'avoit pas cru me devoir amener à table devant toute cette compagnie. J'ouvris la lettre. Le cardinal me conjuroit de l'aller trouver à l'instant[3] droit à la Surintendance à Versailles, d'amener avec moi un homme sûr en état de courir la poste pour le dépêcher à la Trappe aussitôt qu'il m'auroit parlé, et de ne me point casser la tête à deviner ce que ce pouvoit être, parce qu'il me seroit impossible de le deviner, et qu'il m'attendoit avec la dernière impatience pour me le dire. Je demandai mon carrosse aussitôt, que je trouvai bien lent à venir des écuries, qui sont fort éloignées du château neuf que j'occupois[4]. Ce courrier à mener au car-

Roi, il lui dit qu'il ne vouloit point y aller, lui referma lui-même la porte de sa chambre comme étant fâché contre lui, et qu'il n'y fut point. L'on disoit encore beaucoup d'autres choses à ce sujet ; mais savoir si elles sont vraies. » Pour calmer le jeune roi, Dubois songea à faire passer sous ses yeux une sorte de mémoire exposant les motifs du renvoi de son gouverneur (Affaires étrangères, vol. *France* 1253, fol. 22) ; mais il est vraisemblable qu'on n'en usa pas et que l'explication verbale fournie par le Régent fut jugée suffisante. Voyez le texte donné par L. de Sévelinges, *Mémoires secrets de Dubois*, tome II, p. 269.

1. Il faut lire *11* ; Saint-Simon poursuit son erreur (voyez ci-dessus, p. 1).

2. Saint-Simon se trompe encore de jour : on va voir plus loin que ce qu'il va raconter n'arriva que le lundi 17, une semaine après l'arrestation de Villeroy.

3. Les mots *à l'instant* sont en interligne.

4. Les écuries étaient auprès du vieux château : voyez aux Archives nationales le plan NII Seine-et-Oise 192. M. Paul Biver, dans son *Histoire du château de Meudon* (1923), très développée au point de vue décoratif, mais insuffisante pour la topographie, n'a pas parlé des communs et écuries, et les plans qu'il a reproduits sont à si petite échelle qu'ils n'ont guère d'utilité. Saint-Simon se plaindra encore de cet éloignement des écuries, ci-après, p. 295.

dinal pour le dépêcher à la Trappe me tournoit la tête : je ne pouvois imaginer ce qui pouvoit y être arrivé, qui occupât si vivement le cardinal dans des moments si voisins de celui de l'enlèvement du maréchal de Villeroy. La Constitution, ou quelque fugitif important et inconnu découvert à la Trappe, et mille autres pensées m'agitèrent jusqu'à Versailles.

Fuite inconnue de l'évêque de Fréjus; découvert à Bâville, mandé, et de retour aussitôt.

Arrivant à la Surintendance[1], je vis par-dessus la porte le cardinal Dubois à la fenêtre, qui m'attendoit, et qui me fit de grands signes, et que je trouvai au-devant de moi au bas du degré, comme je l'allois monter. Sa[2] première parole fut de me demander si j'avois amené un homme qui pût aller en poste à la Trappe. Je lui montrai ce même valet de chambre, qui en connoissoit tous les êtres[3] pour y avoir été fort souvent avec moi, et qui étoit connu de lui de tout temps, parce que de tout temps il venoit chez moi, et que, petit abbé Dubois alors, il l'entretenoit souvent en m'attendant. Il me conta, en montant le degré, les pleurs du Roi, qui venoient bien d'augmenter par l'absence de Monsieur de Fréjus, qui avoit disparu, qui n'avoit point couché à Versailles[4], et qu'on ne savoit

1. Tome XXVIII, p. 76.

2. Avant *sa* il a biffé *son pr* (son premier mot).

3. L'on trouve presque toujours dans les textes ce mot orthographié *estres* ou *êtres*, et les lexicographes, depuis l'Académie jusquà Hatzfeld, ont adopté cette orthographe avec le sens « les diverses parties de la distribution d'une maison ». Mais pour l'étymologie, il y a divergence : les uns estiment que ce mot vient du verbe *être*, au sens de manière d'être ; d'autres, et le *Littré* signale cette opinion, le font dériver du mot *atrium* et pensent que, dans ce cas, il faudrait l'écrire *aître*, nom qu'on donne dans certaines provinces au parvis d'une église ; Hatzfeld enfin le fait venir du latin *extera* ; mais alors ce mot ne s'appliquerait qu'aux parties extérieures du bâtiment, tandis que presque toujours on le prend pour les dispositions intérieures. Nous nous contentons de signaler ces diverses opinions, dont la seconde nous semble cependant la plus probable, sans toutefois vouloir modifier ici l'orthographe traditionnelle.

4. On verra plus loin que Fréjus n'était parti que le 17 de grand

ce qu'il étoit devenu, sinon qu'il n'étoit ni à Villeroy ni sur le chemin, parce qu'ils venoient d'en avoir des nouvelles; que cette disparution[1] mettoit le Roi au désespoir, et eux dans le plus cruel embarras du monde; qu'ils ne savoient que penser de cette subite retraite, sinon peut-être qu'il étoit allé se cacher à la Trappe, où il falloit envoyer voir s'il y étoit, et tout de suite me conduisit chez M. le duc d'Orléans. Nous le trouvâmes seul, fort en peine, se promenant dans son cabinet, qui me dit aussitôt qu'il ne savoit que devenir, ni que faire du Roi, qui crioit après Monsieur de Fréjus, et ne vouloit entendre à rien, et de là à crier contre une si étrange fuite.

Peu de moments après arrivèrent le prince et le cardinal de Rohan, à qui l'arrêt[2] du maréchal de Villeroy avoit ouvert toutes les portes; ils étoient suivis de Pezé. Son attachement et sa parenté de Mme de Ventadour[3], qui l'avoit fort familiarisé avec les deux frères, n'empêchoit pas qu'il ne fût fort aise de se voir délivré du maréchal de Villeroy, mais qui, étant lié à Fréjus, étoit outré de cette escapade. Après plus de jérémiades[4] que de résolutions, Dubois me pressa d'aller écrire à la Trappe[5]. Tout étoit en désarroi chez M. le duc d'Orléans : ils parloient tous dans ce cabinet; impossible, à tout ce bruit, d'écrire sur son bureau, comme il m'arrivoit souvent quand j'étois seul avec lui. Mon appartement étoit dans

matin, et par conséquent avait couché cette nuit-là à Versailles. Saint-Simon, privé, pour toute cette affaire de l'arrestation de Villeroy et de la fugue du précepteur, de tout guide chronologique, a commis de graves erreurs de temps, comme on l'a déjà remarqué.

1. Forme rencontrée dans le tome XXII, p. 273.

2. Au sens d'arrestation. — 3. Tome XXXVII, p. 26-28.

4. *L'Académie* n'admit ce mot que dans l'édition de 1762 ; Littré n'en cite d'exemple que de Voltaire ; on le trouve cependant employé par l'abbé de Choisy cinquante ans auparavant.

5. On sait les relations intimes que Saint-Simon avait avec ce monastère et avec les abbés successifs, depuis l'abbé de Rancé; voyez notre tome II, p. 15-16.

l'aile neuve[1], et peut-être fermé; car on ne m'attendoit pas ce jour-là. J'eus plus tôt fait de monter chez Pezé, dont la chambre étoit proche, au-dessus de l'appartement [de la] Reine, et je m'y mis à écrire. Ma lettre étoit achevée, que Pezé, qui m'y avoit conduit et qui étoit redescendu aussitôt, remonta et me cria : « Il est trouvé, il est trouvé; votre lettre est inutile; revenez-vous-en chez M. le duc d'Orléans; » puis me conta que tout à l'heure un homme à M. le duc d'Orléans, qui savoit que Fréjus étoit ami des Lamoignons, avoit rencontré Courson[2] dans la grand cour, qui sortoit du conseil des parties, à qui il avoit demandé s'il ne sauroit point ce qu'étoit devenu Fréjus; que Courson lui avoit dit qu'il ne savoit pas de quoi on étoit si en peine; que Fréjus étoit allé la veille coucher à Bâville[3], où étoit le président Lamoignon[4]; sur quoi cet homme de M. le duc d'Orléans lui avoit amené Courson pour le lui dire lui-même[5].

Nous arrivâmes, Pezé et moi, chez M. le duc d'Orléans, d'où Courson venoit de sortir. La sérénité y étoit revenue; Fréjus fut bien brocardé[6], et le cardinal et le prince de Rohan ne s'y ménagèrent pas. Après un peu d'épanouissement, le cardinal Dubois avisa M. le duc d'Orléans d'aller porter au Roi cette bonne nouvelle, et de lui dire qu'il alloit dépêcher à Bâville pour faire revenir son précepteur. M. le duc d'Orléans monta chez le

1. Le logement qu'il avait eu en 1710 lorsque sa femme avait été nommée dame d'honneur de la duchesse de Berry : tomes XIX, p. 338, note 5, et XXIV, p. 111-112.

2. Guillaume-Urbain de Lamoignon : tome XIV, p. 384 et 646.

3. Dans la région de Dourdan : tome XIII, p. 139. Il n'y avait pas été coucher, mais était parti le matin même pour s'y rendre.

4. Chrétien de Lamoignon (tome XI, p. 207), grand ami de l'ancien évêque de Fréjus.

5. On ne sut qu'à cinq heures du soir où Fleury s'était retiré : voyez la lettre de Monsieur le Duc à l'appendice I, ci-après.

6. « *Brocarder*, piquer avec des paroles accompagnées de quelque pointe d'esprit » (*Académie* 1718).

Roi, et me dit qu'il alloit redescendre; les deux frères s'en allèrent de leur côté avec Pezé, et je demeurai à attendre M. le duc d'Orléans avec le cardinal Dubois[1].

Fureurs du maréchal de Villeroy. Le Roi

Après avoir un peu raisonné sur cette fugue de Fréjus, il me conta qu'ils avoient des nouvelles de Villeroy[2]; que le maréchal n'avoit cessé de crier à l'attentat commis sur sa personne, à l'audace du Régent, à l'insolence de lui

1. Ce fut le lundi 17 août qu'on s'aperçut que Fleury était parti secrètement dès quatre heures du matin. Dans le public, les bruits les plus divers circulèrent : un enlèvement, un exil, une retraite volontaire à la Trappe. Il avait laissé, en partant, une lettre pour le Régent et une pour Monsieur le Duc pour expliquer son départ ; on trouvera le texte de cette dernière à l'appendice I. Il semble aussi que ce n'était pas au château de Bâville qu'il s'était retiré, mais à celui de Courson, qui en est voisin (*Journal de Barbier*, tome I, p. 234-236 ; *de Buvat*, tome II, p. 414 ; *Mémoires du maréchal de Villars*, tome IV, p. 234 ; *de Mathieu Marais*, tome II, p. 330-332 ; récit du greffier Delisle, reg. U 365 ; la *Gazette d'Amsterdam*, n° LXIX, présente cette fugue comme un simple voyage d'agrément). En fait, le départ du précepteur ne fut pas aussi mystérieux. Une très curieuse lettre que lui écrivit Monsieur le Duc le soir même et dont nous donnerons le texte à l'appendice I, montre que, dès l'arrestation du maréchal de Villeroy, huit jours auparavant, il avait fait part de son intention de se retirer à ce prince, son supérieur immédiat en tant que surintendant de l'éducation du Roi. En partant le 17 août au matin, il lui fit tenir, pour annoncer son départ, la lettre dont on vient de parler, mais sans dire où il se retirait, et en faisant une vague promesse de retour prochain ; la lettre contenait un billet pour le Régent, rédigé en termes aussi vagues ; elle chargeait Monsieur le Duc de prévenir le Roi que son précepteur s'absentait momentanément pour raison de santé. Monsieur le Duc ne put s'acquitter de ces deux missions que le soir ; d'où la surprise première du Régent et de son entourage. Quant aux motifs du départ, il semble bien que ceux que Saint-Simon va donner étaient réels : désir d'exécuter l'engagement pris envers le maréchal de Villeroy, dont il va être parlé, mais aussi ferme intention de se laisser rappeler et de fortifier ainsi sa position auprès du Roi.

2. Probablement par M. de Liboy, qui devait écrire régulièrement. Nous n'avons pas ses lettres, mais simplement des notes prises sur le rapport qu'il fit au cardinal Dubois, lorsqu'il revint en cour après avoir conduit le maréchal à Lyon. Nous donnerons ces notes à l'appendice II.

Dubois, ni de chanter pouille, tout le chemin, à Artagnan de se prêter à une violence si criminelle ; puis à invoquer les mânes du feu Roi, à exalter sa confiance en lui, l'importance de la place pour laquelle il l'avoit préféré à tout le monde ; le soulèvement qu'une entreprise si hardie, et qui passoit si fort le pouvoir du Régent, alloit causer dans Paris et dans tout le royaume, et le bruit qu'elle alloit faire dans tous les pays étrangers ; les choix du feu Roi, pour ce qu'il laissoit de plus précieux à conserver et à former[1], chassés, d'abord le duc du Maine, lui ensuite ; déplorations[2] du sort du Roi, de celui de tout le royaume ; puis des élans, puis des invectives, puis des applaudissements de ses services, de sa fidélité, de sa fermeté, de son invariable attachement à son devoir ; après, de[s] railleries piquantes à du Liboy, gardien-né de tous les personnages qu'on arrêtoit, sur ce qu'il avoit été mis auprès de Cellamare, auparavant de l'ambassadeur de Savoie[3]. Enfin ce fut un homme si étonné, si troublé, si plein de dépit et de rage, qu'il étoit hors de soi et ne se posséda pas un moment. Le duc de Villeroy, le maréchal de Tallard, Biron, furent à peu près ceux qui eurent la permission d'aller à Villeroy ; presque aucun autre ne la demanda[4] ; mais ce ne fut que le lendemain.

un peu apaisé par le retour si prochain de l'évêque de Fréjus*. Mesures à prendre avec cet évêque et prises en effet. Le duc de Charost déclaré gouverneur.

M. le duc d'Orléans revint de chez le Roi, qui nous dit que la nouvelle qu'il lui avoit portée l'avoit fort apaisé : sur quoi nous conclûmes qu'il falloit faire en sorte que

1. C'est-à-dire, pour le jeune Roi son successeur.

2. Mot qui n'est admis par aucun lexique ; le *Littré* seul le mentionne, mais sans citer d'exemple.

3. Le comte de Vernon en 1703 : tome XI, p. 277.

4. Quoi qu'en dise Saint-Simon, pendant les quelques jours que le maréchal passa à Villeroy on y alla beaucoup de Paris et de Versailles. Marais énumère entre autres le prince Charles d'Armagnac, Mme de Courtenvaux, la duchesse de la Ferté, la marquise de Lambert et sa fille, Mme de Saint-Aulaire (*Mémoires*, p. 325, 329, 330). Villars dit aussi s'y être rendu (*Mémoires*, tome IV, p. 235).

* Les mots *de l'Evesq. de Frejuls* sont ajoutés après coup.

Fréjus revînt dans la matinée du lendemain ; que M. le duc d'Orléans le reçût à merveilles, prît tout pour bon, l'amadouât, lui fît entendre que ce n'étoit que pour le ménager et lui ôter tout embarras s'il ne lui avoit pas confié le secret de l'arrêt du maréchal de Villeroy ; lui en expliquer la nécessité avec d'autant plus de liberté que Fréjus haïssoit le maréchal, ses hauteurs, ses jalousies, ses caprices, et, dans son âme, seroit ravi de son éloignement et de posséder le Roi tout à son aise ; le prier de faire entendre au Roi les raisons de cette nécessité ; communiquer à Fréjus le choix du duc de Charost[1] ; lui en promettre tout le concert et les égards qu'il en pouvoit desirer ; lui demander de le conseiller et le conduire ; enfin prendre le temps de la joie du Roi du retour de Fréjus pour lui apprendre le choix du nouveau gouverneur et le lui présenter. Tout cela fut convenu, et très bien exécuté le lendemain[2].

Désespoirs du maréchal de Villeroy.

Quand le maréchal le sut à Villeroy, il s'emporta d'une étrange manière contre Charost, dont il parla avec le dernier mépris d'avoir accepté sa place[3], mais surtout contre Fréjus, qu'il n'appeloit plus que traître et scélé-

1. Fleury n'ignorait pas le choix de M. de Charost, puisque sa désignation avait suivi l'arrestation du maréchal, que ses provisions avaient été expédiées le 13 et qu'il avait prêté serment le 14 entre les mains du Roi (reg. O[1] 66, p. 267-269 ; *Gazette*, p. 419). Le préambule des provisions dit qu'il avait été choisi pour remplir l'intention du duc de Bourgogne, père du jeune Roi ; c'est ce que répétait plus tard le duc de Luynes (*Mémoires*, tome III, p. 289 ; voyez aussi notre tome XXVII, p. 53-54).

2. On dépêcha au fugitif le conseiller d'État le Peletier des Forts et le comte de Belle-Isle, confident de Dubois ; ils emportaient une lettre du jeune Roi et une du Régent ordonnant à Fleury de venir reprendre son poste (nous donnons à l'appendice I le texte de la dernière d'après le *Catalogue* de la collection Morrison). Il rentra à Versailles le 18 vers dix heures du soir.

3. Mathieu Marais (p. 329-330) a cité un passage de la réponse plutôt rageuse que le maréchal fit au duc de Charost, qui lui avait écrit civilement au sujet de sa nomination.

rat[1]. Après les premiers*, qui ne lui permirent que des transports et des fureurs d'autant plus violentes que la tranquillité qu'il apercevoit partout le détrompoit malgré lui de la certitude où son orgueil l'avoit jeté que le Parlement, que les Halles, que Paris se soulèveroit si on osoit toucher à un personnage aussi important et aussi aimé qu'il se figuroit l'être, après l'avoir été à ses dépens qu'on n'auroit jamais l'assurance ni les moyens de l'arrêter[3]. Ces vérités, qu'il ne pouvoit plus se dissimuler, succédant si fort tout à coup aux chimères qui faisoient toute sa nourriture et sa vie, le mettoient au désespoir et hors de lui-même. Il s'en prenoit au Régent, à son ministre, à ceux qu'ils avoient employés pour l'arrêter, à ceux qui avoient manqué à le défendre, à tout ce qui ne se révoltoit pas pour le faire revenir et faire tête au Régent; à Charost, qui avoit osé lui succéder; surtout à Fréjus, qui l'avoit trompé, et qui le trahissoit d'une manière si indigne. Fréjus étoit celui contre lequel il étoit le plus irrité. Ses reproches d'ingratitude et de trahison pleuvoient sur lui sans cesse; tout ce qu'il avoit tenté près du feu Roi pour lui; comme il l'avoit protégé, assisté, logé, nourri[4]; que sans lui il n'eût jamais été précepteur du Roi; et tout cela étoit exactement vrai. Mais la trahison qu'il rebattoit à tous moments, il l'expliqua enfin : il dit que Fréjus et lui s'étoient promis l'un à l'autre, dès les premiers jours de la Régence, une indissoluble union, et que si, par des troubles et des événements qui ne se pouvoient prévoir, et qui n'étoient que trop

Il dévoile la cause de la fuite de Fréjus, dont cet évêque se tire* fort mal. Sa joie et ses espérances fondées sur l'éloignement du maréchal.

1. Ce ne fut pas à Villeroy que le maréchal apprit la fugue et le retour de Fréjus, puisqu'il avait quitté ce château dès le 16 pour aller à Lyon, comme on le verra plus loin.

2. Il faut lire sans doute « après les premiers emportements » ; la phrase est d'ailleurs tout à fait incorrecte et incomplète.

3. C'est-à-dire : après avoir été détrompé à ses dépens qu'on n'oserait jamais l'arrêter.

4. Voyez notre tome VI, p. 49.

* Avant *se tire*, Saint-Simon a biffé *demeure fort embarrassé et*.

communs dans le cours des régences, on entreprenoit d'ôter l'un d'eux d'auprès du Roi sans que l'autre le pût empêcher, et sans lui toucher, cet autre se retireroit sur-le-champ, et ne reprendroit jamais sa place que celle[1] de l'autre ne lui fût rendue, et en même temps; et là-dessus, nouveaux cris de la perfidie que ce misérable, car les termes les plus odieux lui étoient les plus familiers, prétendoit sottement couvrir d'un voile de gaze en se dérobant pour aller à Bâville, se faire chercher, et revenir aussitôt dans la frayeur de perdre sa place par la moindre résistance et le moindre délai, et prétendoit s'acquitter ainsi de sa parole et de l'engagement réciproque que tous deux avoient pris ensemble[2]; et de là retournoit aux injures et aux fureurs contre ce serpent, disoit-il, qu'il avoit réchauffé et nourri tant d'années dans son sein.

Ce récit revint promptement de Villeroy[3] à Versailles avec les transports, les injures, les fureurs, non-seulement par ceux que le Régent y tenoit pour le garder honnêtement, et pour rendre un compte exact de tout ce qu'il disoit et faisoit jour par jour, mais par tout le domestique, tant des siens que de ceux qui furent à Villeroy, qui alloient et venoient, et devant qui il affectoit de se répandre[4] de plus belle, soit à table, soit passant par ses antichambres, ou faisant quelques tours dans ses jardins. Le contre-coup en fut pesant pour Fréjus, qui, avec toute la tranquillité apparente de son visage, en parut confondu. Il n'y répondit que par un silence de respect et de commisération, dans lequel il s'enveloppa. Toutefois, il ne put le garder tout entier au duc de Villeroy, au maréchal de Tallard, et à quelque[5] peu d'autres;

1. Avant *celle*, il a biffé *elle ne fust.*

2. Le maréchal de Villars (*Mémoires*, tome IV, p. 234) parle aussi de cet engagement, ainsi que Mathieu Marais.

3. Les mots *de Villeroy* ont été ajoutés en interligne.

4. Le manuscrit porte par mégarde *de se repandoit.*

5. Saint-Simon a écrit *quelques* au pluriel.

il s'en tira avec eux par leur dire tranquillement qu'il avoit fait tout ce qu'il avoit pu pour remplir un engagement qu'il ne nioit pas[1], mais que, après y avoir satisfait autant qu'il étoit en lui, il avoit cru ne pouvoir se dispenser d'obéir aux ordres si exprès du Roi et du Régent, ni devoir abandonner le Roi pour opérer le retour du maréchal de Villeroy, qui étoit l'objet de leur engagement réciproque, et qu'il étoit sensible que l'opiniâtreté de son absence n'opéreroit pas[2]. Mais, parmi ces excuses si sobres, on sentoit la joie percer malgré lui de se trouver défait d'un supérieur si incommode, de n'avoir plus affaire qu'à un gouverneur dont il n'auroit qu'à se jouer, et de pouvoir désormais se conduire en liberté vers le grand objet où il avoit toujours tendu, qui étoit de s'attacher le Roi sans réserve, et de faire de cet attachement obtenu par toutes sortes de moyens, la base d'une grandeur qu'il ne pouvoit encore se démêler à lui-même, mais dont le temps et les conjonctures[3] lui apprendroient à en tirer les plus grands partis, et marcher en attendant fort couvert[4].

Maréchal de Villeroy exilé à Lyon, mais avec

On laissa le maréchal se reposer et s'exhaler cinq ou six jours à Villeroy, et, comme il n'avoit aucun talent redoutable éloigné[5] de la personne du Roi, on l'envoya à Lyon, avec la liberté d'exercer ses courtes fonctions de

1. Il est probable que Fleury n'avait pas quitté la cour dès l'arrestation de Villeroy, comme il s'y était engagé, à cause de la première communion du Roi qui devait se faire le samedi 15 août (voyez plus loin, p. 14), et à laquelle il devait décemment assister; mais il s'en alla dès qu'il le put, le lundi 17.

2. Le maréchal de Villars dit aussi (*Mémoires*, p. 235) : « L'évêque, rappelé par le Roi et par le Régent, ne pouvoit se dispenser de suivre son premier devoir, qui l'attachoit à la personne du Roi. »

3. Saint-Simon a écrit par mégarde *conjectures*.

4. Nous avons eu *se tenir couvert* dans le tome XXI, p. 255, et *clos et couvert* dans le tome XIX, p. 269, au sens de dissimuler ses desseins.

5. A condition qu'il fût éloigné.

ses fonctions de gouverneur de la ville et de la province. Crayon léger de ce maréchal.

gouverneur de la ville et de la[1] province[2], en prenant les mesures nécessaires pour le faire veiller de près, et laissant auprès de lui du Liboy pour émousser son autorité par cet air de précaution et de surveillance qui lui ôtoit tout air de crédit[3]. Il n'y voulut point recevoir d'honneurs en y arrivant. Une grande partie de son premier feu étoit jeté[4]; ce grand éloignement de Paris et de la cour, où tout étoit non-seulement demeuré sans le plus léger mouvement, mais dans l'effroi et la stupeur d'une exécution de cette importance, lui ôta tout reste d'espérance, rabattit ses fougues, et le persuada enfin de se comporter avec sagesse pour éviter un traitement plus fâcheux[5].

Telle fut la catastrophe de cet homme si fort au-dessous de tous les emplois qu'il avoit remplis, qui y montra le tuf dans tous, qui mit enfin la chimère et l'audace à la place de la prudence et de la sagesse, qui ne parut partout que frivole et comédien, et dont l'ignorance universelle et profonde, excepté de l'art de bas courtisan, laissa toujours percer bien aisément la croûte légère de probité et

1. Saint-Simon avait d'abord écrit *de la province* ; il a ajouté en interligne les mots *ville et de la*.

2. Le maréchal quitta son château de Villeroy le 16 août au matin, passa par Moret, Villeneuve-la-Guyard, Joigny, Auxerre, Avallon, Arnay-le-Duc et Chalon-sur-Saône, où son fils l'archevêque de Lyon l'attendait ; il descendit la rivière en barque jusqu'à sa terre de Neufville, à quelques kilomètres de Lyon, où il comptait résider (*Marais*, p. 340 ; *Gazette d'Amsterdam*, n°s LXIX et LXXIII).

3. Sur ce qu'on représentait au Régent qu'il y avait peut-être quelque danger à laisser le maréchal aller dans son gouvernement, il répondit : « Je sais bien les postes que je peux lui confier ; je ne me méfie point de lui en certains points, et je sais bien où il ne peut mal faire » (*Marais*, p. 326).

4. Ainsi, au masculin, dans le manuscrit.

5. M. A. de Boislisle a publié diverses lettres que le maréchal écrivit au premier président Nicolay pendant son exil : *Pièces justificatives pour servir à l'histoire de la maison de Nicolay*, tome I, n°s 423, 426, 436 et 438.

de vertu dont il couvroit son ingratitude, sa folle ambition, sa soif de tout ébranler pour se faire le chef de tous au milieu de ses foiblesses et de ses frayeurs, et pour tenir un gouvernail dont il étoit si radicalement incapable. Je ne parle ici que depuis la Régence. On a vu ici ailleurs en tant d'endroits le peu ou même le rien qu'il valoit en tout genre, comment son ignorance et sa jalousie perdit la Flandre[1] et presque l'État, puis sa fatuité poussée à l'extrême, lui-même[2], et les déplorables ressorts de son retour[3], qu'il est inutile de s'y arrêter davantage. C'est assez de dire qu'il ne put jamais se relever de l'état où le jeta cette dernière folie, et que le reste de sa vie ne fut plus qu'amertume, regrets et mépris[4]. Il avoit persuadé au Roi, et on en verra la preuve, si j'ai le temps de remplir jusqu'au bout ce que je me suis proposé[5], il avoit, dis-je, persuadé au Roi que lui seul, par sa vigilance et par ses précautions, conservoit sa vie, qu'on vouloit lui ôter par le poison ; c'est ce qui fut la source des

1. Par la perte de la bataille de Ramillies en 1706 : tome XIII, p. 368 et suivantes.

2. Puis, que sa fatuité le perdit lui-même : tomes XIII, p. 393-394, et XIV, p. 17-19.

3. Tome XXII, p. 364-367.

4. Les partisans du maréchal avaient espéré que le Roi, devenu majeur, le rappellerait auprès de lui. Mais le Régent, soufflé par Dubois, eut soin, dès le début de l'année 1723, de remettre à Louis XV un mémoire assez long sur cette question, qui a été publié par L. de Sévelinges dans les *Mémoires secrets de Dubois*, tome II, p. 321 et suivantes. La carrière du maréchal, son peu de talents militaires, sa faveur usurpée auprès de Louis XIV grâce à l'appui de Mme de Maintenon y sont rappelés ; on y énumère sa conduite à l'égard du Régent, et les dangers qu'il y aurait à le faire revenir à l'époque de la majorité. En plusieurs paragraphes, le Régent exposait qu'il lui serait impossible de continuer ses services au Roi majeur, si le maréchal de Villeroy reprenait sa place à la cour. Louis XV fut convaincu, et le maréchal mourut en exil.

5. Saint-Simon n'a pas tenu cette promesse ; voyez ci-après, p. 309, note 1, et 335.

larmes du Roi quand il lui fut enlevé, et de son presque désespoir lorsque Fréjus disparut. Il ne douta point qu'on ne les eût écartés tous deux que pour en venir plus aisément à ce crime.

Le Roi tout consolé du maréchal de Villeroy.

Le retour si prompt de Fréjus dissipa la moitié de sa crainte; la persévérance de sa bonne santé le délivra peu à peu de l'autre. Le précepteur, qui avoit un si grand intérêt à le conserver, et qui se sentoit si soulagé du poids du maréchal de Villeroy, ne s'oublia pas à tâcher d'éteindre de si funestes idées, conséquemment à en laisser tomber le criminel venin sur celui qui les avoit inspirées et persuadées. Il en craignoit le retour quand le Roi se trouveroit le maître, dont la majorité approchoit : délivré de son joug, il ne vouloit pas y retomber. Il savoit bien que les grands airs, les ironies et les manières d'autorité sur le Roi en public lui étoient insupportables, et que le maréchal ne tenoit au Roi que par ces affreuses idées de poison. Les détruire c'étoit laisser le maréchal à nu, et pis que cela, montrer au Roi, sans paroître le charger, le criminel intérêt de lui donner ces alarmes, et la fausseté et l'atrocité de l'invention d'une telle calomnie. Ces réflexions, que la santé du Roi confirmoit chaque jour, sapoient toute estime, toute reconnoissance, laissoient même la bienséance en liberté de ne rapprocher pas de soi, quand il en seroit le maître, un si noir imposteur et si intéressé. Fréjus sut user de ces moyens pour se mettre pour toujours à l'abri de tout retour du maréchal, et de s'attacher le Roi sans réserve ; on n'en a que trop senti depuis le prodigieux succès.

Art et ambition de la conduite de Fréjus.

Confirmation et première

Cette expédition fut aussitôt après suivie[1] de la confirmation du Roi par le cardinal de Rohan[2], et de sa première

1. Ce participe est en interligne ; il est d'ailleurs inexact, comme on va le voir.

2. Louis XV reçut le sacrement de confirmation le dimanche 9 août, dans la chapelle de Versailles (*Gazette*, p. 408, et les mémoires contemporains), la veille même du jour où le maréchal de Villeroy fut arrêté.

communion, qui lui fut administrée par le même cardinal, son grand aumônier[1].

communion du Roi.

Cardinal Dubois sans plus d'obstacles, tout occupé de se faire brusquement déclarer premier ministre, emploie Belle-Isle pour m'en parler.

Défait enfin du maréchal de Villeroy, le cardinal Dubois n'eut plus d'obstacle pour se faire déclarer premier ministre[2]. Il crut même avec raison devoir profiter de l'étonnement et de la stupeur où cet événement[3] avoit jeté toute la cour, la ville, et plus que tous le Parlement, pour achever brusquement cet ouvrage également audacieux et odieux. Son pouvoir sur l'esprit de son maître étoit sans bornes, et il avoit pris soin de le faire connoître tel pour se rendre redoutable à tout le monde. Ce n'étoit pas que les affaires en allassent mieux. Tout languissoit, celles du dehors comme celles du dedans; il n'y donnoit ni temps ni soins qu'en très légère apparence, et seulement pour les retenir toutes à soi, où elles se fondoient et périssoient toutes. Son crâne étroit n'étoit pas capable d'en embrasser plus d'une à la fois, ni aucune qui n'eût un rapport direct et nécessaire à son intérêt personnel[4]. Il n'avoit été occupé que d'amener tout à soi, et de conduire son maître au point de n'oser, sans lui, remuer

1. C'est le samedi 15 août, jour de l'Assomption, que le jeune Roi fit sa première communion en grande pompe à la paroisse de Versailles (*Gazette*, p. 419-420), et c'est seulement le surlendemain 17 que se produisit la fugue de Fleury.

2. Dubois fit dresser, notamment par Pecquet, divers mémoires sur la charge de premier ministre et sur l'opportunité qu'il y avait à lui donner ce titre ; il y eut aussi des écrits contraires, et tout ce que Saint-Simon va rapporter dans les pages qui vont suivre de sa conversation à ce sujet avec le Régent semble bien être tiré d'un mémoire écrit par lui-même : voyez aux Affaires étrangères les volumes *France* 1252 et 1253, et à la Bibliothèque nationale, les mss Franç. 25135 et Nouv. acq. franç. 9735 (ancien Lancelot 104) fol. 6 et 62. L. de Sévelinges (*Mémoires secrets de Dubois*, tome II, p. 276 et suivantes) a publié un long fragment du travail de Pecquet; voyez ci-après, aux Additions et Corrections.

3. Saint-Simon a écrit *étonnem*[t] ; on corrige cette inadvertance.

4. Notre auteur est ici particulièrement injuste pour les capacités très réelles du cardinal.

la moindre paille, encore moins décider rien que par son avis, et conformément à son avis, en sorte qu'en grâces comme en affaires, en choses courantes comme en choses extraordinaires, il ne s'agissoit plus de M. le duc d'Orléans, à qui personne, pas même aucun ministre, n'osoit aller pour quoi que ce fût, sans l'aveu et la permission du cardinal, dont le bon plaisir, c'est-à-dire l'intérêt ou le caprice, étoit devenu l'unique mobile de tout le gouvernement. M. le duc d'Orléans le voyoit, le sentoit; c'étoit un paralytique[1] qui ne pouvoit être remué que par le cardinal, et dans lequel, à cet égard, il n'y avoit plus de ressource.

Cet état causoit, mais sourdement, un gémissement général, par la crainte qu'avoit répandue de soi cet homme qui pouvoit tout, qui ne connoissoit aucune mesure, et qui s'étoit rendu terrible. Je m'en affligeois plus que personne, par amour pour l'État, par attachement pour M. le duc d'Orléans, par la vue de suites nécessaires, et, plus que personne, je voyois évidemment qu'il n'y avoit point de remède, parce que je connoissois et j'approchois de plus près que personne. Malgré un empire si absolu et si peu contredit, l'usurpateur du pouvoir suprême me craignoit encore, et me ménageoit. Il n'avoit pu que contraindre la confiance de M. le duc d'Orléans en moi ; sa familiarité, l'habitude, le goût, je n'oserois dire le soulagement de me voir et de me parler jusque dans sa contrainte, dont il s'échappoit quelquefois, et ma liberté, ma vérité, dirai-je encore le désintéressement qui me rendoit hardi à n'écouter que le bien de l'État et mon attachement pour le Régent, pour lui parler ou lui répondre, retenoit le cardinal en des mesures qu'il ne gardoit que pour moi, et qui me forçoient d'en conserver avec lui.

Dans cette situation personnelle, parmi tout ce mou-

1. Ce mot est écrit *parlitique*, dans le manuscrit.

vement, le cardinal me détacha Belle-Isle, pour me tourner sur la déclaration de premier ministre, et tâcher non-seulement de ranger tout obstacle de mon côté, mais de n'oublier rien pour me rendre capable de l'y servir. Cet entremetteur s'y prit avec tous les tours et toute l'adresse possible. Il me représenta que, par tout ce [que] nous voyions, il ne s'agissoit que du plus tôt ou du plus tard; que ne m'y pas prêter de bonne grâce n'empêcheroit pas à la fin que le cardinal ne l'emportât, et m'exposeroit à toute sa haine, dont je voyois tous les jours la violence, la suite, la durée, le pouvoir; au lieu que, en le servant en chose qui étoit le but de ses plus ardents desirs, et chose que, tôt ou tard, il n'étoit en ma puissance, ni en celle de qui que ce fût, de pouvoir empêcher, je devois être assuré d'une reconnoissance proportionnée, qui me feroit partager et les affaires et l'autorité de ce maître du Régent et du royaume. Je répondis à Belle-Isle qu'il pouvoit bien juger que je ne pouvois penser qu'il me vînt faire une telle proposition de lui-même, et il m'avoua sans peine que le cardinal l'avoit chargé de me la faire, et qu'il ne lui avoit pas même défendu de me le dire. C'étoit pour m'embarrasser que le cardinal s'y prit de la sorte, en me réduisant de la sorte à répondre comme si c'eût été à lui-même. Je dis donc à Belle-Isle de remercier le cardinal de cette confiance, que j'accompagnai de force compliments; que la chose étoit de telle importance qu'elle valoit bien la peine de se donner le temps d'y penser; qu'en attendant, je lui dirois ce qui me venoit dans l'esprit : qu'il me paroissoit que le cardinal[1] possédoit tous les avantages d'un premier ministre déclaré tel par les plus expresses patentes; que, de se les faire expédier ne lui acquerroit[2] rien de plus du côté du pouvoir, de l'autorité, des pleines et entières fonctions, mais que le titre,

1. Les mots *le Card.* sont en interligne, au-dessus d'*il*, biffé.

2. Saint-Simon écrit *acquereroit*, et quatre lignes plus loin, *souleveroit*, comme déjà plus haut, p. 15, ligne 6.

joint à l'effet et à la substance qu'il possédoit et qu'il exerçoit sans contredit dans la plus vaste étendue, lui soulèveroit ceux qui étoient tout accoutumés à le voir et le sentir le maître; et que, si quelque chose pouvoit être capable de jeter par la suite des nuages entre M. le duc d'Orléans et lui[1], ce seroit la jalousie et les soupçons qui naîtroient de cette qualité de premier ministre; que je suppliois le cardinal, comme son serviteur, de peser cette première réflexion qui me frappoit sur cette affaire, de sentir que le nom public et déclaré n'ajouteroit quoi que ce soit à ce qu'il possédoit et qu'il exerçoit en toute plénitude, et à quoi tout étoit déjà ployé et accoutumé; que ce nom de plus n'en rendoit pas la consistance plus stable, parce que, dans la supposition, pour tout prévoir, qu'il pût arriver qu'on lui voulût ôter le maniement des affaires, le titre, les patentes, l'enregistrement et toutes les formes dont il seroit revêtu, ne le rendroient pas plus difficile à congédier que s'il n'en avoit point obtenu; que ces choses, ne faisant donc ni accroissement pour lui, ni obstacles, ni rempart quelconque à une chute, ne lui devenoient plus qu'un fardeau inutilement ajouté, mais avec danger d'en pouvoir [être] entraîné, au lieu que, s'en tenant à sa situation présente, il jouissoit également de tout le pouvoir qu'il pouvoit se proposer, et qui étoit tel que nul titre ne pouvoit l'accroître; qu'il ne réveilloit et ne révoltoit personne par aucune nouveauté; qu'il ne semoit ni soupçon, ni jalousie, ni nuages dans l'esprit de M. le duc d'Orléans, dont le germe pouvoit produire des repentirs avec le temps, et de là des suites; que l'intérêt de tous les deux n'étoit que de bien envisager la proximité de la majorité, et de se conduire de telle sorte l'un et l'autre que l'habitude et la volonté du Roi majeur, maître accessible[2], succédât en leur faveur à ce que la nécessité avoit fait pour le duc d'Orléans, avoit fait pour

1. Les mots *et luy*, oubliés, sont en interligne.
2. Devenu un maître auquel on pouvait s'adresser.

lui par le droit de sa naissance, et à ce que l'estime, la confiance et le goût avoient obtenu de M. le duc d'Orléans pour lui[1].

Mon but dans ce raisonnement, qui au fond étoit vrai et solide, étoit d'éloigner tout engagement sans me rendre suspect de mauvaise volonté, et de tâcher de détourner le cardinal d'entreprendre ce que je sentois bien que je tenterois en vain d'empêcher, mais que toutefois il n'étoit pas en moi de ne pas tenter par toutes sortes de considérations d'honneur, de probité, de fidélité pour l'État et pour l'intérêt personnel de M. le duc d'Orléans. Belle-Isle avoit trop d'esprit et de sens pour ne pas sentir la force de ce que je lui exposois; mais il connoissoit trop bien le cardinal Dubois et sa passion effrénée pour le titre public de premier ministre, pour espérer la moindre impression sur lui de mon raisonnement, autre que le dépit, la fougue et la violence d'un torrent qui ne cherche qu'à renverser toutes les digues qui se rencontrent sur son chemin, et qui à la fin les brise. Il m'en avertit, se remit sur tout ce que je me pouvois promettre en servant une passion si véhémente, et n'oublia rien de tout ce qu'il crut avoir le plus de prise sur moi pour me toucher et m'ébranler, convenant d'ailleurs avec moi de la tristesse de l'état des choses et d'une pareille nécessité. Toutefois, je demeurai ferme sur le principe secret qui me conduisoit. Je tâchai de lui faire entendre que des raisonnements sages et qui n'alloient à rien moins qu'à diminuer le cardinal en quoi que ce soit, n'étoient pas un refus, mais que j'estimois préalable à tout de lui présenter des réflexions qui n'alloient qu'à ses avantages avant que d'aller plus loin.

Belle-Isle, n'en pouvant tirer plus, se résolut de rendre compte au cardinal de tout ce que je lui avois dit, et comme le cardinal ne pouvoit penser à autre chose, ce

1. Le premier *lui*, deux lignes plus haut, s'applique au duc d'Orléans, et ce second *lui* à Dubois.

fut dès le soir même qu'il le lui rendit. Il en arriva ce qu'il en avoit prévu. Dès le lendemain, il me le renvoya avec des promesses nonpareilles, non-seulement de conduire toutes les affaires par mon conseil et de partager toute l'autorité avec moi, mais de faire tout ce que je voudrois, et, ce qu'il savoit qui me touchoit le plus, sur le rétablissement de tout ordre, droits et justice dans les points qu'on me savoit sensibles, où le désordre étoit devenu plus grand. Je ris en moi-même de tant de magnifiques appâts. Dubois me croyoit sans doute aussi dupe que le cardinal de Rohan, à qui il avoit si solennellement promis de le faire premier ministre, et qui avoit été assez simple et assez follement ambitieux pour s'en être laissé pleinement persuader[1]. Mais ce manége, tout faux qu'il fût, m'acculoit de façon à ne pouvoir plus reculer. Toute mon adresse ne buta[2] qu'à m'assurer le privilége des Normands, dont il n'est rien de plus rare que de tirer un oui ou un non[3]. J'eus recours à véritablement bavarder sur l'incertitude et la volubilité[4] de M. le duc d'Orléans, qui change en un moment tout ce qu'on croit tenir de sa facilité, de son crédit sur lui, des impressions qu'il a reçues des raisons qu'on lui a présentées, après quoi très souvent on se trouve non-seulement à recommencer, mais plus éloigné que l'on n'étoit avant d'avoir proposé; que ce que je ferois, ce seroit de le sonder et de profiter de ce que je trouverois de favorable à mon dessein, la première fois que je le verrois. J'ajoutai

1. Tome XL, p. 172. — 2. N'eut pour but.

3. Ce dicton bien connu sur l'indécision voulue des Normands et sur le manque de franchise qu'on leur attribuait, n'est pas sans rapport avec cette stipulation de l'ancienne coutume de Normandie qui spécifiait que les contrats n'étaient valables que vingt-quatre heures après leur signature ; c'était laisser aux parties le temps de se raviser. Voyez d'autres renseignements ci-après aux Additions et Corrections.

4. Instabilité. « On dit *la volubilité de la fortune* pour dire son instabilité » (*Académie*, 1717). Le *Littré* en cite en ce sens des exemples de Montaigne, Pascal, Bossuet et Massillon.

que je disois la première fois que je le verrois, parce que, si j'allois le trouver en jour qui n'étoit pas l'ordinaire, il seroit dès là en garde sur ce qui m'amèneroit, et par là je gâterois toute la besogne. Ce que j'alléguois, en effet pour différer et gagner temps, étoit en effet tellement dans le vrai du caractère toujours soupçonneux de M. le duc d'Orléans, et si parfaitement connu du cardinal, et même de Belle-Isle, par ce qu'il en savoit de ceux qui en avoient l'expérience par eux-mêmes, que Belle-Isle s'en contenta, et le cardinal aussi, qui me le renvoya le lendemain pour me le dire, me faire des remerciements infinis, des promesses réitérées, surtout bien confirmer la bonne volonté que je lui témoignois, et tout doucement m'insinuer et me recorder ma leçon[1].

Conversations singulières entre M. le duc d'Orléans et moi sur faire un premier ministre, dont je ne suis poin d'avis.

Enfin, mon jour ordinaire venu, il me fallut aller chez M. le duc d'Orléans, à Versailles, pour y arriver à mon heure, qui étoit sur les quatre heures après midi, temps où il n'y avoit plus personne chez lui. Entrant tout de suite, je trouvai Belle-Isle seul dans ce grand cabinet où le maréchal de Villeroy avoit été arrêté, qui m'attendoit au passage, pour me recommander l'affaire, et tâcher de la bombarder[2], proposition qu'il ne m'avoit point faite jusqu'alors, et qui venoit apparemment tout fraîchement d'éclore du cerveau embrasé du cardinal. Belle-Isle me lâcha ce saucisson[3] dans l'oreille. Je passai sans m'arrêter, et j'entrai dans le cabinet de M. le duc d'Orléans.

Après quelques moments de conversation, je mis sur son bureau les papiers dont j'avois à lui rendre compte. Il se mit à son bureau, et je m'assis vis-à-vis de lui, comme j'avois accoutumé. Je trouvai un homme occupé,

1. Me la bien remettre dans l'esprit ; voyez tome XVII, p. 247, où il a employé ce verbe à l'égard d'une personne : recorder quelqu'un.

2. Au sens de l'emporter immédiatement, comme dans le tome XXXI, p. 21, note 3.

3. Allusion aux saucissons de mine, employés pour faire sauter un ouvrage de fortification ; voyez tome XIX, p. 237.

distrait, qui me faisoit répéter, lui qui étoit au fait avant qu'on eût achevé, et qui se plaisoit assez souvent à mêler quelques plaisanteries dans les affaires les plus sérieuses, surtout avec moi, à placer quelques bourles[1] et quelques disparates pour m'impatienter, et s'éclater de rire de la colère où cela me mettoit toujours, et à se divertir de ce que je ne m'y accoutumois point. Cette distraction et ce sérieux me donna lieu, au bout de quelque temps, de lui en demander la cause. Il balbutia, il hésita et ne s'expliqua point. Je me mis à sourire et à lui demander s'il étoit quelque chose de ce qu'on m'avoit dit tout bas, qu'il pensoit à faire un premier ministre et à choisir le cardinal Dubois. Il me parut que ma question le mit au large, et que je le tirois de l'embarras de s'en taire avec moi, ou de m'en parler le premier. Il prit un air plus serein et plus libre, et me dit qu'il étoit vrai que le cardinal Dubois en mouroit d'envie; que, pour lui, il étoit las des affaires et de la contrainte où il étoit à Versailles d'y passer tous les soirs à ne savoir que devenir; que du moins il se délassoit à Paris par des soupers libres dont il trouvoit la compagnie sous sa main, quand il vouloit quitter le travail, ou au sortir de sa petite loge de l'Opéra; mais qu'avoir la tête rompue toutes les journées d'affaires pour n'avoir les soirs qu'à s'ennuyer, cela passoit ses forces et l'inclinoit à se décharger sur un premier ministre, qui lui donneroit du repos dans les journées et la facilité de s'aller divertir à Paris. Je me mis à rire, en l'assurant que je trouvois cette raison tout à fait solide, et qu'il n'y avoit pas à y répliquer. Il vit bien que je me moquois, et me dis que je ne sentois ni la fatigue de ses journées, ni le vide presque aussi accablant de ses soirées, qu'il n'y avoit qu'un ennui horrible chez Mme la duchesse d'Orléans, et qu'il ne savoit où donner de la tête.

Ennui du Régent le porte à faire un premier ministre, à quoi je m'oppose.

1. Plaisanteries. Ce mot, qui n'est donné par aucun lexique du temps, vient de l'italien *burla*. On le trouve dans Froissart, dans Brantôme, et Molière l'a employé dans le *Bourgeois gentilhomme*.

Je répondis que de la façon dont j'étois avec Mme la duchesse d'Orléans depuis le lit de justice des Tuileries[1], je n'avois rien à dire sur ce qui la regardoit, mais que je le trouvois bien à plaindre, si cette ressource d'amusement lui manquoit, de ne savoir pas s'en faire d'autres, lui régent du royaume, avec autant d'esprit, d'ornement dans l'esprit de toutes les sortes, et d'aussi bonne compagnie quand il lui plaisoit; que je le priois de se souvenir de ce qu'il avoit vu du feu prince de Conti[2], à qui il n'étoit inférieur en rien, sinon en délaissement de soi-même, et faire une comparaison de ce prince avec lui; que le Roi le haïssoit, et le témoignoit d'une façon si marquée et si constante que personne ne l'ignoroit; qu'il étoit donc non-seulement sans crédit, mais qu'il n'étoit point de courtisan qui ne sentît qu'on déplaisoit au Roi de le fréquenter; qu'il n'avoit pas oublié non plus dans quelle frayeur on étoit de lui déplaire, et que le desir de lui être agréable étoit généralement poussé jusqu'à l'esclavage et aux plus grandes bassesses; que, nonobstant des raisons si puissantes sur l'âme d'une cour aussi complétement asservie, il avoit vu que le prince de Conti n'y paroissoit jamais, et il y étoit assidu, que, dans l'instant, il ne fût environné de tout ce qu'il y avoit de plus grand, de meilleur, de plus distingué de tout âge; qu'on se pelotonnoit autour de lui; que tous les matins sa chambre étoit remplie à Versailles du plus important et du plus brillant de la cour, où on étoit assis en conversation toujours curieuse et agréable, et où on se succédoit les uns aux autres deux et trois heures durant; qu'à Marly, où tout étoit bien plus sous les yeux du Roi qu'à Versailles, non seulement le prince de Conti étoit environné dans le salon dès qu'il y paroissoit, mais que ce qui com-

Comparaison du feu prince de Conti, gendre du dernier Monsieur le Prince.

1. Tome XXXV, p. 257-258.

2. François-Louis de Bourbon, mort en 1709. Comparez avec ce qui va suivre le portrait si développé fait au moment de sa mort : notre tome XVII, p. 121 et suivantes.

posoit la plus illustre, la plus distinguée, la plus importante compagnie, s'asseyoit en cercle autour de lui, et en oublioit souvent les moments de se montrer au Roi, et les heures des repas. Dans la journée, à la cour comme à Paris, ce prince n'étoit jamais à vide ni embarrassé de passer d'agréables soirées, tout cela sans le secours de la chasse ni du jeu, qui n'étoient pour lui que des effets rares de complaisance, et nullement de son goût. Jamais dans l'obscur, dans le petit, dans la crapule; ses débauches[1] avec gens de bonne compagnie, et de si bon aloi qu'en leur genre ils faisoient honneur partout; d'ailleurs bonnes lectures de toute espèce et fréquentation chez lui de gens de toute robe et de diverses sciences, outre les gens de guerre et de cour, à tous lesquels il parloit leur propre langage, et les savoit ravir en se mettant à leur unisson; attentif à plaire au valet comme au maître par une coquetterie pleine de grâces et de simplicité qui étoit née avec lui. La princesse, sa femme[2], pour qui il avoit toutes sortes d'égards, mais qui ne savoit que jouer, ne lui étoit point un obstacle, quoiqu'il vécût comme point avec elle, et qu'il n'y pût trouver la moindre ressource. Il rendoit avec attention et distinction ce qui étoit dû à chacun; il étoit attentif à flatter chaque seigneur, chaque militaire, par des faits anciens ou nouveaux qu'il savoit placer naturellement; il entendoit merveilleusement à faire des récits agréables, où eux ou les leurs se trouvoient avec distinction. En un mot, c'étoit un Orphée qui savoit amener autour de soi les arbres et les rochers par les charmes de sa lyre, et triompher de la haine du feu Roi, si redouté jusqu'au milieu de sa cour, sans

1. Ce mot, dont le premier sens est « dérèglement, excès dans le boire et dans le manger », et le second « abandonnement aux plaisirs charnels », se prend aussi, dit le *Dictionnaire de l'Académie* de 1718, pour « une honnête réjouissance dans un repas ».

2. Marie-Thérèse de Bourbon-Condé, dont l'humeur bizarre a été notée dans nos tomes XVII, p. 130-131, et XXIV, p. 32.

paroître y prendre la moindre peine, et avoir toutes les dames à son commandement par l'agrément de sa politesse et la discrétion de sa galanterie. En un mot, le contraste le plus parfait de Monsieur le Duc[1], devant qui tout fuyoit, tout se cachoit comme devant un ouragan, et qui passoit sa vie dans la tristesse, dans l'ennui, dans l'embarras que faire, où aller, que devenir, et dans la rage de toutes les espèces de jalousies, ayant toutefois beaucoup d'esprit, de savoir, de valeur, et toute la faveur de sa double alliance avec le bâtard favori et la bâtarde du feu Roi.

Je demandai ensuite à M. le duc d'Orléans qui l'empêchoit d'imiter ce prince de Conti, ayant autant ou plus d'esprit et de savoir que lui, sachant autant de faits d'histoire, de guerre et de cour que lui, n'ayant pas moins de valeur, et de plus commandé les armées, vu l'Espagne à revers, non moins de grâce et de mémoire pour des récits et des conversations charmantes, et, outre tous ces avantages encore plus grands que dans le prince de Conti, se trouvant, au lieu de la disgrâce dont ce prince n'étoit jamais sorti, tenir les rênes du gouvernement et la balance des grâces, qui seule mettoit tout le monde à ses pieds, et lui présentoit à choisir, à son gré, parmi tout ce qu'il y avoit de meilleur en chaque genre. J'ajoutai que pour cela il n'y avoit qu'un pas à faire, qui étoit de préférer la bonne compagnie à la mauvaise, de la savoir distinguer et attirer, de souper joyeusement, mais sensément, avec elle; de sentir que ses soupers devenoient honteux passé dix-huit ou tout au plus vingt ans, où le grand bruit, les propos sans mesure, sans honnêteté, sans pudeur, faisoient injure à l'homme, où une ivresse continuelle le déshonoroit, qui bannissoit tout ce qui n'avoit même qu'un reste d'honneur extérieur

1. Louis III de Bourbon-Condé, « une meule toujours en l'air », « un sanglier », « une mine toujours prête à sauter » ; c'est ainsi qu'il l'a qualifié à diverses reprises.

et de maintien, et d'où la crapule et l'obscurité des convives si déshonorés repoussoit tout homme qui ne vouloit pas l'être, et dont le public lui faisoit un mérite ; que de tout cela je concluois que l'ennui de ses soirées à Versailles n'étoit que volontaire, que celles qu'il y regrettoit et qu'il alloit chercher à Paris ne seroient pas souffertes à aucun particulier de la moitié de son âge, sans être éconduit de toutes les compagnies où il voudroit se présenter, et que ce qu'il n'avoit pas voulu retrancher pour Dieu, il le bannît du moins pour les hommes et pour lui-même ; que rien ne l'empêchoit d'avoir à Versailles un souper pour les gens distingués de la cour, de la meilleure compagnie, qui s'empresseroient tous d'y être admis, quand elle seroit sur le pied de n'être point mêlée, ni salie d'ordures, d'impiétés et d'ivrognerie, dont, à ne considérer que son âge, son rang et son état, le temps en étoit de bien loin outrepassé pour lui ; que la proximité de la majorité l'y convioit encore pour ôter de dessus lui des prises si funestes et si sensibles qui seules pouvoient l'écarter bien loin, et dont il ne pouvoit se dissimuler l'indignation publique, le mépris dans lequel nageoient, pour ainsi dire, les obscurs compagnons de ses scandaleuses soirées, tout ce qui en rejaillissoit sans cesse sur lui, le crédit qu'elles donnoient à tout ce que ses ennemis vouloient imaginer et les pernicieuses semences qui s'en jetoient pour des temps même peu éloignés. Je conclus par le prier de se souvenir qu'il y avoit des années que je gardois un silence exact sur sa conduite personnelle, et que je ne lui en parlois maintenant que parce qu'il m'y avoit forcé en me montrant l'abîme où l'abandon à cette conduite l'alloit précipiter, de se dégoûter des affaires par l'ennui de ses soirées, et de chercher à s'en délivrer par se décharger sur un premier ministre.

M. le duc d'Orléans eut la patience d'écouter, les coudes sur son bureau et sa tête entre ses deux mains, comme il se mettoit toujours quand il étoit en peine et embarras et qu'il se trouvoit assis, d'écouter, dis-je[1], cette pressante ratelée[2], bien plus longue que je ne l'écris. Comme je l'eus finie, il me dit que tout cela étoit vrai, et qu'il y avoit pis encore; c'étoit, ajouta-t-il, qu'il n'avoit plus besoin de femmes, et que le vin ne lui étoit plus de rien, même le dégoûtoit. « Mais, Monsieur, m'écriai-je, par cet aveu, c'est donc le diable qui vous possède, de vous perdre, pour l'autre monde et pour celui-ci, par les deux attraits dont il séduit tout le monde, et que vous convenez n'être plus de votre goût, ni de votre ressort, que vous avez usé; mais à quoi sert tant d'esprit et d'expérience; à quoi vous servent jusqu'à vos sens, qui, las de vous perdre, vous font malgré eux sentir la raison? Mais, avec ce dégoût du vin et cette mort à Vénus, quel plaisir vous peut attacher à ces soirées et à ces soupers, sinon du bruit et des gueulées[3] qui feroient boucher toute autre oreille que les vôtres, et qui, plaisir d'idées et de chimères, est un plaisir que le vent emporte aussitôt, et qui n'est plus que le déplorable partage d'un vieux débauché qui n'en peut plus, qui soutient son anéantissement par les misérables souvenirs que réveillent les ordures qu'il écoute? » Je me tus quelques moments; puis je le suppliai de comparer des plaisirs honteux de tous points, des plaisirs même qui se déroboient à lui sans espérance de retour,

Aveu sincère de M. le duc d'Orléans.

1. Les mots *dis-je* ont été ajoutés en interligne.

2. « *Dire sa ratelée*, façon de parler proverbiale et figurée, qui signifie dire librement tout ce qu'on sait et tout ce qu'on pense de quelque chose ; il n'a d'usage que dans la conversation familière et il est même bas » (*Académie*, 1718). On trouve des exemples de cette locution dans Scarron, dans Tallemant des Réaux, dans la *Muse historique* de Loret. Le *Littré* fait venir ce mot de *rate*, et pense que *dire une ratelée* c'est se décharger la rate ; il remarque qu'au moyen âge ce mot n'est jamais écrit *rastelée*, comme ce que ramène un râteau, mais toujours *ratelée* ; et Saint-Simon suit cette dernière orthographe.

3. Tome XXXVI, p. 257.

avec des amusements honnêtes, décents, des délassements de son âge, de son rang, de la place qu'il tenoit dans l'État, et que, sous un autre nom, il devoit tâcher de conserver après la majorité; des amusements qui le montreroient tel qu'il étoit, et qui lui concilieroient tout le monde, par l'honneur de vivre quelquefois avec lui, et par les espérances qui s'y attacheroient et qui lui attacheroient dès lors tous ceux qui les concevroient pour eux ou pour les leurs, ceux même qui seroient au-dessus et au-dessous de ces espérances, par la joie de voir enfin mener une vie raisonnable et digne au maître de toutes les affaires et de toutes les fortunes, et d'être délivrés de la frayeur[1] de voir, avec le temps, le Roi tomber dans des égarements plus pardonnables à la jeunesse, dont il lui donneroit l'exemple, mais si insupportables sur le trône, et si peu connus des têtes couronnées, plus étroitement esclaves de toutes bienséances, et plus nécessairement que pas un de leurs sujets[2]. Je lui dis encore de penser à ce que diroit la cour, la ville, toute la France et les pays étrangers, de voir un régent de son âge, et qui s'étoit montré si capable de l'être, l'abdiquer, pour ainsi dire, et en revêtir un autre, pour vaquer à la débauche plus librement et avec plus de loisir; et quelle prise ne donneroit-il pas sur lui à ses ennemis, aux mécontents, aux brouillons, aux ambitieux, d'intriguer auprès du Roi pour le faire remercier des soins qu'il ne vouloit plus prendre, puisqu'il s'en étoit déchargé sur un autre, et de congédier cet autre, qui n'auroit plus de soutien, pour le remplacer d'un ou de plusieurs de son goût et

Considérations futures.

1. Les mots *de la frayeur* ont été ajoutés à la fin d'une ligne, et, plus loin, les mots *temps le Roy*, oubliés par mégarde, ont été remis en interligne.

2. Est-ce à ces exhortations de Saint-Simon qu'il faut attribuer le changement dans la conduite privée du Régent que Madame signale dans une lettre de novembre 1722 (*Correspondance*, recueil Brunet, tome II, p. 378) et que Mathieu Marais confirme (p. 367-368), ainsi que les *Correspondants de Balleroy*, tome II, p. 497-498.

de son choix ; et que devient alors un prince de sa naissance, après avoir si longtemps régné, tombé tout à coup dans l'anéantissement de l'état particulier, et qui n'en jouit même que parmi les craintes et les soupçons qu'on a ou qu'on fait semblant d'avoir, pour les inspirer à un roi encore sans expérience et sans réflexion, facile à être conduit où on le veut mener. Je terminai cette reprise par l'exemple de Gaston, confiné à Blois, où il passa les dernières années de sa vie, et où il mourut dans la situation la plus triste, la plus délaissée, on n'ose dire d'un fils de France la plus méprisée.

Je crus alors en avoir dit assez, peut-être même trop, emporté par la matière, et devoir attendre ce que cela produiroit. Après un peu de silence, M. le duc d'Orléans se redressa sur sa chaise : *Hé bien !* dit-il, *j'irai planter mes choux à Villers-Cotterets ;* se leva et se mit à se promener dans le cabinet, et moi avec lui. Je lui demandai qui le pouvoit assurer qu'on les lui laisseroit planter en paix et en repos, même en sûreté ; qu'on ne lui chercheroit pas mille noises sur son administration ; que, sur le pied qu'on l'avoit fait passer en France et en Espagne, du temps du feu Roi, qui est-ce qui pouvoit lui répondre qu'on ne lui feroit pas accroire qu'il trameroit des mouvements et de dangereux complots, et qu'on ne parvînt à effrayer trop fortement le Roi, encore sans Dauphin[1], d'un prince d'autant d'esprit, de valeur, de capacité, qui avoit si longtemps régné sous un autre nom, qui ne pouvoit être destitué de gens de main et de créatures, mais justement piqué, outré de son état présent, et qui se trouvoit jusqu'alors héritier présomptif de la couronne, avec la liaison la plus intime, si soigneusement achetée et ménagée entre lui et les Anglois, qui gouvernoient l'Empereur et la Hollande. Il y eut encore là quelques tours de cabinet en silence, après lesquels il m'avoua

1. C'est-à-dire, n'ayant pas encore de fils, d'héritier direct.

que cela méritoit réflexion, et continua une douzaine de tours en silence.

Se trouvant à la muraille, au coin de son bureau, où il y avoit par hasard deux tabourets, j'en vois encore la place, il me tira par le bras sur l'un en s'asseyant sur l'autre, et se tournant tout à fait vers moi, me demanda vivement si je ne me souvenois pas d'avoir vu Dubois valet de Saint-Laurent, et se tenant trop heureux de l'être[1]; et de là reprit tous les degrés et tous les divers états de sa fortune, jusqu'au jour où nous étions[2], puis s'écria : « Et il n'est pas content ; il me persécute pour être déclaré premier ministre, et je suis sûr, quand il le sera, qu'il ne sera pas encore content ; et que diable pourroit-il être au delà ? » Et tout de suite se répondant à lui-même : « Se faire Dieu le Père, s'il pouvoit. — Oh ! très assurément, répondis-je, c'est sur quoi on peut bien compter ; c'est à vous, Monsieur, qui le connoissez si bien, à voir si vous êtes d'avis de vous faire son marchepied, pour qu'il vous monte sur la tête. — Oh ! je l'en empêcherois bien, » reprit-il. Et le voilà de nouveau à se promener par son cabinet, sans plus rien dire, ni moi non plus, tout occupé que j'étois[3] de ce *je l'en empêcherois bien*, à la suite d'une conversation si forte et de ce vif récit et encore plus vivement terminé qu'il venoit de me faire de la vie du cardinal Dubois *ab incunabulis*[4] jusqu'alors, où je ne l'avois point porté ni donné aucune occasion. Cette seconde promenade dura assez de temps et toujours en silence, lui la tête basse comme quand il étoit embarrassé et peiné, moi comme ayant tout dit, et attendant ce qui sortiroit de ce silence après une telle conversation.

Cardinal Dubois bien connu de son maître.

1. Tome I, p. 62-64.

2. Les mots *où nˢ estions* sont en interligne, au-dessus de *de sa fortune*, biffé à cause de la répétition.

3. Saint-Simon, en se relisant, a ajouté ici en interligne cet explicatif *que j'estois*.

4. Depuis le berceau.

Enfin il se remit à son bureau à sa place ordinaire et moi vis-à-vis de lui assis, lui, comme d'abord, ses coudes sur le bureau, sa tête fort basse entre ses deux mains. Il demeura plus d'un demi-quart d'heure de la sorte, sans remuer, sans ouvrir la bouche, ni moi non plus, qui n'ôtois pas les yeux de dessus lui. Cela finit par soulever sa tête sans remuer d'ailleurs, l'avancer vers moi et me dire d'une voix basse, foible, honteuse, avec un regard qui ne l'étoit pas moins : *Mais pourquoi attendre, et ne le pas déclarer tout à l'heure?* Tel fut le fruit de cette conversation. Je m'écriai : « Ah ! Monsieur, quelle parole ! Qui est-ce qui vous presse si fort? N'y serez-vous pas toujours à temps? Donnez-vous au moins le temps de la réflexion à tout ce que nous venons de dire, et à moi de vous expliquer ce que c'est qu'un premier ministre et le prince qui le fait. » Il remit doucement sa tête entre ses deux mains sans répondre une seule parole. Quoique atterré d'une résolution si prompte après ce que lui-même avoit dit des degrés et de l'ambition du cardinal Dubois, je sentis que le salut de la chose, si tant étoit qu'il se pût espérer, n'étoit plus dans les raisons d'opposition, qui étoient toutes épuisées, mais uniquement dans le délai. Il fut court; car, après un peu de silence, il se leva et me dit : *Ho bien ! donc, revenez ici demain à trois heures précises raisonner encore de cela, et nous en aurons tout le temps.* Je pris les papiers que j'avois à reprendre, et je sortis. Il courut après moi, et me rappela pour me dire : *Au moins, demain à trois heures; je vous prie, n'y manquez pas*, et referma sa porte. Je fus surpris de retrouver Belle-Isle en embuscade où je l'avois laissé en entrant, et qui avoit eu la patience d'y persévérer plus de deux grosses heures à m'attendre. Il me suivit pour me demander si cela étoit fait. Je lui dis que la conversation s'étoit étendue sur plusieurs matières, dont quelques-unes m'avoient conduit à tâter le pavé, que je l'avois

Foiblesse incroyable du Régent

Belle-Isle resté en embuscade. Réponse que je lui fais.

trouvé assez bon; mais qu'il connoissoit M. le duc d'Orléans soupçonneux, et qui n'aimoit pas à conclure ni à être pressé; que je reviendrois le lendemain, où je verrois ce qui se pourroit faire, sans toutefois lui répondre de rien. Je répondis de la sorte à Belle-Isle, parce qu'il avoit vu M. le duc d'Orléans me rappeler, qu'il avoit pu entendre l'ordre qu'il me donnoit de revenir le lendemain; que ce retour enfin ne pourroit être ignoré de lui ni du cardinal Dubois, trop alerte pour n'être pas informé avec précision de tous les moments de M. le duc d'Orléans dans une telle crise, et que la cachotterie[1] eût été également inutile, et préjudiciable à moi, qui voulois aller au bien, mais garder avec eux des mesures. D'ailleurs ma réponse fut en des termes qui ne pouvoient blesser le cardinal.

Embuscade de Belle-Isle. Autre conversation singulière et curieuse entre M. le duc d'Orléans et moi sur faire un premier ministre, dont je persiste à n'être pas d'avis.

Le lendemain, 22 août, je vins au rendez-vous, et je trouvai encore Belle-Isle dans ce grand cabinet, qui m'attendoit au passage, et qui me pressa de finir l'affaire du cardinal. Je payai de mine et d'empressement d'entrer dans le cabinet de M. le duc d'Orléans, que j'y trouvai seul, qui s'y promenoit avec l'air plus dégagé que la veille. « Hé bien! me dit-il d'abordée, qu'avons-nous encore à dire sur l'affaire d'hier? Il me semble que tout est dit, et qu'il n'y a qu'à déclarer dès tout à l'heure le premier ministre. » Je reculai deux pas, et je lui dis que, pour chose de telle importance, c'étoit là un conseil bientôt pris. Il répondit qu'il y avoit bien pensé, que tout ce que je lui avois dit là-dessus lui étoit fort présent, mais que, au bout, il étoit crevé d'affaires tout le jour, d'ennui tous les soirs, de persécution du cardinal Dubois à tous les moments. Je repris que cette dernière raison étoit la plus puissante; que je ne m'étonnois pas de l'empressement du cardinal, mais beaucoup de son succès sur lui, qui étoit si soupçonneux; que je le suppliois

1. Ce mot n'a été admis par *l'Académie* que dans l'édition de 1762. On le trouve dans Bossuet.

de se bien représenter deux choses : la première, que pour le soulagement des affaires et la liberté d'aller, tant qu'il voudroit, chercher l'Opéra et ses soupers à Paris, il pouvoit en jouir tant que bon lui sembleroit, parce que le cardinal jouissoit si pleinement et si ouvertement de la toute-puissance, et que tout le monde le voyoit et le sentoit si pleinement, qu'il n'y avoit plus qui que ce fût, François ou ministres étrangers, qui osât se jouer à aller directement à Son Altesse Royale, et qui ne fût bien convaincu qu'affaire, justice ou grâce ne dépendît uniquement du cardinal, n'allât à lui, ne se tînt pour battu s'il le trouvoit contraire, sans oser tenter d'aller plus haut, demeuroit sûr de ce qu'il demandoit, s'il trouvoit le cardinal favorable, et le plus souvent s'en tenoit là, sans que lui Régent en entendît parler, ou que les gens ne venoient à lui que pour la forme, et lors seulement que le cardinal le leur prescrivoit, ce qu'il leur ordonnoit aussi quelquefois dans des cas de refus, dans l'espérance de leur faire prendre le change et de se décharger du refus sur lui ; que je m'étonnois qu'il fût encore à s'apercevoir d'une chose si évidente qu'elle n'étoit ignorée de personne ; et que moi-même, depuis mon retour d'Espagne, si j'avois à demander la moindre chose, et la plus facile, et la plus raisonnable, pour moi ou pour quelque autre à Son Altesse Royale, je me garderois bien de lui en parler sans m'être assuré du cardinal auparavant, et me tiendrois très sûr du refus si j'allois droit à elle sans l'attache du cardinal, et, au contraire, avec[1] certitude morale de sa volonté que j'obtinsse ce que je lui aurois représenté à demander; que les choses étant à ce point d'autorité, et d'autorité affichée, je ne voyois nul accroissement possible à l'exercice actuel qu'il en faisoit publiquement, par la déclaration ni par les patentes de premier ministre, ni plus de soulagement et de liberté que Son

1. Les mots *au contraire avec* ont été ajoutés en interligne.

Altesse Royale en pouvoit prendre dès à présent sans cela ; mais que j'y apercevois pour le cardinal Dubois une différence, à la vérité imperceptible, à l'exercice actuel de sa toute-puissance, mais qui n'en étoit pas moins essentielle, et que c'étoit la seconde chose sur laquelle je demandois à Son Altesse Royale toutes ses réflexions. C'est que, quelle que fût l'étendue et la plénitude actuelle du pouvoir qu'avoit saisi et qu'exerçoit pleinement le cardinal Dubois, il ne laissoit pas de se trouver comme l'oiseau sur la branche[1], exposé à être congédié au premier instant que la volonté en prendroit à Son Altesse Royale, sans autre forme ni embarras que de le renvoyer, de faire dire aux ministres étrangers de ne se plus adresser à lui, et aux ministres et secrétaires d'État de cesser de recevoir et de lui plus demander d'ordres, et de lui plus rendre compte de rien ; et sans même ce très peu de si courtes et si simples mesures, envoyer un secrétaire d'État lui porter l'ordre de s'en aller en son diocèse, prendre ou sceller ses papiers, et le faire partir sur-le-champ ; que, quoique la patente enregistrée et la déclaration de premier ministre ne pût le parer de la chute, autre chose étoit de pouvoir être renvoyé en un instant comme je venois de montrer que cela se pouvoit toutes fois et quantes, autre chose de ne le pouvoir que par des formes qui donnent du temps et des ressources, et moyens de se raccommoder et de faire jouer des ressorts dans l'intervalle, de dresser et de causer[2] une déclaration révocatoire, dont il pouvoit être averti, de l'envoyer au Parlement, de l'y faire enregistrer[3]. Je suppliai donc M. le duc d'Orléans de faire

1. « On dit d'un homme qui est dans un état incertain et sans savoir ce qu'il deviendra, qu'*il est comme l'oiseau sur la branche* » (*Académie*, 1718).

2. Au sens de motiver, comme dans le tome XL, p. 232.

3. On remarquera que plus haut (p. 17) il avait dit au contraire à Belle-Isle : « le titre, les patentes, l'enregistrement et toutes les formes

l'attention si nécessaire à cette différence d'un homme qui est maître de tout sans autre titre que la volonté de son maître, exprimée par le seul usage dans lequel il l'autorise simplement de fait, ou qui le devient par titre exprès, par déclaration, par enregistrement.

J'aurois bien ajouté à un autre qu'à M. le duc d'Orléans de quel danger il étoit pour lui d'établir premier ministre en titre un homme aussi capable que l'étoit le cardinal Dubois de saisir toutes les avenues du Roi à force d'argent, de grâces, de souplesses, de se rendre maître de l'esprit d'un enfant devenu majeur, et sans expérience de rien, et lui revêtu en titre, tandis que son premier maître s'en trouvoit dépouillé de droit par la majorité, se délivrer d'une subordination importune, et le faire renvoyer comme le cardinal Mazarin avoit fait Gaston. Mais c'étoit chose que l'ensorcellement de M. le duc d'Orléans le rendoit incapable d'entendre, puisque tout ce que je lui avois dit la veille lui avoit fait si peu d'impression ; et d'ailleurs, quoique je n'eusse[1] rien dit qui tendît à aucune diminution de la pleine puissance du cardinal Dubois, je me commettois assez avec lui par la foiblesse et l'indiscrétion de M. le duc d'Orléans, de m'opposer à sa déclaration de premier ministre, pour ne m'exposer pas inutilement à m'hasarder de produire cette dernière réflexion, quelque importante qu'elle pût être ; et voilà comme le défaut de sentiment et de secret dans les princes ferme[2] la bouche à leurs meilleurs serviteurs, et les prive des plus essentielles connoissances. Je me tus après un discours si péremptoire, pour voir ce qu'il opéreroit. La promenade continua sept ou huit tours en silence, mais l'air embarrassé et la tête basse, puis il s'alla mettre à son bureau dans l'attitude de la veille, et

Malheur des princes indiscrets et peu fidèles au secret.

dont il seroit revêtu, ne le rendroient pas plus difficile à congédier que s'il n'en avoit pas obtenu. »

1. Saint-Simon a écrit par mégarde *je ne n'eusse*.

2. Il y a *ferment*, au pluriel, dans le manuscrit.

je m'assis vis-à-vis, le bureau seulement entre lui et moi.

Ce mouvement n'interrompit point le silence. J'avois bien résolu de ne le pas rompre le premier. Enfin il leva un peu la tête, me regarda et me fit souvenir, je n'en avois pourtant pas besoin, que je lui voulois dire quelque chose, dès la veille, sur l'état d'un premier ministre. Je lui répondis qu'il savoit trop bien l'histoire de son pays et des voisins pour ignorer les maux et les malheurs que la Hongrie, Vienne, l'Angleterre et l'Espagne avoient soufferts du gouvernement de leurs premiers ministres, à l'exception unique, et dans tous les points, du seul cardinal Ximenez, dont la capacité, le désintéressement et la droiture avoit fait un phénix, et n'avoit pu toutefois le garantir du poison des Flamands[1]; que ce seroit perdre temps de lui retracer les faits de tous ces premiers ministres, excepté Ximenez; les désordres et les ruines que leur intérêt personnel avoit causés; la haine et le mépris dont leur conduite avoit couvert leurs maîtres, sans en excepter même Henri VIII, qui ne s'en releva que par la ruine du cardinal Wolsey[2]. Que, pour se renfermer en France, le plus habile, pour ne rien dire de plus, le plus soupçonneux, le plus rusé et le plus précautionné de tous nos rois avoit été livré au duc de Bourgogne par le cardinal Balue[3], réduit à en subir la loi, à tout instant en peine de sa vie, réduit à passer par tout ce que son ennemi voulut, et notamment à combattre en personne avec lui deux jours après contre les Liégeois qu'il lui avoit soulevés, et qu'il se vit forcé à l'aider à réduire, c'est peu dire, à les mettre sous son joug. Aussi Louis XI, rendu à lui-même, enferma-t-il Balue, tout cardinal qu'il fût et qu'il l'avoit fait, dans une cage de

Exemples des premiers ministres en tous pays depuis Louis XI.

1. Ces deux derniers mots sont en interligne.
2. Thomas Wolsey : tome XV, p. 205.
3. Il en a déjà été parlé dans le tome XXXII, p. 24.

fer pendant tant d'années, et se garda bien de lui donner un successeur.

Louis XII fut deux fois réduit à deux doigts de sa ruine, et la dernière précipité dans le schisme, toutes les deux par l'ambition de son premier ministre de se faire élire pape, dont toutes les deux fois il se crut assuré, et toutefois les histoires sont pleines des louanges du cardinal d'Amboise [1], parce qu'il n'eut point d'autres bénéfices que l'archevêché de Rouen. Mais quelle y fut sa magnificence, qui fait encore l'admiration d'aujourd'hui ? Sept ou huit frères ou neveux comblés des plus grands bénéfices, de la grande maîtrise de Malte, grand maître de France, maréchaux de France, gouverneurs de Milan, un neveu cardinal [2] : voilà pourtant le meilleur premier ministre et le plus applaudi qu'aient eu nos rois.

La Ligue fut conçue et préparée, et l'intelligence et l'union avec l'Espagne pour la faire éclore, par le cardinal de Lorraine, premier ministre [3], pour transférer la couronne dans sa maison, et qui n'eut d'autre objet pour la guerre et pour cette paix funeste par laquelle il fit rendre plus de quarante places et de vastes pays à l'Espagne, qu'elle n'eût pas repris en un siècle, et qu'il se dévoua par un si perfide service, dont la mort du duc de Guise son frère [4], tué par Poltrot, l'empêcha de voir le succès, et l'accabla de la plus profonde douleur à Trente, où, à l'acclamation de la clôture du concile, il acclama tous les rois en nom collectif pour éviter, contre la coutume constante jusqu'alors, de nommer le roi de France

1. Georges, cardinal d'Amboise : tome XV, p. 324.

2. Saint-Simon fait allusion à Aimery d'Amboise, frère du cardinal, élu grand maître de l'ordre de Saint-Jean, alors à Rhodes, le 10 juillet 1503 ; et à ses deux neveux, Charles d'Amboise, grand maître, maréchal et amiral de France, gouverneur de Paris et du duché de Milan, mort le 11 février 1511, et Louis d'Amboise, évêque d'Albi, cardinal en 1507.

3. Charles, premier cardinal de Lorraine : tome II, p. 284.

4. François, second duc de Guise : tome V, p. 208.

le premier, puis tous les autres après, et gratifier l'Espagne en un point si sensible, depuis que Philippe II avoit osé le premier entrer en compétence[1] si boiteusement fondée sur la préséance de l'empereur Charles V, parce qu'il étoit aussi roi d'Espagne, ce dont le cardinal de Lorraine, premier ministre, jeta de si solides fondements, dont l'effet ne fut suspendu que par la mort de son frère ; le fils de ce frère si jeune alors, et depuis tué à Blois[2] au moment qu'il alloit enlever la couronne à Henri III, à force de troubles, de partis, de guerres et de désordres, sut trop bien en profiter, et le duc de Mayenne, son oncle, après lui, en sorte que ce ne fut pas sans des miracles redoublés, et sans des merveilles, qui, en tout genre, ont illustré Henri IV et la noblesse françoise, que ce prince, après tant de hasards, de détresses, de victoires, rassura la couronne sur sa tête et dans sa postérité, mais dont la fin ne le rendit pas moins la victime de l'esprit encore fumant de la Ligue abattue, comme Henri III l'avoit été de sa force et de sa fureur.

Vint après le foible et funeste gouvernement de la reine sa veuve, ou plutôt du maréchal d'Ancre, sous son nom, dont la catastrophe rendit la paix au royaume. Mais Louis XIII étoit si jeune, et par une détestable politique, si enfermé, si étrangement élevé qu'il ne savoit pas lire encore, et qu'il ignoroit tout, comme il s'en est souvent plaint à mon père, à quoi suppléa un sublime naturel, une piété sincère, une justice exquise, la valeur d'un héros et la science des capitaines ; mais si malheureux en mère, en frère unique, en épouse vingt ans stérile, en santé, qui attiroit les yeux de tous sur Gaston et qui faisoit sa force, en partis encore fumants, dont les plus grands obligeoient à compter avec eux, et les huguenots armés, organisés, maîtres de tant de places et de pays, formant un État dans l'État, forcèrent Louis XIII à

1. En compétition. — 2. Henri Ier : tome V, p. 232.

faire un premier ministre, qui fut un génie puissant et transcendant en tout, mais qui, avec tant et de si grandes qualités, ne fut pas exempt de la passion de se maintenir, et qui fit voler bien des têtes, à la vérité presque toutes justement.

La minorité du feu Roi soumit la France à une régente pour le moins aussi Espagnole d'inclination que de naissance, qui se choisit un premier ministre étranger, et le premier qui fût de la lie du peuple. Aussi ne songea-t il qu'à lui, et à s'asservir tellement la Reine qu'elle lui sacrifia tout, jusqu'à se précipiter deux fois au dernier bord des derniers abîmes[1] et de la guerre civile pour son unique intérêt, et pour le maintenir ou le rappeler de ses proscriptions hors du royaume, à toutes risques et affrontant tous les périls de toute la nation, uniquement révoltée contre le cardinal Mazarin. Depuis, on a vu ses fautes aux Pyrénées, que Saint-Évremond développa avec tant de justesse et d'agrément dans[2] cette ingénieuse lettre qui lui coûta un expatriement[3] qui a duré aussi longtemps que sa très longue vie[4]. Les lettres particulières, les Mémoires, toute l'histoire du traité de Westphalie conclu enfin à Münster et à Osnabrück, font foi qu'il en arrêta la conclusion, aux risques de tout perdre, jusqu'à ce que son intérêt particulier n'eût plus besoin de la guerre pour se soutenir, et se mettre hors d'état de plus rien craindre. Ce furent ses ordres secrets à Servien, son esclave, collègue indigne du grand d'Avaux[5], qui mirent bien des fois la négociation au point de la rup-

1. Les mots *d^rs abysmes* sont en interligne, au-dessus de *precipices*, biffé.

2. Avant *dans*, Saint-Simon a biffé *qui luy a cousté l'*.

3. L'Académie française n'a admis *expatrier* que dans l'édition de 1762, et aucun lexique ne connaît *expatriement*.

4. Voyez notre tome XI, p. 259-261, où il a été parlé de cette lettre.

5. Abel Servien et Claude de Mesmes, comte d'Avaux ; voyez notre tome XXII, p. 224-225.

ture, qui rendirent la sienne avec d'Avaux si scandaleuse et si publique, qui mit tous les ministres employés à la paix par toutes les puissances du côté de d'Avaux, qui produisirent ces lettres si insultantes de Servien à d'Avaux, et les réponses de d'Avaux, si pleines de sens, de modération et de gravité. Ce fut enfin la conduite de Mazarin, si absurdement confite en félonie, dont Servien avoit tout le secret, conséquemment toute l'autorité de la négociation, qui fit[1] enfin tout abandonner à d'Avaux au sein du triomphe des longs travaux de son génie et de sa politique, qui avoit su venir à bout de la paix du Nord; où plus d'un siècle après il est encore admiré, et amener par là les choses à traiter et la plus glorieuse paix en Westphalie, pour venir traîner dans sa patrie, dont il avoit si bien mérité, y être[2] sans crédit sous le vain nom de surintendant des finances, où il n'eut jamais la moindre autorité, ni la moindre part au ministère, dont il vit récompenser Servien à son retour. C'est à Mazarin que les dignités et la noblesse du royaume doit les prostitutions, le mélange, la confusion, sous lesquelles elle gémit, le règne des gens de rien, les pillages et l'insolence des financiers, l'avilissement de tout ordre, l'aversion et la crainte de tout mérite, le mépris public que font de la nation tous ces vils champignons dominants dans les premières places, dont l'intérêt à tout décomposer à la fin a tout détruit. Tel fut l'ouvrage du détestable Mazarin, dont la ruse et la perfidie fut la vertu, et la frayeur la prudence. Qui ne sera épouvanté des trésors qu'il amassa en moins de vingt ans de règne, traversés par deux furieuses proscriptions ? Il fut prouvé en pleine grand chambre, au procès du duc Mazarin contre son fils pour la restitution de la dot de sa mère, qu'elle avoit eu vingt-huit millions en mariage. Ajoutez à cela les dots de

1. Il y a *firent* dans le manuscrit.
2. Les mots *y estre* remplacent en interligne *une vie*, biffé.

la duchesse de Mercœur, de la connétable Colonne, de la comtesse de Soissons, même celle que trouva après la mort du cardinal Mazarin la duchesse de Bouillon, toutes filles de la seconde de ses sœurs, et les biens immenses qui ont fait le partage du duc de Nevers leur frère. Ajoutons-y les dots de la princesse de Conti et de la duchesse de Modène, filles de la sœur aînée du cardinal Mazarin. Tous ces trésors tirés uniquement de ceux qu'il avoit su amasser, non dans un long cours d'abondance et de prospérités, mais du sein de la misère publique et des guerres civiles qu'il avoit allumées, et des étrangères qu'il trouva, qu'il renouvela, qu'il entretint jusqu'à un an près de sa mort.

Le cardinal de Richelieu et lui ont eu la même maison militaire que nos rois : des gardes, des gendarmes, des chevau-légers, et le dernier des mousquetaires de plus, tous commandés par des seigneurs et par des gens de qualité sous eux. Personne n'ignore que le père du premier maréchal de Noailles[1] passa immédiatement de capitaine des gardes du cardinal Mazarin à la charge de premier capitaine des gardes du corps, et que le marquis de Chandenier[2], dont la valeur et la vertu ont été si reconnues, et chef de la maison de Rochechouart, fut le seul des quatre capitaines des gardes dépossédés pour la ridicule affaire arrivée aux Feuillants de la rue Saint-Honoré[3] qui ne pût être rétabli, parce qu'il ne le pouvoit être qu'aux dépens du domestique du cardinal Mazarin, à qui sa charge avoit été donnée.

« Voilà, Monsieur, dis-je à M. le duc d'Orléans, quels ont été en tous pays les premiers ministres depuis le temps de Louis XI, pour ne remonter pas plus haut. Je

1. Anne, comte puis duc de Noailles (tome III, p. 148), père du maréchal Anne-Jules.

2. François de Rochechouart, marquis de Chandenier : tome II, p. 365.

3. Voyez notre tome III, p. 145-153.

ne fais ici que vous faire souvenir d'eux par quelques traits généraux. Vous avez assez lu, et vu encore des gens du temps des derniers, pour que ce peu que je vous en dis vous en rappelle tout le reste, et vous démontre que la peste, la guerre et la famine, qui de tout temps ont passé pour les plus grands fléaux dont la justice de Dieu ait puni les rois et les États, ne sont pas plus à craindre que celui d'un premier ministre, avec cette différence que celui-là seul se peut éviter; et que diriez-vous d'un prince prêt à essuyer la peste et la famine dans son royaume, à qui Dieu les montreroit prêtes à y fondre, et promettroit en même temps de l'en garantir à la moindre prière qu'il en feroit, qui non-seulement ne daigneroit pas demander la délivrance de ces terribles fléaux, mais qui auroit la folie, ou si vous lui voulez donner un nom plus propre, qui seroit assez stupide pour les demander? Tel est, Monsieur, un prince qui fait un premier ministre quand il n'est pas dans les termes où se trouvèrent la fameuse Isabelle et votre incomparable aïeul [1], et dont le tact n'est pas assez juste ou assez heureux pour choisir un Ximenez ou un Richelieu.

« En voilà beaucoup, Monsieur, poursuivis-je; mais ce n'est pas encore tout: permettez-moi de vous dire avec ma vérité et ma fidélité accoutumée quel est nécessairement un premier ministre et quel devient le prince qui le fait.

Quel est nécessairement un premier ministre.

« Un premier ministre, si on en excepte le seul Ximenez, est un ambitieux du premier ordre, qui conserve l'écorce dont il a besoin tant et selon la mesure que le besoin subsiste, mais qui, dans la vérité, n'a d'honneur, de vertu, d'amour de l'État ni de son maître qu'en simple parure, et sacrifie tout à sa grandeur, et, quand il y est parvenu, à sa toute-puissance, à sa sûreté et à son affermissement dans sa grande place. Il ne connoît que cet unique intérêt, d'amis ni d'ennemis que par rapport à

1. Louis XIII.

cela, et suivant les divers degrés qui s'y rapportent. Conséquemment, tout mérite lui est suspect en tout genre, excepté en ceci le cardinal de Richelieu, qui se laissoit volontiers dompter par le mérite et les talents ; toute réputation lui est odieuse, toute élévation par dignité ou par naissance lui est dure et pesante ; tous droits, privilèges, lois, coutumes de tout temps respectées, lui sont à charge ; l'esprit et la capacité de quiconque ne le laisse point dormir en repos[1] ; sur toutes choses, la moindre familiarité avec le prince, la plus légère marque de son goût pour quelqu'un, l'effraye. Ce sont tous gens qu'il prend à tâche d'éloigner ; heureux, mais rarement heureux quand il ne va pas jusqu'à les noircir et à les perdre. Sa principale application est de se faire autant d'esclaves que de gens qui approchent du prince, de se bien assurer qu'ils ne parleront et ne répondront au prince que sur le ton qu'il leur aura prescrit, et qu'ils lui rendront compte de tout ce qu'ils verront, entendront, sauront, soupçonneront même, avec une parfaite fidélité et le plus scrupuleux détail, et à ceux-là même il donnera des espions et des surveillants qu'ils ne pourront connoître, et d'autres encore à ceux-ci. Son grand art est de faire que personne n'approche du prince que de sa main, et, tant qu'il pourra sans que le prince s'en aperçoive, de perdre sans retour ceux qui s'en approcheront sans lui, ou par leur hardiesse ou par le goût du prince ; et, comme il s'en trouve toujours quelqu'un trop difficile à perdre, de n'oublier rien pour les gagner. L'intérêt de l'État, toujours subordonné au sien, rend tout conseil d'État, de finance, et tous autres inutiles, et la fortune de ceux qui les composent toujours douteuse. Ils sont réduits à chercher et à deviner la volonté du premier ministre, dont l'ignorance leur devient dangereuse, et la moindre résistance fatale.

1. Les mots *en repos* sont en interligne.

« Un roi n'a d'intérêt que celui de l'État : on n'a donc point ces embarras avec lui. Il s'explique nettement et librement de ses volontés : on sait donc à quoi s'en tenir. On obéit, ou, si on croit lui devoir faire quelques représentations sages, ou lui faire apercevoir ce qu'on soupçonne lui être échappé de réflexions à faire sur cette volonté, on le fait avec respect et sans crainte, parce que le roi, dont la place et l'autorité sont inamissibles, n'en peut concevoir aucun soupçon ; et, s'il persévère dans sa volonté, c'est sans mauvais gré à qui l'a combattue. A l'égard du premier ministre, c'est précisément tout le contraire. Quelque tout-puissant, quelque affermi qu'il soit, toute représentation lui est odieuse. Plus elle est fondée, plus elle le choque, plus il craint un esprit qu'il sent qui va au fait. Il redoute d'être tâté, encore plus d'être feuilleté[1] : quiconque en a l'imprudence, même sans mauvaise intention, sa perte est résolue, et ne tarde pas.

« Le premier ministre a toujours un intérêt oblique qu'il cache sous tous les voiles qu'il peut, et cela en toute espèce d'affaires. Malheur à qui les perce, s'il s'en aperçoit. Sa place et sa puissance, de quelque façon qu'elles soient établies, ne tiennent qu'à la volonté du prince. Le rien souvent, aussi tôt que l'affaire la plus importante, peut altérer cette volonté, et lui causer bien de cuisantes inquiétudes, et bien du travail pour se rassurer dans sa place et dans son autorité. Le moindre affoiblissement lui annonce sa ruine ; un autre rien peut la déterminer. Il n'y a donc point de riens pour un premier ministre, et dès lors quelle multitude de soins pour lui, et quelle dangereuse glace que celle sur laquelle marchent toujours les ministres à son égard ? La paix et la guerre, les liaisons bonnes ou mauvaises avec les puissances étrangères, les traités et leurs diverses conditions, les conjonc-

1. Au sens d'étudier, examiner de près, comme dans le tome X, p. 327.

tures à saisir ou à laisser tomber, tout est en la main du premier ministre, qui combine, avise, et ajuste tout à son intérêt personnel, qui, dans sa bouche, n'est que celui de l'État. Les ministres qui travaillent sous lui, à qui le vrai intérêt de l'État est clair et celui du premier ministre dans les ténèbres, c'est à eux, ces ministres[1], à bien prendre garde à eux, à examiner les yeux et la contenance du premier ministre, à se garer même de ses discours, tenus souvent pour les sonder, à ne parler qu'avec incertitude, sans s'expliquer jamais nettement, parce que ce n'est pas leur avis que le premier ministre cherche, mais leur aveu que le sien, quand il jugera à propos de le dire, est la politique la plus exquise et le plus solide intérêt de l'État. Il en est de même sur les finances, et sur ce qui regarde les particuliers. La place de premier ministre, qui décide de toutes les affaires et de toutes les fortunes, est si enviée, si haïe, ne peut éviter de faire un si grand nombre de mécontents de tout genre et de toute espèce, qu'il a [à] redouter. Il doit donc[2] continuellement multiplier et fortifier ses précautions. Rien de tout ce qui peut le maintenir et le raffermir ne lui paroît injuste. En ce genre il peut tout ce qu'il veut, et il veut tout ce qu'il peut. En récompense de tant d'avisements, de soins, de précautions, de frayeurs, de combinaisons, de mascarades de toutes les sortes, il accumule sur soi et sur les siens les charges, les gouvernements, les bénéfices, les chapeaux, les richesses, les alliances. Il s'accable de biens, de grandeurs, d'établissements pour se rendre redoutable au prince même ; mais son grand art est de le persuader à fond qu'il est l'homme unique dont il ne peut se passer, à qui il est redevable de tout, sans qui

1. Ces quatre derniers mots remplaçent en interligne *aux ministres*.

2. Le texte primitif était : *qu'il a continuellement à multiplier et à fortifier ses précautions* ; Saint-Simon a ajouté en interligne les mots *redouter ; il doit donc*, qui font deux phrases d'une seule.

tout périroit, pour lequel il ne peut trop faire, et sans lequel il ne doit rien faire, surtout être confus des soins, des peines, des travaux dont il est accablé, uniquement pour son bien et pour sa gloire, et pour lequel sa reconnoissance et son abandon ne sauroient aller trop loin, et par une suite nécessaire, traiter ses ennemis comme ceux de sa personne, de sa gloire et de son État, et n'avoir de rigueur ou de bonté que pour les personnes et suivant les degrés qu'il lui marque. Tel est, Monsieur, et très nécessairement tout premier ministre, dont pas un ne pourroit se maintenir sans cela. Voyons maintenant quel est le prince qui fait un premier ministre, et permettez-moi de ne vous en rien cacher. J'excepte toujours Isabelle et Louis le Juste, par les cas singuliers où ils se sont trouvés, et par l'heureux discernement de leur choix.

Quel est le prince qui fait un premier ministre.

« Ce crayon[1], quoique si raccourci, des exemples des fléaux que tous les divers États ont éprouvés de l'élévation et du gouvernement de leurs premiers ministres, la France en particulier, et celui[2] de ce qu'est nécessairement un premier ministre en lui-même, prépare au crayon du prince qui en fait un. C'est la déclaration la plus authentique qu'il puisse faire de sa foiblesse ou de son incapacité, peut-être de l'une et de l'autre, sans rien persuader à personne du mérite de son choix, quelques pompeux éloges qu'il lui donne dans ses patentes, sinon de la misère du promoteur, et de l'adresse et de l'ambition du promu. Si Louis XI punit la trahison du sien en l'enfermant dans une cage de fer durant tant d'années, à Loches, la reconnoissance du premier ministre pour un si énorme bienfait n'a que la même récompense pour son maître ; mais la cage où il le met est d'or et de pierreries ; elle est parfumée des plus belles fleurs ; elle est

1. Il y a dans le manuscrit *Ce rayon* ; mais c'est évidemment une inadvertance : l'*c* de *ce* est en effet analogue à un *c*. — A la ligne suivante, *éprouvés* est en interligne au-dessus d'*essuyés*, biffé.

2. Le crayon.

au milieu de sa cour; mais elle n'en est pas moins cage, et le prince n'y est pas moins enfermé et bien exactement scellé. Ses plus familiers courtisans sont ses plus sûrs geôliers. Il a donné son nom, son pouvoir, son goût, son jugement, ses yeux, ses oreilles à son premier ministre, bien jaloux de garder de si précieux dépôts, et bien en garde qu'il n'en revienne au prince l'émanation la plus légère. Son salut en dépend, et il ne l'ignore pas. Ainsi tout est transmis du prince au premier ministre; le premier ministre règne en plein en son nom; plus de différence d'effet entre le premier ministre et nos anciens maires du palais; plus de différence effective entre le prince et nos rois fainéants, sinon que la plupart étoient opprimés par les puissantes factions de leurs maires, et que le prince ne l'est que par sa fétardise[1]. Je frémis, Monsieur, de prononcer ce mot; mais où ne se précipite pas le serviteur tendre et fidèle pour sauver son maître, qu'il voit emporté dans le tournoyant d'un gouffre, et qui se trouve seul à oser l'hasarder? Le prince est longtemps à se trouver à son aise dans sa cage. Il y dort, il s'y allonge, il y jouit de la plus douce oisiveté. Tous les plaisirs, tous les amusements s'empressent autour de lui; jamais leur succession n'est interrompue, tandis que tout lui crie les travaux continuels du premier ministre, qui se tue pour le soulager, et qui étonne à tous moments l'Europe par la justesse et la profondeur de sa politique,

1. Aucun lexique depuis le dix-septième ne donne ce vieux mot fréquemment employé au moyen âge avec le sens de paresse, nonchalance; seul le *Dictionnaire de Trévoux* indique l'adjectif *fétard*, paresseux. Notre auteur l'a appliqué à Charles VII dans ses *Écrits inédits*, tome VII, p. 4, et on en a relevé un exemple dans les *Économies royales* de Sully. Au dix-neuvième siècle, Châteaubriand l'a encore employée sous la forme *faitardise* dans sa *Captivité de la duchesse de Berry* (1833), et c'est avec cette orthographe que le *Littré* l'a relevé, sans en donner aucun exemple moderne. Nous avons déjà eu occasion de remarquer que Littré n'avait sûrement pas dépouillé la dernière partie de nos *Mémoires*.

qui n'oublie rien pour rendre ses peuples heureux, qui fait d'ailleurs les délices de sa cour, et à qui il doit tant de solides et de glorieux avantages, sans autre soin que de vouloir s'en servir et l'autoriser en tout. Quel bonheur suprême pour un prince aveugle et paralytique de tout voir, de tout faire par autrui, sans sortir du sein du repos, des amusements, des plaisirs et de l'ignorance de tout la plus consommée ! C'est là le grand art de ne retenir que la grandeur et les charmes de la royauté, et d'en bannir tous les soucis, les embarras, les travaux ; et n'est-ce pas la dernière folie à qui le peut de ne pas s'y livrer ? Le prince ne voit rien d'aucune des parties du gouvernement. Les fautes, les choix indignes, et ce qui en résulte, la misère[1] et les cris des sujets, les injustices, les oppressions, les désespoirs de tous les ordres de l'État, les imprécations, les désolations, la ruine, le dépeuplement, les désordres, le profit et les partis immenses que les étrangers savent en tirer, leurs dérisions, le mépris du premier ministre, qu'ils payent quelquefois en plus d'une sorte de monnoie, qu'ils séduisent, qu'ils trompent, et qui retombe bien plus à plomb sur le prince, qui y perd tout et qui n'y gagne rien, comme son premier ministre, ce sont toutes choses si soigneusement éloignées de la cage, que le prisonnier ne s'en peut pas douter. Il lui est si doux de croire régner, et de sentir qu'il n'a rien à faire qu'à s'abandonner à ses goûts et à son oisiveté, qu'il n'imagine pas un plus heureux que lui sur terre, et l'amour-propre et l'ignorance lui font encore ajouter foi aux plus folles louanges qu'on est sans cesse occupé de lui prodiguer par l'ordre du premier ministre, en sorte que le prince est persuadé qu'il est le plus glorieux et le plus révéré de l'Europe, qu'il en tient le sort entre ses mains ; que de tant d'heur[2] et de gloire il n'en est rede-

1. Le mot *misere* est en interligne, au-dessus de *ruine,* biffé.
2. « *Heur,* bonne fortune », disait l'*Académie* de 1718, qui ajoutait

vable qu'à son premier ministre, à ce grand choix qu'il a fait ; que l'unique moyen de se conserver dans cet état radieux est de continuer à laisser maître de tout un si grand premier ministre, et qu'il y va de toute sa gloire, de tout son bonheur, de tout celui de son État, de le maintenir, et de l'augmenter même s'il est possible, en puissance, en autorité, en toute espèce de grandeur.

« Mais rien de stable sur la terre. Le premier ministre porté si haut, et qui a eu temps et moyens à souhait de se faire de grands et de solides établissements, et de grandes et de vastes alliances, dont la fortune dépend du maintien de la sienne, vient quelquefois à s'enivrer. Il se figure ne pouvoir plus être entamé, il se croit au-dessus des revers ; il ne voit plus le tonnerre et la foudre que bien loin sous ses pieds, comme ces voyageurs qui passent sur la cime des plus hautes montagnes. Il devient insolent ; la souplesse, la complaisance auprès du prince l'abandonne, parce qu'il compte n'en avoir plus besoin. Il devient fantasque, opiniâtre ; il le contrarie pour des riens, et il refuse d'autres riens aux gardiens de la cage. Le prince, dont l'entêtement est dur à entamer, a plus tôt fait de se croire indiscret que son premier ministre impertinent. Son humeur se fortifie par le succès. Il trouve dangereux d'accoutumer par sa complaisance le prince à être importun, et ceux qui l'approchent à en être cause. Il y faut couper pied[1], et cette méthode enfin commence à donner au prince du malaise, et du dépit à ses geôliers. Ils négocient ; ils sont rebutés ; le prince les plaint, intérieurement se fâche. Il commence à s'apercevoir qu'en-

que ce mot était vieilli et ne s'employait plus guère que dans certaines phrases proverbiales. Le *Littré* en cite de nombreux exemples des classiques du dix-septième siècle. Voltaire regrettait qu'il fût « banni de notre langue » ; nous croyons cependant qu'on le rencontrerait chez bon nombre d'écrivains de notre temps, particulièrement chez les poètes.

1. Locution rencontrée dans le tome XXI, p, 253.

core seroit-il de raison qu'il pût disposer des bagatelles. Le premier ministre s'alarme, croit que, s'il abandonne des bagatelles, bientôt tout lui échappera. Il se roidit; il éloigne ces gardiens suspects; il en substitue de plus fidèles. Le prince ne sait plus avec qui se plaindre de la dureté qu'il éprouve. Son angoisse devient extrême; mais comment se passer d'un homme si nécessaire? et, quand il seroit capable d'en prendre le parti, comment s'y prendre pour renverser le colosse qu'il a fait? et quel usage tirer de l'impuissance où il s'est bien voulu réduire pour élever un autre roi que lui? De là, les partis, les cabales, les troubles, une lutte et des malheurs profonds, qui ne sont pas même réparés par la chute du premier ministre. L'abondance de la matière fourniroit sans fin. Ce court précis peut suffire aux réflexions de Votre Altesse Royale. Elle se souviendra seulement de ce que c'est qu'un cardinal; que Dubois ne peut être en rien [au-]dessous du Mazarin pour la naissance, et qu'il a par-dessus lui l'avantage d'être né François, dont cet Italien a toujours tout ignoré, jusqu'à la langue. »

Un assez long silence succéda à ce fort énoncé. La tête de M. le duc d'Orléans, toujours entre ses mains, étoit peu à peu tombée fort près de son bureau [1]. Il la leva enfin et me regarda d'un air languissant et morne, puis baissa des yeux qui me parurent honteux, et demeura encore quelque temps dans cette situation. Enfin il se leva et fit plusieurs tours, toujours sans rien dire. Mais quel fut mon étonnement et ma confusion au moment qu'il rompit le silence! Il s'arrêta, se tourna à demi vers moi sans lever les yeux, et se prit tout à coup à me dire d'un ton triste et bas: « Il faut finir cela; il n'y a qu'à le déclarer tout à l'heure. — Monsieur, repris-je, vous êtes bon et sage, et par-dessus le maître. N'avez-vous rien à m'ordonner pour Meudon? » Je lui fis tout de suite la révé-

1. Peut-être s'était-il endormi.

rence et sortis, tandis qu'il me cria : « Mais vous reverrai-je pas bientôt? » Je ne répondis rien, et je fermai la porte. Le fidèle et patient Belle-Isle étoit encore depuis plus de deux grosses heures au même endroit où je l'avois laissé en entrant, sans le temps qu'il y avoit attendu mon arrivée. Il me saisit aussitôt, en me disant avec empressement à l'oreille : « Hé bien! où en sommes-nous? — Au mieux, lui répondis-je en me contenant tant que je pus; je tiens l'affaire faite, et tout sur le petit bord d'être déclaré. — Cela est à merveilles, reprit-il; je vais tout à l'heure faire un homme bien aise. » Je ne le chargeai de rien, et je me hâtai de le quitter pour me sauver à Meudon et m'y exhaler seul à mon aise.

Embuscade de Belle-Isle.

Je sentis dès le lendemain la raison des quatre[1] embuscades de Belle-Isle, que je n'avois attribué qu'à curiosité, à l'envie de se mêler et de faire sa cour au cardinal Dubois. Ni moi ni personne n'en aurions jamais deviné la cause, qui fut toute de projet d'une hardiesse démesurée. Sur les deux heures[2] après midi du 23 août, lendemain de la conversation qui vient d'être racontée, le cardinal Dubois fut déclaré premier ministre par M. le duc d'Orléans[3], et par lui présenté au Roi comme tel, à l'heure de son travail[4]. Sur les quatre heures après midi,

Le cardinal Dubois déclaré premier ministre. Il me le mande et veut me faire accroire qu'il m'en a l'obligation, et n'oublie rien pour

1. *Quatre* corrige en interligne *deux*, biffé.
2. *Heures* est en interligne.
3. Il a biffé ici *entre deux et trois heures après midi*.
4. C'est le 22 août que Dubois fut déclaré, et non le 23 ; la *Gazette d'Amsterdam*, n° LXX, dit à neuf heures du soir et qu'il prêta serment le 23 au matin, et les notes du greffier Delisle (U 365) indiquent aussi le soir. Les autres contemporains se contentent d'indiquer le 22 : *Barbier*, p. 237 ; *Buvat*, tome II, p. 445 ; *Mathieu Marais*, tome II, p. 332-333 ; *Mémoires de Villars*, tome IV, p. 235-237 ; *les Correspondants de Balleroy*, tome II, p. 483; la *Gazette*, p. 431. Les lettres de provisions de la charge de « principal ministre » sont dans le registre O¹ 66, p. 274, et elles portent la date du 21 août, quoique l'expédition originale (Affaires étrangères, *France* 1252, fol. 47) soit

en persuader le public. Conche, quel.

arriva Conche à Meudon[1], qui vint m'apprendre cette nouvelle de la part du cardinal Dubois, qui l'envoyoit exprès m'en porter, me dit-il, son hommage, comme à celui à qui il en avoit toute l'obligation. Je répondis fort sec et avec grande surprise que j'étois fort obligé à Monsieur le cardinal de la part qu'il vouloit bien me donner d'une chose pour laquelle il savoit mieux que personne qu'il n'avoit besoin que de lui-même, et Conche, sans autre propos de moi ni guères plus de lui, s'en retourna aussitôt. Conche étoit un homme de rien, et de Dauphiné, dont la figure lui avoit tenu lieu d'esprit. M. de Vendôme lui avoit fait avoir une compagnie de dragons, puis commission de lieutenant-colonel[2]. Il s'étoit attaché depuis à Belle-Isle, mestre-de-camp général des dragons, qui ramassoit alors tout ce qu'il pouvoit pour se faire des créatures, et qui savoit très bien se servir des gens quels qu'ils fussent, et les servir lui-même utilement. Je vis donc par ce message que le cardinal Dubois se vouloit parer de mon suffrage pour son élévation à la place de premier ministre, tandis qu'il étoit radicalement impossible et hors de toute vraisemblance qu'il ne sût par M. le duc d'Orléans ce qui s'étoit passé, du moins en gros, entre ce prince et moi là-dessus. Je fus vraiment indigné de cette effronterie, dont sa prétendue reconnoissance remplit la cour et la ville. Heureusement on nous connoissoit tous deux; mais ce n'étoit pas le plus grand nombre,

datée du 22; Montyon, *Particularités sur les ministres des finances*, p. 222-224, note, a raconté une curieuse anecdote sur la manière dont elles furent scellées. Les historiens modernes de Dubois, et notamment le P. Bliard, *Dubois cardinal et premier ministre*, tome II, p. 431 et suivantes, ont fait ressortir que le Régent se détermina facilement et que plusieurs ambassadeurs étrangers intervinrent pour presser l'affaire; voyez aussi l'*Histoire de la Régence* par Dom H. Leclercq, tome III, p. 285.

1. Denis Calvin de Conche: tome XIII, p. 349.

2. Il y a une lettre de lui, du 15 mai 1712, au contrôleur général Desmaretz, dans le carton G[7] 583 aux Archives nationales.

de ceux surtout qui n'approchoient pas de la cour. Je ne laissai pas de dire à des amis, à quelques autres personnes distinguées, que j'étois fort éloigné d'y avoir part, et je remis au lendemain, quoiqu'il fût de si bonne heure, à aller à Versailles.

Je vais le lendemain à Versailles, où je vois le cardinal Dubois chez M. le duc d'Orléans.

Comme j'entrois dans les premières pièces de l'appartement de M. le duc d'Orléans, où j'étois apparemment guetté à tout hasard, un des officiers de sa chambre me vint dire que M. le cardinal Dubois me prioit de passer par la petite cour[1], et que je le trouverois à la porte du caveau. Ce caveau[2] étoit une pièce à qui une espèce d'enfoncement, moins réel que d'ajustement, faisoit[3] une petite pièce assez obscure, où Monseigneur couchoit souvent l'hiver, dans les derrières de sa chambre naturelle, par la ruelle de laquelle on y entroit, qui avoit un degré fort étroit et fort noir en dégagement, qui rendoit dans la seconde antichambre du Roi, d'un côté, et dans les derrières de l'appartement de la Reine, de l'autre, et qui avoit un autre dégagement de plain pied dans la petite cour, à travers une manière de très petite antichambre. Ce fut dans cette antichambre que je trouvai le cardinal Dubois. Je n'ai point su ce qui l'y avoit mis. Peut-être averti de mon arrivée, puisque dès l'entrée de l'appartement j'y fus envoyé de sa part, y étoit-il allé pour m'y faire en particulier toutes ses protestations et ses caracoles[4], qu'il craignoit apparemment qui ne fussent démenties par le froid dont il craignoit que je les pourrois recevoir. Quoi qu'il en soit, je l'y trouvai avec le Blanc

1. Celle qu'on appelait la cour de la Reine : voyez le plan donné dans notre tome XXVII, p. 225.

2. Saint-Simon a déjà parlé de ce « caveau » à propos de Monseigneur, le grand Dauphin, dans le tome VIII, p. 240.

3. Avant ce verbe il y a, dans le manuscrit un *qui* inutile, qui rend la phrase tout à fait incorrecte.

4. Nous avons déjà eu ce mot, au sens propre d'évolution à cheval, dans le tome II, p. 250.

et Belle-Isle seuls. Dès qu'il m'aperçut, il courut à moi, n'oublia rien pour me persuader que je l'avois fait premier ministre, et son éternelle reconnoissance, me protesta qu'il vouloit ne se conduire que par mes conseils, m'ouvrir tous ses portefeuilles, ne me cacher rien, concerter tout avec moi. Je n'étois pas si crédule que le cardinal de Rohan, et je sentois tout ce que valoit ce langage d'un homme qui savoit mieux qu'il ne disoit, et qui ne cherchoit qu'à se cacher sous mon manteau, et à jeter, s'il l'eût pu, tout l'odieux de sa promotion sur moi, comme l'ayant conseillée, poursuivie et procurée. Je répondis par tous les compliments que je pus tirer de moi, sans jamais convenir que j'eusse la moindre part à sa promotion, ni que je prisse à l'hameçon de tant de belles offres sur les affaires. Il ne tenoit pas à terre de joie. Nous entrâmes par les derrières, lui et moi, dans le cabinet de M. le duc d'Orléans, qui, à travers l'embarras qui le saisit à ma vue, me fit aussi merveilles, mais sans qu'il fût question de la déclaration du premier ministre. J'abrégeai tant que je pus ma visite, et m'en revins respirer à Meudon. Cette déclaration, incontinent suivie de la plus ample patente, et de son enregistrement[1], fut extrêmement mal reçue de la cour, de la ville et de toute la France[2]. Le premier ministre s'y étoit bien attendu; mais il y étoit parvenu, et il se moquoit de l'improbation et des cla-

1. Voyez ci-dessus, p. 57, note 4. Les provisions de Dubois ne furent pas enregistrées au Parlement, pas plus que ne l'étaient les commissions des secrétaires d'État. Mathieu Marais prétend (p. 338) qu'elles furent envoyées au Grand Conseil, qui déclara que ce n'était pas son affaire. Le garde des sceaux, Armenonville, fit part de cette nomination au premier président et au procureur général du Parlement; le greffier Delisle (U 365, au 26 août) nous a conservé le texte de la lettre que reçut ce dernier.

2. « Nous aurons donc de notre temps un premier ministre cardinal, s'écriait l'avocat Barbier (p. 237). Pour le coup voilà une belle fortune ! » et il ajoute des réflexions sur l'ambition de Dubois, qui, à l'âge qu'il a, est sa seule passion.

meurs publiques, que nulle politique ni crainte ne put retenir[1].

Indignité des Rohans.

Les Rohans firent preuve de la leur[2] en cette occasion qui les touchoit de si près; ils avalèrent la chose doux comme lait, affectèrent de l'approuver, de la louer, de publier que cela ne se pouvoit autrement, sinon que cela avoit été trop différé. Ils ont tous en préciput[3] une finesse de nez qui les porte sans faillir à l'insolence ou[4] à la bassesse, qui les fait passer de l'une à l'autre avec une agilité merveilleuse, et dont l'air simple et naturel surprendroit toujours, si leur extrême fausseté étoit moins connue, jusqu'à douter avec raison s'ils ont soif à table quand ils demandent à boire. En vérité, la souplesse ni l'étude des plus surprenants danseurs de corde n'égala jamais la leur. Leur coup étoit manqué; en user autrement eût blessé le cardinal Dubois jusque dans le fond de l'âme par la conviction de sa longue perfidie; l'avaler comme ils firent étoit se l'acquérir autant qu'il en pouvoit être capable, par la reconnoissance de cacher son forfait autant qu'il étoit en eux, et par l'effort d'approbation et de joie de ce qu'il leur enlevoit après des enga-

1. Ce fut immédiatement après la nomination de Dubois comme premier ministre (22 août) que le Régent et lui commencèrent à instruire le jeune Roi des devoirs qui allaient lui incomber à sa majorité. Dès le 26 août avait lieu la première de ces leçons. C'était le Régent qui était censé parler; mais c'était Dubois qui portait la parole. De curieuses notes d'un valet de chambre du duc d'Orléans que nous a conservées Clairambault, et une sorte de procès-verbal de la première leçon rédigé par Dubois, renseignent sur ce point intéressant; nous en donnerons le texte plus loin à l'appendice III avec des renseignements complémentaires; voyez aussi P. Bliard, *Dubois cardinal et premier ministre*, tome II, p. 439-441.

2. Leur politique.

3. Terme de jurisprudence; partie de l'héritage qu'un des cohéritiers a droit de prendre avant tout partage.

4. Il y a ici les mots *ou* et *et* à la suite l'un de l'autre dans le manuscrit, et la préposition *à* qui suit est en interligne; à la ligne suivante, le manuscrit porte *l'un et l'autre*.

Épisode nécessaire.

gements si forts et si redoublés[1]. Laissons-les s'ensevelir dans cette fange, et Dubois dans le comble de sa satisfaction et de la toute-puissance[2], pour exposer un épisode indispensable à placer ici pour les étranges suites qu'eurent de si chétives sources.

Pléneuf, sa femme et sa fille, depuis marquise de Prye et maîtresse déclarée de Monsieur le Duc.

Pléneuf étoit Berthelot[3], c'est-à-dire de ces gens du plus bas peuple qui s'enrichissent en le dévorant, et qui, des plus abjectes commissions des fermes, arrivent peu à peu, à force de travail et de talent, aux premiers étages des maltôtiers, et des financiers par la suite. Tous ces Berthelots, en s'aidant les uns les autres, étoient tous parvenus, les uns moins, les autres plus. Celui-ci s'étoit gorgé par bien des métiers, et enfin dans les entreprises des vivres pour les armées. Ce fut cette connoissance qui le fit prendre à Voysin, devenu secrétaire d'État de la guerre, pour un de ses principaux commis. Il avoit épousé une femme de même espèce que lui[4], grande, faite au tour, avec un visage extrêmement agréable, de

1. Notre auteur a dit à plusieurs reprises que Dubois avait quasi promis au cardinal de Rohan de le faire nommer premier ministre (nos tomes XXXVIII, p. 156 et 251, et XL, p. 172); mais, comme nous l'avons fait remarquer, on n'a par ailleurs aucune confirmation de cette promesse.

2. A peine nommé, Dubois fit rechercher de tous côtés, dans les archives des cours, au Trésor des chartes, et ailleurs, tout ce qui pouvait se rapporter aux rang, honneurs et prérogatives des cardinaux premiers ministres, et particulièrement de Richelieu et de Mazarin. Il mit en campagne pour cela de nombreux érudits, comme Clairambault, Godefroy, le docteur Marion, l'abbé Raguet, d'autres encore. Leurs lettres et le résultat de leurs recherches se retrouvent dans les volumes *France* 1252 et 1253 aux Affaires étrangères.

3. Jean-Étienne Berthelot de Pléneuf, cité dès le tome XIII, p. 426; il a été parlé de la famille Berthelot dans le tome XXXVI, p. 316, note 1. Dans le même volume, Saint-Simon avait déjà expliqué, avec moins de détail, tout ce qu'il va répéter sur Pléneuf, sa femme et sa fille.

4. Agnès Rioult de Douilly, fille aussi d'un financier : tome XXXII, p. 202.

l'esprit, de la grâce, de la politesse, du savoir-vivre, de l'entregent et de l'intrigue, et qui auroit été faite exprès pour fendre la nue à l'Opéra et y faire admirer la déesse. Le mari étoit un magot[1] plein d'esprit, qui vouloit en avoir la meilleure part[2], mais qui du reste n'étoit pas incommode, et dont les gains immenses fournissoient aisément à la délicatesse et à l'abondance de la table, à toutes les fantaisies de parure d'une belle femme, et à la splendeur d'une maison de riche financier. La maison étoit fréquentée; tout y attiroit; la femme adroite y souffroit par complaisance les malotrus[3] amis de son mari, qui, de son côté, recevoit bien aussi des gens d'une autre sorte, qui n'y venoient pas pour lui. La femme étoit impérieuse, vouloit des compagnies qui lui fissent honneur; elle ne souffroit guères de mélange dans ce qui venoit pour elle. Éprise d'elle-même au dernier point, elle vouloit que les autres le fussent; mais il falloit en obtenir la permission. Parmi ceux-là elle savoit choisir. Elle avoit si bien su établir son empire, que le bonheur complet ne sortoit jamais à l'extérieur des bornes du respect et de la bienséance, et que pas un de la troupe choisie n'osoit montrer de jalousie ni de chagrin. Chacun espéroit son tour, et, en attendant, le choix plus que soupçonné étoit révéré de tous dans un parfait silence, sans la moindre altération entre eux. Il est étonnant combien cette conduite lui acquit d'amis considérables, qui lui sont toujours demeurés attachés, sans qu'il fût question de rien de plus que d'amitié, et qu'elle a trouvés, au besoin, les plus ardents à la servir dans ses affaires. Elle fut donc dans le meilleur et le plus grand monde, autant qu'alors une femme de Pléneuf y pouvoit

1. Saint-Simon n'a jusqu'à présent employé *magot* qu'au sens d'amas d'argent; ici c'est celui de « gros singe », et au figuré « un homme fort laid », disait l'*Académie*.

2. De sa femme.

3. Tome XXVIII, p. 327. Ici c'est plutôt le sens de mal éduqué.

être, et s'y est toujours conservée depuis parmi tous les changements qui lui sont arrivés[1].

Entre plusieurs enfants[2], elle eut une fille, belle, bien faite, plus charmante encore par ces je ne sais quoi qui enlèvent, et de beaucoup d'esprit, extrêmement orné et cultivé par les meilleures lectures, avec de la mémoire et le jugement de n'en rien montrer[3]. Elle avoit fait la passion et l'occupation de sa mère à la bien élever. Mais devenue grande elle plut, et à mesure qu'elle plut elle déplut à sa mère. Elle ne put souffrir de vœux chez elle qui pussent s'adresser à d'autres; les avantages de la jeunesse l'irritèrent. La fille, à qui elle ne put s'empêcher de le faire sentir, souffrit sa dépendance, essuya ses humeurs, supporta les contraintes; mais le dépit s'y mit. Il lui échappa des plaisanteries sur la jalousie de sa mère, qui lui revinrent. Elle en sentit le ridicule, elle s'emporta ; la fille se rebéqua, et Pléneuf, plus sage qu'elles, craignit un éclat qui nuiroit à l'établissement de sa fille, leur imposa en sorte qu'il en étouffa les suites,

1. Sur la conduite et les amants de Mme de Pléneuf, dès avant la Régence, il faut voir le Chansonnier, ms. Franç. 12694, p. 497-502, où elle est comparée à Messaline, les *Mémoires du président Hénault*, édition Rousseau, p. 78-82 et 236, le *Journal de Barbier*, tome I, p. 261, etc. En 1710, le sieur de Curzay fut chassé de Paris pour un libelle infâme contre elle et Mme de Séchelles, sa sœur : reg. O[1] 54, fol. 171 v° et 176.

2. D'un premier mariage avec une Galland M. de Pléneuf avait eu un fils, Louis-Michel, sieur de Monchesne, qui fut intendant de Flandre et mourut en 1741, une fille religieuse et une autre mariée en 1712 à M. Benoise, conseiller au Parlement. De son second lit il eut : François, baron de Baye (notre tome XXXIX, p. 271) ; Louis-Alexandre, marié à une Compagnot; Étienne II, sieur de Saint-Alban, conseiller au Parlement; Mme de Prye (ci-après); Henriette, qui épousa en 1732 M. Baudouin de Sornéville, et une autre fille, religieuse au Bon-Pasteur. Mme de Prye était l'aînée des enfants du second mariage.

3. Agnès Berthelot de Pléneuf, marquise de Prye, dont il y a déjà eu de courts portraits dans nos tomes XXIV, p. 122, et XXXIV, p. 306.

qui n'en devinrent que plus aigres dans l'intérieur domestique, et qui pressèrent Pléneuf de l'établir. Entre plusieurs partis qui se présentèrent, le marquis de Prye fut préféré [1]. Il n'avoit presque rien ; il avoit de l'esprit et du savoir ; il étoit dans le service ; mais la paix l'arrêtoit tout court. L'ambition de cheminer le tourna vers les ambassades, mais point de bien pour les soutenir ; il le trouvoit chez Pléneuf, et Pléneuf fut ébloui du parrain du Roi [2], d'une naissance distinguée, et parent si proche de la duchesse de Ventadour [3] du seul bon côté [4], et qui, avec raison, le tenoit à grand honneur. L'affaire fut bientôt conclue. Elle fut présentée au feu Roi par la duchesse de Ventadour [5]; sa beauté fit du bruit ; son esprit, qu'elle sut ménager, et son air de modestie la relevèrent [6]. Presque incontinent après, de Prye fut nommé à l'ambassade de Turin, et tous deux ne tardèrent pas à s'y rendre. On y fut content du mari; la femme y réussit fort; mais leur séjour n'y fut pas fort long. La mort du Roi et l'effroi des financiers pressèrent leur retour ; l'ambassade ne rouloit que sur la bourse du beau-père. Mme de Prye avoit donc vu le grand monde françois et étranger ; elle en avoit pris le ton et les manières en ambassadrice et en femme de qualité distinguée et connue ; elle avoit été applaudie partout. Elle ne dépendoit plus de sa mère ; elle la méprisa, et prit des airs avec elle qui

1. Louis, marquis de Prye : tome XXII, p. 350.

2. On a vu au même endroit que, lors de la mort rapide du duc et de la duchesse de Bourgogne, on baptisa à la hâte leurs deux fils en prenant pour parrains et marraines les seigneurs et dames qui se trouvèrent sous la main. Le marquis de Prye avait tenu sur les fonts le futur Louis XV avec la duchesse de la Ferté.

3. La mère de la duchesse de Ventadour était Louise de Prye, mariée en 1650 au maréchal de la Motte-Houdancourt ; le marquis de Prye dont il s'agit était cousin issu de germain de Mme de Ventadour.

4. C'est-à-dire que les autres alliances des Prye étaient inférieures.

5. Dangeau n'a pas noté cette présentation.

6. On a vu ce mariage en 1713 : tome XXIV, p. 121-122.

lui firent sentir toute la différence de la fleur d'une jeune beauté d'avec la maturité des anciens charmes d'une mère, et toute la distance qui se trouvoit entre la marquise de Prye et Mme de Pléneuf. On peut juger de la rage que la mère en conçut ; la guerre fut déclarée ; les soupirants prirent parti ; l'éclat n'eut plus de mesure. La déroute et la fuite de Pléneuf suivirent de près[1]. La misère, vraie ou apparente, et les affaires les plus fâcheuses accablèrent Mme de Pléneuf. Sa fille rit de son désastre et combla son désespoir. Voilà un long narré sur deux femmes de peu de chose, et peu digne, ce semble, de tenir la moindre place dans des Mémoires sérieux, où on a toujours été attentif de bannir les bagatelles, les galanteries, surtout quand elles n'ont influé sur rien d'important. Achevons tout de suite.

Infamie du marquis de Prye.

Mme de Prye devint maîtresse publique de Monsieur le Duc, et son mari, ébloui des succès prodigieux que M. de Soubise avoit eus[2], prit le parti de l'imiter : mais Monsieur le Duc n'étoit pas Louis XIV, et ne menoit pas cette affaire sous l'apparent secret et sous la couverture de toutes les bienséances les plus précautionnées. C'est où ces deux femmes en étoient, lorsque je fus forcé par M. et Mme la duchesse d'Orléans, comme on l'a vu en son lieu[3], d'entrer en commerce avec Mme de Pléneuf, sur le mariage d'une de leurs filles, que Pléneuf, retiré à Turin, s'étoit mis de lui-même à traiter avec le prince de Piémont. Mme de Prye, parvenue à dominer Monsieur le Duc[4] entièrement, fit par lui la paix de son père, et le fit revenir[5]. Elle l'aimoit assez, et il la ména-

1. Il s'était sauvé en Italie au début de la Régence, avant la constitution de la chambre de justice : tome XXIX, p. 157.

2. Tomes V, p. 255-259, et XXVIII, p. 183-187.

3. Raconté deux fois : tomes XXXII, p. 202-205, et XXXVI, p. 318-321.

4. Les mots *M. le Duc* sont en interligne.

5. Il était revenu en 1719 : tome XXXVI, p. 315 et 321.

geoit dans la situation brillante où il la trouvoit ; car ces gens-là, et malheureusement bien d'autres, comptent l'utile pour tout, et l'honneur pour rien. Lui et sa fille avoient grand intérêt à sauver tant de biens. Cet intérêt commun et la situation de Monsieur le Duc, duquel elle disposoit en souveraine, serra de plus en plus l'union du père et de la fille aux dépens de la mère ; mais la fille, non contente de se venger de la sorte des jalousies et des hauteurs de sa mère, qui ne put ployer devant l'amour de Monsieur le Duc, se mit à prendre en aversion les adorateurs de sa mère, et la crainte qu'elle leur donna en fit déserter plusieurs.

Liaison intime de Belle-Isle et de le Blanc entre eux et avec Mme de Pléneuf ; leur attire la haine, puis la persécution de Mme de Prye et de Monsieur le Duc.

Les plus anciens tenants et les plus favorisés étoient le Blanc et Belle-Isle. C'étoit d'où étoit venue leur union. Tous deux étoient nés pour la fortune ; tous deux en avoient les talents ; tous deux se crurent utiles l'un à l'autre ; cela forma entre eux la plus parfaite intimité, dont Mme de Pléneuf fut toujours le centre. Le Blanc voyoit dans son ami tout ce qui pouvoit le porter au grand, et Belle-Isle sentoit dans la place qu'occupoit le Blanc de quoi l'y conduire, tellement que, l'un pour s'étayer, l'autre pour se pousser, [ils] marchèrent toujours dans le plus grand concert sous la direction de la divinité qu'ils adoroient sans jalousie. Il n'en fallut pas davantage pour les rendre l'objet de la haine de Mme de Prye. Elle ne put les détacher de sa mère ; elle résolut de les perdre. La tentative paroissoit bien hardie contre deux hommes aussi habiles, dont l'un, secrétaire d'État depuis longtemps, étoit depuis longtemps à toutes mains de M. le duc d'Orléans, et employé seul dans toutes les choses les plus secrètes. Il étoit souple, ductile[1], plein de ressources et d'expédients, le plus ingénieux homme pour la mécanique des diverses sortes d'exécutions, où

1. L'*Académie* ne donnait cet adjectif que comme s'appliquant aux métaux qu'on pouvait facilement étendre avec le marteau.

il étoit employé sans cesse[1], enfin l'homme aussi à tout faire du cardinal Dubois, tellement dans sa confiance qu'il l'avoit attirée à Belle-Isle, et que tous deux depuis longtemps passoient tous les soirs les dernières heures du cardinal Dubois chez lui, en tiers, à résumer, agiter, consulter et résoudre la plupart des affaires. Tel en étoit l'extérieur, et très ordinairement même le réel. Mais, avec toute cette confiance, le Blanc étoit trop en possession de celle du Régent pour que le cardinal pût s'en accommoder longtemps.

Le cardinal Dubois fort avancé dans son projet d'élaguer entièrement M. le duc d'Orléans; se propose de perdre le Blanc et peut-être Belle-Isle; conduite qu'il y tient.

On a déjà vu ici que son projet étoit d'ôter d'auprès de M. le duc d'Orléans tous ceux pour qui leur familiarité avec lui pouvoit[2] donner le moindre ombrage[3], et qu'il avoit déjà commencé à les élaguer. Il étoit venu à bout de chasser le duc de Noailles, Canillac et Nocé, ses trois premiers et principaux amis, qui l'avoient remis en selle[4], Broglio l'aîné, quoiqu'il n'en valût guères la peine[5] ; qu'il avoit échoué au maréchal de Villeroy, qui bientôt après s'étoit venu perdre lui-même ; enfin qu'il avoit tâché de raccommoder le duc de Berwick avec l'Espagne pour l'y envoyer en ambassade, ne pouvant s'en défaire autrement[6], et on verra bientôt qu'il ne se tenoit pas encore battu là-dessus[7]. Par tous ces élaguements[8] il ne se trouvoit plus embarrassé que du Blanc et de moi. Il me ménageoit, parce qu'il ne savoit comment me séparer d'avec M. le duc d'Orléans. Il me faisoit la grâce du

1. Voyez tome XL, p. 290.
2. Il y a *pouvoient*, au pluriel, dans le manuscrit.
3. Tome XL, p. 181, 253, etc.
4. Cette incidente, depuis *ses trois*, a été ajoutée en interligne.
5. Nous avons vu Noailles et les deux derniers exilés successivement, dans le tome XL, p. 252-253 et 268 ; il n'a pas mentionné l'exil de Canillac, qui datait du 15 juin, en même temps que le duc de Noailles (*Journal de Barbier*, tome I, p. 221-222).
6. Tome XL, p. 181. — 7. Voyez plus loin, p. 145.
8. Mot inventé par notre auteur, et qui n'est admis par aucun lexique.

Cyclope[1] : en attendant ce que les conjonctures lui pourroient offrir, il me[2] réservoit à me manger le dernier. D'ailleurs, je m'étois toujours contenté d'entrer où on m'appeloit, et, à moins de choses instantes et périlleuses, je ne m'ingérois jamais, et il ne pouvoit manquer de s'apercevoir que la conduite du Régent et le gouvernement de toutes choses me déplaisoient et me faisoient tenir à l'écart. Cela lui donnoit le temps d'attendre les moyens de faire naître des occasions, et m'attaquer sans occasions, c'eût été trop montrer la corde et se gâter auprès de M. le duc d'Orléans, à la façon dont j'étois seul à tant de titres auprès de lui. Le Blanc étoit bien plus incommode. Sa charge, et plus encore les détails de la confiance des affaires secrètes, lui donnoient continuellement des rapports et publics et intimes avec M. le duc d'Orléans. La soumission, la souplesse, les hommages de le Blanc ne le rassuroient point. C'étoit un homme agréable et nécessaire à M. le duc d'Orléans, de longue main dans sa privance la plus intime. Il étoit de son choix, de son goût, utile et commode à tout ; il l'entendoit à demi-mot ; il ne tenoit qu'à lui : c'étoient autant de raisons de le craindre, par conséquent de l'éloigner ; et si, par les racines qui le tenoient ferme, il ne pouvoit l'éloigner qu'en le perdant et l'accablant absolument, il n'y falloit pas balancer[3]. Et pour le dire

1. Allusion à la promesse que fit Polyphème à Ulysse de le manger le dernier : *Odyssée*, chant IX.

2. *Me* est en interligne, au-dessus de *se*, biffé.

3. Cette hostilité foncière de Dubois contre le Blanc est confirmée par un passage d'un journal que Belle-Isle tint pendant les derniers jours de son emprisonnement à la Bastille et pendant son exil à Nevers (1725-26), et qui est conservé aux Archives nationales, carton BB[30] 175. Belle-Isle rapporte (p. 2) que le lieutenant de police d'Ombreval lui déclara « qu'il n'avoit poursuivi la Jonchère que par l'ordre du Cardinal, qui vouloit, à quelque prix que ce fût, perdre M. le Blanc, et y avoit entraîné M. le duc d'Orléans ; que la vivacité du Cardinal étoit

encore en passant, voilà les premiers ministres. Celui-ci, uniquement occupé que de son fait et des choses intérieures, étoit instruit de l'ancienne et intime liaison de le Blanc et de Belle-Isle avec Mme de Pléneuf, de la haine extrême que se portoient la mère et la fille, que celle de Mme de Prye rejaillissoit en plein sur ces deux tenants de sa mère. Dubois résolut d'en profiter. En attendant que les moyens s'en ouvrissent, il se mit à cultiver Monsieur le Duc.

Désordre des affaires de la Jonchère, trésorier de l'extraordinaire des guerres, dévoué à M. le Blanc.

Fort tôt après il sut que le désordre étoit dans les affaires de la Jonchère[1]. C'étoit un trésorier de l'extraordinaire des guerres, entièrement dans la confiance de le Blanc[2], qui l'avoit poussé et protégé, et qui s'en étoit servi, lui et Belle-Isle, en bien des choses. Je n'ai point démêlé au clair si le cardinal en vouloit aussi à Belle-Isle, ou si ce ne fut que par concomitance avec le Blanc, par l'implication dans les mêmes affaires et dans la haine de

telle, qu'il ne vouloit pas que l'on apportât les moindres délais, ni que l'on suivît les moindres formes, » etc.

1. Gérard Michel, sieur de la Jonchère, né en janvier 1675, fils d'un élu en l'élection de Paris, fut reçu trésorier de l'extraordinaire des guerres en janvier 1711 ; il tirait son nom de la terre de la Jonchère, entre Rueil et Bougival, et habitait depuis 1717 un hôtel dans la rue Saint-Honoré près Saint-Roch, où avait demeuré précédemment la duchesse d'Aumont. Après le procès dont Saint-Simon va parler plus loin, il se retira d'abord à la Jonchère, puis dans le domaine de la Malmaison, qu'il acheta et qu'il aménagea luxueusement. Il y mourut vers 1750. Voyez les renseignements recueillis sur lui par Albert Babeau, en tête de la publication du journal qu'il tint pendant son séjour à la Bastille : *Mémoires de la Société de l'histoire de Paris*, tome XXV, 1898. Il avait épousé une fille naturelle du grand Dauphin et de la comédienne Raisin, nommée Charlotte (Archives nationales, Y 290, fol. 257 v°, et notre tome XVI, p. 380, note 4). Est-ce lui qui eut en juin 1722 un conflit avec un huissier de l'antichambre du Roi (reg. O[1] 66, p. 325) ? Son frère, Charles Michel, sieur de Roissy, était aussi dans les affaires de finances.

2. On prétendait que le Blanc était ou avait été l'amant de Mme de la Jonchère (Pierre Clément, *Portraits historiques*, p. 337).

Mme de Prye. Je pencherois à le croire, parce que, ayant plusieurs fois voulu servir Belle-Isle auprès de M. le duc d'Orléans, je lui ai toujours trouvé une opposition qui alloit à l'aversion. Je ne crois pas même m'être trompé d'avoir cru m'apercevoir qu'il le craignoit, qu'il étoit en garde continuelle contre lui de s'en laisser approcher le moins du monde, et certainement il n'a jamais voulu de lui pour quoi que ç'ait été, d'où il me semble que, lié comme il étoit avec le Blanc, qui ne cherchoit qu'à l'avancer, et qui en étoit si à portée avec M. le duc d'Orléans, quelque prévention qu'eût eue ce prince, elle n'y auroit pas résisté, si elle n'eût été étayée des mauvais offices du cardinal Dubois, qui, avec tous les dehors de confiance pour Belle-Isle, avoit assez bon nez pour le craindre personnellement, et comme l'ami le plus intime du Blanc, qu'il avoit résolu de perdre[1]. Quoi qu'il en soit, Belle-Isle passoit pour avoir trop utilement profité de l'amitié du Blanc, et pour avoir infiniment tiré des manéges qui se pratiquent dans les choses financières de la guerre, et en particulier de la Jonchère, dans les comptes, les affaires et le crédit duquel cela avoit causé le plus grand désordre, sous les yeux et par l'autorité du Blanc.

Belle-Isle toujours mal avec M. le duc d'Orléans.

Au lieu d'étouffer la chose, et d'y remédier pour soutenir le crédit public de cette partie importante au bien général des affaires, le cardinal la saisit pour s'en servir contre le Blanc, et en faire sa cour à Monsieur le Duc et à Mme de Prye, qui aussitôt lâcha Monsieur le Duc au cardinal. Il fit donc grand bruit, pressa le Blanc d'éclaircir cette affaire, et bientôt vint à déclarer ses soupçons de la part qu'il avoit en ce désordre. Monsieur

1. Le bruit courait cependant dans le public, lors de la nomination de Dubois comme premier ministre que Belle-Isle était au mieux avec lui et avec le Régent (*Journal de Barbier,* tome I, p. 237). Cela était exact ; mais cette liaison était déjà sapée par les envieux qu'il avait dans l'entourage du cardinal. Voyez page suivante, note 2.

le Duc, poussé par sa maîtresse, se mit à poursuivre vivement cette affaire, et à ne garder plus aucunes mesures sur le Blanc ni sur Belle-Isle. M. le duc d'Orléans, qui aimoit le Blanc, se trouva dans le dernier embarras des vives instances de Monsieur le Duc, qu'il redoubloit tous les jours sous prétexte du bon ordre à maintenir, et du discrédit que causoit aux affaires publiques la faillite énorme qu'un trésorier de l'extraordinaire des guerres étoit prêt à faire, pour n'avoir pu ne se pas prêter à toutes les volontés du secrétaire d'État de la guerre, son supérieur et son protecteur, et de Belle-Isle, ami de le Blanc jusqu'à n'être qu'un[1] avec lui. Le Régent n'étoit pas moins embarrassé des semonces doctrinales de son premier ministre, qui, sans lui montrer tant de feu que Monsieur le Duc, le pressoit plus solidement, et avec une autorité que le Régent ne s'entendoit pas à décliner[2]. Cette affaire en étoit [là], quand les préparatifs d'une nouvelle liaison avec l'Espagne et ceux du sacre du Roi la suspendirent pour quelque temps[3].

Mariage futur de Mlle de Beaujolois avec l'infant don Carlos déclaré.

Le mariage de Mlle de Beaujolois, cinquième fille de M. le duc d'Orléans[4], avec l'infant don Carlos, troisième fils du roi d'Espagne, mais aîné du second lit, fut traité avec tant de promptitude et de secret qu'il fut déclaré presque avant qu'on en eût rien soupçonné[5]. Ce prince

1. *Jusqu'à estre un* corrigé en *jusqu'à n'estre qu'un.*

2. Deux documents, émanés de Rémond, que nous donnerons plus loin, à l'appendice IV, confirment à peu près complètement ce que dit Saint-Simon des intrigues qui se tramaient autour du Régent contre le Blanc et son ami Belle-Isle et dans lesquelles entrait Monsieur le Duc, à l'instigation de Mme de Prye. Rémond, l'introducteur des ambassadeurs, quoique hostile à Monsieur le Duc, était un agent fort actif de cette cabale, et il excitait le cardinal contre les deux amis qui avaient eu jusqu'alors sa confiance.

3. Voyez la suite ci-après, p. 104.

4. Philippe-Élisabeth d'Orléans : tome VIII, p. 117.

5. La déclaration de ce futur mariage eut lieu le 12 août, avant la fugue de Fleury et la nomination de Dubois (*Mathieu Marais*, p. 327 ;

n'avoit pas encore sept ans, étant né à Madrid le 20 janvier 1716, et la princesse avoit un an plus que lui, étant née à Versailles le 18 décembre 1714. C'étoit cet infant que regardoit la succession de Parme et de Plaisance, aux droits de la reine sa mère, et celle de Toscane aussi. Cet établissement en Italie n'étoit pas prêt d'échoir, par l'âge des possesseurs actuels. Elle avoit besoin d'un grand appui pour n'être point troublée par la jalousie de l'Empereur, si attentif à l'Italie, par celle du roi de Sardaigne, qui se trouveroit par là enfermé par la maison royale de France, enfin par celle de toute l'Europe, qui portoit déjà si impatiemment la domination de cette maison en Espagne, et qui avoit fait tant d'efforts pour l'en arracher. L'intérêt de cette auguste maison étoit donc également grand et sensible de se conserver une si belle partie de l'Italie, dont le droit lui étoit évident et reconnu, et en particulier celui de la reine d'Espagne, de qui il dérivoit, à qui il étoit si glorieux d'augmenter d'une si belle et si importante succession la maison où elle avoit eu l'honneur d'entrer, à la surprise de toute l'Europe et au grand mécontentement du feu Roi, comme on l'a vu en son lieu. Un intérêt plus personnel à la reine d'Espagne s'y joignoit encore. Elle avoit toujours regardé avec horreur l'état des reines d'Espagne veuves; elle étoit accoutumée à régner pleinement par le roi son époux; la chute lui en paroissoit affreuse si elle venoit à le

Barbier, p. 233; *les Correspondants de Balleroy*, tome II, p. 480); on crut que c'était cette nouvelle que le Régent voulait dire au Roi hors de la présence du maréchal de Villeroy. Le roi d'Espagne l'annonça à sa cour le 22 août (*Gazette*, p. 449). Les documents relatifs à cette négociation, qui ne fut engagée, à Madrid, sur les instances du duc de Parme, par Chavigny qu'après le départ de Saint-Simon et sans que celui-ci en sût rien, sont aux Affaires étrangères, vol. *Espagne* 316, 317 et 319 ; voyez Baudrillart, *Philippe V et la cour de France*, tome II, p. 522-524, et Dom Leclercq, *Histoire de la Régence*, t. III, p. 254-256. Le P. Daubenton, confesseur de Philippe V, avait été un agent actif de l'affaire.

perdre, comme la différence de leurs âges le lui faisoit envisager. Son but avoit donc été toujours de n'oublier rien pour faire un établissement souverain à son fils, où elle pût se retirer auprès de lui, hors de l'Espagne, quand elle seroit veuve, et s'y consoler en petit de ce qu'elle perdroit en grand [1]. Pour y réussir, elle ne se pouvoit appuyer [2] plus solidement que de la France, et le Régent, de son côté, ne pouvoit établir sa fille plus grandement, ni mieux s'assurer personnellement de plus en plus de l'appui de l'Espagne [3]. La surprise de la déclaration de ce mariage fut grande en Europe, et non moindre en France, où tout ce qui n'aimoit pas le Régent et son gouvernement en laissa voir du chagrin [4]. Malheureusement, on vit bientôt après que ces mariages, simplement conclus et signés avec l'Espagne, n'avoient pas été faits au ciel [5].

Mariage du prince électoral de Bavière avec une archiduchesse joséphine.

Un autre mariage, entièrement parachevé en même temps, acheva l'apparente réconciliation de la maison de Bavière avec celle d'Autriche. Ce fut celui du prince électoral de Bavière [6] avec la sœur cadette de la reine de Pologne, électrice de Saxe [7], toutes deux filles du feu empereur Joseph, frère aîné de l'empereur régnant [8]. Quoi-

1. Voyez notre tome XXXIX, p. 341 et suivantes.

2. Le manuscrit porte : *elle ne se pouvoit s'appuyer*.

3. Il y a dans le volume *Espagne* 329, fol. 461, un mémoire, rédigé à Paris et daté du 30 mai, sur la nécessité qu'il y avait pour les intérêts de la France à marier Mlle de Beaujolais à l'infant don Carlos.

4. Nous verrons ci-après, p. 107, la signature du contrat et le départ de la princesse.

5. La princesse, renvoyée en France en mai 1725, à la suite du renvoi de l'Infante en Espagne, mourut le 21 mai 1734, n'ayant pas vingt ans.

6. Charles-Albert-Cajétan : tome XIV, p. 24, note 6.

7. Marie-Amélie d'Autriche (tome XVII, p. 93, note 11), sœur de Marie-Josèphe-Bénédicte que nous avons vu épouser en 1719 le prince électoral de Saxe (tome XXXVI, p. 134 et 343), mais qui ne devint reine de Pologne et électrice de Saxe qu'en 1733 à la mort de son beau-père.

8. Le mariage fut célébré le 5 octobre dans la chapelle du palais de

que accompli dès lors avec toute la pompe et la joie la plus apparente, il ne fut pas heureux, et ne réussit point à réunir les deux maisons[1].

Fort pour amuser le Roi.

En attendant le sacre qui s'alloit faire, on amusa le Roi de l'attaque d'un petit fort dans le bout de l'avenue de Versailles, et à lui montrer ces premiers éléments militaires[2].

Mort de Ruffey; étrange licence en France.

Il perdit Ruffey, un de ses sous-gouverneurs, qui étoit homme fort sage, lieutenant général[3], et qui ne jouit pas longtemps du gouvernement de Maubeuge, qu'il avoit eu à la mort de Saint-Frémond[4]. Il étoit aussi premier sous-lieutenant de la première compagnie des mousquetaires. Ruffey étoit du pays de Dombes, fort attaché au duc du Maine, et se prétendoit de la maison de Damas, dont il n'étoit point, et n'en étoit point reconnu de pas un de cette illustre et ancienne maison[5]. Son frère néanmoins, qui fut aussi lieutenant général, s'est toujours fait hardiment appeler le chevalier de Damas[6]. En France, il n'y a

la Favorite à Vienne; Saint-Simon en prend la nouvelle dans la *Gazette*, p. 531-532.

1. C'est de ce mariage que l'électeur de Bavière tira ses prétentions à l'Empire lors de la mort de l'empereur Charles VI.

2. Saint-Simon trouve encore dans la *Gazette* la nouvelle de ce divertissement royal; le fort, élevé entre le village de Montreuil et l'avenue de Paris, fut attaqué dans les règles, le 19 septembre, par les mousquetaires, les gardes du corps et une partie du régiment du Roi, dont l'autre partie défendait le fort. Après plusieurs jours de siège, les assiégés se rendirent le 30, et le Roi donna le grand cordon de Saint-Louis à leur commandant (*Gazette*, p. 468, 476-478 et 489-492). Un plan gravé du fort et des attaques, dessiné par A. Le Moine, est dans le Recueil Cangé à la Bibliothèque nationale. La jeune Infante assista à plusieurs attaques.

3. Anne-Louis Damas, marquis de Ruffey : tome X, p. 56. Il mourut le 24 septembre (*Gazette*, p. 480).

4. En juin 1722 : tome XL, p. 244.

5. Ceci a déjà été dit, à tort, toutes les fois qu'il a été parlé de M. de Ruffey : tomes XXVIII, p. 314, et XXXVIII, p. 143.

6. Jean-Jacques, chevalier de Damas, fut d'abord lieutenant de dragons en août 1688, puis capitaine, eut un régiment d'infanterie en novembre 1695 et fut nommé brigadier en février 1704; il fit les cam-

qu'à vouloir prétendre entreprendre en tout genre ; on y fait tout ce que l'on veut.

Mort de Dacier; érudition profonde de sa femme et sa modestie.

Les lettres perdirent aussi Dacier, qui s'y étoit rendu recommandable par ses ouvrages et par son érudition[1]. Il avoit soixante-et-onze ans, et il étoit garde des livres du cabinet du Roi, ce qui l'avoit fait connoître et estimer à la cour. Il avoit une femme bien plus foncièrement savante que lui, qui lui avoit été fort utile, qui étoit consultée de tous les doctes[2] en toutes sortes de belles-lettres grecques et latines, et qui a fait de beaux ouvrages. Avec tant de savoir, elle n'en montroit aucun, et, le temps qu'elle déroboit à l'étude pour la société, on l'y eût prise pour une femme d'esprit, mais très ordinaire, et qui parloit coiffures et modes avec les autres femmes, et de toutes les autres bagatelles qui font les conversations communes, avec un naturel et une simplicité comme si elle n'eût pas été capable de mieux.

Mort, famille et caractère de la

Il mourut en même temps une femme d'un grand mérite : ce fut la duchesse de Luynes[3], fille du dernier chancelier Aligre[4], veuve en premières noces de Manne-

pagnes d'Italie et d'Espagne et devint maréchal de camp en février 1711 ; nommé lieutenant général le 30 mars 1720, il eut le gouvernement de Maubeuge après la mort de son frère Ruffey par provisions de février 1723, et mourut le 30 décembre 1739, à soixante-dix ans.

1. André Dacier (tome XXXVIII, p. 16) mourut le 18 septembre (*Gazette*, p. 480). Tout ce qui va suivre sur lui et sa femme avait déjà été dit plus brièvement lors de la mort de celle-ci en 1720. Mathieu Marais, en enregistrant sa mort (tome II, p. 361), raconte quelques anecdotes. Pendant sa maladie le cardinal Dubois lui avait fait envoyer par son neveu du baume de la Mecque, spécifique souverain dont usait le Grand Seigneur (Comte de Seilhac, *L'abbé Dubois*, tome II, p. 285 et 288).

2. L'*Académie* de 1718 disait que cet adjectif se prenait quelquefois substantivement.

3. Les mots *de Luynes* sont répétés deux fois, à la fin d'une ligne et au commencement de la suivante.

4. Marguerite d'Aligre (tomes I, p. 106, et XXIII, p. 188), fille du chancelier Étienne III, mourut le 26 septembre, à quatre-vingt-un ans

ville, gouverneur de Dieppe[1], qui sont des gentilshommes de bon lieu[2], et mère de Manneville, aussi gouverneur de Dieppe, qui avoit épousé une fille du marquis de Montchevreuil, qui fut quelque temps dame d'honneur de la duchesse du Maine[3]. Le duc de Luynes voulant se remarier en troisième noces, le duc de Chevreuse, son fils aîné, lui trouva ce parti plein de sens, de vertu et de raison, et eut bien de la peine à la résoudre. Elle s'acquit l'amitié, l'estime et le respect de toute la famille du duc de Luynes, qui l'ont vue soigneusement jusqu'à sa mort. Lorsqu'elle perdit le duc de Luynes, ils ne purent l'empêcher de se retirer aux Incurables. On voyoit encore, à plus de quatre-vingts ans, qu'elle avoit été belle, grande, bien faite et de grand mine[4]. Le duc de Luynes n'en eut point d'enfants.

duchesse de Luynes Aligre.

(*Gazette*, p. 492). Son testament, avec un inventaire des meubles qu'elle possédait en 1711, est conservé aux archives départementales de Seine-et-Oise, liasse E 3284. Mathieu Marais (tome II, p. 369-370) raconte une anecdote sur sa succession.

1. François-Bonaventure, comte de Manneville, dont la terre de Manneville-ès-Plains, au pays de Caux, avait été érigée en comté en juillet 1668, épousa Mlle d'Aligre par contrat du 11 mai 1658 (Archives nationales, Y 195, fol. 279 ; voyez aussi la *Muse historique* de Loret, tome II, p. 479) ; il mourut en mars 1684. Il ne fut jamais gouverneur de Dieppe, comme le dit par erreur notre auteur : ce gouvernement, possédé depuis février 1650 par le marquis du Plessis-Bellière, passa en juin 1663 au duc de Montausier, qui le vendit en août 1685 pour vingt-cinq mille écus à Étienne-Joseph, comte de Manneville, fils de celui dont il s'agit ici (*Dangeau*, tome I, p. 212).

2. Ces Manneville paraissent se rattacher à la vieille famille normande de Mandeville ou Manneville, dont le chef était passé en Angleterre avec Guillaume le Conquérant.

3. Étienne-Joseph de Manneville et Bonne-Angélique de Mornay-Montchevreuil (tome I, p. 105, note 4). Leur contrat de mariage, du 17 décembre 1685, est dans le registre Y 249, fol. 72 ; voyez aussi le ms. Franç. 10265, fol. 92 v° et 93 v°.

4. Saint-Simon avait fait le même éloge d'elle dans la notice du duché de Luynes (*Écrits inédits*, tome VIII, p. 271) ; sur la fin de sa vie elle était devenue très sourde, et elle-même fait allusion à cette

Mort de Reynold

Reynold, lieutenant général et colonel du régiment des gardes suisses, très galand homme, et fort vieux, la suivit de près[1]. Il avoit été mis dans le conseil de guerre; il en est ici parlé ailleurs[2].

Mariage de Pezé avec une fille du premier écuyer.

Pezé, dont il a été souvent parlé ici, qui avoit le régiment d'infanterie du Roi et le gouvernement de la Meute, épousa une fille de Beringhen, premier écuyer[3].

Préparatifs du voyage de Reims, où pas un duc ne va, excepté ceux de service actuel et indispensable, et, de ceux-là même, aucun ne s'y trouva en pas une cérémonie sans la même raison.

Le temps du sacre s'approchoit fort. A la façon dont tout s'étoit passé depuis la Régence, je compris que le sacre, qui est le lieu ou l'état et le rang des pairs a toujours le plus paru, se tourneroit pour eux en ignominie. Le principal coup leur était porté par l'édit de 1711[4], qui attribuoit aux princes du sang, et, à leur défaut, aux bâtards du Roi et à leur postérité, la représentation des anciens pairs au sacre, de préférence aux autres pairs[5]. L'ignorance, la mauvaise foi et la malignité éprouvée du grand maître des cérémonies[6], l'orgueil du cardinal Dubois de tout confondre et de tout abattre pour relever d'autant les cardinaux, le même goût de confusion, par principe, de M. le duc d'Orléans, me répondoient du reste. Je le sondai néanmoins; je représentai, je prouvai inutilement;

infirmité dans une lettre autographe de 1714 au contrôleur général Desmaretz (Archives nationales, G⁷ 543²). Lors du procès des Poisons, un des accusés, Vanens, l'avait nommée parmi ses clientes; mais il semble qu'elle avait seulement fait usage pour elle-même d'un spécifique qu'il fabriquait (Ravaisson, *Archives de la Bastille*, tome V, p. 147).

1. François de Reynold (tome XXVII, p. 114) mourut le 4 décembre à plus de quatre-vingts ans (*Gazette*, p. 732).

2. Tome XXIX, p. 70 et 72.

3. Lydie-Nicole de Beringhen, fille du marquis Jacques-Louis Ier, épousa M. de Pezé le 22 novembre; Saint-Simon prend cette nouvelle dans la *Gazette d'Amsterdam*, nº XCVI; le *Mercure* n'en dit rien. Elle mourut en 1730.

4. Tome XXI, p. 188-191 et 460 (article III).

5. Les cinq derniers mots ont été ajoutés en interligne.

6. Le marquis de Dreux-Brézé.

je ne trouvai que de l'embarras, du balbutiement, et un parti pris. Le cardinal Dubois, qui sut apparemment de M. le duc d'Orléans que je lui avois parlé et que je n'étois[1] pas content, m'en jeta des propos, et tâcha de me faire accroire des merveilles. Il craignit ce qui arriva. Il vouloit m'amuser et laisser les ducs dans la foule. Il me pressa sur ce que je croyois qu'il convenoit aux ducs. Je ne voulus point m'expliquer que je n'eusse parlé à plusieurs, quelque résolution que j'eusse prise, comme on l'a vu ailleurs, de ne [me] mêler plus de ce qui les regardoit. Pressé de nouveau par le cardinal, je lui dis enfin ce que je pensois : il bégaya, dit oui et non, se jeta sur des généralités et des louanges de la dignité, sur la convenance, même la nécessité qu'ils se trouvassent au sacre, et qu'ils y fussent dignement, s'expliquant peu en détail. Je lui déclarai que ces propos n'assuroient rien ; mais que d'aller au sacre pour y éprouver des indécences, et pis encore, ce ne seroit jamais mon avis ; que, si M. le duc d'Orléans vouloit que les ducs y allassent, il falloit convenir de tout, l'écrire par articles, et que M. le duc d'Orléans le signât double, et en présence de plusieurs ducs ; qu'il en donnât un au grand maître des cérémonies, avec injonction bien sérieuse de l'exacte exécution, l'autre à celui des ducs qu'il en voudroit charger.

Dubois, qui n'avoit garde de se laisser engager de la sorte, parce qu'il vouloit attirer les ducs et se moquer d'eux, se récria sur l'écriture et vanta les paroles. Je lui répondis nettement que l'affaire du bonnet et d'autres encore avoient appris aux ducs la valeur des paroles les plus solennelles, les plus fortes, les plus réitérées ; qu'ainsi il falloit écrire ou se passer de gens qu'il regardoit comme aussi inutiles, sinon à grossir la cour. Le cardinal se mit sur le ton le plus doux, même le plus respectueux, car tous les tons différents ne lui coûtoient rien, et

1. Il y a *je ne n'estois* au manuscrit.

n'oublia rien pour me gagner. Il me détacha après Belle-Isle et le Blanc, pour me représenter que je ne pouvois m'absenter du sacre sans quelque chose de trop marqué, le desir extrême du cardinal que je m'y trouvasse et de m'y procurer[1] toutes sortes de distinctions. M. le duc d'Orléans me demanda si je n'y viendrois pas, et sans oser ou vouloir m'en presser, fit ce qu'il put pour m'y engager. Comme ils sentirent enfin qu'ils n'y réussiroient pas, le cardinal se mit à me presser par lui-même et par ses deux envoyés de ne pas empêcher les autres ducs d'y aller, et de considérer l'effet d'une telle désertion. Je répondis que c'étoit à ceux qui pouvoient l'empêcher en mettant l'ordre nécessaire, à y faire leurs réflexions; que je ne gouvernois pas les ducs, comme il n'y avoit que trop paru, mais que je savois ce qu'ils avoient à faire, et me tins fermé à cette réponse[2].

Je m'étois assuré plus facilement que je ne l'avois espéré que pas un d'eux n'iroit, excepté ceux à qui leurs charges rendoient le voyage indispensable, et que de ceux-là même aucun ne se trouveroit dans l'église de Reims, ni à pas une seule des cérémonies, comme celle des autres églises, et celles du festin royal et de la cavalcade[3], excepté ceux que leurs charges y forceroient, et

1. *Procurer* est en interligne, au-dessus du même mot biffé et surchargeant *donner*.

2. Saint-Simon, à l'occasion du sacre, présenta au Régent un « Mémoire des prérogatives que les ducs ont perdues depuis la Régence... », qui a été publié en dernier lieu dans le tome XIX de l'édition des *Mémoires* de 1873, p. 368 et suivantes, et dans lequel il parle spécialement des cérémonies de Reims. Il avait dans ses Papiers (vol. 38, aujourd'hui *France* 193) divers documents et relations sur les anciens sacres des rois, tant de France que de l'étranger.

3. Saint-Simon écrit ce mot *cavalcate*, ici et plus loin, et on trouve la même orthographe dans la *Muse historique* de Loret, dans Nicolas Goulas, dans le jeune Brienne, et dans la *Gazette*, quoiqu'on employât à la même époque la forme *cavalcade* (Mézeray, Mlle de Scudéry, Dangeau et la *Gazette*). — Il avait d'abord mis ici *celle de la caval-*

qu'ils sacrifieroient toute curiosité à ce qu'ils se devoient à eux-mêmes, ce qui fut très fidèlement et très ponctuellement exécuté. Quand je fus bien assuré de la chose, j'allai, quatre ou cinq jours avant le départ du Roi, prendre congé de M. le duc d'Orléans, et dire adieu au cardinal Dubois avec un air sérieux, pour m'en aller à la Ferté, et je partis le lendemain[1]. Tous deux s'écrièrent fort; mais, ne pouvant me persuader le voyage de Reims, ils firent l'un et l'autre ce qu'ils purent pour m'engager à me trouver au retour à Villers-Cotterets, où M. le duc d'Orléans préparoit de superbes fêtes. Je répondis modestement que, ne pouvant avoir de part aux solennités de Reims, je me trouverois un courtisan fort déplacé à Villers-Cotterets, et tins ferme à toutes les instances. J'étois convenu avec les ducs que pas un n'y iroit de Paris ni de Reims, hors ceux qui ne pouvoient s'en dispenser par le service actuel de leurs charges, et cela fut exécuté avec la même ponctualité et fidélité. J'allai donc à la

cate; il a ajouté en interligne *du festin royal et,* et ajouté une *s* à *celle*. — Voyez ci-après, p. 103 et note 2.

1. Le voyage de Saint-Simon à la Ferté ne semble pas avoir eu pour unique motif celui de ne pas assister au sacre du Roi. Une note d'un espion du cardinal Dubois, aujourd'hui conservée au Dépôt des affaires étrangères, vol. *France* 1253, p. 2, donne comme raison à ce départ, qui paraît avoir eu lieu dès la fin de septembre, et non vers le 10 octobre, le désir de notre duc de ne pas se trouver mêlé à la lutte qui commençait à s'engager entre le premier ministre et ses deux anciens amis le Blanc et Belle-Isle. Voici le texte de cette note : « Le duc de Saint-Simon a dit, il y a quelques jours, à cette occasion qu'il seroit bien embarrassé de décider qui des deux l'emporteroit du Cardinal ou des autres; que d'un côté il avoit sujet d'être content du Cardinal et qu'il seroit fâché qu'il lui arrivât du mal ; que de l'autre côté il avoit Belle-Isle qui étoit son ami intime ; qu'ainsi ce qu'il avoit de mieux à faire étoit d'aller un peu à la campagne pour laisser en attendant débrouiller tout ce chaos; et on dit qu'il doit en effet être parti hier ou avant-hier. Ce fait doit être aisé à éclaircir, et M. le Cardinal pourra combiner cela avec les autres notions qu'il peut avoir d'ailleurs là-dessus. »

Ferté cinq ou six jours avant le départ du Roi, et n'en revins que huit ou dix après son retour.

Désordres des séances et des cérémonies du sacre. Étranges nouveautés partout.

Le désordre du sacre fut inexprimable[1], et son entière dissonance d'avec tous les précédents. On y en vit[2] dans le genre de ceux qui eurent ordre de s'y trouver et de ceux qui n'en eurent point, et le projet de l'exclusion possible de toutes dignités et de toute la noblesse y sauta aux yeux. Il ne fut pas moins évident qu'on l'y voulut effacer par la robe, et jusque par ce qui est au-dessous de la robe, ces deux genres de personnes y ayant été nommément mandées et conviées, et nul de la noblesse, excepté le peu

1. Saint-Simon ne parle du sacre de Louis XV que pour en relever les infractions au cérémonial usité jusqu'alors ; il convient donc d'indiquer les principales étapes du « voyage de Reims ». Le 16 octobre, le Roi vint de Versailles aux Tuileries, d'où il partit le 17 pour Reims et alla coucher à Dammartin ; le lendemain il s'arrêta au château de Villers-Cotterets qui appartenait au Régent ; il en partit le 19 au matin pour Soissons, où il séjourna le 20, alla le 21 coucher à Fismes et arriva à Reims le 22, où il logea à l'archevêché. Le 23, le Roi entendit la messe à l'abbaye de Saint-Nicaise et, dans la journée, alla rendre visite à Madame et à sa fille la duchesse de Lorraine, logées à l'abbaye de Saint-Pierre. L'après-midi du 24 fut occupée par les premières vêpres du sacre. Le dimanche 25, la cérémonie du sacre remplit toute la matinée et fut suivie du festin royal à l'archevêché. Le 26, messe solennelle à Saint-Remy, où le Roi se rendit en cavalcade ; le 27, dans l'après-midi, à la cathédrale, réception du Roi comme grand maître de l'ordre du Saint-Esprit ; le 28, audience du clergé, et revue des troupes dans la plaine de Saint-Léonard ; le 29, messe à Saint-Remy et vénération de la châsse de Saint-Marcoul, qui avait été apportée de l'abbaye de Corbeny, communion du Roi, puis, dans le parc de l'abbaye, toucher de deux mille malades des écrouelles, distribution d'aumônes, et mise en liberté de six cents prisonniers par le grand aumônier cardinal de Rohan. Le 30 octobre, départ de Reims, arrivée le 31 à Soissons, où le Roi passa la fête de la Toussaint ; le lendemain, 2 novembre, arrivée au château de Villers-Cotterets. Nous verrons plus loin, p. 103, la fin du voyage de retour. La *Gazette d'Amsterdam*, nos LXX et suivants, donne de curieux détails sur les préparatifs et les préliminaires du sacre. — Pour les relations du sacre, voyez page suivante la note 1.

2. On y vit des désordres.

d'entre elle qui y eurent des fonctions qui ne se pouvoient donner hors de leur ordre. Le même désordre par le même projet régna dans les séances de l'église de Reims, la veille aux premières vêpres du sacre, le jour du sacre, et le lendemain pour l'ordre du Saint-Esprit, que le Roi reçut, puis conféra ; au festin royal ; à la cavalcade, enfin partout[1]. C'est ce qui va être expliqué par quelques courtes remarques. Il y en auroit tant à faire qu'on ne s'arrêtera qu'à ce qui regarde le sacre, le festin royal et l'ordre du Saint-Esprit.

1. La *Gazette* donna, en trois numéros extraordinaires, n°s 47, 49 et 52 une « Relation de la cérémonie du sacre et couronnement du Roi, de celles qui l'ont suivi et de tout ce qui s'est passé pendant le voyage de Sa Majesté » ; elle fut mise en vente en plaquette séparée (Bibliothèque nationale, Lb[38], n° 234, et ms. Clairambault 804, p. 293) et fut reproduite par la *Gazette d'Amsterdam,* Extraordinaires XCI-XCVII. L'abbé de Vayrac fit paraître aussi un *Journal du voyage à Reims* (Lb[38], n° 240). La relation du maître des cérémonies Sainctot est dans le ms. Mazarine 2749 ; elle a été imprimée dans le cérémonial de France, au tome IV du Supplément au *Corps diplomatique* de Du Mont, p. 221-234 ; elle est à peu près conforme à celle de la *Gazette* ; il s'y rencontre cependant quelques détails particuliers. Danchet et Ulin publièrent un peu plus tard *le Sacre de Louis XV à Reims,* en un volume grand in-folio orné de magnifiques gravures (Lb[38] 232, réserve). Est-ce un exemplaire de ce bel ouvrage que Saint-Simon possédait dans sa bibliothèque, relié en maroquin bleu avec dentelles (n° 794 du *Catalogue*) et qui fut vendu cent livres à sa mort ? Pierre Clairambault, qui fit le voyage de Reims en sa qualité de généalogiste des ordres, en a laissé un journal autographe qui est conservé dans le volume 1201 de ses papiers, fol. 121 v° et 190, avec d'autres pièces sur le sacre dans le vol. 1187, fol. 59-168. On trouve divers documents aux Archives nationales, K 139[A], n° 16, et K 1714, n°s 17-19, et O[1] 66, et, dans J 934, n° 2, le texte des cinq serments prêtés par le Roi à son sacre, extrait des registres capitulaires de Reims. Il y a aussi diverses pièces aux Affaires étrangères, vol. *France* 1249 à 1251, à la bibliothèque du Sénat, ms. 188, dans le ms. 154 de la collection Martainville à la bibliothèque de Rouen, et surtout dans les mss. 1491 et 1496 à 1506 de la bibliothèque de Reims. Enfin la Bibliothèque nationale possède (Lb[38], n°s 227-242) des imprimés du temps, lettres, ordres, mandements, poésies, etc., relatifs à cette cérémonie.

Bâtards ne font point le voyage de Reims.

Je n'ai point su quelles furent les prétentions des bâtards; mais le duc du Maine, ni ses deux fils, ni le comte de Toulouse ne firent point le voyage de Reims, et le comte de Toulouse, qui en fut pressé, le refusa nettement, et demeura à Rambouillet. Des six cardinaux qu'il y avoit à Paris, le seul cardinal de Noailles n'y fut point invité[1]. Ce fut un hommage que le cardinal Dubois voulut rendre au cardinal de Rohan et à la constitution *Unigenitus*, qui l'avoient[2] si bien servi à Rome pour son chapeau. Par cette exclusion, le cardinal de Rohan se trouva à la tête des quatre autres cardinaux. La même reconnoissance pour les deux frères d'avoir si onctueusement avalé la déclaration du premier ministre, après en avoir été si cruellement joués[3], fit aussi choisir le prince de Rohan pour faire la charge de grand maître de France, au lieu de Monsieur le Duc, qui l'étoit, mais qui représentoit le duc d'Aquitaine.

Remarques de nouveautés principales*. Cardinaux.

Les pairs ecclésiastiques devoient à deux titres avoir la première place de leur côté : ils avoient sans difficulté, avec les pairs laïques, la fonction principale dans toute la cérémonie, et l'archevêque de Reims étoit le prélat officiant, et dans son église, les cinq autres le joignoient sur la même ligne, et y étoient les principaux officiants. Voilà donc deux raisons sans réplique. L'usage des précédents sacres en étoit une troisième. Le cardinal Dubois vouloit signaler son cardinalat, et primer à l'appui de ses confrères[4]. Il ne voulut donc pas les placer derrière les

1. Dans le registre O[1] 66, où se trouvent les diverses lettres de convocation envoyées à l'occasion du sacre, il n'y en a pas pour les cardinaux.

2. *Avoit* corrigé en *avoient*. — 3. Ci-dessus, p. 61.

4. Louis Veuillot, *Deux commensaux du cardinal Dubois* (1861) a publié (p. 31-32) une curieuse lettre de Joseph Dubois sur les magnificences de l'équipage du cardinal son frère au voyage de Reims.

*Les quatre premiers mots de la manchette ont été ajoutés après coup.

pairs ecclésiastiques, et il n'osa les mettre devant eux pour troubler toute la cérémonie. Il fit[1] donner aux cardinaux un banc un peu en arrière de celui des pairs ecclésiastiques, mais poussé assez haut pour qu'il n'y eût rien entre ce banc et l'autel, et pour que le dernier cardinal, qui étoit Polignac, ne fût pas effacé par l'archevêque de Reims, ni par l'accompagnement ecclésiastique qui étoit près de lui debout[2]. Ainsi les archevêques et évêques, et à leur suite le clergé du second ordre, fut placé sur des bancs derrière celui des pairs ecclésiastiques, et plus arriéré que celui des cardinaux.

Conseillers d'État, maîtres des requêtes, secrétaires du Roi.

Sur même ligne que les bancs des archevêques, évêques et second ordre, et au-dessous, étoient trois bancs, sur lesquels furent placés dix conseillers d'État, dix maîtres des requêtes, et pour que rien ne manquât à la dignité de cette séance, six secrétaires du Roi[3], tous députés de leurs trois compagnies ou corps, qui avoient été invités[4].

De l'autre côté, les pairs laïques[5] vis-à-vis des pairs

1. Avant *fit*, Saint-Simon a biffé *leur* et a ajouté plus loin *aux Card.* en interligne.

2. Le *Cérémonial de France* imprimé dans le tome IV du *Corps diplomatique* de Du Mont, comme nous l'avons dit ci-dessus, contient en premier lieu un formulaire et rituel du sacre avec l'indication des cérémonies, oraisons, etc., puis la relation officielle des sacres de Louis XIII (1610) et de Louis XIV (1654). Nous allons pouvoir contrôler par ces exemples antérieurs les critiques que Saint-Simon va faire à propos de celui de Louis XV. — Pour ce qui regarde la place des cardinaux, notre auteur a raison : au sacre de Louis XIII, ils furent placés sur une forme derrière les pairs ecclésiastiques, et les archevêques et évêques en troisième rang derrière eux (*Cérémonial*, p. 208) ; à celui de Louis XIV, la place des cardinaux Mazarin et Grimaldi n'est pas indiquée avec précision.

3. Au sacre de Louis XIII, il y eut aussi ces gens de robe, même des secrétaires du Roi ; mais ils étaient placés du côté des pairs laïques ; pour Louis XIV, ils ne sont pas spécifiés.

4. La lettre d'invitation pour les secrétaires du Roi est dans le registre O[1] 66, p. 338 ; il n'y en a pas pour les conseillers d'État et les maîtres des requêtes.

5. Saint-Simon écrit partout ici *laïcs*.

ecclésiastiques, et rien vis-à-vis des cardinaux. Derrière les pairs laïques les trois maréchaux de France nommés pour porter les trois honneurs[1]. Il faut se souvenir que le maréchal d'Estrées, qui, comme l'ancien des deux autres, étoit destiné pour la couronne, ne devint duc et pair que le 16 juillet 1723, par la mort sans enfants du duc d'Estrées, gendre de M. de Nevers[2].

Maréchal d'Estrées non encore alors duc et pair.

Secrétaires d'État.

Au-dessous du banc des honneurs, et un peu plus reculé, étoit le banc des seuls secrétaires d'État, et rien devant eux qu'un bout de la fin du banc des pairs laïques. Il est vrai qu'il y eut un moment court de la cérémonie, où on mit devant les secrétaires d'État un tabouret placé vis-à-vis l'intervalle entre le banc des pairs laïques et celui des honneurs, où se mit le duc de Charost; mais, outre que cela fut pour très peu de temps, la séance accordée aux secrétaires d'État n'en fut pas moins grande, puisque le duc de Charost ne prit cette place pendant quelques moments qu'en qualité de gouverneur du Roi, qui n'est pas une charge qui existe ordinairement lors d'un sacre.

Mépris outrageux de toute la noblesse, seigneurs et autres.

Derrière le banc des trois maréchaux de France destinés à porter les honneurs, les maréchaux de Matignon et de Bezons y furent placés, et sur le reste de leur banc, qui s'étendoit derrière celui des secrétaires d'État, les seigneurs de la cour, et d'autres que la curiosité avoit attirés, sans que pas un fût convié, y furent placés au hasard et sur d'autres bancs derrière. Ainsi les conseillers d'État, maîtres des requêtes et secrétaires du Roi d'un côté, et les secrétaires d'État de l'autre, tous conviés, eurent les belles séances, et les gens de qualité furent placés en importuns curieux où ils purent, et comme le hasard ou la volonté du grand maître des cérémonies les

1. Ces trois maréchaux étaient Estrées, Huxelles et Tessé, et les honneurs étaient la couronne, le sceptre et la main de justice.

2. Saint-Simon fait cette remarque parce que cette fonction aurait été indigne du maréchal d'Estrées s'il avait été duc et pair.

rangea[1] pour remplir les vides d'un spectacle où ils n'étoient point conviés, et où leur curiosité fit nombre inutile ; tant, jusqu'aux secrétaires du Roi, tout homme à collet[2] fut là supérieur à la plus haute noblesse de France.

Mensonge et friponnerie avérée qui fait porter la première des quatre offrandes au maréchal de Tallard, duc vérifié.

Les quatre premières chaires[3] du chœur, de chaque côté, les plus proches de l'autel, furent occupées par les quatre chevaliers de l'Ordre qui devoient porter les quatre pièces de l'offrande[4], et par les quatre barons chargés de la garde de la sainte ampoule[5]. On a ici remarqué ailleurs la friponnerie mise exprès dans un livre des cérémonies du sacre du feu Roi, que le grand maître des cérémonies fit imprimer et publier quelques mois auparavant celui-ci[6],

1. Aux autres sacres, il n'y a pas de places marquées pour les seigneurs qui n'ont pas de fonction de cour ou d'État ; Saint-Simon se plaint ici à tort.

2. « *Collet*, dit l'*Académie* de 1718, se prend pour cette pièce de toile que l'on met autour du cou par ornement ; on l'appelle autrement *rabat* ». Il était spécial aux gens de robe et aux ecclésiastiques.

3. *Chaire* est la forme ancienne du mot *chaise* et signifie proprement siège ; c'est ici ce que nous appelons stalle ; la Relation de la *Gazette* dit *chaise*.

4. Les quatre pièces de l'offrande étaient le vase rempli de vin, le pain d'or, le pain d'argent, et la bourse de velours rouge contenant treize pièces d'or ; elles étaient portées par le maréchal de Tallard, le comte de Matignon, le comte de Médavy et le marquis de Goësbriand, comme il va être dit plus loin.

5. La sainte ampoule était une fiole de verre de très petite dimension (quatre centimètres de haut), qu'une colombe mystérieuse avait apportée à saint Remy pour le baptême de Clovis, suivant la tradition rapportée par Hincmar au temps de Charlemagne. Elle contenait un liquide brun, coagulé par l'effet du temps ; au moment du sacre, on en détachait avec une aiguille d'or une parcelle, qu'on mélangeait sur une patène avec le saint chrême pour les onctions royales. Elle était conservée à l'abbaye de Saint-Remy, et le reliquaire en vermeil en forme de colombe qui la contenait était muni d'une chaînette d'argent que l'abbé se passait au cou pour le transfert du reliquaire à la cathédrale. Elle fut détruite en 1793. — Les quatre barons gardes de la sainte ampoule furent le marquis de Prye, le comte d'Estaing, le marquis d'Alègre et le comte de Beauvau.

6. Les mots *celuy-cy* et, à la ligne précédente, *du feu Roy* ont été

où mon père étoit nommé comme portant une dè ces offrandes[1]. J'eus beau dire, publier et déclarer alors, que c'étoit une faute absurde dans la prétendue relation de ce livre du sacre du feu Roi ; que c'étoit mon oncle, frère aîné de mon père, et chevalier de l'Ordre en 1633[2], en même promotion que lui, qui porta un des honneurs, et non mon père, qui étoit alors depuis longtemps à Blaye, et qui y demeura longtemps depuis, fort occupé pour le service du Roi contre les mouvements, puis de la révolte de Bordeaux et de la province. Ce même service occupoit beaucoup de pairs dans leurs gouvernements, et en fit manquer pour la représentation des anciens pairs au sacre, en sorte que, si mon père se fût trouvé à Paris, il eût représenté un de ces anciens pairs, puisqu'à leur défaut il fallut avoir recours à un duc non vérifié, ou, comme on parle, à brevet, qui fut M. de Bournonville, père de la maréchale de Noailles[3]. Cette fausseté n'avoit pas été mise pour rien dans ce livre répandu exprès dans le public avec bien d'autres fautes. Le parti étoit pris. On avoit résolu de confondre les ducs avec des seigneurs ou autres qui ne l'étoient pas, de la manière la plus solennelle[4], et

ajoutés en interligne. — En effet, en 1717 et en 1720, on réimprima, en format in-12, la relation du sacre de Louis XIV, le 7 juin 1654, qui avait paru alors en format in-8° : Bibliothèque nationale, Lb^{37}, n° 3213.

1. Voyez notre tome I, p. 206, note 2, et p. 471, note 2, où il a été expliqué que c'est par erreur que, dans les relations, on mit *duc* au lieu de *marquis* ; la lettre de convocation (Affaires étrangères, vol. *France* 152, fol. 26) est bien adressée au *marquis* de Saint-Simon.

2. Charles de Rouvroy, marquis de Saint-Simon : tome I, p. 25.

3. Alexandre-Hippolyte-Balthazar : tome VIII, p. 290.

4. Saint-Simon a tort de voir un dessein prémédité dans la réimpression de l'erreur de la première édition de la relation du sacre de Louis XIV. Rien n'est moins prouvé que cette réimpression ait été exécutée par les soins du grand maître des cérémonies ; il est beaucoup plus probable que ce fut une entreprise de librairie faite successivement par deux libraires particuliers, qui ne s'inquiétèrent pas si, dans la première rédaction, il se trouvait quelque inexactitude.

on en choisit un qui n'avoit garde de se refuser à rien, et conduit par des gens dont les chimères avoient le même intérêt. Ce fut le maréchal de Tallard, duc vérifié, et non pas pair, qui fut mis à la tête du comte de Matignon, de M. de Médavy, depuis maréchal de France, et de Goësbriand, tous chevaliers de l'Ordre, et Tallard fit ainsi la planche inouïe et première de cette association en même fonction d'un duc, même d'un maréchal de France, avec trois autres qui ne l'étoient pas, et qui n'avoit jamais été faite par un maréchal de France, beaucoup moins par un duc.

Barons otages de la sainte ampoule.

A l'égard des quatre barons de la sainte ampoule, placés vis-à-vis, ce fut une indécence tout à fait nouvelle, accordée à leur curiosité de voir le sacre, et c'en fut une autre bien plus marquée de placer dans les quatre chaires basses, au-dessous d'eux, leurs quatre écuyers tenant leurs pennons flottants à leurs armes au revers de celles de France, tandis que les princes du sang, représentant les anciens pairs, ni pas un autre homme en fonction n'avoit ni écuyers ni pennons. La fonction de ces quatre barons en étoit interceptée[1]. Leur charge est d'être otages de la restitution de la sainte ampoule à l'église abbatiale de Saint-Remy après le sacre. Pour cet effet, ils doivent marcher ensemble, à cheval, avec leurs écuyers portant chacun le pennon éployé aux armes de son maître, et point avec les armes de France[2], à cheval aussi devant le sien, et les barons environnés de leurs pages et de leur livrée, et aller ainsi depuis l'archevêché, comme députés pour ce par le roi, à l'abbaye de Saint-Remy, où arrivés, ils doivent être de fait, ou supposés, enfermés dans un appar-

Dans le *Cérémonial de France*, qui est de 1739, on a encore réimprimé (p. 218): le *duc* de Saint-Simon.

1. Il veut dire changée, modifiée.

2. La Relation du sacre de Louis XIV (p. 213) dit au contraire que leurs bannières (ou pennons) étaient aux armes de France d'un côté et aux leurs de l'autre côté.

tement de l'abbaye, et sous clef, depuis l'instant que la sainte ampoule en part jusqu'à celui où elle y est rapportée et replacée, et alors être délivrés, comme dûment déchargés de leur fonction d'otages et de répondants de la restitution et remise de la sainte ampoule, et retourner de l'abbaye de Saint-Remy à l'archevêché avec le même cortége qu'ils en étoient venus[1]. Ainsi leurs pennons uniques ne préjudicioient à personne, puisque, ni[2] dans la marche à l'aller et au retour, les quatre barons étoient seuls, ainsi que dans l'abbaye, et ces pennons, de plus, ne devoient servir en effet qu'à être appendus dans l'église de l'abbaye, en mémoire et en honneur de la fonction d'otage de la restitution de la sainte ampoule, faite et remplie par ces quatre barons.

Peuple nécessaire dans la nef dès le premier instant du sacre*.

Voici bien une autre faute sans exemple en aucun des sacres précédents, et tout à fait essentielle, et telle que je ne puis croire qu'elle ait été commise en effet dans la cérémonie, mais que le goût d'énerver tout et l'esprit régnant de confusion a fait mettre dans les relations de la *Gazette*, et publiques et autorisées[3]. Elle demande un court récit. Le peuple, qui depuis assez longtemps fait le troisième ordre, mais diversement composé, le peuple,

1. Il faut remarquer que, dans la Relation du sacre, ces quatre barons ne sont pas désignés comme *otages*, mais comme *gardes* de la sainte ampoule; mais les lettres de convocation (O^1 66, p. 334-335) disent formellement *otages*. Ils auraient donc dû rester à l'abbaye, comme le dit Saint-Simon, qui a peut-être raison de penser qu'on céda à leur curiosité de voir la cérémonie. Cependant, aux sacres de Louis XIII et de Louis XIV les quatre barons n'étaient pas restés en otages; ils avaient simplement juré, avant de partir de l'abbaye, qu'ils y rapporteraient la sainte ampoule.

2. Ce *ni* est inutile et devrait être supprimé.

3. La Relation de la *Gazette* dit en effet (p. 560) qu'on n'ouvrit les portes et que le peuple n'entra dans la cathédrale que lorsque le Roi, après le sacre, fut monté au jubé; la Relation du *Cérémonial* également.

* Saint-Simon avait d'abord écrit ici la manchette suivante « Esjouissance, etc. »; s'apercevant de l'erreur, il l'a biffée et a écrit celle-ci.

dis-je, simple peuple ou petits bourgeois, ou artisans et manants, a toujours rempli la nef de l'église de Reims au moment que le roi y est amené. Il est là, comme autrefois aux champs de Mars, puis de Mai, applaudissant nécessairement, mais simplement, à ce qui est résolu et accordé par les deux ordres du clergé et de la noblesse. Dès que le roi est arrivé et placé, l'archevêque de Reims se tourne vers tout ce qui est placé dans le chœur, pour demander le consentement de la nation. Ce n'est plus, depuis bien des siècles, qu'une cérémonie, mais conservée en tous les sacres, et qui, suivant même les relations des gazettes et autres autorisées et publiées, l'a été en celui-ci[1]. Il faut donc que, comme aux anciennes assemblées de la nation aux champs de Mars, puis de Mai, puisque cette partie de la cérémonie en est une image, que la nef soit alors remplie de peuple pour ajouter son consentement présumé à celui de ceux qui sont dans le chœur, comme dans ces assemblées des champs de Mars, puis de Mai, la multitude éparse en foule dans la campagne, acclamoit, sans savoir à quoi, à ce que le clergé et la noblesse, placés aux deux côtés du trône du roi, consentoit aux propositions du monarque, sur lesquelles ces deux ordres avoient délibéré, puis consenti[2]. C'est donc une faute énorme, tant contre l'esprit que contre l'usage constamment observé en tous les sacres jusqu'à celui-ci, de n'ouvrir la nef au peuple qu'après l'intronisation au jubé[3].

Deux couronnes leur usage.

On se sert au sacre de deux couronnes : la grande de Charlemagne, et d'une autre qui est faite pour la tête du

1. Ce consentement fut demandé par les évêques pairs de Laon et de Beauvais (*Gazette*, p. 556).

2. D'après le procès-verbal du sacre de Philippe Ier en 1059 (*Historiens de France*, tome XI, p. 32-33), les chevaliers et le peuple, réunis dans l'église, donnèrent leur consentement en criant par trois fois : « *Laudamus, Volumus, Fiat.* »

3. Pour le sacre de Louis XIII, il semble bien que le peuple était dans l'église depuis le début de la cérémonie (*Cérémonial*, p. 211) ; à celui de Louis XIV, il n'y fut admis qu'après l'intronisation (p. 217).

roi, et enrichie de pierreries[1]. La grande est exprès d'une largeur à ne pas pouvoir être portée sur la tête, et c'est celle qui sert au couronnement. Elle est faite ainsi pour donner lieu aux onze pairs servants d'y porter chacun une main au moment que l'archevêque de Reims l'impose sur la tête du roi, et de le conduire, en la soutenant toujours, jusqu'au trône du jubé, où se fait l'intronisation. Il est impossible, par la forme de cette ancienne couronne, que cela ait pu se pratiquer autrement; mais les relations approuvées et publiées ont affecté de brouiller cet endroit si essentiel de la cérémonie, ne parlent point exprès, pour exténuer tout, du soutien de la couronne de Charlemagne sur la tête du Roi par les pairs, et laissent croire qu'il l'a portée immédiatement sur sa tête[2].

1. Ces deux couronnes sont encore aujourd'hui conservées au Musée du Louvre. La petite fut faite exprès pour le sacre de Louis XV par le joaillier Rondé; on y mit les plus beaux diamants de la couronne, notamment le Sancy et le Régent. Barbier, qui alla la voir chez l'orfèvre, en donne la description (*Journal*, tome I, p. 242; voyez aussi la *Gazette d'Amsterdam*, n°s LXXVIII et LXXXII).

2. Tout ce que suppose ici Saint-Simon est erroné: aussi bien pour Louis XIII que pour Louis XIV et Louis XV, le couronnement se fit avec la grande couronne, dite de Charlemagne, qu'on apportait de Saint-Denis avec le sceptre et la main de justice, et le roi la gardait sur la tête jusqu'à la communion, malgré son poids et ses dimensions. Il est probable qu'elle était garnie et rembourrée à l'intérieur pour pouvoir s'adapter à la tête. C'est seulement après la communion que le roi en prenait une plus légère. Les relations des trois sacres sont très explicites à ce sujet. — Quant au soutien de la couronne par les pairs, voici le récit officiel du sacre de Louis XIII: « Le cardinal de Joyeuse prit sur l'autel la grande couronne close et la souleva seul à deux mains sur le chef du Roi sans le toucher, et incontinent tous les pairs y mirent la main pour la soutenir, et lors ledit sieur cardinal, la tenant en la main senestre, la bénit. Après la bénédiction, ledit sieur cardinal seul mit et assit la couronne sur le chef du Roi; les pairs y mirent tous les mains..... le cardinal prit le Roi par la manche du bras dextre, et, en la compagnie de tous les pairs, mettant *autant qu'ils pouvoient* les mains à sa couronne, le conduisit..... jusques au trône royal

 Éjouissance des pairs très essentiellement estropiée.

Ce n'est pas la seule réticence affectée de cet important endroit de la cérémonie. Elles taisent la partie principale de l'intronisation, qui s'appelle l'éjouissance [1] des pairs, et voici ce qui a été soigneusement omis par ces relations tronquées. Chaque pair ayant baisé le roi à la joue, assis sur son trône, fait de façon que de la nef il est vu à découvert depuis les reins jusqu'à la tête, le pair qui a baisé le roi se tourne à l'instant à côté du roi, le visage vers la nef, s'appuie et se penche sur l'appui du jubé et crie au peuple « Vive le roi *Louis XV* [2] ! » A l'instant le peuple crie le même « Vive le roi *Louis XV* ! » A l'instant une douzième partie des oiseaux tenus exprès en cage sont lâchés ; à l'instant une douzième partie de monnoie est jetée au peuple. Pendant ce bruit, le premier pair se retire à sa place sur le jubé même ; le second va baiser le roi, se pencher au peuple et lui crier le « Vive le roi *Louis XV* ! » A l'instant autres cris redoublés du peuple, autre partie d'oiseaux lâchés, autre partie de monnoie jetée, et ainsi de suite jusqu'au dernier des

préparé au jubé. » Au sacre de Louis XIV il n'est plus question du soutien de la couronne par les pairs pendant la marche. On avait reconnu que, le roi étant déjà entouré des grands officiers, il était matériellement impossible que douze autres personnes pussent l'approcher d'assez près pour mettre la main à la couronne ; tout au plus, en faisaient-ils le geste symbolique. D'ailleurs, en arrivant au jubé, il fallait de toute nécessité que ce soutien cessât, puisque les pairs ecclésiastiques montaient par un des escaliers, forcément assez étroits, et les laïques de l'autre. La relation de Louis XV dit clairement que, au moment du couronnement, les pairs, appelés individuellement par le chancelier, s'avancèrent et portèrent tous ensemble la main à la couronne.

1. L'*Académie* ne donnait pas ce vieux mot, pas plus que *s'éjouir :* notre tome XXI, p. 291. La relation du sacre de Louis XIII l'emploie encore. Saint-Simon écrit *esjoüissance.*

2. Les mots *Loüis XV* sont, dans le manuscrit, soulignés par une ligne de points, pour signifier qu'on prononçait le nom du roi sacré. Le rituel et la relation des trois sacres disent que la formule criée par chaque pair était *Vivat Rex in æternum*, en latin.

douze pairs servants. Les relations disent tout hors cette proclamation des pairs au peuple, et cette distribution d'oiseaux et de monnoie à chacune des douze proclamations[1]. La raison de ce silence est évidente[2] ; je me dispenserai de la qualifier. Je ne parle point des fanfares et des décharges qui accompagnent chaque proclamation, et dont le bruit, ainsi que celui de la voix de tout ce qui est dans la nef, ne cesse point, mais redouble à chaque proclamation et ne commence qu'à la première.

Le couronnement achevé, c'est au roi à se mettre sa petite couronne sur la tête, et à se l'ôter quand il le faut, non à autre.

L'autre couronne se trouve au jubé. Dès que le roi y est assis, la grande couronne est déposée à celui qui est choisi pour la porter, et c'est le roi lui-même qui prend la petite couronne et qui se la met sur la tête, qui se l'ôte et se la remet toutes les fois que cela est à faire. Je [3] ne sais si les relations sont ici fautives ; il seroit bien plus étrange qu'elles ne [le] fussent pas ; la raison de cela est évidente. Et quand il va à l'autel pour l'offrande et pour la communion, et qu'il en revient au jubé, c'est après avoir ôté sa petite couronne, qui demeure sur son prié-Dieu au jubé, et les pairs lui tiennent la grande couronne sur sa tête, excepté, pour ces deux occasions, l'archevêque de Reims, qui demeure à l'autel[4].

1. Aucune des relations de sacres des rois données par Godefroy dans le tome I de son *Cérémonial françois* (1649), pas plus que le rituel, ne parlent de ces douze lâchers successifs d'oiseaux, ni de ces douze distributions d'argent ; certaines mentionnent l'une et l'autre cérémonie, mais en bloc et non pas en douze fois. Il est probable que cette division existait anciennement, et Saint-Simon en parle d'après une tradition ; car elle n'est pas indiquée dans les relations d'anciens sacres qu'il avait dans le volume 38 de ses Papiers (*France* 193).

2. Probablement pour rabaisser les fonctions des pairs.

3. Toute cette phrase, jusqu'à *évidente*, a été ajoutée en interligne et sur la marge.

4. Saint-Simon se trompe encore ici : comme nous l'avons déjà noté, les relations des trois sacres spécifient nettement que le roi garde la grande couronne pendant toute la cérémonie, et qu'il va avec elle à l'offrande et à la communion ; aucune ne dit que dans ces occasions les pairs la soutiennent ; c'est seulement après la communion qu'il en

Les relations ne disent pas un mot des fonctions de l'évêque-duc de Langres, ni des évêques-comtes de Châlons et de Noyon[1].

Festin royal ; le roi y doit être vêtu de tous les mêmes vêtements du sacre.

Il y eut, au festin royal, ou une faute dans le fait, ou une méprise dans les relations, si la faute n'a pas été faite, et deux nouveautés qui n'avoient jamais été en pas un autre festin du sacre avant celui-ci. La faute ou la méprise est que les relations disent que, le Roi étant revenu de l'église en son appartement, on lui ôta ses gants pour les brûler, parce qu'ils avoient touché aux onctions, et sa chemise pour la brûler aussi, par la même raison ; qu'il prit d'autres habits que ceux qu'il avoit[2] à l'église, reprit par dessus son manteau royal, et conserva sa couronne sur sa tête. Les gants ôtés et brûlés, cela est vrai, et s'est toujours pratiqué d'abord en rentrant dans son appartement ; la chemise aussi, mais, à l'égard de la chemise, ordinairement elle n'est ôtée qu'après le festin, lorsque le roi, retiré dans son appartement, quitte ses habits royaux pour ne les plus reprendre. Que si quelquefois il y a eu des rois qui ont changé de chemise avant le festin royal, ils ont repris tous les mêmes vêtements qu'ils avoient à l'église pour aller au banquet royal. C'est donc une faute et une nouveauté s'il en a été usé autrement, sinon une lourde méprise aux relations de l'avoir dit, et un oubli d'avoir omis quel fut l'habit que ces relations prétendent que le Roi prit dessous le manteau royal pour aller au festin[3].

prenait une plus petite, que l'archevêque de Reims seul lui mettait sur la tête.

1. Aucune des relations des trois sacres n'indique de fonctions spéciales pour ces trois pairs ecclésiastiques, et on ne sait à quoi Saint-Simon veut faire allusion.

2. Après ce verbe *avoit*, Saint-Simon a biffé *sur la teste*.

3. Le récit des relations est encore contradictoire à ce que dit ici notre auteur. Relation du sacre de Louis XIII: « Le Roi, étant de retour à l'archevêché, entra en sa chambre pour changer d'habits, laver ses mains et bailler sa chemise et gants à son premier aumônier,

A l'égard des deux nouveautés, l'une fut faite pour tout confondre, l'autre par une lourde imprudence qui vint d'embarras.

Trois évêques non pairs, suffragants de Reims, assis en rochet et camail à la table des pairs ecclésiastiques vis à vis les trois évêques comtes-pairs.

La première fut de faire manger à la table des pairs ecclésiastiques les évêques de Soissons, Amiens[1] et Senlis, comme suffragants de Reims, sans aucune prétention ni exemple quelconque en aucun festin royal du sacre avant celui-ci. La suffragance de Reims n'a jamais donné ni rang ni distinction ; c'est la seule pairie qui les donne. Cela est clair par le siége de Soissons, qui n'en a point, quoique premier suffragant, quoique cette primauté de suffragance lui donne le droit de sacrer les rois en vacance du siége de Reims, ou empêchement de ses archevêques, et le siége de Langres dont l'évêque est duc et pair, et toutefois suffragant de Lyon. Jamais qui que ce soit, avant ce sacre, n'avoit été admis à la table des pairs ecclésiastiques ; aussi, dans cette entreprise, n'osa-t-on pas y mettre d'égalité. Les pairs ecclésiastiques étoient à leur table en chape et en mitre, comme ils y ont toujours été, de suite, et tous six du même côté, joignant l'un l'autre, l'archevêque de Reims à un bout, avec son cortége de chapes derrière lui debout, et sa croix et sa crosse portées par des ecclésiastiques en surplis devant

afin de les faire brûler..... Sa Majesté étant revêtue *d'autres* très somptueux habillements, s'assit à table..... dans la salle archiépiscopale..... » Sacre de Louis XIV : « Le Roi, arrivé au palais archiépiscopal, donna pour brûler ses gants et sa chemise qui avoient servi au sacre, et, ayant quitté ses habits de cérémonie pour en prendre *d'autres*, qu'il mit par dessous son manteau royal, etc... » Même conformité pour Louis XV : « Lorsque le Roi fut arrivé dans son appartement, Sa Majesté se déshabilla, et ses gants et sa chemise, qui avoient touché aux onctions, furent remises au cardinal de Rohan pour les brûler. Le Roi... fut revêtu *d'autres* habits et de son manteau royal par dessus. » Le rituel indiquait aussi le brûlement des gants et de la chemise et le changement d'habits pour le festin.

1. Avant *Amiens*, il a biffé *Senlis* pour les placer dans leur rang de préséance.

lui, la table entre-deux, et l'évêque de Noyon à l'autre bout. Les trois évêques, qu'on peut appeler parasites, furent en rochet et camail, et apparemment découverts, puisque les relations taisent le bonnet carré, et placés de l'autre côté de la table, et encore au plus bas bout qu'il se put, vis-à-vis des trois évêques-comtes pairs. Outre le préjudice de la dignité des pairs dans une cérémonie si auguste, et où ils figurent si principalement, c'étoit manquer de respect au Roi, en présence duquel et à côté de lui dans la même pièce c'est manger avec lui, quoique à différente table, et jamais évêque ni archevêque n'a mangé en aucun cas avec nos rois, s'il n'a été pair ou prince, comme il a été expliqué ici ailleurs[1], jusqu'à ce que l'ancien évêque de Fréjus se fit admettre le premier dans le carrosse du Roi, puis à sa table, ce qui a été le commencement de la débandade qui s'est vue depuis en l'un et en l'autre ; c'étoit faire une injure aux officiers de la couronne, qui sont bien au-dessus des évêques, qui en ce festin du sacre, tous grands qu'ils sont, ne sont pas admis à la table des pairs laïques, et ne le furent pas non plus en celui-ci. En un mot, il n'a jamais été vu en aucun autre sacre que qui que ç'ait été ait mangé à la vue du roi au festin royal[2], autres que les six pairs laïques et les six pairs ecclésiastiques qui avoient servi au sacre[3].

Tables des ambassadeurs et du grand chambellan placées au-dessous de celles des

L'autre nouveauté, qui fut une très lourde bévue, vint de l'embarras qui étoit né de la facilité qu'on laisse à chacun de faire ce qui lui plaît, sans penser aux conséquences. La pièce de tout temps destinée au festin royal du sacre, dans l'ancien palais archiépiscopal de Reims,

1. Tome XXXI, p. 343-345.
2. Ces trois mots ont été ajoutés en interligne.
3. Au sacre de Louis XIII, il n'y eut en effet, à la table des pairs ecclésiastiques, personne autre qu'eux ; mais, à celui de Louis XIV, la relation spécifie que les suffragants de Reims y furent admis ; ce ne fut donc pas une innovation pour Louis XV.

pairs laïques et ecclésiastiques. Lourdise qui les fait placer sous les yeux du Roi.

étoit une pièce vaste, et fort extraordinaire en ce qu'elle étoit en équerre, en sorte que ce qui se passoit dans la partie principale de cette pièce ne se voyoit point de ceux qui étoient dans la partie de la même pièce qui étoit en équerre, et réciproquement n'étoient point vus de ceux qui étoient dans la partie principale de la même pièce[1]. L'équerre étoit aussi fort spacieux[2] et profond, et c'étoit dans cet équerre qu'étoient les tables[3] des ambassadeurs et du grand chambellan, tellement qu'elles étoient également toutes deux dans la même pièce où étoit la table du Roi et celle des pairs laïques et ecclésiastiques, et toutefois entièrement hors de leur vue. L'archevêque de Reims, le Tellier[4], qui travailla beaucoup à ce palais archiépiscopal, trouvant cette pièce immense baroque, la rompit sans penser aux suites, ou sans s'en mettre en peine, et le feu Roi l'ignora, ou ne s'en soucia pas plus que lui. De là l'embarras où placer les tables des ambassadeurs et du grand chambellan : on ne pouvoit les placer dans la même pièce de celle du Roi sans être sous sa vue, ni lui en dérober la vue qu'en les mettant dans une autre pièce. On[5] ne songea seulement pas qu'avant le changement fait à cette pièce, elle étoit aussi capable qu'alors de contenir ces deux tables, et qu'elles avoient néanmoins été toujours mises dans l'équerre (que l'archevêque le Tellier n'avoit fait que couper) que pour les dérober à la vue du Roi, ce qui devoit déterminer à les mettre encore dans cette même équerre, quoique coupée

1. Aucune relation ne parle de cette disposition singulière, qui était cependant réelle, ou plutôt en forme de T ; voyez ci-après, aux Additions et Corrections, la description de cette salle.

2. Saint-Simon fait ici *équerre* du masculin ; mais ce doit être une inadvertance ; car il le fait du féminin vingt lignes plus bas.

3. *Les tables* corrige *la table,* et *celle* a été biffé avant *du Grd Chambellan.*

4. Archevêque de Reims de 1671 à 1710,

5. Toute cette phrase, depuis ce mot *On* jusqu'à *et faisant une autre pièce* a été ajoutée en interligne et sur la marge du manuscrit.

et faisant une autre pièce. On sauta donc le bâton ; on les mit dans la pièce où étoit la table du Roi, et on les plaça sur même ligne, mais au-dessous des deux tables des pairs laïques et ecclésiastiques[1], d'où résulta nouvelle difformité, en ce que ces évêques, non pairs, suffragants de Reims, qu'on fit manger pour la première fois à la table des pairs ecclésiastiques, se trouvèrent à une table supérieure à celle des ambassadeurs, et à celle du grand chambellan, avec qui ces évêques n'ont pas la moindre compétence[2], et pour rendre la chose plus ridicule, à une table supérieure à celle où le chancelier mangeoit, et placé comme eux au bas côté de la table inférieure à la leur, lui qui ne leur donne pas la main chez lui, et dont le style de ses lettres à eux est si prodigieusement supérieur. Ajoutons encore l'énormité de faire manger à la vue du Roi, en une telle cérémonie, les deux introducteurs des ambassadeurs[3], tant par leur être personnel que par la médiocrité de leur charge, parce qu'ils doivent manger à la table des ambassadeurs. Les réflexions se présentent tellement d'elles-mêmes sur un si grand amas de dissonances de toutes les espèces, nées de toutes ces nouveautés, que je les supprimerai ici.

1. Cette disposition n'était pas nouvelle : au sacre de Louis XIV, les ambassadeurs, le chancelier et l'introducteur mangèrent à une table placée à droite au-dessous des pairs ecclésiastiques, et le grand chambellan avec le premier gentilhomme de la chambre et les quatre seigneurs qui avaient porté les honneurs à une autre placée à gauche au-dessous des pairs laïques. L'équerre dont parle Saint-Simon n'était donc plus utilisée déjà en cette année 1654, quoiqu'elle n'ait été supprimée que vers 1690 par l'archevêque le Tellier. Au sacre de Louis XIII (1610), des tables pour les ambassadeurs et pour les honneurs avaient déjà été dressées *au-dessous* de celles des pairs. Voyez les Relations, et ci-après les renseignements donnés aux Additions et Corrections.

2. Compétition, comme toujours.

3. Rémond et le chevalier de Sainctot. Au sacre de Louis XIV, l'introducteur (il n'y en avait qu'un alors) s'était déjà trouvé à cette table.

Venons maintenant à ce qui se passa pour l'ordre du Saint-Esprit, que le Roi reçut le lendemain matin des mains de l'archevêque de Reims, et qu'il conféra ensuite, comme grand maître de l'Ordre, au duc de Chartres et au comte de Charolois.

Cardinal* de Rohan hasarde l'*Altesse* dans ses certificats de profession de foi à MM. les duc de Chartres et comte de Charolois, est forcé sur le champ d'y supprimer l'*Altesse,* qui l'est en même temps pour tous certificats à tous chevaliers de l'Ordre nommés, avec note de ce dans les registres de l'Ordre,

La règle est que ceux qui sont nommés chevaliers de l'Ordre, entre plusieurs formalités préparatoires, font à genoux, chez le grand aumônier de France, qui l'est né de l'Ordre [1], profession de la foi du concile de Trente, font la lecture à haute voix de sa formule latine, qui est longue, et que le grand aumônier leur tient sur ses genoux, assis dans un fauteuil, la signent, et prennent un certificat du grand aumônier d'avoir rempli ce devoir. Les deux princes nommés au chapitre tenu à Reims s'acquittèrent de ce devoir [2]. Le cardinal de Rohan, ne doutant de rien sur l'appui de la protection si déclarée et si bien méritée du cardinal Dubois, saisit une si belle occasion d'établir sa princerie, d'autant mieux que c'étoit la première promotion de l'Ordre qui se faisoit depuis qu'il étoit grand aumônier. Il donna ses ordres à son secrétaire, qui, en signant les certificats de ces princes au-dessous de la signature du cardinal de Rohan, mit hardiment : *par Son Altesse Éminentissime*, au lieu de mettre simplement : *par Monseigneur*. Le secrétaire des commandements du Régent [3], qui retira le certificat de M. le duc

1. Qui est grand aumônier né, de droit.

2. La relation officielle dit au contraire que cela se passa au moment de leur réception, devant le Roi, et qu'ils signèrent immédiatement; par conséquent, il n'y eut pas de certificat du grand aumônier, et ceci semble infirmer ce que Saint-Simon va raconter, à moins que la forme inusitée du certificat ait fait modifier l'ordre habituel. Notre auteur va dire qu'il tient de l'abbé de Pomponne le récit de l'incident.

3. Les mots *du Régent* sont en interligne. — Le duc d'Orléans avait deux secrétaires des commandements : l'abbé de Thésut, que nous connaissons et qui servait les années impaires, et Louis Doublet de Breuilpont les années paires. Ce peut être de ce dernier qu'il s'agit ici.

*Cette manchette est placée sensiblement plus bas dans le manuscrit.

de Chartres, y jeta les yeux par hasard, et fut si étrangement surpris de l'*Altesse Éminentissime*, qu'il alla sur-le-champ en avertir M. le duc d'Orléans. La colère le transporta à l'instant malgré sa douceur naturelle et son peu de dignité, mais au fond très glorieux. Il envoya sur-le-champ chercher l'abbé de Pomponne, chancelier de l'Ordre [1]. C'étoit l'heure qu'on sortoit de dîner pour aller bientôt aux premières vêpres du sacre, et le chapitre de l'Ordre s'étoit tenu la veille. L'abbé de Pomponne m'a conté qu'il fut effrayé de la colère où il trouva M. le duc d'Orléans, au point qu'il ne sut ce qui alloit arriver. Il lui commanda d'aller dire de sa part au cardinal de Rohan d'expédier sur-le-champ deux autres certificats à MM. les duc de Chartres et comte de Charolois, où il y eût seulement : *par Monseigneur*, d'y supprimer l'*Altesse Éminentissime* qu'il avoit osé y hasarder, et de lui défendre de la part du Roi de jamais l'employer dans aucun certificat de chevalier de l'Ordre. Le Régent ajouta l'ordre à l'abbé de Pomponne de faire écrire le fait et l'ordre en conséquence, tant à l'égard du certificat expédié à chacun de ces deux princes que tous ceux à expédier à tous chevaliers de l'Ordre nommés à l'avenir, sur les registres de l'Ordre [2].

et observé depuis toujours.

Le cardinal de Rohan et son frère furent bien mortifiés de cet ordre, dont ils ne s'étoient pas défiés par le caractère du Régent et par la protection du premier ministre. Ils obéirent sur-le-champ même et sans réplique, et l'avalèrent sans oser en faire le plus léger semblant. De pareilles tentatives, souvent avec succès, sont les fondements des prétentions, et trop ordinairement de la possession de ces chimères de rang de prince étranger ; je l'ai remarqué ici en plus d'une occasion. Quand je fus

1. Henri-Charles Arnauld : tome IV, p. 354,

2. Il ne semble pas que cet incident ait été connu du public, ni même des courtisans ; aucun contemporain n'en parle.

[Add. StS. 1716] chevalier de l'Ordre, cinq ans après, j'avertis les maréchaux de Roquelaure et d'Alègre et le comte de Gramont[1], qui furent de la même promotion avec le prince de Dombes, le comte d'Eu et des absents[2], de prendre bien garde à leurs certificats. M. le duc d'Orléans n'étoit plus, et les entreprises revivent. Je voulus voir le mien chez le cardinal de Rohan même, au sortir de ma profession de foi. Le secrétaire, qui en sentit bien la cause, me dit un peu honteusement que je n'y trouverois que ce qu'il y falloit, et me le présenta. En effet, j'y vis *par Monseigneur*, et point d'*Altesse*; je souris en regardant le secrétaire, et lui dis : *Bon, Monsieur, comme cela*, et je l'emportai. Je sus des trois autres que j'avois avertis, que les leurs étoient de même. Cela me montra qu'ils avoient abandonné cette prétention. Certainement le coup étoit bon à faire ; si le premier prince du sang, fils du Régent, et un autre prince du sang avoient souffert l'*Altesse* du cardinal de Rohan, qui eût pu après s'en défendre ?

Grands officiers de l'Ordre couverts comme les chevaliers. Ridicule et confusion de la séance.

Il n'y eut de séance à la cérémonie de l'Ordre que pour le clergé et pour la même robe, même les secrétaires du Roi, qui y eurent les mêmes qu'au sacre[3]. Tout le reste n'y fut placé qu'à titre de curieux, pêle-mêle, comme il plut au grand maître des cérémonies. Il n'y eut que les chevaliers de l'Ordre, qui étoient en petit nombre, qui formèrent seuls la cérémonie. Ce qu'il y eut de nouveau, car il y eut du nouveau partout, c'est que les officiers de l'Ordre se couvrirent dans le chœur, comme les chevaliers, eux qui dans les chapitres, excepté le seul chancelier de l'Ordre, sont au bout de la table, derrière lui, debout et découverts, et les chevaliers et le chancelier assis et

1. Les cinq derniers mots ont été ajoutés en interligne.

2. La promotion de 1728, qui fut de quatorze chevaliers.

3. Il n'assista en effet à cette cérémonie que les cardinaux, évêques, conseillers d'État, maîtres des requêtes et secrétaires du Roi qui s'étaient trouvés au sacre.

couverts. Aussi, comme je l'ai remarqué ailleurs[1], ont-ils fait en sorte qu'il n'y a plus de chapitres qu'en foule, en désordre, sans rang, où le roi est debout et découvert, et qu'il n'y a plus de repas, parce que le chancelier de l'Ordre y mange seul avec le roi et les chevaliers en réfectoire, et les autres grands officiers mangent en même temps avec les petits officiers de l'Ordre dans une salle séparée.

Princes du sang s'arrogent un de leurs principaux domestiques près d'eux à la cavalcade, où plus de confusion que jamais.

A l'égard de la cavalcade[2], il ne se put rien ajouter à l'excès de sa confusion. Les princes du sang y prirent, pour la première fois, un avantage que le Régent souffrit pour l'intérêt de Monsieur son fils contre le sien. Chacun d'eux eut près de soi un de ses principaux domestiques[3]. Cela ne fut jamais permis qu'aux fils de France et aux petits-fils de France, c'est-à-dire à M. le duc de Chartres, depuis d'Orléans, enfin régent, seul petit-fils de France qui ait existé depuis l'établissement de ce rang pour Mademoiselle, fille de Gaston, et pour ses sœurs, qui toutes n'avoient point de frères. Cette nouveauté en a enfanté bien d'autres depuis que Monsieur le Duc fut premier ministre.

Fêtes à Villers-Cotterets et à Chantilly.

Je ne parle point de beaucoup d'autres remarques ; cela seroit infini. J'omets aussi les fêtes superbes que M. le duc d'Orléans et Monsieur le Duc donnèrent au Roi, à Villers-Cotterets et à Chantilly, en[4] revenant de Reims[5].

1. Tome XI, p. 183-184.

2. Écrit encore ici *cavalcate*. On nommait ainsi la marche en cérémonie que le Roi faisait à cheval, le lendemain du sacre, de l'archevêché à l'abbaye de Saint-Remy pour aller vénérer les reliques du saint.

3. C'est en effet ce que note la relation.

4. Avant *en*, il y a dans le manuscrit *au retour de*, biffé.

5. Louis XV, parti de Reims le 30 octobre, arriva le 31 au soir à Soissons, où il séjourna le lendemain, et vint coucher le 2 à Villers-Cotterets. La relation de la *Gazette* (p. 626 et suivantes) décrit les divertissements que lui offrit le duc d'Orléans ; le clou en était une

La Fare et Belle-Isle à la Ferté. Leur inquiétude et mon avis, que Belle-Isle ne peut se résoudre à suivre.

Tout en arrivant à Paris, la Fare et Belle-Isle me vinrent voir à la Ferté. La Fare étoit aussi fort ami de Mme de Pléneuf, mais non son esclave comme ses deux amis le Blanc et Belle-Isle. Ils me parlèrent fort de leur inquiétude sur la vivacité avec laquelle l'affaire de la Jonchère se poussoit, lequel avoit été conduit à la Bastille[1], et qu'on ne parloit pas de moins que d'ôter à le Blanc sa charge de secrétaire d'État, et de l'envelopper avec Belle-Isle dans la même affaire. Quoique la Fare n'y fût pour rien, ils venoient me demander conseil et secours. Je leur dis franchement que je voyois clairement la suite du projet d'écarter de M. le duc d'Orléans tous ceux en qui il avoit habitude de confiance, et ceux encore dont on pouvoit craindre la familiarité avec lui, dont les exemples des exils récents faisoient foi ; que le Blanc étant celui de tous le plus à éloigner, en suivant ce plan, par l'accès de sa charge et par l'habitude de confiance et de familiarité ; que le prétexte et le moyen en étoit tout trouvé par l'affaire de la Jonchère ; que le cardinal Dubois auroit encore à en faire sa cour à Monsieur le Duc et à Mme de Prye, et à tout rejeter sur eux ; qu'ils connois-

foire avec des théâtres, des boutiques, des saltimbanques, une loterie de bijoux, etc. De Villers-Cotterets, le Roi alla coucher le 4 novembre à Chantilly et y séjourna le 5, le 6 et le 7 ; le duc de Bourbon s'évertua à distraire le jeune monarque : pêche dans l'étang, chasse au cerf, visite de la ménagerie, comédie, illuminations et feu d'artifices. Le départ eut lieu le 8 au matin ; le Roi s'arrêta à Saint-Denis, visita l'abbaye, le trésor et les tombeaux royaux et arriva à Paris à cinq heures et demie du soir. Le lendemain, il donna audience aux cours supérieures, et retourna le 10 novembre à Versailles. Voir aussi le *Mercure*, novembre, tome II, p. 73-122. Barbier (p. 242-244) et Mathieu Marais (p. 349-351 et 364-367) racontent divers incidents et anecdotes.

1. La Jonchère ne fut mis à la Bastille qu'en mai 1723 (Funck-Brentano, *Les Lettres de cachet*, p. 206-207). Mais, dès le mois de décembre 1722, son affaire était engagée, et M. le Blanc y était fort compromis, au dire de Mathieu Marais (p. 376), qui, comme Saint-Simon, voit en cela un effet de l'inimitié de Mme de Prye contre sa mère (p. 381). Saint-Simon anticipe un peu sur le temps.

soient tous deux l'esprit et la rage de Mme de Prye contre les deux inséparables amis de sa mère, et quel étoit son pouvoir sur Monsieur le Duc ; qu'ils ne connoissoient pas moins l'impétuosité et la férocité de Monsieur le Duc, la foiblesse extrême de M. le duc d'Orléans, l'empire que le cardinal Dubois avoit pris sur lui ; qu'il n'y avoit point d'innocence, ni d'amitié de M. le duc d'Orléans, qui pussent tenir contre le cardinal, Monsieur le Duc et sa maîtresse, réunis par d'aussi puissants intérêts ; que je ne voyois donc nul autre moyen de conjurer l'orage que d'apaiser la fille en voyant moins la mère, qui ne couroit risque de rien, à qui cela ne faisoit aucun tort, et qui, si elle avoit de la raison et une amitié véritable pour eux, et qui méritât la leur, devoit être la première à exiger de ses deux amis à faire ce sacrifice à une fureur à laquelle ils ne pouvoient résister qu'en la désarmant par cette voie, même de ne voir plus la mère, laquelle ne méritoit pas qu'ils se perdissent pour elle, si elle le souffroit.

La Fare trouvoit que je disois bien, et que ce que je proposois étoit la seule voie de salut, si déjà l'affaire n'étoit trop avancée. Belle-Isle ne put combattre mes raisons ni se résoudre à suivre ce que je pensois, et se mit, faute de mieux, à battre la campagne. J'avois beau le ramener au point, il s'échappoit toujours. A la fin, je lui prédis la prompte perte de le Blanc et la sienne, que le cardinal, Monsieur le Duc et sa maîtresse entreprenoient de concert, et dont ils ne se laisseroient pas donner le démenti, si, en suivant mon opinion, ils ne désarmoient promptement Monsieur le Duc et sa maîtresse par le sacrifice que je proposois ; quoi fait, ils auroient encore bien de la peine à se tirer des griffes seules du cardinal ; mais que, quand ils n'auroient plus affaire qu'à lui, encore y auroit-il espérance. Mais rien ne put ébranler Belle-Isle. Question fut donc de voir quelle conduite il auroit, si les choses se portoient à l'extrémité, comme je le croyois. Je conclus à la fuite, et que Belle-Isle attendît hors du royaume les changements que les temps amènent toujours. La Fare fut aussi de cet avis ; mais Belle-Isle s'écria que fuir seroit s'avouer coupable, et qu'il préféroit de tout risquer, étant bien sûr qu'il n'y avoit sur lui aucune prise. Je lui demandai s'il n'avoit jamais vu, au moins dans les histoires, d'innocents opprimés, et trop souvent encore sous nos yeux, par des procès, mais que je ne croyois pas qu'il en eût vu aucun échapper à des premiers ministres, quand ils y mettent tout leur pouvoir, encore moins s'ils se trouvent soutenus d'un prince du sang du caractère et dans la posture où étoit Monsieur le Duc, et d'une femme de l'esprit et de l'emportement de Mme de Prye ; que personne n'ignoroit qu'avec de telles parties, si hautement déclarées et engagées, raison, justice, innocence, évidence n'avoient plus lieu ; par conséquent, que fuir leur fureur et leur puissance, l'une et l'autre, n'étoit rien moins que s'avouer coupable, mais sagesse et nécessité, s'y exposer folie consommée. Ce raisonnement, qui me paroissoit évident et solide, ne put rien gagner sur Belle-Isle. Il s'en retourna avec la Fare persuadé, sans être lui-même le moins du monde ébranlé, malgré ma prédiction réitérée, de laquelle pourtant il ne s'éloignoit pas [1].

Survivance du gouvernement de Paris du duc de Tresmes à son fils aîné.

Ils m'apprirent que le Roi, avec lequel étoit M. le duc d'Orléans, etc., trouva, en arrivant à Paris, le duc de Tresmes venant en cérémonie au-devant de lui. La survivance du gouvernement de Paris lui fut donnée pour son fils aîné, qu'il ne songeoit pas à demander [2]. Son fils

1. Voyez la suite ci-après, p. 150.

2. Ceci n'est pas tout à fait exact. Une quinzaine de jours après le retour de Reims, le duc de Tresmes, Bernard-François Potier, se démit de sa charge de gouverneur de Paris en faveur de son fils, François-Joachim-Bernard Potier, qui fut pourvu de la charge par provisions du 22 novembre ; mais un brevet du lendemain 23 conserva au père l'exercice des fonctions sa vie durant (reg. O[1] 66, p. 405-410). Le fils était alors titré duc de Gesvres, son père s'étant démis de son duché en sa faveur au mois de mai précédent.

avoit alors trente ans, et avoit eu, dès 1716, la survivance de la charge de premier gentilhomme de la chambre qu'avoit son père[1]. Celle-ci ne nuisit pas à l'autre. Le premier ministre vouloit se faire des amis de ce qui environnoit le Roi.

Signature du contrat de futur mariage de Mlle de Beaujolois avec l'infant don Carlos.

Le 25 novembre, don Patricio Laulès, ambassadeur extraordinaire d'Espagne, conduit et reçu avec les cérémonies accoutumées, fit au Roi la demande de Mlle de Beaujolois pour don Carlos, et fut ensuite chez M. et Mme la duchesse d'Orléans. Il fut après[2] traité à dîner avec sa suite ; après quoi, il alla chez le cardinal Dubois, où les articles furent signés par lui et par les commissaires du Roi, qui furent le cardinal Dubois, Armenonville, garde des sceaux, la Houssaye, chancelier de M. le duc d'Orléans, conseiller d'État, et Dodun, contrôleur général des finances. Laulès fut ensuite reconduit à Paris, à l'hôtel des ambassadeurs extraordinaires. Le lendemain, il retourna à Versailles, accompagné et reçu comme la veille, et conduit, sur les cinq heures du soir, dans le cabinet du Roi, où étoient tous les princes et princesses du sang, debout des deux côtés d'une table, au milieu de laquelle le Roi étoit dans son fauteuil, sur laquelle le contrat de mariage fut signé par le Roi et tous les princes et princesses du sang sur une colonne, au bas de laquelle le cardinal Dubois signa, et l'ambassadeur signa seul sur l'autre colonne : après quoi il fut reconduit à Paris[3].

Départ et accompagnement de cette princesse. Laulès complimenté par la ville de Paris, qui lui fait le présent de la Ville.

Le 1er décembre, Mlle de Beaujolois partit de Paris pour se rendre à Madrid[4], accompagnée, jusqu'à la frontière,

1. Tome XXX, p. 308-309.

2. *Après* est en interligne, au-dessus d'*ensuitte*, biffé à cause de la répétition.

3. Saint-Simon prend tout ce détail à la *Gazette*, p. 717-719. Le texte du contrat de mariage du 26 novembre est au Dépôt des affaires étrangères, vol. *Espagne* 326, et aux Archives nationales, K 544, n° 38.

4. Tout ce qui va suivre vient encore de la *Gazette*, p. 720. Il faut lire les réflexions de Mathieu Marais sur ces mariages de « jolies

de la duchesse de Duras[1], qui mena avec elle la duchesse de Fitz-James sa fille[2], qui eurent toujours un fauteuil, une soucoupe, le vermeil doré, etc., avec la princesse[3]. Elle fut servie par les officiers du Roi et par ses équipages, et accompagnée d'un détachement des gardes du corps jusqu'à la frontière. M. le duc d'Orléans et M. le duc de Chartres la conduisirent de Paris jusqu'au Bourg-la-Reine[4]. Quelques jours après, le prévôt des marchands, à la tête du corps de la ville de Paris, alla, par ordre du Roi, complimenter l'ambassadeur d'Espagne, et lui présenter les présents de la Ville[5].

Mort à Rome de la

Enfin la fameuse princesse des Ursins mourut à Rome[6],

princesses françoises qui redonneront au roi d'Espagne du goût pour le pays où il est né » (p. 372 et 373).

1. Angélique-Victoire de Bournonville : tome VIII, p. 290.

2. Victoire-Félicité de Duras, dont nous avons vu le mariage en 1720 : tome XXXVII, p. 239.

3. Comme la duchesse de Villars-Brancas les avait eus à la conduite de la princesse de Modène : *ibidem*, p. 171-172.

4. La princesse avait été baptisée solennellement le 20 novembre (*Gazette*, p. 648). Partie le 1er décembre, elle arriva à Bordeaux le 30 et y séjourna jusqu'au 10 janvier ; elle n'atteignit enfin Madrid que le 16 février 1723 (*Gazette*, p. 112 ; *Mercure* de février, p. 367-372). Les documents relatifs à son accompagnement, à son voyage et à sa remise à la frontière aux mains des Espagnols sont dans le registre O¹ 66, p. 402 et suivantes, et dans les volumes *Espagne* des Affaires étrangères, nos 321, 322 et 326-328.

5. Encore un emprunt à la *Gazette*, p. 732. Cette visite officielle se fit le 7 décembre.

6. Mme des Ursins était malade depuis la fin de novembre d'une colique néphrétique ; la femme du Prétendant était allée la voir, et le 1er décembre on la regardait comme fort mal (*Gazette* p. 749-750). Elle mourut le 5 décembre, et sa mort fut annoncée dans le premier numéro de la *Gazette* de 1723 (p. 8), qui énumère aussi les principaux legs de son testament. Les obsèques se firent dès le 6 à Saint-Jean de Latran, et elle fut inhumée dans le cloître de la basilique, où se trouvait la sépulture ordinaire des Orsini. Voyez le *Mercure* de décembre, p. 177-178 ; Emmanuel de Broglie, *Bernard de Montfaucon*, tome II, p. 121-123, et une lettre adressée à Dom Devic dans le ms. Franç. 19675, fol. 172.

où elle s'étoit, à la fin, retirée et fixée depuis plus de six ans[1], aimant mieux y gouverner la petite cour d'Angleterre que de ne gouverner rien du tout[2]. Elle avoit quatre-vingt-cinq ans[3], fraîche encore, droite, de la grâce et des agréments, une santé parfaite jusqu'à la maladie peu longue dont elle mourut, la tête et l'esprit comme à cinquante ans, et fort honorée à Rome, où elle eut le plaisir de voir les cardinaux del Giudice et Alberoni l'être fort peu. On a tant et si souvent parlé ici de cette dame si extraordinaire et si illustre, qu'il n'y a rien à y ajouter.

fameuse princesse des Ursins.

Madame, dont la santé avoit toujours été extrêmement forte et constante, ne se portoit plus bien depuis quelque temps, et se sentoit même assez mal pour être persuadée qu'elle alloit tomber dans une maladie dont elle ne relèveroit pas[4]. L'inclination allemande qu'elle avoit tou-

Mort de Madame ; son caractère ; et de la maréchale de

1. Si la disgrâce de la princesse (décembre 1714) remontait à plus de six ans, sa venue à Rome ne datait que de deux ans (octobre 1720) : notre tome XXXVIII, p. 46.

2. Elle avait en effet pris beaucoup d'ascendant sur le Prétendant, et surtout sur sa femme, Clémentine Sobieska ; mais cela fut court.

3. On ne sait pas au juste l'âge de la princesse ; la *Gazette* dit environ quatre-vingts ans ; Saint-Simon, si intime naguère avec elle, était-il mieux renseigné ? — Amelot écrivait au cardinal Gualterio le 28 décembre (British Museum, ms. Addit. 20366, fol. 233) : « La mort imprévue de Mme la princesse des Ursins m'a extrêmement surpris et affligé. Je connoissois son mérite et ses grandes qualités, j'ose dire mieux qu'un autre, par la longue expérience que j'en ai eue dans les circonstances d'affaires les plus importantes et les plus délicates de toutes espèces. J'avois reçu mille marques de ses bontés, et je lui étois très sincèrement attaché. M. le duc de Noirmoutier, son frère, est avec raison très touché de cette perte. Il m'a fait voir le testament et le codicille de Madame sa sœur, où il n'y a rien qui ne soit convenable et très digne d'elle. »

4. Elle parle de sa santé moins bonne et de sa résignation à la volonté de Dieu dans des lettres à M. de Harling de la fin de septembre et du commencement d'octobre 1722 (*Correspondance*, recueil Brunet, tome II, p. 376-377). Le 26 novembre, elle écrivait à la comtesse Louise (*ibidem*, p. 378-379) : « Je baisse d'heure en heure et je souffre nuit et jour ; tout ce qu'on me fait ne me soulage en rien.

Clérambault; famille et caractère de cette maréchale.

jours eue au dernier point, lui donnoit une prédilection extrême pour Mme la duchesse de Lorraine et pour ses enfants, par-dessus M. le duc d'Orléans et les siens[1]. Elle mouroit d'envie de voir les enfants de Mme la duchesse de Lorraine qu'elle n'avoit jamais vus, et se faisoit un plaisir extrême de les voir à Reims, où Mme la duchesse de Lorraine, qui vouloit voir le sacre, les devoit amener[2]. Madame, se sentant plus incommodée, balança fort sur le voyage, qui approchoit beaucoup, et vouloit devancer le Roi à Reims de plusieurs jours pour être plus longtemps avec Mme la duchesse de Lorraine, à qui elle avoit donné rendez-vous à jour marqué et à ses enfants[3].

On a vu ici, à la mort de Monsieur, qu'elle prit à elle la maréchale de Clérambault et la feue comtesse de Beuvron[4], qu'elle avoit toujours fort aimées, et que Monsieur avoit chassées de chez lui et qu'il haïssoit fort[5]. La maréchale de Clérambault croyoit avoir une grande connoissance de l'avenir par l'art des petits points[6]; comme, Dieu merci! je ne sais ce que c'est, je n'expliquerai point cette opération, en laquelle Madame avoit aussi beaucoup de confiance. Elle consulta donc la maréchale sur le voyage de Reims, qui lui répondit fermement : *Partez,*

J'ai grand besoin que Dieu m'inspire de la patience ; il me ferait une grande grâce s'il me délivrait de mes souffrances. Ne vous affligez donc pas, si vous veniez à me perdre ; car ce serait un grand bonheur pour moi. » Au début de décembre, Mathieu Marais (p. 374) parle de sa maladie et de sa force de caractère.

1. Déjà dit plusieurs fois ; voyez notamment au tome VI, p. 9 et 400, et en dernier lieu, tome XXXIII, p. 54 et 65.

2. Voyez sa lettre du 5 novembre à la comtesse Louise, où elle parle en détail de ses petits-enfants et de l'impression de sa fille en la revoyant (recueil Brunet, tome II, p. 377-378).

3. Elle arriva à Reims dès le 18 octobre, huit jours avant le sacre.

4. Louise-Françoise Bouthillier de Chavigny (tome V, p. 95) et Lydie de Rochefort-Théobon (tome VI, p. 407).

5. Nos tomes VIII, p. 364-366, et X, p. 100.

6. Déjà dit au tome X, p. 103.

Madame, en toute sûreté ; je me porte bien. C'est qu'elle prétendoit avoir vu par ces petits points qu'elle mourroit avant Madame, qui sur cette confiance alla à Reims[1]. Elle y fut logée dans la belle abbaye de Saint-Pierre[2], avec Mme la duchesse de Lorraine, où le Roi les alla voir deux fois[3], et dont une sœur du feu comte de Roucy étoit abbesse[4]. Madame vit le sacre et les cérémonies de l'Ordre du lendemain, dans une tribune avec Mme la duchesse de Lorraine et ses enfants, dans laquelle le frère du roi de Portugal eut aussi place[5] ; mais, au retour du sacre, elle perdit la maréchale de Clérambault, qui mourut à Paris le 27 novembre, dans sa quatre-vingt-neuvième année[6], ayant jusqu'alors la santé, la tête, l'esprit et l'usage de tous ses sens comme à quarante ans. Elle étoit fille de Chavigny, secrétaire d'État, mort à quarante-quatre ans, en octobre 1652, dont j'ai parlé à l'entrée de ces *Mémoires*[7], et qui étoit fils de Bouthillier, surintendant des finances, mort un an avant lui[8]. La mère

1. Elle passa par Villers-Cotterets, où elle fut malade quelques jours (*Gazette d'Amsterdam*, nos LXXXV-LXXXVII).

2. Abbaye de bénédictines fondée dans un faubourg de Reims dès la fin du sixième siècle ; on l'appelait Saint-Pierre-aux-Nonnes.

3. Les 23 et 29 octobre : voyez la Relation du sacre dans la *Gazette*.

4. Élisabeth de la Rochefoucauld-Roye, sœur de François II comte de Roucy (tome III, p. 336), avait été nommée abbesse en 1711 ; elle mourut le 25 avril 1744 (*Gallia christiana*, tome IX, p. 277).

5. Emmanuel, prince de Portugal : tome XXX, p. 99.

6. *Gazette*, p. 720. Elle fut inhumée dans la nef de l'église de l'abbaye de Saint-Antoine des Champs, et son cœur, réuni à celui de son mari, fut placé dans un coffret de cuivre dans une excavation creusée dans le mur du transept droit et fermée par une plaque de marbre portant une double inscription latine et française. Son neveu et légataire universel, Louis Bouthillier de Chavigny, marquis de Pont-sur-Seine, pourvut à cette sépulture et fonda une messe annuelle dans l'église de l'abbaye (E. Raunié, *Épitaphier du vieux Paris*, tome I, p. 136 et 140-141).

7. Léon Bouthillier, comte de Chavigny : tome I, p. 176.

8. Claude Bouthillier de Chavigny : tome IV, p. 115.

de la maréchale étoit fille unique et héritière de Jacques Phélypeaux, sieur de Villesavin[1], et d'Isabelle Blondeau, que j'ai vue[2], et fait collation dans sa chambre avec de jeunes gens de mon âge, qui allions voir son arrière-petit-fils[3], et je la peindrois encore grande, grasse, l'air sain et frais. Elle nous conta qu'elle étoit dans son carrosse avec son mari sur le Pont-Neuf, lorsque tout à coup ils entendirent de grands cris, et qu'ils apprirent un moment après qu'Henri IV venoit d'être tué[4]. Pour revenir à la maréchale de Clérambault, elle eut plusieurs frères et sœurs, entre autres l'évêque de Troyes, qui, démis et retiré, fut mis dans le conseil de régence, et duquel il a été parlé souvent ici[5], Mme de Brienne-Loménie, femme du secrétaire d'État, morte dès 1664[6], et la duchesse de Choiseul, seconde femme sans enfants du dernier duc de Choiseul, veuve en premières noces de Brûlart, premier président du parlement de Dijon[7], dont

[*Add. SᵗS. 171 et 1718*]

1. Anne Phélypeaux, mariée en 1627 au futur secrétaire d'État Chavigny, et morte à quatre-vingt-deux ans le 3 janvier 1694, était fille de Jean (et non Jacques) Phélypeaux, seigneur de Villesavin, maître des comptes, secrétaire des commandements de Marie de Médicis, conseiller d'État en février 1635 (*Gazette*, p. 112), mort le 23 novembre 1660.

2. Cette Isabelle Blondeau, Mme de Villesavin, ne mourut qu'en février 1687 ; on lui donnait alors quatre-vingt-huit ans ; mais elle était certainement plus âgée, puisqu'elle avait eu sa fille unique dès 1612. Tallemant des Réaux, qui raconte une anecdote sur elle, dit qu'on l'appelait « la servante très humble du genre humain », parce qu'elle était la plus grande complimenteuse du monde (*Historiettes*, tomes I, p. 331, VI, p. 67, et VII, p. 510-511).

3. Philippe, marquis de Clérambault, tué en 1704 : tome I, p. 273.

4. Elle devait être alors tout récemment mariée.

5. François Bouthillier, dont il a été parlé en dernier lieu dans le tome XXXVIII, p. 275.

6. Henriette Bouthillier, femme de Louis-Henri-Joseph de Loménie, comte de Brienne : tome V, p. 93 et 95.

7. Marie Bouthillier, veuve de Nicolas Brûlart, remariée à Auguste du Plessis, duc de Choiseul : tome VI, p. 184.

elle eut la duchesse de Luynes, dame d'honneur de la Reine[1].

La maréchale de Clérambault avoit épousé, en 1654, le maréchal de Clérambault, qui avoit été fait maréchal de France dix-huit mois auparavant[2]. Il eut le gouvernement de Berry, et fut chevalier de l'Ordre en la première grande promotion du feu Roi, en 1661, et mourut en 1665, à cinquante-sept ans[3], ne laissant qu'une fille, qui fut religieuse[4], et deux fils dont on a parlé ici à l'occasion de leur mort sans alliance[5]. Le maréchal de Clérambault étoit homme de qualité[6], bon homme de guerre[7], et avoit

1. Marie Brûlart, marquise de Charost, puis duchesse de Luynes : tome XII, p. 335.

2. Saint-Simon, par extraordinaire, n'a pas encore nommé ce seigneur. Philippe de Clérambault, marquis de Palluau, servit jeune aux guerres de Louis XIII et était en 1636 capitaine de chevaux-légers ; il devint maréchal de camp en 1641, puis, le 30 mai 1646, mestre-de-camp général de la cavalerie légère à la place de Gassion ; il eut le gouvernement de Courtray en 1647, celui d'Ypres en 1648, passa lieutenant général en 1649, et fut nommé maréchal de France par brevet du 24 août 1652 (reg. O^1 12, fol. 32) ; Mazarin lui en avait fait la promesse l'année précédente. En 1655, il acheta du prince de Conti le gouvernement de Berry pour deux cent mille livres (*Mémoires de Cosnac*, tome I, p. 206) et en fut pourvu par lettres du 6 avril (reg. X^{1A} 8659, fol. 280 v°). Louis XIV le nomma chevalier du Saint-Esprit le 31 décembre 1661, et il était désigné comme gouverneur du grand Dauphin lorsqu'il mourut, le 24 juillet 1665 ; il fut remplacé par le duc de Montausier.

3. Les généalogies disent cinquante-neuf.

4. Thérèse de Clérambault ; les généalogies ne donnent que son nom.

5. Philippe, marquis de Clérambault, et Jules, abbé : tomes XII, p. 175-176, et XXIV, p. 377.

6. L'*Histoire généalogique*, tome VII, p. 582, donne une filiation depuis le treizième siècle, mais affecte d'attribuer à cette famille le nom patronymique de Clérambault, sans particule.

7. On lui reprocha d'avoir laissé prendre Courtray (*Mémoires de Mme de Motteville*, tome II, p. 55), et M. le duc d'Aumale (*Histoire des princes de Condé*, tome VI, p. 14 note), après le commentateur des

été mestre-de-camp général de la cavalerie, fort à la mode sous le nom de comte de Palluau, avant qu'il prît son nom lorsqu'il devint maréchal de France[1]. C'étoit un homme de beaucoup d'esprit, orné, agréable, plaisant, insinuant et souple, avec beaucoup de manége[2], toujours bien avec les ministres, fort au gré du cardinal Mazarin, et fort aussi au gré du monde et toujours parmi le meilleur[3]. Sa femme, devenue veuve, fut gouvernante des filles de Monsieur, et accompagna la reine d'Espagne[4] jusqu'à la frontière, en qualité de sa dame d'honneur.

C'étoit une des femmes de son temps qui avoit le plus d'esprit[5], le plus orné sans qu'il y parût, et qui savoit le plus d'anciens faits curieux de la cour, la plus mesurée et la plus opiniâtrement silencieuse. Elle en avoit contracté l'habitude par avoir été constamment une année entière sans proférer une seule parole dans sa jeunesse, et se guérit ainsi d'un grand mal de poitrine. Elle n'avoit

Historiettes de Tallemant des Réaux (tome II, p. 303), a reproduit un couplet du chansonnier Blot :

> Palluau, ce grand capitaine,
> Qui prend un château dans un an
> Et perd trois places par semaine.

1. Son nom de famille, comme c'était l'habitude.

2. Les mots *de manège* sont en interligne au-dessus *d'ornemt*, biffé.

3. Il avait beaucoup fréquenté chez Foucquet, où il jouait volontiers, et était en familiarité avec le grand Condé (*Mémoires de Gourville*, tome I, p. 169 et 174-175, et II, p. 80). Chéruel (*Histoire de France sous le ministère de Mazarin*, tome I, p. 35, note 3) a cité l'éloge qu'en faisait Saint-Évremond, et à sa mort Bussy-Rabutin (*Mémoires*, tome II, p. 234) l'appelait « un des plus agréables ornements de la cour » ; voyez aussi le *Menagiana*, tome I, p. 305. Le libraire Barbin fit paraître en 1669, un vol. in-12, les *Conversations D. M. D. C. E. D. C. D. M.* (*du maréchal de Clérambault et du chevalier de Méré*). Son portrait au lavis est dans le ms. Clairambault 1150, fol. 62.

4. Marie-Louise d'Orléans : tome III, p. 88.

5. Saint-Simon a déjà fait le portrait de la maréchale dans le tome X, p. 100-104 ; Mlle de Montpensier l'estimait fort (*Mémoires*, tome IV, p. 84; voyez votre tome VIII, p. 364, note 4.

jamais bu que de l'eau, et fort peu. Souvent aussi son silence venoit de son mépris secret pour les compagnies où elle se trouvoit, et pour les discours qu'on y tenoit; mais, lorsqu'elle étoit en liberté, elle étoit charmante, on ne la pouvoit quitter. Je l'ai souvent vue de la sorte entre trois ou quatre personnes au plus chez la chancelière de Pontchartrain, dont elle étoit fort amie. C'étoit un tour, un sel, une finesse, et, avec cela, un naturel inimitable[1]. Elle fut allante [et] venante à la cour en grand habit[2] presque toujours jusqu'à sa dernière maladie. Fort riche et avare. Par les chemins et dans les galeries, elle avoit toujours un masque de velours noir; sans avoir jamais été ni prétendu être belle ni jolie, elle avoit encore le teint parfaitement beau, et elle prétendoit que l'air lui causoit des élevures[3]. Elle étoit l'unique qui en portât, et, quand on la rencontroit et qu'on la saluoit, elle ne manquoit jamais à l'ôter pour faire la révérence. Elle aimoit fort le jeu, mais le jeu de commerce[4] et point trop gros, et eût joué volontiers jour et nuit[5]. Je me suis peut-être trop étendu sur cet article : les singularités curieuses ont fait couler ma plume.

Madame fut d'autant plus touchée de la perte de cette ancienne et intime amie[6], qu'elle savoit que les petits

1. Il est certain qu'elle raconta beaucoup d'anecdotes à notre auteur : voyez tome X, p. 101-102.

2. Comme Madame, qui le portait toujours.

3. Saint-Simon écrit *éleveures*, comme l'*Académie*, qui définissait ce mot « petite bube, pustule qui vient sur la peau ». Dans le tome X, p. 103, il avait dit : « elle disoit que son teint s'élevoit en croûtes sitôt que l'air le frappoit. »

4. On appelait *jeux de commerce* les jeux de cartes où il y a un banquier; on les opposait aux jeux purement de hasard : voyez nos tomes VI, p. 293, et VII, p. 239-240.

5. Voyez l'anecdote rapportée dans le tome X, p. 103.

6. Le 29 novembre, lendemain de la mort de la maréchale, Madame écrivit à la comtesse Louise une dernière lettre où elle fait l'éloge de sa vieille amie (*Correspondance*, recueil Brunet, tome II, p. 379-380); elle mourut elle-même neuf jours plus tard.

points avoient toujours prédit qu'elle la survivroit, mais que ce seroit de fort peu. En effet, elle la suivit de fort près. L'hydropisie, qui se déclara tard, fit en très peu de jours un tel progrès, qu'elle se prépara à la mort avec beaucoup de fermeté et de piété. Elle voulut presque toujours avoir auprès d'elle l'ancien évêque de Troyes, frère de la maréchale de Clérambault, et lui dit : *Monsieur de Troyes, voilà une étrange partie que nous avons faite, la maréchale et moi.* Le Roi la vint voir[1], et elle reçut tous les sacrements. Elle mourut à Saint-Cloud le 8 décembre, à quatre heures du matin, à près de soixante et onze ans[2]. Elle ne voulut point être ouverte, ni de pompe à Saint-Cloud. Ainsi, dès le 10 du même mois, elle fut portée à Saint-Denis dans un carrosse, sans aucun appareil de deuil, le carrosse précédé, environné et suivi des pages des deux écuries du Roi, des gardes et des suisses de M. le duc d'Orléans, et de ses valets de pied avec des flambeaux[3]. Mlle de Charolois et les duchesses d'Humières et de Tallard[4] accompagnoient dans un autre carrosse, où étoient Mme de

1. Le 5 décembre : *Gazette*, p. 731.

2. *Mercure* de novembre, tome II, p. 203-208 ; *Gazette*, p. 731 ; lettre de sa fille la duchesse de Lorraine dans la publication de A. de Bonneval, p. 145-147 ; *les Correspondants de Balleroy*, tome II, p. 504; *Mathieu Marais*, p. 374 et 377 ; *Barbier*, p. 245-246 ; *Gazette d'Amsterdam*, nos C et CI ; le registre de Delisle, U 366.

3. Tout ceci est pris à la *Gazette*, p. 744. A Saint-Denis, il se produisit entre Mlle de Charolais et la duchesse d'Humières un conflit de cérémonial que racontent Mathieu Marais (p. 380), Barbier (p. 247-248), les *Mémoires de Villars* (tome IV, p. 243) et les *Correspondants de Balleroy* (p. 508). Il y a diverses pièces relatives à ces obsèques dans le carton K 139 des Archives nationales, n° 17. L'abbé de Saint-Géry de Magnas, premier aumônier de la princesse prononça en présentant son corps, un discours, qui fut imprimé avec un abrégé de la vie de Madame (Archives nationales, K 1716, n° 13).

4. Anne-Louise-Julie de Crevant (tome II, p. 117) et Marie-Isabelle-Gabrielle de Rohan-Soubise (tome XVII, p. 12).

Châteautiers[1], dame d'atour de Madame, avec Mmes de Tavannes[2] et de Flamarens[3].

Madame tenoit en tout beaucoup plus de l'homme que de la femme[4]. Elle étoit forte, courageuse, allemande au dernier point, franche, droite, bonne et bienfaisante, noble et grande en toutes ses manières, et petite au dernier point sur tout ce qui regardoit ce qui lui étoit dû. Elle étoit sauvage, toujours enfermée à écrire, hors les courts temps de cour chez elle ; du reste, seule avec ses dames ; dure, rude, se prenant aisément d'aversion, et redoutable par les sorties qu'elle faisoit quelquefois, et sur quiconque ; nulle complaisance, nul tour dans l'esprit, quoiqu'elle [ne] manquât pas d'esprit ; nulle flexibilité ; jalouse, comme on l'a dit, jusqu'à la dernière petitesse, de tout ce qui lui étoit dû ; la figure et le rustre[5] d'un Suisse ; capable avec cela d'une amitié tendre et inviolable. M. le duc d'Orléans l'aimoit et la respectoit fort. Il ne la quitta point pendant sa maladie, et lui avoit toujours rendu de grands devoirs ; mais il ne se conduisit jamais par elle. Il en fut fort affligé[6] ; je passai le lende-

1. Anne de Foudras : tome I, p. 72.

2. Élisabeth Mailly du Breuil, fille du receveur général des finances de Touraine, mariée le 23 juin 1721 à Charles-Henri-Gaspard de Saulx, vicomte de Tavannes.

3. Anne-Agnès de Beauvau, mariée le 3 juin 1717 à Agésilan de Grossolles, marquis de Flamarens ; voyez notre tome XXXI, p. 346.

4. Saint-Simon a cité si souvent des traits du caractère de Madame qu'il est impossible de les noter tous ici comme commentaire du portrait qui va suivre ; on pourra néanmoins se reporter à ce qu'il en dit aux tomes I, p. 73-74, VIII, p. 335-336, 354, et XXVI, p. 323-327, et à l'appendice XII du tome V, p. 568. Au tome XXVI, nous avons rapproché des dires de Saint-Simon ceux des contemporains ; il est donc inutile d'y revenir.

5. L'*Académie* ne donnait cet adjectif pris substantivement que s'appliquant aux personnes : *un rustre*. Ici c'est le synonyme de *rusticité*, et Saint-Simon l'avait déjà employé en ce sens dans une Addition au *Journal de Dangeau* : notre tome XXIX, p. 440.

6. C'est aussi ce que dit la *Gazette*, p. 732. Le greffier Delisle écrit

main de cette mort plusieurs heures seul avec lui à Versailles, et je le vis pleurer amèrement[1].

Les ambassadeurs et la cour se présentèrent devant le Roi en manteaux longs et en mantes, ainsi que les princes et les princesses du sang, et pareillement chez M. et Mme la duchesse d'Orléans, qui les reçut de même, et Mme la duchesse d'Orléans au lit, après que l'un et l'autre eurent été avec M. le duc de Chartres, en manteaux et en mantes, saluer le Roi, qui, après, alla voir M. et Mme la duchesse d'Orléans. Le Roi fut harangué par le Parlement et par toutes les autres Compagnies, lesquelles toutes allèrent saluer M. et Mme la duchesse d'Orléans[2]. Le Roi drapa, parce que Madame étoit veuve du grand-père maternel du Roi[3]. Cette perte ne fit pas grande sensation à la cour ni dans le monde[4]. La duchesse de Bran-

dans ses notes (reg. U 366) : « L'on m'a dit qu'hier, veille de sa mort, elle avoit parlé au Régent en digne mère, lui donnant sa bénédiction ; qu'elle lui avoit remontré sa méchante conduite et tout le mal qu'il avoit fait et faisoit encore tous les jours ; qu'elle lui avoit dit qu'il avoit une âme à sauver et qu'il n'y pensoit point, etc... » Ceci est confirmé par la *Gazette d'Amsterdam*, n° CI.

1. Selon la *Gazette d'Amsterdam*, n° CI, il resta vingt-quatre heures sans voir personne.

2. Sur le deuil porté à l'occasion de la mort de Madame, et sur les visites de condoléance, il faut voir le *Mercure* de décembre, p. 166-170, la *Gazette*, p. 743 et 755-756, la *Gazette d'Amsterdam*, n°s CII et CIII, le registre du greffier Delisle, U 366, aux 16 et 18 décembre, et une curieuse lettre de Joseph Dubois à sa femme publiée par Louis Veuillot, *Deux commensaux du cardinal Dubois*, p. 28-30 ; à cause de la rareté de cette brochure, nous reproduisons cette lettre à l'appendice V.

3. Saint.Simon aurait dû dire : de l'arrière-grand-père. En effet, Louis XV était fils de Marie-Adélaïde de Savoie, duchesse de Bourgogne, fille d'Anne-Marie d'Orléans, duchesse de Savoie, laquelle était fille du premier mariage de Monsieur frère de Louis XIV avec Henriette d'Angleterre ; Madame était donc veuve du bisaïeul maternel de Louis XV.

4. Mathieu Marais (*Mémoires*, p. 378) cite cette épitaphe satirique à son adresse et à celle du Régent : « *Ci gît l'Oisiveté, la mère de tout*

cas, sa dame d'honneur, ne parut à rien, étant déjà attaquée du cancer au sein dont elle mourut assez longtemps après[1].

Mariage de Mme de Cany avec le prince de Chalais et du prince de Robecq avec Mlle du Bellay.

Mme de Cany, veuve du fils unique de Chamillart, avec beaucoup d'enfants, et sœur du duc de Mortemart[2], s'ennuya enfin de porter le nom de son mari, et en un tournemain son mariage se fit avec le prince de Chalais[3], grand d'Espagne, qui, ennuyé de l'Espagne où il n'avoit que cette dignité, sans grade militaire qui lui pût faire rien espérer par delà la médiocre pension qu'il en avoit, s'étoit depuis peu fixé en France pour toujours, où étoit son bien et sa famille[4]. Toute celle de Mortemart parut fort aise de ce mariage. Ce qu'il y eut de louable est que les enfants du premier lit n'en ont été que plus constamment chéris et bien traités en tout de la mère et de son second mari. Le prince de Robecq[5], aussi grand d'Espagne, et dégoûté du séjour et du service d'Espagne, où il étoit lieutenant général, et fixé en France avec le même grade, épousa, à Paris, Mlle du Bellay[6].

vice. » — L'inventaire fait après le décès de Madame, qui a passé en vente chez Étienne Charavay le 25 mai 1882, n° 286 du *Catalogue*, a pu être copié auparavant par Édouard de Barthélemy qui l'a publié, non sans d'assez nombreuses fautes de lecture, dans le *Bulletin du comité des travaux historiques, section d'histoire et de philologie*, 1882, p. 382-407 ; on y remarque surtout l'abondance des bijoux : il n'y a pas moins de cent cinquante bagues.

1. Elle ne mourut en effet qu'en 1731 ; Saint-Simon prend ceci dans la *Gazette d'Amsterdam*, n° CIII.

2. Marie-Françoise de Rochechouart : tome XV, p 363-371. Ses quatre enfants ont été énumérés dans le tome XXX, p. 102, note 3.

3. Louis-Jean-Charles de Talleyrand-Périgord : tome IX, p. 199. Le mariage eut lieu le 10 décembre ; voyez ce qu'en dit Mathieu Marais (tome II, p. 374).

4. Après le mariage, il alla habiter avec sa femme un hôtel de la rue du Bac (*Dictionnaire critique* de Jal, col. 1070).

5. Anne-Auguste de Montmorency, titré d'abord comte d'Estaires : tome XX, p. 296.

6. Ce mariage eut lieu le 22-23 décembre (*Mercure* du mois, p.

Paix de Nystad entre le Czar et la Suède.

L'année finit par le traité de paix conclu à Nystad entre le Czar et la Suède[1], qui céda au Czar toutes les conquêtes qu'il avoit faites sur elle, ce qui la restreignit au delà de la mer Baltique, et lui ôta toute la considération que les conquêtes de Charles [X[2]] lui avoient acquise au deçà, et conséquemment toute sa considération en Allemagne et dans le reste de l'Europe, tellement que cette monarchie, revenue à son dernier état, se trouva de plus ruinée et dans le dernier abattement, fruit du prétendu héroïsme de son dernier monarque[3].

Année 1723. Stérilité des récits de cette année; sa cause.

Cette année, dont la fin est le terme que j'ai prescrit à ces *Mémoires*, n'aura ni la plénitude ni l'abondance des précédentes. J'étois ulcéré des nouveautés du sacre ; je voyois s'acheminer le complet rétablissement de toutes les grandeurs des bâtards ; j'avois le cœur navré de voir le Régent à la chaîne de son indigne ministre et n'osant rien sans lui ni que par lui, l'État en proie à l'intérêt, à l'avarice, à la folie de ce malheureux, sans qu'il y eût aucun remède. Quelque expérience que j'eusse de l'étonnante foiblesse de M. le duc d'Orléans, elle avoit été sous

175 ; *Gazette d'Amsterdam*, n° CII). La mariée, très riche héritière, s'appelait Catherine-Félicité du Bellay ; en 1725, au retour d'Espagne de la veuve de Louis Ier, elle fut nommée sa dame du palais ; elle mourut le 3 juin 1727, dans sa dix-neuvième année, en couche de son troisième enfant ; elle a déja été nommée dans notre tome XXXIX, p. 146.

1. La paix de Nystad avait été signée le 30 août 1721 (notre tome XXXVIII, p. 263-267), et on ne comprendrait pas pourquoi Saint-Simon en reparle ici si l'on ne se reportait à la correspondance de Stockolm le 31 décembre insérée dans la *Gazette* de 1723, p. 50-51 ; il y a trouvé la mention de la médaille frappée en Suède à cette occasion, et il a cru que la paix venait seulement d'être conclue.

2. Saint-Simon a laissé le chiffre en blanc. Il veut sans doute parler de Charles X ou Charles-Gustave (1654-1660), qui se signala par ses victoires sur les Danois et les Polonais.

3. Charles XII. Voyez les réflexions qu'il a déja faites à ce propos dans notre tome XXXVIII, p. 266-267.

mes yeux jusqu'au prodige lorsqu'il fit ce premier ministre après tout ce que je lui avois dit là-dessus, après ce qu'il m'en avoit dit lui-même, enfin de la manière incroyable à qui ne l'a vu comme moi, dont je l'ai racontée dans la plus exacte vérité [1]. Je n'approchois plus de ce pauvre prince à tant de grands et d'utiles talents enfouis, qu'avec répugnance ; je ne pouvois m'empêcher de sentir vivement sur lui ce que les mauvais Israélites se disoient dans le désert sur la manne : *Nauseat anima mea super cibum istum levissimum* [2] ; je ne daignois plus lui parler. Il s'en apercevoit ; je sentois qu'il en étoit peiné ; il cherchoit à me rapprocher, sans toutefois oser me parler d'affaires que légèrement et avec contrainte, quoique sans pouvoir s'en empêcher. Je prenois à peine celle d'y répondre, et j'y mettois fin tout le plus tôt que je le pouvois ; j'abrégeois et je ralentissois mes audiences ; j'en essuyois les reproches avec froideur. En effet, qu'aurois-je eu à dire ou à discuter avec un régent qui ne l'étoit plus, pas même de soi, bien loin de l'être du royaume, où je voyois tout en désordre ?

Le cardinal Dubois, quand il me rencontroit, me faisoit presque sa cour. Il ne savoit par où me prendre. Les liens de tous les temps et sans interruption étoient devenus si forts entre M. le duc d'Orléans et moi, que le premier ministre, qui les avoit sondés plus d'une fois, n'osoit se flatter de les pouvoir rompre. Sa ressource fut d'essayer de me dégoûter par imposer à son maître une réserve à mon égard qui nous étoit à tous deux fort nouvelle, mais qui lui coûtoit plus qu'à moi par l'habitude, et j'oserai dire par l'utilité qu'il avoit si souvent trouvée dans cette confiance, et moi je m'en passois plus que volontiers, dans le dépit de n'en pouvoir espérer aucun

1. Ci-dessus, p. 27-61.
2. *Anima nostra jam nauseat super cibo isto levissimo* (*Nombres*, chapitre XXI, verset 5).

fruit ni pour le bien de l'État, ni pour l'honneur et l'avantage de M. le duc d'Orléans, totalement livré à ses plaisirs de Paris, et au dernier abandon à son ministre. La conviction de mon inutilité parfaite me retira de plus en plus, sans avoir jamais eu le plus léger soupçon qu'une conduite différente pût m'être dangereuse, ni que, tout foible et tout abandonné que fût le Régent au cardinal Dubois, celui-ci pût venir à bout de me faire exiler comme le duc de Noailles et Canillac, ni de me faire donner des dégoûts à m'en faire prendre le parti. Je demeurai donc dans ma vie accoutumée, c'est-à-dire ne voyant jamais M. le duc d'Orléans que tête à tête, mais le voyant peu à peu toujours de plus loin en plus loin [1], froidement, courtement, sans ouvrir aucun propos d'affaires, les détournant même de sa part quand il en entamoit, et y répondant de façon à les faire promptement tomber. Avec cette conduite et ces vives sensations, on voit aisément que je ne fus de rien, et que ce que j'aurai à raconter de cette année sentira moins la curiosité et l'instruction de bons et de fidèles Mémoires, que la sécheresse et la stérilité des faits répandus dans des gazettes.

Mort de l'abbé de Dangeau.

L'abbé de Dangeau mourut au commencement de cette année, à quatre-vingts ans [2]. Il en a été parlé d'avance à

1. Saint-Simon avait d'abord écrit *toujours plus de loin à loin* ; il voulut corriger sa phrase de la façon indiquée ; mais il s'est embrouillé, comme cela lui arrive parfois dans cette fin de ses *Mémoires*.

2. C'est en effet dans la *Gazette*, p. 24, que Saint-Simon prend cette nouvelle. L'abbé mourut le 1er janvier dans l'après-midi, au deuxième étage d'une maison de la rue de Verneuil, où il avait un grand appartement. Aussitôt sa mort et en l'absence des héritiers, son procureur Noël Fauveau fit immédiatement apposer les scellés sur son cabinet ; le procès-verbal en existe dans les actes du commissaire Menyer (Archives nationales, Y 11554). Ses obsèques se firent le 3 à Saint-Sulpice (Jal, *Dictionnaire critique*, p. 469), et il fut enseveli dans cette église, dans le tombeau où étaient déjà son frère et son neveu. Mathieu Marais (*Mémoires*, tome II, p. 399) parle de sa mort,

l'occasion de la mort de son frère aîné[1], pour n'avoir rien à y ajouter[2]. Il n'avoit qu'une abbaye[3] et un joli prieuré à Gournay-sur-Marne, qui lui faisoit une très agréable maison de campagne à la porte de Paris[4]; aussi bon homme et aussi fade que son frère[5].

Mort du prince de Vaudémont.

Le prince de Vaudémont mourut presque en même temps, à quatre-vingt-quatre ans, à Commercy[6], où il

mais la place au 4, par erreur. Nous donnerons son testament ci-après, aux Additions et Corrections. Il fut remplacé par Morville à l'Académie française, et la *Gazette d'Amsterdam*. Extraordinaire LVI, publia le court éloge que celui-ci fit de son prédécesseur lors de sa réception, le 22 juin 1723.

1. Tome XXXVIII, p. 36-39.

2. Le manque de place nous oblige à ne pas donner ici en appendice la notice promise sur l'abbé de Dangeau et sur ses travaux historiques; voyez ci-après, p. 393.

3. Celle de Fontaine-Daniel, de l'ordre de Cîteaux, au diocèse du Mans, que Louis XIV lui donna dès le mois de février 1680 et qui valait environ quinze mille livres. En juillet 1710, le Roi lui avait encore donné celle de Notre-Dame de Clermont, au même diocèse, qui rapportait presque autant; mais il semble avoir résigné cette dernière en 1721.

4. Gournay-sur-Marne, dans la Brie française, au diocèse de Paris, avait un prieuré de cisterciens, où, d'après le *Mémoire de la généralité de Paris* en 1700, il n'y avait que deux religieux et qui valait plus de huit mille livres. L'abbé de Dangeau possédait encore le prieuré de Renty en Artois, celui de Saint-Arnould de Crépy-en-Valois, et celui de Saint-Maixent-de-Verrines près Nuaillé, au diocèse de la Rochelle. On lit dans la *Correspondance de Boileau et Brossette*, p 36 et 38, l'anecdote suivante : il déclarait un jour à Boileau qu'il condamnait la pluralité des bénéfices et que, s'il obtenait une abbaye, ne fût-elle que de mille écus, elle lui suffirait à jamais, Mais, ayant reçu une abbaye de sept mille livres, puis d'autres bénéfices, il ne les refusa point. — Eh ! bien ? lui dit Boileau. — Ah ! répondit l'abbé, si vous saviez que cela est bon pour vivre ! — Mais pour mourir, Monsieur l'abbé, pour mourir ! — L'abbé fut un peu confus, mais n'en garda pas moins ses bénéfices.

5. Ce membre de phrase a été ajouté dans le blanc resté à la fin du paragraphe.

6. *Gazette*, p. 60. Il mourut le 14 janvier. Son testament est à la Bibliothèque nationale, Collection de Lorraine, vol. 41, fol. 302, et

s'étoit comme retiré depuis la mort du feu Roi, venant rarement et courtement à Paris, et n'allant guères plus souvent ni plus longuement à Lunéville. Il a tant et si souvent été parlé ici de la naissance, de la famille, de la fortune, des perfidies, des cabales de cet insigne Protée, que je ne m'y étendrai pas ici [1]. Ses chères nièces lui alloient tenir compagnie tous les ans longtemps, surtout depuis que l'aînée [2], tombée des nues par la mort de Monseigneur, puis par celle du Roi, s'étoit fait une planche après le naufrage de l'abbaye de Remiremont, qu'elle avoit su obtenir fort peu après la mort de Monseigneur [3]. La princesse d'Espinoy recueillit l'immense héritage de ce cher oncle, excepté Commercy, qui revint au duc de Lorraine, qui renvoya à l'Empereur le collier de la Toison que Vaudémont avoit de Charles II [4].

Mort du duc de Popoli à Madrid et sa dépouille.

Le duc de Popoli, duquel j'ai aussi tant parlé [5], mourut à Madrid quelques jours après [6]. Le duc de Bejar eut sa place de majordome-major du prince des Asturies, et le duc d'Atri, frère du cardinal Acquaviva, eut sa compagnie italienne des gardes du corps [7]. Le duc de Popoli avoit soixante-douze ans, et il étoit chevalier du Saint-Esprit et de la Toison d'or. Ce fut une perte pour la cabale ita-

tous ses papiers, très abondants et non sans intérêt, forment dans la même collection les volumes 387, 559 à 576, 580 à 584, 589, 624 à 632, 634, 689 à 709 et 726 à 970.

1. Voyez notamment nos tomes IV, p. 339-345, IX, p. 44-55, XI, p. 275-276 et 306-308, XV, p. 4 et suivantes, XXI, p. 268-269, etc.

2. Mlle de Lillebonne, Béatrix-Hiéronyme de Lorraine.

3. Tome XXI, p. 269-271.

4. La mention de ce renvoi a été ajoutée après coup dans le blanc resté à la fin du paragraphe, lorsque Saint-Simon en a trouvé l'indication dans le n° XIV de la *Gazette d'Amsterdam*. Il l'a noté à cause de l'inconvenance qu'il y avait à renvoyer à l'Empereur une décoration que le défunt tenait du roi d'Espagne.

5. Voyez nos tomes XXXVIII et XXXIX.

6. Le 16 janvier : *Gazette*, p. 66.

7. Ces deux nominations ne sont pas prises dans les gazettes ; Saint-Simon les sut sans doute de façon directe.

lienne, et un gain pour les Espagnols et pour les honnêtes gens. Son fils[1], dont j'ai aussi beaucoup parlé[2], trouva un prodigieux argent comptant et force pierreries, qu'il ne tarda pas à manger, ni à se ruiner ensuite. Il fit aussitôt après sa couverture de grand d'Espagne[3].

Mort et caractère de M. le Haguais.

Un plus honnête homme qu'eux les suivit de près, mais d'une condition si différente que je n'en parlerois pas ici sans la singularité de ses vertus, et que je l'ai fort connu à Pontchartrain. Il s'appeloit le Hacquais[4], et par corruption M. des Aguets, conseiller d'honneur à la cour des aides, après y avoir été longtemps avocat général avec la plus grande réputation de droiture et la première d'éloquence, avec une capacité profonde et une facilité surprenante à parler et à écrire. Il étoit plein d'histoire et de belles-lettres[5], de goût le plus délicat, du sel le plus fin, et du tour le plus singulier et le plus agréable. Il avoit la conversation charmante, naturelle, pleine de traits ; il étoit[6] modeste, poli, respectueux, et jamais ne montroit la moindre érudition. La galanterie et l'amour de la chasse les avoit unis, le chancelier de Pontchartrain et lui, dans leur jeunesse ; leurs cœurs ne s'étoient jamais désunis depuis. Il étoit de tous les voyages de Pontchartrain, aussi aimé de la Chancelière, de toute la famille et de tous les amis, qu'il l'étoit du Chancelier, et il étoit là dans un air de considération infinie, et y chassoit, tant qu'il pouvoit, à tirer à pied et à cheval, et à courre le renard avec le Chancelier. Il étoit extrêmement sobre et

1. Joseph Cantelmi, titré prince de Pettorano : tome XXI, p. 184.
2. Particulièrement dans le tome XXXIX, p. 123-126.
3. Le 7 mars : *Gazette*, p. 161.
4. Jean-François le Haguais : tome XVI, p. 63, où Saint-Simon avait orthographié son nom *le Haquais*. Il mourut à Paris le 23 janvier (*Gazette*, p. 72).
5. Le portrait qui va suivre avait déjà été fait, presque dans les mêmes termes, dans le tome XVI, p. 63-65, sauf le détail de la chasse.
6. Les mots *il estoit* ont été ajoutés en fin de ligne sur la marge.

simple en tout. Ses vers galants autrefois, et sur toutes sortes de sujets, étoient pleins de pensées, de tour, de traits et de justesse[1]. Il y avoit longtemps, quand je le connus à Pontchartrain, qu'il étoit devenu fort homme de bien, et même pénitent. Ce changement lui avoit tellement fermé la bouche que le Chancelier l'appeloit son muet, et on y perdoit infiniment. Quand il faisoit tant que de dire quelque chose, c'étoit toujours avec un sel et une grâce qui ravissoit. Je lui disois souvent que j'avois envie de le battre jusqu'à ce qu'il se mît à parler. Il ne fut jamais marié, fort solitaire et sauvage depuis sa grande piété, et mourut avec peu de bien, duquel il ne s'étoit jamais soucié, à quatre-vingt-quatre ans, regretté de beaucoup d'amis, et avec une réputation[2] grande et rare.

Obsèques de Madame à Saint-Denis.

Les obsèques de Madame se firent à Saint-Denis, le 13 février[3]. Mlles de Charolois, de Clermont et de la Roche-sur-Yon firent le deuil, menées par M. le duc de Chartres, Monsieur le Duc et M. le comte de Clermont. Les cours supérieures y assistèrent. L'archevêque d'Albi, Castries, officia, et l'évêque de Clermont, Massillon, fit l'oraison funèbre, qui fut belle[4].

1. Dans le portrait du tome XVI, notre auteur n'avait pas dit que le Haguais eût été poète, et il avait eu raison. C'est son père, Augustin le Haguais, avocat général à la cour des aides de Caen, mort en 1666, qui composait des vers latins et français pleins d'esprit et de bon goût.

2. Le mot *reputation* est en interligne au-dessus de *grde et rare réputation,* biffé.

3. Non pas le 13, mais le 5 (*Gazette*, p. 84, où Saint-Simon prend tout ce qui va suivre). L'erreur de date vient de ce que la *Gazette* fait le récit de la cérémonie sous la rubrique de *Paris, le 13 février*. Voyez aussi le *Mercure* de février, p. 375-377.

4. Le discours de Massillon ne fut pas alors imprimé, mais seulement un autre que prononça à Laon le 18 mars le P. Cathalan (plaq. in-4°); l'abbé Blampignon, dans son édition des *Œuvres complètes de Massillon* (1886) a publié l'oraison funèbre de Madame, tome III, p. 253-264.

Mort, famille, caractère, obsèques de Madame la Princesse.

Madame la Princesse suivit Madame de près : elle mourut à Paris, le 23 février, à soixante-quinze ans[1]. Elles étoient filles des deux frères[2], et fort unies, petites-filles de l'électeur palatin, gendre de Jacques Ier, roi premier de la Grande-Bretagne[3], qui, pour s'être voulu faire roi de Bohême, perdit tous ses États et sa dignité électorale, et mourut proscrit en Hollande[4]. Son fils aîné fut enfin rétabli, mais dernier électeur[5], ce que Madame, qui étoit sa fille, ne pardonna jamais à la branche de Bavière. Édouard, frère puîné de l'électeur rétabli, épousa Anne Gonzague, dite Clèves[6], dont il eut la princesse de Salm, femme du gouverneur de l'empereur Joseph et ministre d'État de l'empereur Léopold[7], Madame la Princesse, et la duchesse d'Hanovre ou de Brunswick[8], mère de l'impé-

1. *Gazette*, p. 108. Son testament, du 8 octobre 1718, est en copie aux Archives nationales, K 544, n° 24 ; il commence ainsi : « Ne pouvant encore disposer de tout mon bien parce que mes affaires ne sont pas finies, et craignant d'être surprise sans avoir mis ordre aux récompenses de mes domestiques, je fais les dispositions suivantes. » Ce testament ne contient en effet que des pensions viagères ou des dons à ses dames et à ses domestiques et quelques legs pieux et de charité, sans disposer de rien dans sa famille, ainsi que le notait Mathieu Marais (*Mémoires*, tome II, p. 421 et 435). Elle demandait à être enterrée aux Grandes Carmélites, nommait l'abbé Pucelle son exécuteur testamentaire, et laissait dix mille livres à une bâtarde de son fils, appelée Mlle de Dampierre (tome XXXI, p. 17), qui était alors pensionnaire aux Visitandines du faubourg Saint-Jacques. Son inventaire après décès, qui fut fait suivant l'usage par un greffier du Parlement, forme aux Archives nationales les registres X1A 9159 et 9160.

2. Charles-Louis, électeur palatin (tome X, p. 125), père de Madame, et Édouard, prince palatin (tome XVII, p. 91).

3. C'est-à-dire le premier qui réunit sur sa tête les couronnes d'Angleterre et d'Écosse.

4. Frédéric V de Bavière : tome II, p. 252.

5. Par la paix de Munster.

6. Anne de Gonzague de Clèves : tome XVII, p. 91.

7. Marie-Louise de Bavière, mariée à Charles-Théodore-Othon, prince de Salm : tome I, p. 112.

8. Bénédicte-Henriette-Philippe, que nous avons vu revenir s'installer en France : tome XXXVIII, p. 48-52.

[Add. StS. 1719] ratrice Amélie, épouse de l'empereur Joseph. Cette Anne Gonzague se rendit illustre par son esprit et sa conduite[1], et par sa grande cabale pendant les troubles de la minorité du feu Roi, devint jusqu'à sa mort la plus intime et confidente amie du célèbre prince de Condé, qu'elle servit plus utilement que personne[2], de sorte qu'ils marièrent ensemble leurs enfants. Elle étoit sœur de la reine Marie, deux fois reine de Pologne[3] ; aimée[4] et admirée partout par son esprit, ses talents de gouvernement et tous les agréments possibles, que la Reine mère et le cardinal de Richelieu[5] empêchèrent Monsieur Gaston de l'épouser[6].

Madame la Princesse eut des biens immenses[7]. Elle étoit laide, bossue, un peu tortue, et sans esprit, mais

1. Les trois mots *et sa conduitte* ont été ajoutés sur la marge à la fin d'une ligne.

2. Voyez le travail de M. Rébelliau dans la *Revue de Paris* du 1er décembre 1896, que nous avons déjà indiqué.

3. Louise-Marie de Gonzague (tome XII, p. 231), mariée successivement à Ladislas IV et à Jean-Casimir, rois de Pologne.

4. C'est d'Anne de Gonzague qu'il s'agit.

5. Les mots *de Richelieu* sont en interligne sur *Mazzarin*, biffé.

6. C'est lorsque Gaston d'Orléans devint veuf en 1627 de Marie de Montpensier qu'il songea à épouser Anne de Gonzague, alors encore très jeune puisqu'elle n'était née qu'en 1616. Ce n'est que plus tard, après son mariage avec le prince palatin, qu'elle put manifester ses talents politiques.

7. Sa fortune venait en partie de ses acquêts pendant son mariage avec Monsieur le Prince Henri-Jules, qui avait beaucoup augmenté ses biens, et en partie de l'héritage de la reine Louise-Marie de Gonzague et du roi Jean-Casimir, qui, n'ayant pas d'enfants, l'adoptèrent en 1663 lors de son mariage. Dès le 1er avril 1664, la reine lui faisait remettre par avance toutes ses pierreries (Archives nationales, K 541, n° 35), et il y a dans le carton K 1340, n° 9, une Généalogie historique tendant à établir ses droits par adoption sur les biens que Jean-Casimir possédait dans le royaume de Naples, Sa succession, qu'on estimait à neuf millions (*Les Correspondants de Balleroy*, tome II, p. 529), fut longue à régler ; le journal de ce règlement par Brillon, intendant du duc du Maine, est à la Bibliothèque de l'Institut, en six volumes in-folio, mss 466-471.

douée de beaucoup de vertu, de piété, de douceur et de patience, dont elle eut à faire un pénible et continuel usage tant que son mariage dura[1], qui fut plus de quarante-cinq ans. Devenue veuve, elle bâtit somptueusement le Petit-Luxembourg, assez vilain jusqu'alors, l'orna et le meubla de même[2]; mais, quand on l'alloit voir, on entroit, par ce qui s'appelle une montée[3], dans une vilaine petite salle à manger, au coin de laquelle étoit une porte qui donnoit dans un magnifique cabinet, au bout de toute l'enfilade de l'appartement, qu'on ne voyoit jamais. Toutes les cérémonies dues à son rang furent observées au Petit-Luxembourg, où elle mourut[4]; mais il n'y fut pas question de la garde de son corps par des dames. Cette entreprise, tentée précédemment, n'avoit pu réussir ; les princes du sang enfin s'en étoient dépris[5]. Elle fut portée en cérémonie aux Carmélites de la rue Saint-Jacques, où elle fut enterrée[6]. Caylus, évêque d'Auxerre, y fit la cérémonie[7]. J'ai rangé ici cette mort pour ne pas interrompre ce qui va suivre.

Biron, Levis et la Vallière faits et reçus ducs

La majorité approchoit, et mettoit bien des gens en mouvement. M. le duc d'Orléans se laissa entendre qu'il pourroit faire duc et pair le marquis de Biron, son pre-

1. Voyez notre tome XVII, p. 237-238 et 248.

2. Notre tome XIX, p. 56, note 7.

3. C'est à-dire un petit escalier étroit et tout droit : notre tome XL, p. 195.

4. Saint-Simon trouve la mention de ces cérémonies dans la *Gazette*, p. 119-120, et dans le *Mercure*, mars, p. 537-544.

5. Voyez nos tomes XVII, p. 148, XXXIII, p. 134-137, et XXXVII, p. 220.

6. Cette cérémonie eut lieu le 3 mars : *Gazette*, p. 120, et *Gazette d'Amsterdam*, n° XXI. Ém. Raunié (*Épitaphier du vieux Paris*, tome II, p. 170) a reproduit les inscriptions gravées sur les plaques de cuivre placées sur son cercueil et sur la boîte contenant son cœur ; elle est dite âgée de 74 ans 11 mois et 10 jours.

7. Daniel-Charles-Gabriel de Thubières de Caylus : tome XII, p. 158. Le discours qu'il prononça à cette occasion est dans le *Mercure* d'avril, p. 718-723.

et pairs à la majorité. [Add. St-S. 1720]

mier écuyer. Cette notion en réveilla d'autres. Le prince de Talmond[1], qui, à son mariage, avoit escroqué le tabouret au feu Roi par surprise[2], et qui ne pouvoit espérer de le transmettre à son fils[3], n'oublia rien pour être fait duc et pair, Madame et lui étoient enfants des deux sœurs[4], titre qui, joint à sa naissance, le lui faisoit espérer de M. le duc d'Orléans : toutefois il n'y put réussir[5]. La princesse de Conti, dont la passion pour l'élévation de la Vallière, son cousin germain[6], étoit extrême, se mit à tourmenter M. le duc d'Orléans, qui, à ce qu'il me dit, avoit donné au fils de la Vallière la survivance de son gouvernement de Bourbonnois[7] pour être quitte avec la princesse de Conti, et lui fermer la bouche sur toute autre demande; mais il n'eut pas la force de résister. Je réussis aussi, quoique avec grand peine, pour le marquis de Lévis, gendre du feu duc de Chevreuse[8]. Ainsi ces trois furent déclarés en cet ordre : Biron, Lévis et la Vallière[9].

1. Frédéric-Guillaume de la Trémoïlle : tome II, p. 162.

2. Tome XV, p. 314-320.

3. Anne-Charles-Frédéric de la Trémoïlle, titré alors duc de Châtellerauld : tome XV, p. 319.

4. Tome XIII, p. 314 ; voyez ci-après l'Addition à Dangeau n° 1720.

5. Il en fut « pénétré de douleur », écrivait-on à Mme de Balleroy (tome II, p. 521).

6. Charles-François le Blanc de la Baume (tome I, p. 118), neveu de Mlle de la Vallière.

7. Cette survivance en faveur du jeune marquis Louis-César était assez récente : 7 mai 1722.

8. Charles-Eugène, marquis de Lévis, grand ami de notre auteur, ainsi que sa femme : voyez en dernier lieu nos tomes XXXVI, p. 72, note 5, et 77, XXXVII, p. 32, et XL, p. 249.

9. Il était question depuis longtemps des promotions à faire à l'époque de la majorité du Roi : la duchesse de Lorraine écrivait à la marquise d'Aulède dès le 3 mars 1721 (*Lettres*, publiées par A. de Bonneval, p. 137) : « Quant aux ducs, M. de Lévis étant l'aîné de la maison de Ventadour, il me semble que cela lui conviendroit ; pour M. le prince de Talmond, il le sera si son petit-neveu meurt sans

Les deux premiers, *toto cœlo* distants du troisième, avoient eu chacun un duché-pairie dans sa maison, et Lévis avoit vu éteindre celui de Ventadour depuis peu d'années. A l'égard de celui de Biron, j'admirai avec indignation l'effronterie et l'impudence avec laquelle la femme de Biron osoit tirer un titre de prétention de l'extinction du duché-pairie de Biron[1]. Biron et Lévis passèrent sans grand murmure par leur naissance et leurs services; mais la Vallière, qu'on aimoit d'ailleurs, excita les clameurs publiques, au point que M. le duc d'Orléans en fut honteux[2].

Majorité du Roi, lit de justice.

Le 19 février, le Roi reçut à Versailles les respects de M. le duc d'Orléans et de toute la cour sur sa majorité[3],

enfants ; pour la Vallière, ce sera une grâce que mon frère lui fera de faire revivre pour lui le duché de Vaujours, que sa tante avoit et que je crois que la grande princesse de Conti lui a donné. » Le duché nouveau de la Vallière ne fut pas mis sur la terre de Vaujours, mais sur celle de Saint-Christophe en Touraine.

1. Ce duché, érigé par Henri IV en 1598, en faveur de Charles de Gontaut, s'était trouvé éteint dès 1602 par la mort sans enfants du titulaire, décapité pour haute trahison.

2. Voyez à ce propos les *Mémoires de Mathieu Marais*, tome II, p. 411-412 ; on disait dans le public que le bisaïeul de la Vallière avait été meunier, à cause probablement de son nom de le Blanc. Barbier (*Journal*, p. 256-257) parle de ces érections et en donne la raison. Notre auteur était opposé à ces nouvelles créations, et il adressa au Régent pour l'en détourner deux mémoires qui ont été publiés dans la *Revue rétrospective*, 1834, tome II, p. 44 et suivantes. D'après une lettre de Monsieur le Duc au roi d'Angleterre du 24 janvier 1724, citée par Lemontey (*Histoire de la Régence*, tome II, p. 268, note 2), le jeune Roi aurait regretté ces érections.

3. Louis XV, né le 15 février 1710, était entré depuis le 16 dans sa quatorzième année, et ce fut ce jour-là, et non le 19, qu'il reçut les compliments du Régent, qui lui remit ses pouvoirs (*Gazette*, p. 95-96) ; Barbier dit (p. 257) qu'il ne sut rien répondre. Les Mémoires du duc d'Antin, cités par Lemontey (*Histoire de la Régence*, tome II, p. 81, note) racontent la scène : « Le 16 au matin, le lendemain de la naissance du Roi, ayant treize ans et un jour, M. le duc d'Orléans vint au réveil du Roi. Il n'y avoit que Monsieur le Duc, M. le duc de Tresmes et moi. Il dit à Sa Majesté qu'il venoit lui remettre le soin de l'État, qu'il avoit bien voulu lui confier, qu'il avoit le bonheur de lui

Il visite les princesses, belle-fille, filles, même la sœur de feu Madame la Princesse, et point ses petites-filles, quoique princesses du sang.

et déclara les trois nouveaux ducs et pairs. Le lendemain il vint en pompe, après dîner, à Paris aux Tuileries[1], et le 22 il alla au Parlement tenir son lit de justice pour la déclaration de sa majorité, et y fit recevoir les trois nouveaux ducs et pairs[2]. La séance finit par l'enregistrement d'un nouvel édit contre les duels, qui redevenoient communs[3]. Le 23, le Roi reçut aux Tuileries les harangues des Compagnies supérieures et autres corps qui ont accoutumé d'haranguer[4]. Le 24, il alla voir Madame la Duchesse et les deux filles de Madame la Princesse, morte de la veille[5]. On vit avec surprise qu'il alla voir aussi la duchesse

rendre tranquille en dehors et en dedans ; qu'il avoit fait de son mieux et continueroit toute sa vie ses services avec le même zèle et la même affection, et qu'il étoit présentement le maître absolu. Le Roi ne répondit rien ; car il ne répond rien à personne ; il fut même assez sérieux dans son lit ; mais, quand il fut levé et retiré dans son cabinet, il parut fort gai et fort content. Une puce l'incommodoit ; Monsieur de Fréjus lui dit : « Sire, vous êtes majeur ; vous pouvez ordonner de sa punition. — Qu'on la pende ! dit-il. » J'ai pris cette réponse, toute simple qu'elle est, pour un présage de sévérité. »

1. Il vint en effet le 20 à Paris ; mais ce n'était pas le lendemain de sa majorité. La *Gazette*, p. 104, décrit le cortège.

2. Le procès-verbal du lit de justice est dans le registre du Parlement, X[1A] 8441, et on en connaît beaucoup de copies; il fut d'ailleurs imprimé (reg. U 366 des Archives nationales) et l'éditeur du *Journal de Buvat* l'a reproduit en appendice du tome II, p. 478-490. Outre la *Gazette*. p. 104-107, et le *Mercure* de février, p. 383-387, on peut voir les *Mémoires de Marais*, tome II, p. 418-420, le *Journal de Barbier*, p. 258-259, celui *de Buvat*, tome II, p. 435-436. Les lettres d'érection des nouveaux duchés-pairies avaient été enregistrées le matin même par le Parlement (X[1A] 8441, fol. 358 et suivants, et U 366) ; le texte s'en trouve au registre X[1A] 8727, fol. 283 et suivants, et il a été imprimé dans l'*Histoire généalogique* du P. Anselme, tome V, p. 467, 470 et 478.

3. Cet édit fut imprimé (reg. U 366). Saint-Simon oublie de dire que les provisions de M. d'Armenonville comme garde des sceaux furent aussi enregistrées dans le lit de justice, le Parlement ayant négligé de le faire jusque-là.

4. *Gazette*, p. 107.

5. *Ibidem*. C'est en revenant de se promener à la Muette que le Roi

de Brunswick, sa sœur[1]. Ses visites s'y bornèrent; elles ne s'étendirent pas jusqu'aux princes et princesses du sang, petits-enfants de Madame la Princesse. Enfin, le 25, il retourna à Versailles avec la même pompe qu'il en étoit venu[2].

Conseil de régence éteint. Forme nouvelle du gouvernement Survivance de la charge de secrétaire d'État de la Vrillière à son fils.

Le conseil de régence prit fin. Le conseil d'État ne fut composé que de M. le duc d'Orléans, M. le duc de Chartres, Monsieur le Duc, du cardinal Dubois et de Morville, secrétaire d'État jusqu'alors sans fonction, à qui le cardinal Dubois remit sa charge de secrétaire d'État avec le département des affaires étrangères[3]. Maurepas, secrétaire d'État jusqu'alors sous la tutelle de la Vrillière, son beau-père, commença à faire sa charge de secrétaire d'État avec le département de la marine. La Vrillière demeura comme il étoit sous le feu Roi; mais il ne remit qu'un peu après le détail de Paris et de la Maison du Roi à son gendre, qui étoient de son département, et le Blanc demeura secrétaire d'État avec le département de la

alla voir Madame la Duchesse, la princesse de Conti et la duchesse du Maine, belle-fille et filles de Madame la Princesse.

1. C'est la *Gazette* qui le dit ; mais la surprise n'est que de Saint-Simon.

2. *Gazette*, p. 108.

3. La pièce suivante publiée par Sévelinges, *Mémoires secrets de Dubois*, tome II, p. 343, ne nomme pas M. de Morville, mais à sa place le précepteur Fleury : « Depuis que le Roi a déclaré publiquement dans son lit de justice... qu'il vouloit que M. le duc d'Orléans présidât après lui à tous les conseils, et qu'il confirmoit le choix qu'il avoit fait, le 22 août, de M. le cardinal Dubois pour premier ministre d'État, l'ordre des conseils où Sa Majesté doit assister a été réglé : elle tient le dimanche et le mercredi le conseil d'État, composé de Sa Majesté et M. le duc d'Orléans, de M. le duc de Chartres, de Monsieur le Duc, du premier ministre et M. l'évêque de Fréjus, dans lequel on délibère de toutes les affaires étrangères et des grandes résolutions sur les principales matières du gouvernement de quelque espèce qu'elles soient, guerre, finance, marine, commerce, justice et police générale du royaume. M. le cardinal Dubois est le seul rapporteur dans ce conseil. »

guerre, pour ne pas y rester longtemps. Le conseil des finances, les mêmes excepté Morville, et de plus Armenonville, garde des sceaux, Dodun, contrôleur général, et les deux conseillers d'État et au conseil royal des finances. Le maréchal de Villeroy, chef de ce conseil, étoit exilé à Lyon[1]. Le conseil des dépêches étoit composé de M. le duc d'Orléans, des deux princes du sang, du cardinal Dubois et des quatre secrétaires d'État. Ainsi tout cet extérieur, aux princes du sang près, reprit tout celui du temps du feu Roi[2]. On consola la Vrillière de son déchet par la survivance de sa charge de secrétaire d'État à son fils[3].

Mariage secret du comte de Toulouse avec la

Il y avoit assez longtemps que le comte de Toulouse avoit pris beaucoup de goût pour la marquise de Gondrin[4] aux eaux de Bourbon, où ils s'étoient rencontrés et

1. Dès le jour de sa majorité, le Roi avait confirmé par de nouvelles lettres de cachet l'exil du maréchal, comme celui du Chancelier et du duc de Noailles (Affaires étrangères, vol. *France* 1255).

2. M. Amelot écrivait le 15 mars au cardinal Gualterio (British Museum, ms. Addit. 20366, fol. 245, communication de M. Gaucheron) : « Depuis la déclaration de la majorité du Roi dans son lit de justice, les différents conseils qui se tenoient sous le règne du feu Roi ont été rétablis à peu près sur le même pied. S. M. y assiste régulièrement et ne paroît pas même ennuyée d'entendre si souvent parler d'affaires. Il y a le dimanche et le mercredi conseil d'État, le lundi conseil royal des finances, le jeudi conseil de conscience, et le samedi conseil de dépêches, le tout depuis dix heures du matin jusques à midi. Le mardi est destiné aux audiences des ambassadeurs et autres ministres étrangers. Ainsi le vendredi est le seul jour libre de toute la semaine. Le Roi signe toutes les ordonnances pour la distribution des fonds du Trésor, et c'est Mgr le duc d'Orléans qui les lui présente à signer. »

3. Louis Phélypeaux, titré comte de Saint-Florentin, né le 18 août 1705, fut pourvu de la survivance de la charge de secrétaire d'État de son père par lettres du 17 février 1723 (reg. O[1] 67, fol. 130 v°) et lui succéda en fait à sa mort (7 septembre 1725) ; il devint secrétaire d'État de la Maison du Roi en 1749, ministre d'État en août 1751, mais dut résigner ses emplois après l'avènement de Louis XVI (juillet 1775). Il avait été créé duc de la Vrillière en 1770, et avait été élu membre honoraire de l'académie des sciences en 1740 et de celle des inscriptions en 1757. Il mourut le 27 février 1777.

4. Marie-Victoire-Sophie de Noailles : tome XIV, p. 261. Saint-

fort vus. Elle étoit sœur du duc de Noailles, qu'il n'aimoit ni n'estimoit, et veuve avec deux fils du fils aîné de d'Antin[1], avec qui il avoit toujours eu beaucoup de commerce et de liaisons de convenance et de bienséance, parce qu'ils étoient tous deux fils de Mme de Montespan. Mme de Gondrin avoit été dame du palais sur la fin de la vie de Madame la Dauphine, jeune, gaie, et fort Noailles, la gorge fort belle, un visage agréable, et n'avoit point fait parler d'elle. L'affaire fut conduite au mariage dans le dernier secret. Pour le mieux cacher, le comte de Toulouse prit le moment de la séance du lit de justice de la majorité, dont il s'excluoit, parce que les bâtards ne traversoient plus le parquet, et à cause de cela n'alloient point au Parlement, ni le cardinal de Noailles non plus, à cause de sa pourpre qui y auroit cédé aux pairs ecclésiastiques. La maréchale de Noailles alla seule avec sa fille à l'archevêché, où le comte de Toulouse se rendit en même temps seul avec d'O, où le cardinal de Noailles leur dit la messe et les maria dans sa chapelle, au sortir de laquelle chacun s'en retourna comme il étoit venu. Rien n'en transpira[2], et on fut longtemps sans en rien soupçonner, d'autant que le comte de Toulouse avoit toujours paru fort éloigné de se marier.

marquise de Gondrin.

En ce même temps la peste, qui avoit si longtemps

Fin de la peste

Simon écrit ici partout *Gondren* ; précédemment, il mettait toujours correctement *Gondrin*.

1. Louis de Pardaillan, dont nous avons vu la mort en 1712 : tome XXII, p. 263-264. Ses deux fils, le duc d'Épernon et le marquis de Gondrin, ont été nommés en ce temps-là.

2. En effet aucun contemporain n'en dit rien alors ; c'est seulement lorsque le prince déclara son mariage en décembre suivant (ci-après, p. 322) qu'on parla de la célébration antérieure : Barbier disait trois ans ; un correspondant de Mme de Balleroy donna la date exacte : 22 [février], et parla de la chapelle de l'archevêché. Il dut y avoir un contrat ; mais nous ne le connaissons pas. On prétendit que ce n'était que la régularisation d'une liaison antérieure (Raunié, *Chansonnier historique*, tome V, p. 7 et note).

de Provence et le commerce universellement rétabli.

désolé la Provence, y fut tout à fait éteinte, et tellement que les barrières furent levées, le commerce rétabli, et les actions de grâces publiquement célébrées dans toutes les églises du royaume[1], et au bout de peu de mois le commerce entièrement rouvert avec tous les pays étrangers[2].

Mlle de Beaujolois remise à la frontière par le duc de Duras au duc d'Ossone, et reçue par LL. MM. Cath. etc. à une journée de Madrid, où il se fait de belles fêtes. Le chevalier d'Orléans, grand prieur de France, et le comte de Bavière, bâtard de l'Électeur, faits grands d'Espagne.

Mlle de Beaujolois fut remise à la frontière par le duc de Duras, qui commandoit en Guyenne, et qui en eut la commission, au duc d'Ossone, qui avoit celle du roi d'Espagne pour la recevoir, et qui commandoit le détachement de la maison du roi d'Espagne envoyé au-devant d'elle[3]. La duchesse de Duras la remit à la comtesse de Lemos, sa camarera-mayor, dont j'ai parlé plus d'une fois[4], et dont la complaisance d'accepter cette place surprit fort toute la cour d'Espagne. Aucun François ni Françoise ne passa en Espagne avec Mlle de Beaujolois. Elle trouva Leurs Majestés Catholiques, le prince et la princesse des Asturies à Buitrago[5], à une journée de Madrid, qui lui présentèrent don Carlos à la descente de son carrosse. Ils allèrent tous le lendemain à Madrid, où il y eut beaucoup de fêtes[6]. Le chevalier d'Orléans, grand prieur de France, y étoit arrivé sept ou huit jours auparavant, et il fut fait grand d'Espagne[7]. Bientôt après il fit sa couverture, et

1. La lettre du Roi au cardinal de Noailles, du 8 février, pour faire chanter un *Te Deum*, est dans le registre O[1] 67, fol. 73, avec la mention des autres lettres en conséquence. La cérémonie eut lieu le 12 (*Gazette*, p. 96).

2. Voyez les ouvrages indiqués dans notre tome XXXVII, p. 373.

3. La remise se fit le 26 janvier à Irun (*Gazette*, p. 89 ; Affaires étrangères, vol. *Espagne* 326 et 327).

4. Catherine-Marie de Silva-Mendoza : tomes VIII, p. 146, et XXXIX, p. 51-52, 194-195 et 355-356.

5. Buitrago, petite ville au nord de Madrid sur la route de Burgos.

6. *Gazette*, p. 112 et 124-125.

7. Jean-Philippe, chevalier d'Orléans, avait été envoyé en Espagne comme ambassadeur extraordinaire pour le mariage de Mlle de Beaujolais.

s'en revint aussitôt après avoir rempli l'objet de son voyage[1]. L'électeur de Bavière, qui avoit si bien servi les deux couronnes, et à qui il en avoit coûté si cher, crut, sur cet exemple, pouvoir demander la même grâce au roi d'Espagne, fils de sa sœur, pour son bâtard le comte de Bavière, qui étoit dans le service de France[2].

Explication des diverses sortes d'entrées chez le Roi et du changement et de la nouveauté qui s'y fit.

M. le duc d'Orléans, qui méprisoit tout et qui faisoit litière de tout, avoit peu à peu accordé à qui avoit voulu, sans choix ni distinction aucune, les grandes entrées chez le Roi, aux uns les grandes[3], les premières entrées aux autres, et les avoit rendus si nombreux que c'étoit un peuple dont la foule ôtoit toute distinction, et ne pouvoit qu'importuner beaucoup le Roi. Le cardinal Dubois, qui ne butoit pas moins à se rendre maître de l'esprit du Roi qu'il avoit fait à dominer M. le duc d'Orléans, voulut éloigner de tout moyen de familiarité avec le Roi tous ceux qu'il pourroit, et se la procurer en même temps tout entière. Il saisit donc les premiers moments qui suivirent la majorité pour faire aux entrées le changement qu'il projetoit, sous prétexte d'y remettre l'ordre, et de soulager le Roi d'une foule importune dans les moments de son particulier. Pour mieux entendre le manége du cardinal Dubois là-dessus, il faut expliquer auparavant ce que c'étoit que les entrées chez le feu Roi, l'ordre qui y étoit observé, et combien elles étoient précieuses et rares. Je n'ai fait qu'en dire un mot à l'occasion de celles que le feu Roi donna : les premières à MM. de Charost, père et fils, et les grandes, longtemps depuis, aux maréchaux de Boufflers et de Villars[4].

1. Il prit possession de la grandesse le 28 février (*Gazette*, p. 138).
2. Emmanuel-François-Joseph, chevalier, puis comte de Bavière : tome IX, p. 280 ; il fit sa couverture le 14 mars (*Gazette*, p. 161).
3. Ces deux mots *les grandes* ont été remis après coup en interligne.
4. Saint-Simon a au contraire parlé à bien des reprises des entrées chez le Roi ; voyez nos tomes III, p. 202, V, p. 162, XIII, p. 393, XXVIII, p. 336-337 et XXXI, p. 63-67. Il ne va faire que développer à

Il y avoit chez le feu Roi trois sortes d'entrées fort distinguées, deux autres fort agréables, une dernière qui étoit comme entre les mains du premier gentilhomme de la chambre en année.

La première sorte s'appeloit les grandes entrées. Les charges qui les donnoient sont celles de grand chambellan, des quatre premiers gentilshommes de la chambre en année ou non, de grand maître de la garde-robe et du maître de la garde-robe en année. Sans charge elles furent toujours très rares, et une grande récompense ou un grand effet de faveur ; je ne les ai vues qu'aux bâtards et aux maris des bâtardes, même des filles des bâtardes ; de gens de la cour, le duc de Montausier par avoir été gouverneur de Monseigneur, le premier maré-
Add. St S. 1721] chal de la Feuillade, et le duc de Lauzun, qui en a joui seul sans charge bien des années jusqu'à la mort du Roi [1].

L'autre sorte d'entrées n'étoit que par les derrières. Ceux qui les avoient n'entroient jamais par devant, ni n'en jouissoient dans la chambre du Roi à son lever, à son coucher, où, quand ils y vouloient venir, ils n'entroient qu'avec toute la cour. Ils venoient donc par le petit degré de derrière qui donnoit dans les cabinets du Roi, ou par les portes de derrière des cabinets qui donnoient dans la galerie ou dans le grand appartement, et entroient ainsi sans être vus dans les cabinets du Roi à toutes heures, hors celles du Conseil, ou d'un travail particulier du Roi avec un de ses ministres. C'est ce que n'avoient point les grandes entrées ni aucune autre. Celles de derrière se trouvoient, quand bon leur sembloit, dans le cabinet du Roi après le lever, où, pendant un quart d'heure et plus, le Roi donnoit l'ordre de sa journée parmi tous ceux qui avoient des entrées ; mais, l'ordre

nouveau ce qu'il a déjà dit, et il suffira de se reporter au commentaire fait à ces diverses occasions.

1. Lauzun les avait obtenues par brevet du 25 mars 1671 (registre O[1] 15, fol. 198 ; *Dictionnaire* de Jal, col. 749).

donné, tout sortoit du cabinet, excepté les entrées des derrières, qui demeuroient jusqu'à la messe, et cela étoit souvent assez long. Les soirs, entre le souper et le coucher du Roi, ces entrées de derrières avoient la liberté d'être dans le cabinet où le Roi se tenoit avec ses bâtards, ses bâtardes et leurs enfants ou gendres, Monseigneur, les fils de France, Mmes les duchesses de Bourgogne et de Berry, et [où], après la mort de Mme la duchesse de Bourgogne devenue Dauphine, Madame fut enfin admise. Ceux qui avoient ces entrées étoient les fils de France, les princesses qui viennent d'être nommées et qui entroient par devant avec le Roi. Tout le reste entroit et sortoit par derrière : c'étoient les bâtards, les bâtardes, leurs gendres, petits-gendres, et leurs enfants et petits-enfants. A cette entrée d'après souper, Monsieur le Duc, gendre du Roi, et M. le prince de Conti, gendre de Madame la Duchesse, et qui ne l'avoient eue que comme tels à leur mariage, entroient et sortoient seuls par devant avec le Roi. Le reste de ceux qui avoient ces entrées de derrière ne les avoient que par leurs emplois. C'étoient Mansart, puis d'Antin, qui avoient les Bâtiments, Montchevreuil et d'O, comme ayant été gouverneurs des deux bâtards, Chamarande, qui avoit eu la survivance de son père de premier valet de chambre. Le reste n'étoit que des principaux valets, lesquels avoient aussi les grandes entrées.

Ce qui distinguoit ces grandes entrées des premières entrées étoit le premier petit lever, où les grandes entrées voyoient le Roi au lit et sortir de son lit, avoient toutes les autres entrées excepté celles de derrière, mais pouvoient aussi entrer à toute heure dans le cabinet du Roi, quand il n'y avoit point de travail de ministre, lorsqu'ils avoient quelque chose à dire au Roi de pressé, ce qui n'étoit pas permis à d'autres. Les premières entrées avoient, exclusivement aux entrées inférieures, un second petit lever fort court, et le petit coucher auquel il n'y avoit point de différence des grandes entrées à celles-ci, qui en sortoient ensemble. Longtemps avant la mort du Roi, à l'occasion d'une longue goutte qu'il avoit eue, il avoit supprimé le grand coucher, c'est-à-dire, que la cour ne le voyoit plus depuis la sortie de son souper. Ainsi tout le coucher étoit devenu petit coucher réservé aux grandes entrées et aux premières. Quand le Roi étoit incommodé, ces grandes entrées avoient leurs privances et leurs distinctions au-dessus des premières, comme celles-ci en avoient au-dessus des entrées inférieures, qui en avoient aussi, mais peu perceptibles sur le reste [1] de la cour. Dans ces cas d'incommodité, les entrées des derrières entroient par les derrières dans les cabinets, et de là dans la chambre du Roi, en de certains moments rompus, et en sortoient de même. Ceux qui avoient les premières entrées que j'ai vus, étoient le maître de la garde-robe qui n'étoit point en année, le précepteur et les sous-gouverneurs de Monseigneur et des princes ses fils, ou qui l'avoient été. Il n'y avoit que ceux-là par charge. Des autres, Monsieur le Prince, qui les avoit eues seulement au mariage de Monsieur son fils avec la fille aînée du Roi et de Mme de Montespan, le maréchal de Villeroy, comme fils du gouverneur du Roi, le duc de Béthune, lorsqu'il quitta sa compagnie des gardes du corps, Beringhen, premier écuyer, Tilladet, parce qu'il avoit été maître de la garde-robe avant d'avoir eu les cent-suisses, enfin, les deux lecteurs du Roi, que je ne compte pas, quoique par charge, parce qu'elles n'ont rien que ces premières entrées qui les fasse compter pour quelque chose, et que, excepté Dangeau qui en acheta une uniquement pour avoir ces entrées, et qui perça, tous les autres ont été des gens de fort peu de chose.

Viennent après les entrées de la chambre et celles du cabinet. Toutes les charges chez le Roi ont ces deux entrées, et tous les princes du sang comme tels, ainsi que

1. *Le reste* est en interligne, au-dessus de *celles*, biffé.

les cardinaux. Fort peu d'autres gens de la cour sans charges les ont obtenues. Celles de la chambre consistent à entrer au lever du Roi un moment avant le reste de la cour, quelquefois pour un instant, quand le Roi prenoit un bouillon les jours de médecine ou de quelque légère incommodité, privativement au reste de la cour. Celles du cabinet, qui appartiennent aux charges principales et secondes, et à fort peu d'autres courtisans, mais aussi aux princes du sang et aux cardinaux, n'étoient que pour entrer après le lever dans le cabinet du Roi à l'heure qu'il donnoit l'ordre pour la journée, et rien plus.

Enfin la dernière entrée, dont le premier gentilhomme de la chambre en année disposoit, étoit lorsque le Roi, allant à la chasse ou se promener, venoit prendre une chaussure et un surtout. L'huissier alloit nommer au premier gentilhomme de la chambre en année les personnes de quelque distinction qui étoient à la porte et qui desiroient entrer. Le premier gentilhomme de la chambre ne nommoit au Roi que celles qu'il vouloit favoriser, qu'il faisoit entrer, et de même au retour du Roi. C'est ce qui s'appeloit le botté et le débotté [1]. A Marly y entroit qui vouloit indépendamment du premier gentilhomme de la chambre, mais non ailleurs.

On voit ainsi l'ordre de toutes ces entrées, et combien précieuses et rares étoient les grandes et celles des derrières, même les premières entrées, qui donnoient lieu à faire une cour facile et distinguée, et à parler au Roi à son aise et sans témoins, car les gens de ces entrées s'écartoient dès que l'un deux s'approchoit pour parler au Roi, qui étoit si difficile à accorder des audiences au reste de sa cour.

Le cardinal Dubois, dans son nouveau projet, commença par faire rendre les brevets des grandes et des premières entrées à ceux qui en avoient obtenu. Il n'en

1. Tomes XI, p. 365, et XXIV, p. 164.

excepta que le maréchal de Berwick pour les grandes, qu'il ménageoit pour l'éloigner en lui faisant accepter l'ambassade d'Espagne, et Belle-Isle pour les premières, qu'il vouloit tromper jusqu'au bout pour le perdre avec le Blanc, et il fut la dupe de l'un et de l'autre : Berwick ne fut point en Espagne ; Belle-Isle, après un long et dur séjour à la Bastille, puis en exil à Nevers, revint à la cour faire la plus prodigieuse fortune, et tous deux conservèrent leurs entrées. Tous les autres les perdirent, hors le très peu de ceux qui restoient et qui les avoient du feu Roi. Je fus du nombre des supprimés [1], et M. le duc d'Orléans le souffrit. Je renvoyai mon brevet dès qu'il me fut redemandé, sans daigner m'en plaindre, ni en dire un mot au cardinal Dubois, ni à M. le duc d'Orléans, que j'aurois fort embarrassé [2]. Les entrées, excepté ces deux, demeurèrent donc restreintes aux charges et à ce si peu d'autres qui les avoient du feu Roi. Celles des dernières furent abolies, en donnant les grandes à d'Antin, à d'O et à Chamarande. Le cardinal Dubois en inventa de familières, qui, du temps du feu Roi, n'étoient que pour Monseigneur et les princes ses fils, Monsieur et M. le duc d'Orléans, le duc du Maine et le comte de Toulouse. Dubois les prit pour lui, et pour faire moins crier, les étendit à tous les princes du sang, au duc du Maine, à ses deux fils et au comte de Toulouse. Elles donnèrent droit d'entrer à toute heure où étoit le Roi quand il ne travailloit pas [3]. Les princes du sang s'en

1. Saint-Simon n'avait eu ces entrées que depuis la Régence, en 1717 : tome XXXI, p. 62.

2. Saint-Simon au contraire fut fort contrarié de n'avoir pas été de ceux qui conservaient leurs entrées. N'osant s'adresser au Régent ni à Dubois, il s'efforça de faire intervenir Fleury auprès du jeune Roi lui-même; mais celui-ci se récusa : voyez la fin d'une lettre de Saint-Simon à Fleury, du 6 mars 1723, que M. Hyrvoix de Landosle a publiée dans le *Journal des Débats*, du 9 décembre 1904.

3. Le règlement nouveau pour les entrées chez le Roi est du début de mars ; la nouvelle en courait à Paris dès le 1er (reg. U 366). L'in-

trouvèrent extrêmement flattés, eux qui n'avoient que celles de la chambre. Jamais le feu prince de Conti n'en avoit eu d'autres avec celles du cabinet, et, avant que le coucher du Roi eût été retranché aux courtisans, j'ai vu bien des fois Monsieur le Prince assis au dehors de la porte du cabinet du Roi, entre le souper et le coucher, et assis qui pouvoit dans la même pièce que lui, en attendant le coucher du Roi, tandis qu'en sa présence Monsieur le Duc son fils, comme gendre du Roi, entroit dans le cabinet, et n'en sortoit qu'avec le Roi, quand il venoit se déshabiller pour son coucher[1]. Ces entrées familières sont demeurées aux princes du sang et aux bâtards et bâtardeaux[2], et il ne sera pas facile désormais de les leur ôter par un roi qu'une familiarité si grande pourra facilement gêner et importuner beaucoup.

Rétablissement des rangs et honneurs des bâtards, avec des exceptions peu perceptibles, dont ils osent n'être pas satisfaits.

Tel fut le préparatif du rétablissement des bâtards et des enfants du duc du Maine dans tous les rangs, honneurs et distinctions dont ils jouissoient à la mort du Roi[3]. C'est ce qui fut fait par une déclaration du Roi enregistrée au Parlement, qui n'excepta que le droit de succession à la couronne, le nom et le titre de princes du sang, qui leur fut de nouveau interdit, et le traversement du parquet, en sorte que d'ailleurs ils conservèrent en tout et partout l'extérieur de princes du sang, et en eurent aussi les mêmes entrées[4]. C'étoit, ce semble, de

dication des quatre catégories, entrées familières, grandes, premières et du cabinet, et les noms de ceux qui en jouissent, sont donnés par le *Mercure* de mars, p. 612-614, par la *Gazette d'Amsterdam*, n° XXII, et par les *Mémoires de Mathieu Marais*, p. 426-427.

1. Déjà dit aux tomes XVII, p, 235, et XXIV, p. 345.

2. Mot déjà employé dans le tome XIX, p. 382, et plusieurs fois depuis.

3. M. et Mme du Maine vinrent à Versailles et furent reçus par le Roi dès le milieu d'avril (*Gazette d'Amsterdam*, n°s XXXIII et XXXIV).

4. La déclaration, datée du 26 avril et enregistrée au Parlement le 4 mai, ne concernait que « les rangs et honneurs des princes légitimés dans les cours de Parlement » ; elle était le fruit du travail

quoi être plus que contents, après la dégradation qu'ils avoient, à tous égards, si justement essuyée. Ils ne le parurent point du tout, et Mme la duchesse d'Orléans encore moins qu'eux. Ils ne prétendoient à rien moins qu'aux trois points, qu'ils tâchèrent d'obtenir par toutes sortes d'efforts, et à un quatrième, qui étoit une extension illimitée à leur postérité [1]. Dubois, qui n'osa choquer les princes du sang en des points si sensibles, n'osa les accorder. Son but étoit de se mettre bien avec les uns et les autres, et de les tenir ennemis, pour les opposer et nager ainsi entre eux, appuyé selon l'occasion de ceux qui lui seroient les plus utiles, en faisant pencher la balance de leur côté [2]. Nous fîmes nos protestations, dernière ressource des opprimés [3]. Cet événement acheva de

d'une commission composée du garde des sceaux et des conseillers d'État Amelot, Bignon, Bignon de Blanzy, d'Angervilliers et de Harlay-Cély (reg. U 366, au 20 avril et au 4 mai). Les rangs et honneurs à la cour avaient fait l'objet d'une décision gracieuse du Roi, donnée par brevet. Voyez les *Mémoires de Mathieu Marais*, tome II, p. 446-448, 450-451, et le *Journal de Barbier*, p. 269. Saint-Simon avait dans ses Papiers, vol. 63 (*France* 218), un exemplaire imprimé de la déclaration.

1. Dès sa mise en liberté et son retour à Clagny, le duc du Maine avait poursuivi avec ténacité ce recouvrement, pour lui et ses enfants, du rang et des distinctions qu'ils avaient avant le lit de justice de 1718. Nous avons donné dans l'Appendice de notre tome XXXVII, p. 467, une lettre du 5 avril 1721 au prince de Conti, où il parle déjà de l'état « insoutenable » dans lequel il se trouve à cet égard. L'on trouvera plus loin, à l'appendice VII, plusieurs lettres inédites du même duc du Maine, qui montreront combien cette question lui tenait à cœur, et que le prince de Conti s'y employa. Le comte de Toulouse fit un mémoire pour réclamer contre la décision prise (*Marais*, p. 453-454); le texte en est donné avec d'autres détails intéressants dans la *Gazette d'Amsterdam*, Extraordinaire XXXVII.

2. Ceci est confirmé par un passage du mémoire de Rémond : ci-après, appendice IV, p. 389-390.

3. Nous n'avons aucune mention de ces protestations des ducs et pairs à cette occasion ; elles ne se trouvent pas dans la collection de pièces de ce genre du carton K 624 des Archives nationales. Saint-Simon en parle si légèrement qu'on peut se demander si ses souvenirs, vingt-ans plus tard, ne l'ont pas trompé, et s'il y eut réellement

m'éloigner du cardinal et de M. le duc d'Orléans, auxquels, comme chose très inutile, je ne pris pas la peine d'en dire une seule parole. Personne de nous ne visita les bâtards sur ce rétablissement si honteux et si fort à pure perte pour M. le duc d'Orléans, après tout ce qui s'étoit passé.

Cardinal Dubois éclate sans mesure contre le P. Daubenton. Cause de cet éclat sans retour.

En même temps, le cardinal Dubois négocioit avec le P. Daubenton, non-seulement le retour des bonnes grâces du roi d'Espagne au maréchal de Berwick, mais l'agrément de Sa Majesté Catholique pour qu'il allât ambassadeur du Roi à Madrid. L'impossibilité du succès de cette entreprise, dont il ne m'avoit confié que la moitié [1], ne l'avoit pas rebuté, quoique je la lui eusse bien clairement exposée, tant il étoit pressé de se défaire de ce duc, dont l'estime, l'amitié, la familiarité pour lui de M. le duc d'Orléans lui étoit si importune, et duquel il ne se pouvoit délivrer autrement. A l'occasion de la négociation du futur mariage de Mlle de Beaujolois, il avoit promis une grosse abbaye à un frère que le P. Daubenton avoit à Paris [2]. Cette abbaye ne venoit point; le cardinal en suspendoit le don pour hâter le jésuite d'obtenir du roi d'Espagne ce qu'il avoit si fort à cœur, et payoit, en attendant, son frère d'espérances les plus prochaines. La négociation ne fut pas longue; le P. Daubenton manda nettement au cardinal qu'il n'avoit pu y réussir, et qu'il n'avoit jamais trouvé dans le roi d'Espagne une inflexibilité si dure ni si arrêtée [3]. Le cardinal entra en furie, dans le

quelque acte de la part des ducs; en tout cas, il n'y en a pas trace dans ses Papiers.

1. Voir, dans le tome XL, les pages 96-100.

2. Comme nous l'avons dit dans le tome XXXIV, p. 35, note 1, la *Notice généalogique sur la famille Daubenton* n'indique pas de frère du jésuite qui fût dans les ordres; on trouve cependant dans la *Gallia christiana* un Daubenton qui fut nommé abbé de Notre-Dame de Vertus en octobre 1723 (*Gazette d'Amsterdam*, nº LXXXVII). Est-ce celui dont il est ici parlé?

3. Voir aux Affaires étrangères les volumes *Espagne* 328 et 329. Il

dépit de ne savoir plus comment pouvoir éloigner le duc de Berwick. Le frère du P. Daubenton se présenta à lui pour insister sur l'abbaye promise ; le cardinal l'envoya très salement promener, le traita comme un nègre[1], lui chanta pouille du P. Daubenton, lui déclara qu'il n'avoit plus d'abbaye à espérer, lui défendit d'oser jamais paroître devant lui, et rompit tout commerce avec le P. Daubenton pour tout le reste de sa vie. On peut juger de l'effet de cette sortie sur un jésuite accoutumé aux adorations des ministres des plus grandes puissances, et aux ménagements directs de ces mêmes puissances. On en verra bientôt les funestes effets.

Mort du prince de Courtenay. [*Add. S^tS. 1722*]

Je n'ai point su par quelle heureuse fantaisie, car le cardinal Dubois n'étoit rien moins que noble et bienfaisant, il avoit pris en gré, du temps de la splendeur de Law, le vieux prince de Courtenay[2], qui n'avoit pas de quoi vivre. Il lui avoit procuré le payement de ses dettes, et plus de quarante mille livres de rente[3] au delà. Il n'en jouit que quelques années ; il mourut à quatre-vingt-trois ans, en ce temps-ci[4], et laissa ce bien à son fils unique[5], qu'il avoit eu de Marie de Lameth[6] ; il avoit eu un aîné tué à vingt-deux ans, sans alliance, étant mousquetaire au siége de Mons, comme il a été dit ici ailleurs[7]. M. de Courtenay, après douze ans de veuvage, se remaria, en

est curieux qu'une correspondance de Paris, 30 avril, à la *Gazette d'Amsterdam*, n^os xxxvii et xlii, annonce la nomination du maréchal de Berwick comme ambassadeur à Madrid à la place de Maulévrier ; mais cela fut démenti dans le n° xliv.

1. Locution déjà rencontrée plusieurs fois.
2. Louis-Charles : tome I, p. 294.
3. Il y a dans le manuscrit *40 000^lt mil livres*.
4. Il mourut le 28 avril, des suites d'une chute qu'il avait faite dans l'escalier du premier président Nicolay, et fut enterré à Saint-Sulpice (*Gazette d'Amsterdam*, n° xxxviii ; *Mercure* de mai, p. 1005).
5. Charles-Roger, dernier de sa maison ; tome XXIV, p. 138.
6. *Ibidem*, p. 140.
7. Louis-Gaston de Courtenay : *ibidem*, p. 139.

1688, à la fille de Besançon, qu'on appeloit M. du Plessis-Besançon, lieutenant général et gouverneur d'Auxonne, laquelle étoit veuve de M. le Brun, président au Grand Conseil, dont il laissa une fille mariée au marquis de Bauffremont en 1712[1]. On a vu ici ailleurs[2] comment ce prince de Courtenay perdit la fortune que le cardinal Mazarin[3] avoit résolu de lui faire, en lui donnant une de ses nièces en mariage, et le faisant déclarer prince du sang. On y a vu aussi ce qu'est devenu son fils, en qui toute cette maison de Courtenay s'est éteinte[4], vraiment et légitimement de la maison royale, sans en avoir jamais pu être reconnue, quoiqu'elle n'en doutât pas, ni le feu Roi non plus[5].

Détails des troupes et de la marine rendus au secrétaire d'État. Duc du Maine conserve ceux de l'artillerie et des suisses et y travaille chez le cardinal Dubois.

Fort tôt après la formation des conseils d'État, des finances et des dépêches, le cardinal Dubois ôta le détail de l'infanterie, de la cavalerie et des dragons à M. le duc de Chartres, au comte d'Évreux et à Coigny, colonels généraux, et les rendit au département du secrétaire d'État de la guerre. Le comte de Toulouse retint encore quelque peu de temps celui de la marine ; mais il le perdit enfin, à très peu de choses[6] près, comme les autres, et le vit passer au secrétaire d'État de la marine[7]. Pour les Suisses et l'artillerie, tout fut rendu à cet égard, à peu de chose près, au duc du Maine, comme il l'avoit du temps du feu Roi, mais en allant travailler chez le cardinal Dubois sur ces deux matières.

1. Il a été parlé de cette seconde femme et de tous ces personnages au même endroit, p. 138-141.
2. Tome XXIX, p. 113.
3. Le nom *Mazarin*, oublié, a été remis en interligne.
4. Tome XXIX, p. 114. — 5. Tome XXIV, p. 139.
6. Il y a bien ici *choses*, au pluriel, dans le manuscrit.
7. Toutes ces mesures furent consécutives et une correspondance de Versailles du 18 mars les annonça aux lecteurs de la *Gazette d'Amsterdam*, n° xxv ; une autre du 2 avril (n° xxix) semble dire que le duc de Chartres conserva le détail de l'infanterie ; voyez les *Mémoires de Mathieu Marais*, p. 433-434, 435, 438.

Maulévrier arrivé de Madrid, où Chavigny est chargé des affaires sans titre.

Maulévrier revint en ce temps-ci d'Espagne, et fut médiocrement reçu[1]. Il s'en alla tôt après montrer sa Toison dans sa province. Je n'entendis point parler de lui ni lui de moi, et n'en avons pas ouï parler depuis. Qui lui auroit dit alors qu'il deviendroit maréchal de France, il en auroit été pour le moins aussi étonné que le monde le fut quand le bâton lui fut donné. Chavigny demeura en Espagne sans titre, mais chargé des affaires en attendant un ambassadeur[2].

Mariage de Maulévrier Colbert avec Mlle d'Estaing, et du comte de Peyre avec Mlle de Gassion.

Un autre Maulévrier, mais qui étoit Colbert, et petit-fils du maréchal de Tessé[3], épousa une fille du comte d'Estaing[4], et le comte de Peyre une fille de Gassion, petite-fille du garde des sceaux Armenonville[5].

1. La *Gazette d'Amsterdam* annonce son retour au début de mai et dit au contraire qu'il fut « parfaitement bien reçu du Roi, de Mgr le duc d'Orléans et de toute la cour » (nos XL et XLI).

2. Chavigny ne resta à Madrid que jusqu'en août ; il s'y rendit indésirable par ses intrigues, et Philippe V demanda instamment son rappel ; Dubois lui fit accorder pour son voyage une gratification de dix mille livres (notre tome XIX, p. 485).

3. Louis-René-Édouard Colbert, comte de Maulévrier, né le 14 décembre 1699, était colonel du régiment de Piémont depuis 1719 ; il était fils de ce Maulévrier mort fou en 1706 (notre tome XIII, p. 324-331) et de Marthe-Henriette de Froullay, dont la réputation de galanterie n'était plus à faire. Il devint brigadier en août 1734, maréchal de camp en mars 1740, et lieutenant général en mai 1745 ; nommé gouverneur de Saint-Jean-Pied-de-Port en 1748, il fut envoyé à Parme comme ministre plénipotentiaire en juin 1749, et mourut dans cette ville le 29 novembre 1750 (*Gazette* de 1751, p. 8).

4. Marie-Catherine-Euphrasie d'Estaing, fille de François III, née le 20 mars 1698, épousa le comte de Maulévrier au mois de mars 1723 (*Gazette d'Amsterdam*, no XXIV) ; elle mourut à Paris le 12 octobre 1775.

5. Aymard-Henri de Moret, titré comte de Peyre comme héritier de son grand-oncle César de Grolée (tome XXXI, p. 350), fut mestre-de-camp de cavalerie, grand bailli du Gévaudan, et mourut à Toulouse le 20 février 1739. Il épousa le 12 mars 1723 (*Gazette d'Amsterdam*, no XXIII) Jeanne de Gassion, fille de Jean et de Marie-Jeanne Fleuriau d'Armenonville.

La princesse de Piémont mourut en couche à Turin[1], au bout d'un an de mariage. Elle n'avoit pas vingt ans, et étoit fort belle. Elle étoit Palatine-Sulzbach.

Mort de la princesse de Piémont, palatine-Sulzbach.

Le duc d'Aumont, chevalier de l'Ordre[2], mourut le 6 avril d'apoplexie, à cinquante-six ans[3]. Il en a été assez parlé ici, suffisamment ailleurs, pour n'avoir plus rien à en dire[4]. Son fils[5] avoit la survivance de sa charge et de son gouvernement[6].

Mort du duc d'Aumont.

Beringhen, son beau-frère, ne le survécut pas d'un mois après une longue maladie[7]. Il étoit premier écuyer du Roi et chevalier de l'Ordre, et avoit soixante et onze ans : homme d'honneur, de fort peu d'esprit, aimé et compté à la cour, et estimé, et fort bien avec le feu Roi. Son fils aîné avoit la survivance de sa charge et de son petit gouvernement[8].

Mort de Beringhen premier écuyer du Roi.

La marquise d'Alègre, dont j'ai eu occasion de parler ici quelquefois[9], mourut à soixante-cinq ans[10] ; dévote fort singulière, qui n'étoit pas sans esprit et sans vues. Elle avoit été belle ; on s'en apercevoit encore. On a vu que ce fut elle qui me donna le premier éveil de toute la conspiration du duc et de la duchesse du Maine[11], sans rien nom-

Mort de la marquise d'Alègre.

1. Le 12 mars (*Gazette*, p. 152). Elle s'appelait Anne-Christine-Louise de Bavière-Sulzbach, et nous avons vu son mariage dans le tome XL, p. 249.

2. Louis, duc d'Aumont : tome I, p. 257.

3. *Gazette*, p. 180, et *Gazette d'Amsterdam*, n° XXXI.

4. Voyez notamment nos tomes XV, XVI, XXII, XXIII, XXVI.

5. Louis-Marie ; il mourra lui-même le 5 novembre suivant.

6. Le gouvernement de Boulonnais et la charge de premier gentilhomme de la chambre.

7. Jacques-Louis Ier : tome I, p. 265. Il mourut le 1er mai (*Gazette*, p. 228 ; *Gazette d'Amsterdam*, nos XXXVIII et XLI).

8. Jacques-Louis II (tome XXIX, p. 184) avait eu la survivance de la charge de premier écuyer et du gouvernement de la citadelle de Marseille en 1721 (tome XXXVIII, p. 167). Nous le verrons mourir à la fin de l'année (ci-après, p. 319).

9. Jeanne-Françoise Garaud de Donneville : tome VI, p. 57.

10. Le 28 mai (*Gazette*, p. 276).

11. Tomes XXXII, p. 242-245, et XXXV, p. 275-276.

Mort de Mme de Châteaurenault, mort de Mme de Coëtquen, sœurs et Noailles.

mer, dont son mari étoit tout du long, qui étoit fort bête et qui ne s'en doutoit pas.

Deux sœurs du duc de Noailles moururent à un mois l'une de l'autre ; Mme de Châteaurenault, à trente-quatre ans[1], et Mme de Coëtquen, à quarante-deux ans[2]. On n'avoit jamais fait grand cas de l'une ni de l'autre dans leur famille, ni dans celle de leurs maris, ni dans le monde[3].

Mort du fils aîné du duc de Lorraine.

Le fils aîné du duc de Lorraine mourut de la petite vérole, à dix-sept ans[4].

Cardinal Dubois préside à l'assemblée du

Le cardinal Dubois, que l'assemblée du clergé avoit élu son premier président, et qui en fut fort flatté[5], suivoit chaudement l'affaire de la Jonchère, pour perdre le Blanc, qu'il y fit impliquer. Mme de Prye et Monsieur le Duc ne

1. Marie-Émilie de Noailles ; elle mourut le 7 mai d'une fluxion de poitrine (*Gazette*, p. 240).

2. Marie-Charlotte de Noailles suivit sa sœur le 8 juin (*Gazette*, p. 288). Elle était fort laide et s'entendait mal avec son mari.

3. Les quatre derniers mots de la phrase ont été ajoutés après coup.

4. Léopold-Clément (tome XXXIX, p. 46), prince héréditaire, mourut le 4 juin (*Gazette*, p. 288). Il allait partir pour Vienne, et l'on croyait qu'il épouserait la fille aînée et héritière de l'Empereur (*Mémoires de Villars*, tome IV, p. 258). On remarquera que Saint-Simon augmente d'une année l'âge de tous les personnages dont il vient d'annoncer la mort, parce qu'il prend pour l'année accomplie la mention par la *Gazette* de l'année d'âge en cours. Ainsi la *Gazette* disant que le prince de Lorraine mourut *dans sa dix-septième année*, Saint-Simon met *à dix-sept ans*, quoique en réalité ce jeune prince n'eût que seize ans depuis le 25 avril. Sa grand' mère, Madame, écrivait de lui le 5 novembre 1722 (recueil Brunet, tome II, p. 578) : « Je crains qu'il ne soit un géant : il n'a encore que quinze ans, et sa taille est extraordinaire. »

5. Procès-verbaux, aux Archives nationales, G[8]*676, p. 19. La lettre que le cardinal écrivit à l'archevêque d'Aix le 30 mai pour remercier l'assemblée de l'avoir choisi comme président est en minute dans le volume *France* 1255, fol. 208. Dès le 4 juin, il alla exercer ses fonctions (*Gazette d'Amsterdam*, n° XLVIII ; Procès-verbaux, p. 34-40) ; le discours qu'il adressa à l'assemblée a été donné par les *Mémoires de Mathieu Marais*, tome II, p. 486-487, et par Sévelinges (*Mémoires secrets de Dubois*, tome II, p. 352). Voyez ci-après, p. 168.

s'y épargnèrent pas[1]. Ce trésorier avoit été mis à la Bastille[2] et fort resserré, où il dit et fit à peu près ce qu'on voulut[3]. Ainsi, toute l'affection, la confiance, tous les services publics et secrets que M. le duc d'Orléans avoit reçus de le Blanc[4] ne purent tenir contre l'impétuosité de Monsieur le Duc et du cardinal Dubois. Le Blanc eut ordre de donner la démission de sa charge de secrétaire d'État[5] et de s'en aller sur-le-champ à quinze ou vingt lieues de Paris, à Doue[6], terre de Traînel, son gendre[7] et sur-le-champ Breteuil, intendant de Limoges, fut fait secrétaire d'État de la guerre en sa place[8].

clergé. La Jonchère à la Bastille, le Blanc exilé. Breteuil secrétaire d'État de la guerre; cause singulière et curieuse de sa fortune; son caractère. [*Add. St-S. 1723*]

Cet événement affligea tout le monde. Jamais le Blanc ne s'étoit méconnu. Il étoit poli jusqu'avec les moindres,

1. Sur cette affaire la Jonchère, qui reviendra plus loin, il faut voir les *Mémoires du maréchal de Villars* (tome IV, p. 248 et suivantes), qui y fut mêlé de près.

2. La Jonchère entra à la Bastille le 27 mai (Funck-Brentano, *Les Lettres de cachet*, p. 206-207); voyez ci-dessus, p. 104.

3. Le financier tint pendant son emprisonnement un journal qui a été publié par Albert Babeau dans les *Mémoires de la Société de l'histoire de Paris*, tome XXV, 1898; mais il ne commence qu'au mois de janvier 1724, « le 228e jour de sa détention ».

4. Les mots *de le Blanc* sont écrits après coup en interligne.

5. C'est le 30 juin ou le 1er juillet que le Blanc reçut cet ordre, que lui porta son collègue la Vrillière; Mathieu Marais (*Mémoires*, tome II, p. 472-473) dit le 2; mais la commission de Breteuil étant du 1er, il est probable que c'est là la véritable date: voyez le *Journal de Buvat*, tome II, p. 439; celui *de Barbier*, p. 285, et le Recueil du greffier Delisle (U 365) qui disent tous le 1er.

6. Doue (Saint-Simon écrit *Doux*) en Brie, à seize lieues de Paris, entre Coulommiers, Rebais et la Ferté-sous-Jouarre.

7. Nous avons vu en 1717 (tome XXXI, p. 345) le mariage de Louise-Madeleine le Blanc avec Claude-Constant-Esprit Jouvenel de Harville des Ursins, marquis de Traînel.

8. M. de Breteuil (François-Victor le Tonnellier: tome XII, p. 422) n'eut qu'une commission (comme M. le Blanc) pour exercer les fonctions de secrétaire d'État, et non des provisions d'office; elle est datée du 1er juillet; on y joignit (4 juillet) des lettres de conseiller d'État et l'autorisation de signer les expéditions, quoique n'étant pas secrétaire du Roi (reg. O[1] 67, p. 397-401). Ce ne fut que le 4

respectueux où il le devoit et où ces Messieurs-là ne le sont guères, obligeant et serviable à tous, gracieux et payant de raison jusque dans ses refus, expéditif, diligent, clairvoyant, travailleur fort capable, connoissant bien tous les officiers et tous ceux qui étoient sous sa charge. On peut dire que ce fut un cri et un deuil public sans ménagement, quoiqu'on sentît depuis quelque temps que la partie en étoit faite. Mais la surprise ne fut pas moins grande et générale de voir Breteuil en sa place, et être tiré pour cela d'une des dernières et des plus chétives intendances du royaume, dans un âge qui étoit encore fort peu avancé, sans avoir jamais vu ni ouï parler de troupes, de places, ni de rien de ce qui appartient à la guerre, qui n'avoit jamais eu ni travail ni application, et qui étoit de ces petits-maîtres étourdis de robe qui ne s'occupoit que de son plaisir. La cause longtemps secrète d'une telle fortune fut précisément le hasard de sa petite intendance.

Le cardinal Dubois étoit marié depuis longues années, par conséquent fort obscurément. Il paya bien sa femme pour se taire, quand il eut des bénéfices ; mais, quand il pointa au grand, il s'en trouva fort embarrassé. Sa bassesse ne lui laissoit que les élévations ecclésiastiques, et il étoit toujours dans les transes que sa femme ne l'y fît échouer. Son mariage s'étoit fait dans le Limousin, et célébré dans une paroisse de village. Nommé à l'archevêché de Cambray, il prit le parti d'en faire la confidence à Breteuil, et de le conjurer de n'oublier rien pour enlever les preuves de son mariage avec adresse et sans bruit. Dans la posture où Dubois étoit déjà, Breteuil vit les cieux ouverts[1] pour lui, s'il pouvoit réussir à lui rendre un service si délicat et si important. Il avoit de l'esprit, et

octobre qu'il fut pourvu en titre, avec un brevet de retenue de cinq cent mille livres (*ibidem*, p. 570-573).

1. Locution déjà expliquée au tome XV, p. 376.

il sut s'en servir. Il s'en retourna diligemment à Limoges, et, tôt après, sous prétexte d'une légère tournée pour quelque affaire subite, il s'en alla, suivi de deux ou trois valets seulement, ajustant son voyage de façon qu'il tomba à une heure de nuit dans ce village où le mariage avoit été célébré, alla descendre chez le curé, faute d'hôtellerie, lui demanda familièrement la passade[1] comme un homme que la nuit avoit surpris, qui mouroit de faim et de soif, et qui ne pouvoit aller plus loin. Le bon curé, transporté d'aise d'héberger Monsieur l'intendant, prépara à la hâte tout ce qu'il put trouver chez lui, et eut l'honneur de souper tête à tête avec lui, tandis que sa servante régala les deux valets, dont Breteuil se défit, ainsi que de la servante, pour demeurer seul avec le curé. Breteuil aimoit à boire et y étoit expert. Il fit semblant de trouver le souper bon et le vin encore meilleur. Le curé, charmé de son hôte, ne songea qu'à le reforcer[2], comme on dit dans les provinces. Le broc étoit sur la table ; ils s'en versoient tour à tour avec une familiarité qui transportoit le bon curé. Breteuil, qui avoit son projet, en vint à bout, et enivra le bonhomme à ne pouvoir se soutenir, ni voir, ni proférer un mot. Quand Breteuil l'eut, en cet état, achevé de le bien noyer avec quelques nouvelles lampées[3], il profita de ce qu'il en avoit tiré dans le premier

1. L'hospitalité passagère, comme dans le tome XVI, p. 115.

2. Ce vieux verbe n'est donné dans aucun des lexiques du dix-septième siècle, et Littré, qui certainement a négligé de dépouiller les derniers tomes de nos *Mémoires*, ne l'a pas relevé. Godefroy, *Dictionnaire de l'ancienne langue française*, en cite des exemples du moyen âge, au sens de forcer, mais aussi de renforcer, réconforter ; il note que dans la Beauce, la Normandie, le Perche (où Saint-Simon avait sa terre de la Ferté), ce verbe a le sens d'insister auprès de quelqu'un pour lui faire accepter quelque chose, et il en cite un exemple moderne de G. Flaubert dans *Madame Bovary*.

3. Selon le *Dictionnaire de l'Académie* de 1718, on appelait *lampée* « un grand verre de vin », et il ajoute : « Il est bas ». Le *Littré* dit qu'une lampée est une grande gorgée de vin, et cela semble

quart d'heure du souper. Il lui avoit demandé si ses registres étoient en bon ordre, et depuis quel temps, et sous prétexte de sûreté contre les voleurs, où il les tenoit et où il en gardoit les clefs, tellement que, dès que Breteuil se fut bien assuré que le curé ne pouvoit plus faire usage d'aucun de ses sens, il prit ses clefs, ouvrit l'armoire, en tira le registre des mariages qui contenoit l'année dont il avoit besoin, en détacha bien proprement la feuille qu'il cherchoit, et malheur aux autres mariages qui se trouvèrent sur la même feuille, la mit dans sa poche, et rétablit le registre où il l'avoit trouvé[1], referma l'armoire, et remit les clefs où il les avoit prises. Il ne songea plus après ce coup qu'à attendre le crépuscule du matin pour s'en aller, laissa le bon curé cuvant profondément son vin, et donna quelques pistoles à la servante.

Il s'en alla de là à Brive, chez le notaire, dont il s'étoit bien informé, qui avoit l'étude et les papiers de celui qui avoit fait le contrat de mariage, s'y enferma avec lui, et de force et d'autorité se fit remettre la minute du contrat de mariage. Il manda ensuite la femme, des mains de qui l'abbé Dubois avoit su tirer l'expédition de leur contrat de mariage, la menaça des plus profonds cachots si elle osoit dire jamais une parole de son mariage, et lui promit monts et merveilles en se taisant. Il l'assura de plus que tout ce qu'elle pourroit dire et faire seroit en pure perte, parce qu'on avoit mis ordre à ce qu'elle ne pût rien prouver, et à se mettre en état, si elle osoit branler, de la faire condamner de calomnie et d'imposture, et de la faire raser[2] et pourrir dans la prison d'un couvent. Breteuil remit les deux importantes pièces à Dubois, qui

plus exact si l'on considère que le verbe populaire *lamper* signifie boire à grandes gorgées.

1. *Trouvé* est en interligne, au-dessus de *pris*, biffé à cause de la répétition de la ligne suivante.

2. On coupait les cheveux presque ras aux femmes de mauvaise vie qu'on enfermait pour débauche.

l'en récompensa de la charge de secrétaire d'État quelque temps après[1].

La femme n'osa souffler. Elle vint à Paris après la mort de son mari. On lui donna gros sur ce qu'il laissoit d'immense. Elle a vécu obscure, mais fort à son aise, et est morte à Paris plus de vingt ans après le cardinal Dubois, dont elle n'avoit point eu d'enfants. Dubois[2], à qui le cardinal son frère avoit donné sa charge de secrétaire du cabinet du Roi, et la charge des ponts et chaussées qu'avoit le feu premier écuyer[3], et qui étoit bon et honnête homme, vécut toujours fort bien avec elle. Il étoit assez mauvais médecin de village dans son pays, lorsque son frère le fit venir à Paris quand il fut secrétaire d'État. Dans la suite, cette histoire a été sue, et n'a été désavouée ni contredite de personne[4].

1. Dans l'Addition à Dangeau, ci-après, n° 1723, il avait donné beaucoup moins de détails, mais avait mis en cause M. de Gennetines, évêque de Limoges de 1706 à 1729.

2. Joseph Dubois : tome XL, p. 3.

3. Provisions du 24 mai 1723 (reg. O¹ 67, p. 329).

4. Le bruit d'un mariage obscur et très ancien de Dubois était certainement assez répandu dans le monde à cette époque de 1723. Parmi les contemporains immédiats, Mathieu Marais (*Mémoires*, tomes II, p. 412 et 473, et III, p. 4) et l'avocat Barbier (*Journal*, tome I, p. 72 et 287) s'en sont fait l'écho et attribuent à Breteuil le même rôle que Saint-Simon. Ajoutez à cela une lettre de Salentin, ministre du roi de Prusse à Paris, publiée par Sévelinges (*Mémoires secrets de Dubois*, tome I, p. 344), et deux couplets de chanson (Raunié, *Chansonnier historique du dix-huitième siècle*, tome IV, p. 242 et 249) ; c'en est assez pour établir à ce moment l'existence de cette rumeur. Saint-Simon, quoiqu'il n'écrive cette partie de ses Mémoires qu'en 1748-49, dut la connaître dès l'époque de la Régence ; car, dix ans plus tôt, il en fait le récit, avec quelques différences, dans l'Addition au *Journal de Dangeau* qu'on trouvera plus loin, n° 1723. Un peu après la mort de Saint-Simon, La Beaumelle ne manqua pas d'insérer dans ses faux *Mémoires de Mme de Maintenon* (édition 1757, tome V, p. 61) cette phrase assez énigmatique : « L'abbé Dubois étoit soupçonné de s'être marié pour donner une honnête femme au prince. » A la fin du siècle, Duclos (*Mémoires secrets*, édition Michaud et Poujoulat, p. 599-600)

Bâtards de Montbéliard.

Ce [1] fut dans ce temps-ci que le conseil aulique jugea à Vienne un procès [2] dont je ne parle ici que par les efforts qui ont été faits vingt ans depuis pour revenir à cette affaire par la protection du Roi et par la jurisdiction du parlement de Paris. Le dernier duc de Montbéliard [3] avoit passé sa vie avec un sérail, et n'avoit point laissé d'enfants légitimes. Entre autres bâtards, il en laissa de deux femmes différentes, nés pendant la vie de son épouse légitime ; mais il prétendit les avoir épousées avec la permission de son consistoire, et les fit considérer comme telles dans son petit État [4]. Toutes les faussetés et toutes les friponneries les plus redoublées et les plus entortillées furent employées pour soutenir la validité de ces prétendus mariages, et pour rendre légitimes, par conséquent, les Sponeck, sortis de l'une, et les l'Espérance sortis de l'autre. Il fit mieux encore, car pour mettre ces bâtards d'accord, qui se disputoient le droit à l'héritage,

paraphrasait le récit de Saint-Simon, dont il avait eu connaissance, e Soulavie faisait de même dans ses *Mémoires du maréchal de Richelieu.* Tout cela montre bien que ce bruit, né probablement pendant la Régence, s'était perpétué ; mais autre chose est d'établir que ce n'était pas une calomnie, et que le rôle attribué à Breteuil était réel. Or, jusqu'à présent, aucune preuve n'en a été produite, et les historiens de Dubois, notamment le P. Bliard (*Dubois cardinal et premier ministre,* tome I, p. 9-10), ont relevé les invraisemblances et les impossibilités auxquelles se heurtent le mariage d'abord, la destruction des actes ensuite, enfin la vie complètement ignorée de l'épouse prétendue. Ce dernier historien en a tiré une conclusion négative, et nous nous rallions à ce sentiment.

1. Saint-Simon a déjà raconté toute l'affaire des bâtards de Montbéliard dans le tome XXXVII, p. 296 et suivantes ; on a donné alors tout le commentaire nécessaire. Outre les documents originaux qui ont été indiqués, il existe à la bibliothèque de Besançon, dans la collection Duvernoy, mss 33-35, trois volumes de pièces sur ces procès scandaleux.

2. Cette nouvelle est prise dans la *Gazette*, p. 208 et 251.

3. Léopold-Éberhard : tome XXXVII, p. 296, note 1.

4. *Ibidem,* note 2.

il maria le frère et la sœur qu'il avoit eus de ces deux différentes maîtresses. Il donna sa prédilection à ces nouveaux mariés, leur assura, autant qu'il fut en lui, sa succession, les fit reconnoître à Montbéliard comme les souverains futurs, et mourut bientôt après, leur laissant beaucoup d'argent comptant et de pierreries. Sponeck et sa femme[1] se firent prêter serment et reconnoître souverains par leurs nouveaux sujets, et se mirent en possession de tout le petit état de Montbéliard. Le duc de Würtemberg[2], à qui il revenoit faute d'héritier légitime, les y troubla, et s'adressa à l'Empereur. Le Sponeck soutint son prétendu droit, et les l'Espérance intervinrent, prétendant exclure le Sponeck et être seuls légitimes héritiers. Après bien des débats, les uns et les autres furent déclarés bâtards, avec défense de porter le nom et les armes de Würtemberg et le titre de Montbéliard, les sujets de ce petit État déliés du serment qu'ils avoient prêté au Sponeck, obligés à le prêter au duc de Würtemberg envoyé en possession de tout le Montbéliard, et les lettres écrites par les Sponeck à l'Empereur, renvoyées au Sponeck avec les armes de son cachet et sa signature biffées. Ils intriguèrent pour une révision, et y furent encore plus maltraités. Le voisinage de ce petit état de Montbéliard, qui confine à la Franche-Comté, leur fit implorer la protection du Roi pour s'y maintenir. Ils trouvèrent Mme de Carignan[3], qui disposoit fort alors de notre ministère, laquelle, pour de l'argent, entreprenoit tout ce qu'on lui proposoit. Elle les fit écouter, et, contre toute apparence de raison, renvoyer au parlement de Paris. M. de Würtemberg cria ; on le laissa dire, et la poursuite et l'instruction ne s'en continuèrent pas moins. A la fin, l'Empereur se plaignit, et demanda de

1. Georges-Léopold, comte de Sponeck, et Éléonore-Charlotte dite de Sandersleben : *ibidem*, p. 298, note 1.

2. Éberhard-Louis. — 3. Victoire-Françoise, bâtarde de Savoie.

quel droit le Roi pouvoit prétendre se mêler des affaires domestiques de l'Empire, et quelle jurisdiction pouvoit avoir le parlement de Paris sur l'état d'un Allemand naturel, qui se prétendoit prince de l'Empire, et dont le procès avoit été jugé par le conseil aulique, tribunal de l'Empire, qui n'en connoissoit point de supérieur à soi, beaucoup moins un tribunal étranger à l'Empire, tel que le parlement de Paris.

On essaya d'amuser l'Empereur ; mais il se fâcha si bien qu'on n'osa passer outre, et le Parlement cessa d'y travailler. La chute du garde des sceaux Chauvelin, et d'autres circonstances qui décréditèrent Mme de Carignan, fit dormir cette affaire. Sponeck et sa femme, prouvée aussi sa sœur, s'étoient faits catholiques pour s'acquérir les prêtres et les dévôts[1] ; ils ne bougeoient de Saint-Sulpice, des Jésuites et de tous les lieux de piété en faveur. C'étoient des saints, malgré l'inceste, et le bien d'autrui qu'ils vouloient s'approprier comme que ce fût. Mais il falloit une grande protection pour remettre leur affaire en train. Ils la trouvèrent dans la maison de Rohan, qui avisa qu'en leur faisant gagner leur procès ils deviendroient conséquemment princes de la maison de Würtemberg, et qu'ils se déferoient pour rien d'une de leurs filles en la mariant au fils de cet inceste, en lui obtenant ici le rang de prince étranger. Ils y mirent tout leur crédit, et parvinrent à leur faire accorder des commissaires. Tous ces manéges eurent beaucoup de haut et de bas ; les commissaires travaillèrent.

Cependant le duc de Würtemberg jeta les hauts cris ; l'Empereur se fâcha de nouveau ; l'affaire au fond et en la forme étoit insoutenable ; on ne voulut pas se brouiller avec l'Empereur pour cette absurdité où le Roi n'avoit pas le plus petit intérêt d'État. Ils furent donc condamnés comme ils l'avoient été à Vienne, avec les mêmes

1. Tome XXXVII, p. 301.

clauses et défenses, et ils furent réduits à obtenir du duc de Würtemberg, au desir des arrêts du conseil aulique, une légère subsistance comme à des bâtards qu'il faut nourrir, et eux et les l'Espérance, et le Roi s'entremit auprès du duc de Würtemberg pour leur faire donner quelques terres les plus proches de la Franche-Comté [1]. La douleur des vaincus fut grande, et celle de leurs protecteurs. Le Sponeck se rompit bientôt le col en allant à Versailles [2]; sa femme alla loger chez Mme de Carignan, et, jusqu'à l'heure que j'écris, a l'audace, malgré tant d'arrêts, de porter tout publiquement le nom de princesse de Montbéliard, les armes de Würtemberg pleines à son carrosse, et se montre ainsi effrontément partout, avec deux tétons gros comme des timbales, et qui, avec sa dévotion, sont médiocrement couverts. Elle n'a qu'un fils, qui ne pouvant s'accommoder d'un état si bizarre et si différent de celui qu'il avoit prétendu, s'est retiré dans une communauté [3]. J'ai poussé ce récit fort au delà des bornes de ces *Mémoires*, pour montrer quel bon pays est la France à tous les escrocs, les aventuriers et les fripons, et jusqu'à quels excès l'impudence y triomphe.

Mezzabarba, légat *a latere* à la Chine, en arrive

En voici une autre d'une espèce différente. Le feu Pape, irrité de la désobéissance des jésuites de la Chine, des souffrances et de la mort du cardinal de Tournon, qu'il y avoit envoyé son légat *a latere* [4], y avoit envoyé de

1. Tome XXXVII, p. 303, note 2.

2. En février 1749, dans un accident de voiture que raconte le duc de Luynes (*Mémoires*, tome IX, p. 327-328). Il faut donc que le présent passage ait été écrit par notre auteur postérieurement à cette date.

3. Nous ne savons si ce jeune homme se retira en effet dans une communauté ; Saint-Simon a pu le croire à tort ; car, d'après le duc de Luynes (*Mémoires*, tome X, p. 231), en mars 1750, il vivait très modestement à Versailles avec sa mère d'une pension viagère de huit mille livres. Peut-être aussi sa retraite ne fut-elle que de peu de durée.

4. Sur les affaires des cérémonies chinoises, le conflit à ce sujet entre les Jésuites et les autres missionnaires, l'envoi du cardinal de

à Rome avec le corps du cardinal de Tournon et le jésuite portugais Magalhaens. Succès de son voyage et de son retour.

nouveau, avec le même caractère et les mêmes pouvoirs, le prélat Mezzabarba, orné du titre de patriarche d'Alexandrie[1]. Il alla de Rome à Lisbonne pour y prendre les ordres et les recommandations du roi de Portugal, pour ne pas dire son attache, sous la protection duquel les jésuites travailloient dans ces missions des extrémités de l'Orient[2]. Il fit voile de Lisbonne pour Macao, où il fut retenu longtemps avec de grands respects avant de pouvoir passer à Canton. De Canton, il voulut aller à Pékin ; mais il fallut auparavant s'expliquer avec les jésuites, qui étoient les maîtres de la permission de l'empereur de la Chine, et qui ne la lui voulurent procurer qu'à bon escient. Il différa tant qu'il put à s'expliquer ; mais il eut affaire à des gens qui en savoient autant que lui en finesses, et qui pouvoient tout, et lui rien que par eux. Après bien des ruses employées d'une part pour cacher, de l'autre pour découvrir, les jésuites en soupçonnèrent assez pour lui fermer tous les passages.

Mezzabarba avoit tout pouvoir, mais pour faire exécuter à la lettre les décrets et les bulles qui condamnoient la conduite des jésuites sur les rits chinois, et pour

Tournon et sa mort, voir nos tomes VII, p. 165-168, XX, p. 199-200, 332-333, et XXII, p. 96-97.

1. Charles-Ambroise Mezzabarba, né à Pavie, était référendaire des deux signatures lorsque le Pape décida de l'envoyer comme légat *a latere* en Chine et aux Indes orientales pour examiner à nouveau la question des cérémonies chinoises et faire une enquête sur l'emprisonnement et la mort du cardinal de Tournon ; il fut sacré patriarche d'Alexandrie le 21 septembre 1719 et partit peu après pour Lisbonne, où il s'embarqua pour les Indes. Revenu dans le courant de 1723, il fut disgracié et se retira à Pavie. Benoît XIII lui donna l'évêché de Lodi, en Lombardie, en juillet 1725, et il mourut dans cette ville le 7 décembre 1741.

2. La *Gazette* de 1719 (p. 475-476, 499, 523-524, 534, 572-573 et 632) donne quelques renseignements sur ses instructions, sa suite et son départ de Gênes pour Lisbonne. Il arriva dans cette ville le 19 janvier 1720, y séjourna quelque temps et en partit à la fin de mars (*Gazette* de 1720, p. 101, 126, 150, 198 et 209).

prendre toutes les plus juridiques informations sur ce qui s'étoit passé entre eux et le cardinal de Tournon jusqu'à sa mort inclusivement. Ce n'étoit pas là le compte des jésuites. Ils n'avoient garde de laisser porter une telle lumière sur leur conduite avec le précédent légat, encore moins sur la prison où ils l'avoient enfermé à Canton à son retour de Pékin, et infiniment moins sur sa mort. Mezzabarba, en attendant la permission de l'empereur de la Chine pour se rendre à Pékin, voulut commencer à s'informer de ces derniers faits, et de quelle façon les jésuites se conduisoient à l'égard des rits chinois depuis les condamnations de Rome. Il n'alla pas loin là-dessus sans être arrêté. La soumission apparente et les difficultés de rendre à ces brefs l'obéissance desirée furent d'abord employées, puis les négociations tentées pour empêcher le légat de continuer ses informations, et pour le porter à céder à des nécessités locales inconnues à Rome, et qui ne pouvoient permettre l'exécution des bulles et des décrets qui les condamnoient. Les promesses de faciliter son voyage à la cour de l'empereur, et d'y être traité avec les plus grandes distinctions, furent déployées. On lui fit sentir que le succès de ce voyage, et le voyage même étoit entre leurs mains. Mais rien de ce qui étoit proposé au légat n'étoit entre les siennes. Il n'avoit de pouvoir que pour les faire obéir, et il avoit les mains liées sur toute espèce de composition et de suspension. Il en fallut enfin venir à cet aveu. Les jésuites, hors de toute espérance[1] de retourner cette légation suivant leurs vues, essayèrent d'un autre moyen. Ce fut de resserrer le légat et de l'effrayer. Ce moyen eut un plein effet. Le patriarche, se voyant au même lieu où le cardinal de Tournon avoit cruellement péri entre les mains des mêmes qui lui en montroient de

1. Il y a *toutte* au singulier, et *espérances* au pluriel, dans le manuscrit.

près la perspective, lâcha pied, et pour sauver sa vie et assurer son retour en Europe, consentit, non seulement à n'exécuter aucun des ordres dont il étoit chargé, et dont l'exécution, qu'il vit absolument impossible, faisoit tout l'objet de sa légation, mais encore d'accorder, contre ses ordres exprès, par conséquent sans pouvoir, un décret qui suspendit toute exécution de ceux de Rome, jusqu'à ce que le saint-siége eût été informé de nouveau. De là, les jésuites prirent occasion d'envoyer avec lui à Rome le P. Magalhaens[1], jésuite portugais, pour faire au Pape des représentations nouvelles, en même temps pour être le surveillant du légat depuis Canton[2] jusqu'à Rome. A ces conditions les jésuites permirent au légat d'embarquer avec lui le corps du cardinal de Tournon, et de se sauver ainsi de leurs mains sans avoir passé Canton, et sans y avoir eu, lors même de sa plus grande liberté, qu'une liberté fort veillée et fort contrainte. Il débarqua à Lisbonne, où après être demeuré quelque temps, il arriva en celui-ci à Rome avec le jésuite Magalhaens et le corps du cardinal de Tournon[3], qui fut déposé à la Propagande[4].

1. Antoine de Magalhaens : c'est ainsi que le nomme la *Gazette* (p. 53). Le P. Carlos Sommervogel (*Bibliothèque de la Compagnie de Jésus*) ne mentionne pas de jésuite de ce nom vivant en 1722, si ce n'est un Brésilien du prénom d'Emmanuel, qui resta toujours au Brésil. Cependant celui qui nous occupe n'est pas un mythe; la *Gazette d'Amsterdam* (n° XVII, correspondance de Rome) le nomme aussi. Il retourna en Chine en 1725 avec Menezès, envoyé du roi de Portugal.

2. Avant *Canton*, Saint-Simon a biffé *Maca[o]*.

3. Il débarqua à Lisbonne le 22 décembre 1722 avec le P. de Magalhaens et un mandarin ; de là, il gagna Genève et Milan et arriva à Rome le 20 avril 1723 (*Gazette*, p. 53, 213 et 246). Le corps du cardinal de Tournon n'arriva que le 16 mai et fut déposé au collège de la Propagande (*ibidem*, p. 295), comme le dit Saint-Simon. Voyez aussi la *Gazette d'Amsterdam*, n°s XVII (de Rome), XXI (de Lisbonne), et XXXIX (de Rome).

4. Le palais de la Propagande est sur la place d'Espagne ; il fut offert à cet effet au pape Urbain VIII, en 1626, par le prélat espagnol J.-B. Vivès.

Mezzabarba y rendit compte de son voyage, et eut plusieurs longues audiences du Pape [1], où il exposa l'impossibilité qu'il avoit rencontrée à son voyage au delà de Canton, premier port de la Chine à notre égard, et à réduire les jésuites à aucune obéissance. Il expliqua ce que, dans le resserrement où ils l'avoient tenu, il avoit pu apprendre de leur conduite, du sort du cardinal de Tournon, enfin du triste état des missions dans la Chine; il ajouta le récit de ses souffrances, de ses frayeurs, et il expliqua comment, en s'opiniâtrant à l'exécution de ses ordres, il n'y auroit rien avancé que de causer l'éclat d'une désobéissance nouvelle, et à soi la perte entière de sa liberté, et vraisemblablement de sa vie, comme il étoit arrivé au cardinal de Tournon; qu'il n'avoit pu échapper et se procurer son retour pour informer le Pape de l'état des choses qu'en achetant cette grâce par la prévarication dont il s'avouoit coupable, mais à laquelle il avoit été forcé par la crainte de ce qui étoit sous ses yeux, et de donner directement contre ses ordres une bulle de suspension de l'exécution des précédentes, jusqu'à ce que le saint-siége, plus amplement informé, expliquât ce qu'il lui plairoit de décider [2]. Ce récit, en faveur duquel les faits parloient, embarrassa et fâcha fort le Pape. La désobéissance et la violence ne pouvoient pas être plus formelles. Il n'y avoit point de distinction à alléguer entre fait et droit, ni d'explication à demander comme sur la condamnation d'un amas de pro-

1. Reçu d'abord par les cardinaux Conti, frère du pape, et de Sainte-Agnès, secrétaire d'État, Mezzabarba eut le 22 avril une très longue audience du pape, dont rien ne transpira, dit la *Gazette* (p. 246-247), si ce n'est qu'il eut ordre de donner par écrit une relation de son voyage et du résultat de sa mission.

2. Ces indications sont exactes : le légat fut en effet contraint de faire aux jésuites de Chine des concessions sur huit points principaux, contrairement aux ordres qu'il avait reçus du pape. Il est fait allusion à ces faits, mais très sommairement, par Moroni, *Dizionario di erudizione storico-ecclesiastica,* tomes XIII, p. 166, et XCVIII, p. 126.

positions *in globo* et d'un autre amas de qualifications indéterminées. Il n'y avoit pas lieu non plus de se récrier contre une condamnation sans avoir été entendus. La condamnation étoit claire, nette, tomboit sur des points fixes et précis, longuement soutenus par les jésuites, et juridiquement discutés par eux et avec eux à Rome. Ils avoient promis de se soumettre et de se conformer au jugement rendu. Ils n'en avoient rien fait ; leur crédit les avoit fait écouter de nouveau, et de nouveau la tolérance dont il s'agissoit avoit été condamnée. Ils y étoient encore revenus sous prétexte qu'on n'entendoit point à Rome l'état véritable de la question, qui dépendoit de l'intelligence de la langue, des mœurs, de l'esprit, des idées et des usages du pays. C'est ce qui fit résoudre l'envoi de Tournon, et ce que Tournon y vit et y apprit, et ce qu'il tenta d'y faire, et qu'il y fit à la fin, empêcha son retour et son rapport, et celui de la plupart des ministres de sa légation.

Quelque bruit et quelque prodigieux scandale qui suivit de tels succès, les jésuites eurent encore le crédit d'éviter le châtiment[1], soumis, respectueux et répandant l'or à Rome dans la même mesure qu'ils en amassoient à la Chine et au Chili, au Paraguay[2] et dans leurs principales missions, et à proportion de leur puissance et de leur audace à la Chine. Ce fut donc pour tirer les éclaircissements locaux qu'ils avoient bien su empêcher le cardinal de Tournon et la plupart des siens de rapporter en

1. La *Gazette* (p. 332) annonce que, en concordance avec Mezzabarba, arriva à Rome le jésuite Giampriamo, lequel remit au pape un mémoire pour demander la révocation des décrets de Clément XI sur les cérémonies chinoises.

2. Les jésuites avaient établi des missions parmi les Indiens de l'intérieur du Paraguay dès le début du dix-septième siècle, et réussirent à rendre leurs établissements indépendants des gouverneurs espagnols. Ils formèrent dans ces pays des communautés indiennes, qui furent très prospères jusqu'à la suppression de l'ordre en 1767. Leurs missions furent alors ruinées, et les Indiens retournèrent à la barbarie.

Europe, et finalement pour faire obéir le saint-siége, que Mezzabarba y fut envoyé. Il ne se put tirer d'un si dangereux pas qu'en la manière qu'on vient de voir, directement opposée à ses ordres. Mais que dire à un homme qui prouve un tel péril pour soi et une telle inutilité d'y exposer sa vie? Aussi ne sut-on qu'y répondre ; mais la honte de le voir à Rome en témoigner l'impuissance, par le seul fait d'être revenu sans exécution, et forcé au contraire à suspendre tout ce qu'il étoit chargé de faire exécuter, rendit sa présence si pénible à supporter, qu'il ne lui en coûta pas seulement le chapeau promis pour le prix de son voyage, mais l'exil loin de Rome, où il vécut obscurément plusieurs années, et dans lequel il mourut[1].

Le Pape, la très grande partie du sacré collége et de la cour romaine vouloit faire rendre les plus grands honneurs à la mémoire du cardinal de Tournon, et le peuple, soutenu de plusieurs cardinaux et de beaucoup de gens considérables, le vouloient faire déclarer martyr. Les jésuites en furent vivement touchés. Ils sentirent tout le poids du contre-coup qui tomberoit sur eux de ce qui se feroit en l'honneur du cardinal de Tournon. L'audace, poussée au dernier point de l'effronterie, leur en para l'affront. Ils insistèrent pour obtenir qu'après Mezzabarba, leur P. Magalhaens fût[2] écouté à son tour. Peu occupés de défendre les rits chinois, les désobéissances et les violences des jésuites de la Chine devant la congrégation de la Propagande, dont ils n'espéroient rien, ils voulurent aller droit au Pape. Magalhaens y défendit les siens comme il put[3]. Il se flattoit peu de leur parer une condamnation

1. La *Gazette* (p. 499) dit qu'en septembre 1723 il obtint permission d'aller à Pavie, sa patrie. C'était en réalité un exil ; il y resta jusqu'à sa nomination à l'évêché de Lodi en 1725, d'où il ne bougea jusqu'à sa mort.

2. Ce verbe est à l'indicatif dans le manuscrit.

3. Il existe dans le ms. 6318 de la Bibliothèque de l'Arsenal, fol. 321 et suivants, la copie d'une relation du voyage de Mgr Mezzabarba,

nouvelle. Son grand but fut d'étouffer la mémoire du cardinal de Tournon et de sauver l'affront insigne des honneurs qu'on lui préparoit. Le Pape, gouverné par le cardinal Fabroni, leur créature et leur pensionnaire, qui les craignoit à la Chine, où ils se moquoient de lui en toute sécurité, et qui s'en servoit si utilement en Europe, crut mettre tout à couvert en condamnant de nouveau les rites chinoises[1] et les jésuites, leurs protecteurs à la Chine, sous les plus grandes peines, s'ils n'obéissoient pas enfin à ces dernières bulles, et sous les plus grandes menaces de s'en prendre au général et à la Société en Europe[2], aux dépens de la mémoire du cardinal de Tournon, qui fut enfin enterré dans l'église de la Propagande sans aucune pompe[3]. C'étoit tout ce que les jésuites s'étoient proposé. Contents au dernier point de voir tomber par là toute information de ce qui s'étoit passé à la Chine à l'égard de la légation et de la personne du légat, après tout le bruit qui s'en étoit fait à Rome, ils se tinrent quittes à bon marché de la nouvelle condamnation du Pape, moyennant que cette énorme affaire demeurât étouffée, que l'étrange succès de la légation de Mezzabarba restât tout court sans

rédigée par les jésuites et qui fut présentée à Innocent XIII. Est-ce celle du P. Magalhaens?

1. Ainsi au féminin, à cet endroit, où il écrit *rites*.

2. La *Gazette d'Amsterdam*, après avoir noté (n°s LXVII, LXXI, LXXIII, LXXV et LXXVII) plusieurs séances de la congrégation chargée des affaires de la Chine, annonce au commencement d'octobre qu'elle rendit à ce sujet un décret très mortifiant pour les jésuites, que le pape confirma (n°s LXXXIX, XC et XCI). Le *Dizionario* de Moroni dit aussi que le pape révoqua les concessions que Mezzabarba avait été contraint d'accorder.

3. Notre *Gazette* parle à deux reprises de la question des obsèques solennelles du cardinal de Tournon (p. 310 et 426) ; puis elle fait le silence absolu sur ces affaires, et ne note même pas les obsèques sans cérémonie du cardinal au collège de la Propagande le 27 septembre (*Gazette d'Amsterdam*, n° LXXXV). C'est évidemment dans cette dernière gazette que Saint-Simon prend ces indications, et il y ajoute ce qu'il a pu en savoir directement à l'époque.

aucune suite, bien assurés que, après de telles leçons données à ces deux légats *a latere,* il ne seroit pas facile de trouver personne qui se voulût charger de pareille commission, non pas même pour la pourpre, qui n'avoit fait qu'avancer la mort du cardinal de Tournon ; et que, à l'égard des condamnations nouvelles, ils en seroient quittes pour des respects, des promesses d'obéissance et des soumissions à Rome, et n'en continueroient pas moins à la Chine à s'en moquer et à les mépriser, comme ils avoient fait jusqu'alors. C'est en effet comme ils se conduisirent fidèlement à Rome et à la Chine, sans que Rome ait voulu ou su depuis quel remède y apporter. Mais ce qui est incroyable est la manière dont le P. Magalhaens s'y prit pour conduire l'affaire à cette issue. Ce fut de demander hardiment au Pape de retirer tous les brefs ou bulles et décrets, qui condamnoient les rits chinois et la conduite des jésuites à cet égard et à l'égard de ces condamnations[1]. Il falloit être jésuite pour hasarder une demande si impudente au Pape en personne, en présence du corps du cardinal de Tournon, et du légat Mezzabarba, et il ne falloit pas moins qu'être jésuite pour la faire impunément. Le Pape fut encore plus effrayé qu'indigné de cette audace. Il crut donc faire un grand coup de politique de les condamner de nouveau pour ne pas reculer devant ce jésuite, mais d'en adoucir le coup pour sa Compagnie en supprimant tout honneur à la mémoire du cardinal de Tournon, et se hâtant de le faire enterrer sans bruit dans l'église de la Propagande, où il étoit demeuré en dépôt, en attendant que les honneurs à rendre à sa mémoire et la pompe de ses obsèques eussent été résolus, qui furent sacrifiés aux jésuites, avec un scandale dont le Pape ne fut pas peu embarrassé[2].

1. On a vu ci-dessus, p. 164, note 1, que la *Gazette* attribue cette demande au jésuite Giampriamo. Saint-Simon ne fait-il pas erreur de nom ?

2. Ci-dessus, p. 166, note 3. — Les archives de la Propagande

Le Roi à Meudon pour la convenance du cardinal Dubois, dont la santé commence visiblement à s'affoiblir.

L'onze juin, le Roi alla demeurer à Meudon[1]. Le prétexte fut de nettoyer le château de Versailles ; la raison fut la commodité du cardinal Dubois. Flatté au dernier point de présider à l'assemblée du clergé[2], il vouloit jouir quelquefois de cet honneur[3] ; il desiroit aussi se trouver quelquefois aux assemblées de la Compagnie des Indes[4] ; Meudon le rapprochoit de Paris de plus que la moitié du chemin de Versailles, et lui épargnoit du pavé. Ses débauches lui avoient donné des incommodités habituelles et douloureuses, que le mouvement du carrosse irritoit, et dont il se cachoit avec grand soin. Le Roi fit à Meudon une revue de sa maison[5], où l'orgueil du premier ministre

pourraient seules faire la lumière sur ces questions délicates. On devrait y trouver le rapport de Mezzabarba, et les procès-verbaux de la congrégation cardinalice chargée de ces affaires. Quérard, *France littéraire* (1834, tome VI, p. 106), dit que la Relation du légat fut publiée en 1739, d'abord en français, puis en italien.

1. C'est le 4 juin, et non le 11, que le jeune Roi, après avoir couru le cerf dans la forêt de Marly, alla coucher à Meudon pour y rester quelque temps (*Gazette*, p. 286 ; *Gazette d'Amsterdam*, n° XLVIII). L'erreur de Saint-Simon vient de ce que l'article de la *Gazette* où est notée cette nouvelle est daté du 11. Il était question de ce voyage depuis le mois d'avril ; il y avait des réparations à faire dans le château, et surtout à curer le grand Canal, opération toujours assez malsaine. L'Infante dut d'abord aller à Chaville, puis vint à Meudon le 5 (*Gazette d'Amsterdam*, n°s XXX, XXXI, XLVII et XLVIII).

2. Ci-dessus, p. 150.

3. Il n'alla à l'assemblée que le 4 juin : *ibidem*, note 5, par conséquent le jour même de la venue de la cour à Meudon, et n'y retourna plus.

4. Ceci est pris dans la *Gazette*, qui disait (p. 287 et 288) : « Le 4 (juin) le cardinal Dubois alla présider à l'assemblée du clergé... L'après-midi, il alla tenir l'assemblée de la Compagnie des Indes. »

5. Ni la *Gazette* ni les mémorialistes ne parlent de cette revue à Meudon, mais seulement de chasses du jeune Roi dans le bois de Boulogne. Cependant on lit dans la *Gazette d'Amsterdam*, n° LXVII, au 13 août : « Le mal de M. le Cardinal... qui avoit commencé à se manifester d'une manière très dangereuse du jour qu'il monta à cheval, lorsque le Roi fit la revue de ses gardes *avant* son voyage de Meudon, etc. » C'est évidemment là la source du passage de nos Mémoires, qui se trompent sur le lieu de la revue.

voulut se satisfaire ; il lui en coûta cher. Il monta à cheval pour y jouir mieux de son triomphe ; il y souffrit cruellement, et rendit son mal si violent qu'il ne put s'empêcher d'y chercher du secours. Il vit des médecins et des chirurgiens les plus célèbres, dans le plus grand secret, qui en augurèrent tous fort mal, et, par la réitération des visites et quelques indiscrétions, la chose commença à transpirer. Il ne put continuer d'aller à Paris qu'une fois ou deux au plus, avec grande peine, et uniquement pour cacher son mal, qui ne lui donna presque plus de repos[1].

Belle-Isle, Conche et Séchelles interrogés.

En quelque état que fût le cardinal Dubois, ses passions ne l'occupoient pas moins que si son âge et sa santé lui eussent promis encore quarante années de vie. Les soins de s'enrichir et de se perpétuer la souveraine et unique puissance le tourmentoient avec la même vivacité. Il poussoit donc l'affaire de la Jonchère à son gré[2], sous le prétexte de l'ardeur de Monsieur le Duc à perdre le Blanc et Belle-Isle, et Belle-Isle s'y trouva embarrassé par les dépositions de la Jonchère et de ses commis arrêtés avec lui. Conche[3], et Séchelles, maître des requêtes fort distingué dans son métier[4], ami intime de le Blanc et de Belle-Isle, y furent aussi compris. Ils furent tous trois obligés à comparoître devant les commissaires des malversations[5], puis devant la chambre de l'Arsenal. Ils y

1. Sur la maladie de Dubois, voyez le *Journal de Buvat*, tome II, p. 443, 444 et 448, celui *de Barbier*, tome I, p. 287-288, et surtout les nouvelles données dans les ordinaires de la *Gazette d'Amsterdam* en juin et en juillet, qui sont certainement atténuées, quoique assez significatives.

2. Ci-dessus, p. 70, 104 et 150-151.

3. Cet officier, que nous avons vu ci-dessus, p. 58, venir trouver Saint-Simon de la part du cardinal, était un des familiers de Belle-Isle.

4. Jean Moreau, sieur de Séchelles, conseiller au parlement de Metz, puis maître des requêtes en octobre 1719 ; il devint contrôleur général des finances en 1754, se démit en 1756, et mourut en 1760.

5. La commission du Conseil dont il va être mention dans une note suivante.

furent interrogés plusieurs fois. Belle-Isle y déclara que, allant servir sous le maréchal de Berwick dans le Guipuzcoa[1] et dans la Navarre espagnole, il avoit donné ses billets de banque et ses actions à la Jonchère pour s'en servir, et lui rendre après en divers temps. Rien n'étoit moins répréhensible; on ne trouva rien de plus mal dans les deux autres[2]. Cela piqua, mais ne fit qu'encourager la haine à chercher, à tâcher, à ne se point rebuter, et à les tenir cependant dans des filets, mais sans pouvoir encore aller plus loin, ni les arrêter[3].

La Vrillière travaille à se faire duc et pair par une singulière intrigue.

Une autre pratique s'étoit élevée depuis quelque temps dans les ténèbres, avec toute l'adresse et toute l'audace possible. La conduite de M. le duc d'Orléans persuadoit aisément qu'il n'y avoit rien, pour étrange que fût ce qu'on se proposoit, qui fût impossible avec la protection du cardinal Dubois, et rien encore, pour monstrueux[4]

1. Il écrit ici *Gipuscoa*.

2. Saint-Simon ne reviendra plus sur cette affaire de la Jonchère, le Blanc, Belle-Isle, etc., qui dura plus tard que la date finale de ses *Mémoires*. On peut voir à ce sujet le dossier 10801 des Archives de la Bastille, le tome XIII du recueil de Ravaisson, *Les Lettres de cachet*, par Funck-Brentano, p. 209-210, deux mémoires manuscrits conservés dans le volume *France* 1247 des Affaires étrangères, fol. 228 et 235, le carton V^7 505 des Archives nationales, où il n'y a que des résidus, le journal des Paris, KK 1005 D, fol. 174 v° et suivants, dont on trouvera le texte ci-après à l'appendice VIII, etc. Mathieu Marais, Barbier, Buvat en parlent souvent, et le maréchal de Villars, qui fut chef de la commission du Conseil chargée de cette affaire, s'y arrête assez longuement dans ses *Mémoires* (tome IV, p. 248 et suivantes, 285 et suivantes) ; mais c'est encore dans les correspondances de la *Gazette d'Amsterdam* en 1723 qu'on trouve le plus de renseignements. Le détail de cette affaire, dont les dessous sont mal connus, mériterait d'être l'objet d'une étude spéciale. Un autre trésorier de l'extraordinaire des guerres, qui s'appelait, lui, Antoine Jossier de la Jonchère, avait déjà fait banqueroute vers 1683, et il y eut sous Louis XV un économiste réformateur, du nom d'Étienne Lécuyer de la Jonchère.

3. Belle-Isle et son frère ne furent mis à la Bastille qu'en mars 1724 et y restèrent jusqu'en mai de l'année suivante.

4. *Monstrueux* est en interligne, au-dessus d'*énorme*, biffé.

qu'il fût, qu'on n'arrachât du premier ministre à la recommandation de l'Angleterre. Mme de la Vrillière, au bout de tant d'années de mariage, ne pouvoit se consoler ni s'accoutumer à être Mme de la Vrillière ; elle le faisoit sentir souvent à son mari[1]. Il étoit glorieux autant et plus qu'il osoit l'être ; les fonctions que je lui avois procurées pendant la Régence[2], qui l'y avoient rendu nécessaire à tout le monde, l'avoient achevé de gâter ; lui et sa femme n'imaginèrent rien moins que de se faire duc et pair, et voici comme ils s'y prirent. La comtesse de Mailly, mère de Mme de la Vrillière, étoit Saint-Hermine, et de Saintonge[3]. Elle avoit originairement beaucoup de parents calvinistes qui s'étoient retirés en divers temps dans les États de la maison de Brunswick[4], où des alliances de plusieurs d'eux avec les Olbreuses, de même pays qu'eux ou fort voisins[5], leur avoient fait espérer, puis obtenir la protection de la duchesse de Zell, de laquelle il a été ici

1. Déjà dit lors de son mariage en 1700 : tome VII, p. 144-147.

2. Tomes XXVII, p. 61, et XXIX, p. 89-90.

3. Marie-Anne-Françoise de Saint-Hermine (tome I, p. 87) appartenait en effet à une famille de Saintonge et d'Angoumois dont la généalogie est assez mal connue.

4. La *France protestante* des frères Haag, au mot *Sainte-Hermine* (*sic*), indique que le frère aîné de Mme de Mailly, Henri-Louis, enfermé à la Bastille en 1686 pour cause de religion, fut expulsé de France en 1688 et se retira en Hollande, d'où il passa en Angleterre avec Guillaume d'Orange ; il y mourut en 1715. C'est le seul Saint-Hermine qui ait émigré, semble-t-il, et il n'alla pas en Allemagne.

5. Le même ouvrage prétend qu'une sœur de Mme de Mailly, Madeleine-Sylvie de Saint-Hermine, épousa Alexandre Desmier d'Olbreuse, frère de cette Éléonore qui devint duchesse de Zell et dont la fille Sophie-Dorothée épousa l'électeur de Hanovre, plus tard roi Georges Ier d'Angleterre ; mais cela ne semble pas certain, quoique Saint-Simon admette cette alliance avec cette famille. La Chenaye des Bois, article DESMIER, dit que cet Alexandre mourut sans alliance, et, article SAINTE-HERMINE, fait de Madeleine-Sylvie la femme d'André Drummond, comte de Melfort, la confondant ainsi avec sa nièce de mêmes prénoms qui mourut à trente-trois ans le 31 octobre 1725 (*Gazette*, p. 568).

parlé ailleurs[1]. Personne n'ignoroit le crédit qu'avoit eu la baronne de Platen sur l'électeur d'Hanovre[2], qui l'avoit fait[3] comtesse, et qu'elle en conservoit encore quelques restes, quoique depuis longtemps une autre maîtresse l'eût supplantée, que l'électeur avoit même attirée et élevée en dignité en Angleterre[4], depuis que lui-même y eut été prendre possession de la couronne de la Grande-Bretagne, à la mort de la reine Anne.

Schaub[5], ce Suisse dont ce prince s'étoit si longtemps servi à Vienne, ce drôle si intrigant, si rusé, si délié, si anglois, si autrichien, si ennemi de la France, si confident du ministère de Londres, que nous avons si souvent rencontré dans ce qui a été donné ici d'après M. de Torcy sur les affaires étrangères[6], ce Schaub étoit ici chargé du vrai secret entre le ministère anglois et le cardinal Dubois, sur lequel il avoit su usurper tout pouvoir. Aussi étoit-il fort cultivé dans notre cour. M. et Mme de la Vrillière l'avoient fort attiré chez eux par cette raison, et Schaub, qui étoit fort entrant[7], et avide d'écumer[8] partout où il pouvoit espérer quelque récolte, s'y étoit rendu extrême-

1. Dans notre tome XL, p. 246-248.

2. Sophie-Charlotte de Platen (Saint-Simon écrit *Platten*), mariée au baron de Kilmansegg, grand écuyer de l'électeur de Hanovre, avait suivi celui-ci en Angleterre après la mort de son mari. L'Électeur lui avait fait concéder par l'Empereur le titre de comtesse de Platen, puis il lui donna lui-même celui de comtesse Darlington. Elle mourut au palais de Saint-James le 1er mai 1725 (*Gazette,* p. 225). Voyez à la page suivante la note 3.

3. Il y a bien *fait,* sans accord, comme c'est l'habitude ordinaire de notre auteur.

4. Ehrengarde-Mélusine de Schulenburg, créée duchesse de Kendal (voyez la *National Biography,* vo SCHULENBURG).

5. Luc Schaub : tome XXXIII, p. 224. Madame semblait l'estimer (recueil Brunet, tome II, p. 314).

6. Voyez nos tomes XXXIII et XXXIV.

7. Insinuant, comme au tome XXIX, p. 78.

8. Verbe rencontré souvent dans ce sens figuré, depuis le tome II, p. 184.

ment familier. Pour s'amuser ou autrement, il s'avisa de tourner autour de Mme de la Vrillière. Il la voyoit encore coquette au dernier point, et n'ignoroit pas qu'elle n'avoit jamais été cruelle[1]. La dame s'en aperçut bientôt ; elle ne s'en offensa pas, et fit si bien qu'elle le rendit amoureux tout de bon ; car elle étoit encore jolie[2]. Alors elle le jugea un instrument propre à la servir, et son mari et elle lui firent confidence de leurs vues et de leur besoin de la protection du roi d'Angleterre. Schaub, qui avoit les siennes, fut charmé d'une ouverture qui l'y conduisoit, et se mit à digérer le projet. Ils surent que la comtesse de Platen avoit une fille belle et bien faite[3], d'âge sortable pour leur fils[4], mais sans aucun bien, comme toutes les Allemandes, et dès lors ils ne songèrent plus qu'à ce mariage pour se procurer l'intercession du roi d'Angleterre, laquelle ne lui coûtant rien, il ne la refuseroit pas

1. On a vu sa passion pour le beau Nangis et sa rivalité avec la duchesse de Bourgogne, dans le tome XII, p. 272-273 et 276-277 ; on la surnommait « le Moineau », et, entre bien d'autres, on lui donna pour amant le duc de Berry et le Régent (É. Raunié, *Chansonnier historique*, tome II, p. 88, et V, p. 16-19, et ms. Franç. 12694, p. 233 et 236 ; *Mémoires de Luynes*, tome X, p. 96). On prétendit qu'elle avait « initié » le jeune Louis XV, dans l'espérance qu'il ferait son mari duc (Paul d'Estrée, *Le Nouvelliste sans fard* (1896), p. 7 et 9, et le recueil de Raunié, tome V, p. 16-19).

2. En 1730, Mathieu Marais (*Mémoires*, tome IV, p. 128) dit que ses grâces ont du succès partout, même en Angleterre quand elle y fut.

3. Saint-Simon fait confusion : la comtesse de Platen, dont la fille épousa M. de Saint-Florentin, n'était pas la maîtresse du roi Georges, mais la belle-sœur de cette maîtresse ; elle s'appelait Sophie-Caroline-Ève d'Offeln et était mariée au comte de Platen, qui avait une charge à la cour de Hanovre ; elle mourut dans cette ville le 23 décembre 1725 (*Gazette* de 1726, p. 77) et son mari à la fin de l'année suivante (*ibidem*, p. 520). Rien ne prouve qu'elle ait eu, comme sa belle-sœur, des rapports intimes avec l'Électeur. Leur fille, Amélie-Ernestine de Platen, née en 1700, épousa M. de Saint-Florentin à Montrouge le 15 mai 1724 ; elle mourut sans enfants le 10 mai 1767.

4. Louis Phélypeaux, comte de Saint-Florentin : ci-dessus, p. 134.

à son ancienne maîtresse pour l'établissement de sa fille[1]. Les parents calvinistes de la comtesse de Mailly, retirés et depuis longtemps établis dans les États de la maison de Brunswick, se mirent en campagne pour faire la proposition de ce mariage ; ils furent écoutés. Mme de Platen se seroit bien gardée de prendre une fille de la Vrillière, qui auroit exclu son fils et sa postérité des chapitres protestants pour des siècles, comme des chapitres catholiques ; mais sa fille à donner au fils de la Vrillière n'avoit pas le même inconvénient.

L'affaire réglée donna lieu à Schaub de jouer son personnage. Il sonda le cardinal Dubois sur son attachement pour le roi d'Angleterre et pour ses ministres principaux. Il en reçut toutes les protestations d'un homme qui leur devoit son chapeau, par conséquent le premier ministère, auquel, sans le chapeau, il n'auroit pu atteindre, et qui l'avoit mis en état de recevoir une pension de quarante mille livres sterling de l'Angleterre[2], qui passoit par les mains de Schaub depuis qu'il étoit en France, et qui étoit depuis longtemps au fait des liaisons intimes, ou plutôt de la dépendance entière de Dubois du ministère anglois. Quand sa matière fut bien préparée, il lui parla du mariage, du crédit que la comtesse de Platen conservoit très solide sur le roi d'Angleterre, sur ses liaisons intimes avec ses principaux ministres allemands et anglois, de l'embarras où se trouvoit la comtesse de Platen de donner sa fille à un homme qui, de l'état que ses pères avoient toujours exercé, quelque honorable et distingué qu'il fût en France, n'oseroit penser à sa fille s'il étoit Allemand ; que ce mariage toutefois convenoit extrêmement à M. le duc d'Orléans et à Son Éminence, parce que ce seroit un

1. Lors du mariage, le bruit courut en effet que la nouvelle Mme de Saint-Florentin était fille bâtarde du roi d'Angleterre (*Mémoires de Mathieu Marais*, tome III, p. 100) ; on a dit plus haut que c'était une erreur.

2. Voyez notre tome XXXIV, p. 302, note.

lien de plus avec le roi d'Angleterre et avec ses ministres, un moyen certain d'être toujours bien et sûrement informés de leurs intentions, et de les faire entrer dans celles de Son Altesse Royale et de Son Éminence ; qu'il croyoit rendre un service essentiel à l'un et à l'autre de ménager cette affaire ; mais qu'elle étoit désormais entre les mains de Son Éminence pour lever la seule difficulté qui l'arrêtoit, en rendant le fils de la Vrillière capable d'y prétendre, et en comblant d'aise et de reconnoissance la comtesse de Platen, et avec elle le roi d'Angleterre et ses ministres les plus confidents, en faisant pour la Vrillière la seule chose dont il fût susceptible, et que méritoient si fort les grands services rendus à l'État depuis si longtemps par tant de grands ministres ses pères, ou de son même nom[1].

Dubois, qui, par ce qu'il étoit né, et par la politique qu'il s'étoit faite et qu'il avoit inspirée de longue main à son maître, vouloit tout confondre et tout anéantir, prêta une oreille favorable à Schaub, et ne fut point effarouché de la proposition qu'il lui fit enfin de faire la Vrillière duc et pair. Il servoit l'Angleterre suivant son propre goût ; il s'en assuroit de plus en plus son énorme pension par une complaisance qui, bien loin de lui coûter, se trouvoit dans l'unisson de son goût et de sa politique. Il ne laissa pas, pour se mieux faire valoir, d'en représenter les difficultés à Schaub, mais en lui laissant la liberté de lui en parler, et l'espérance de pouvoir réussir. Soit de concert avec le premier ministre, soit de pure hardiesse, tant à son égard même qu'à celui de M. le duc d'Orléans, Schaub revint à la charge et dit au cardinal qu'il ne s'étoit pas trompé lorsqu'il l'avoit assuré que cette affaire seroit extrêmement agréable au roi d'Angle-

1. Le comte de Baillon dans *Lord Walpole à la Cour de France*, p. 30, 66 et 107, a parlé de cette intrigue, et le *Dictionary of national biography*, tome VII, p. 1033, y fait quelque allusion.

terre et à ses plus confidents ministres, que jusqu'alors il n'avoit parlé à Son Éminence que de lui-même, mais qu'il venoit d'être chargé de lui recommander la chose au nom du roi d'Angleterre, qui la desiroit avec passion, et de la part de ses ministres qui lui demandoient cette grâce comme le gage de leur amitié, et qu'il avoit le même ordre du roi d'Angleterre d'en parler de sa part à M. le duc d'Orléans. Le cardinal lui accorda toute liberté de le faire, et lui promit d'y préparer M. le duc d'Orléans et d'agir de son mieux auprès de lui pour lever, s'il pouvoit, les difficultés qui se rencontreroient[1]. Pour le faire court, M. le duc d'Orléans trouva la proposition extrêmement ridicule ; mais, sans cesser de la trouver telle, il fut entraîné. La Vrillière, en conséquence, parla au cardinal Dubois, et de son aveu à M. le duc d'Orléans. Il en fut assez bien reçu, et si transporté de joie, lui et sa femme, que le secret transpira.

Le duc de Berwick en fut averti des premiers[2] ; il en parla à M. le duc d'Orléans avec toute la force et la dignité possible, et l'embarrassa étrangement. Il me vint trouver aussitôt après à Meudon, où la cour ne vint que quelque temps après[3], et m'apprit cette belle intrigue, le clou qu'il avoit tâché d'y mettre aussitôt[4], et m'exhorta à parler de mon côté à M. le duc d'Orléans. Je ne me fis pas beaucoup prier sur une affaire de cette nature, et j'allai dès le lendemain à Versailles chez M. le duc d'Orléans. Il rougit et montra un embarras extrême au premier mot que je lui en dis. Je vis un homme entraîné

1. Lemontey (*Histoire de la Régence*, tome II, p. 268, note 2) rapporte que Chavigny fut envoyé à Hanovre, au mois d'août 1723, par le cardinal Dubois pour négocier avec Mme de Platen.

2. Sans doute par ses relations anglaises.

3. On a vu ci-dessus, p. 168, qu'elle y alla le 4 juin.

4. Le *Dictionnaire de l'Académie* de 1718 disait : « On dit figurément *mettre un clou à la roue de la Fortune*, pour dire rendre sa fortune stable et assurée. » Mettre un clou à quelque chose, c'est l'empêcher d'avancer, la rendre stationnaire.

dans la fange, qui en sentoit toute la puanteur, et qui n'osoit ni s'en montrer barbouillé ni s'en nettoyer, dans la soumission sous laquelle il commençoit secrètement à gémir. Je lui demandai où il avoit vu ou lu faire un duc et pair de robe ou de plume [1], et donner la plus haute récompense qui fût en la main de nos rois, et le comble de ce à quoi pouvoit et devoit prétendre la plus ancienne et la plus haute noblesse, à un greffier du Roi, dont la famille en avoit toujours exercé la profession depuis qu'elle s'étoit fait connoître pour la première fois sous Henri IV, sans avoir jamais porté les armes, qui est l'unique profession de la noblesse. Cet exorde me conduisit loin, et mit M. le duc d'Orléans aux abois. Il voulut se défendre sur la vive intercession du roi d'Angleterre, et sur la position où il étoit avec lui. Je lui répondis que je ne pouvois présumer qu'il espérât me faire recevoir cette raison comme sérieuse ; qu'il connoissoit très bien Schaub, et que c'étoit lui-même qui m'avoit appris que c'étoit un insigne fripon, un audacieux menteur, plein d'esprit, d'adresse, de souplesses, singulièrement faux et hardi à controuver [2] tout ce qui lui faisoit besoin, et de génie ennemi de la France ; qu'étant tel par le portrait que Son Altesse Royale m'en avoit souvent fait, j'étois fort éloigné de penser que Son Altesse Royale crût sur une si périlleuse parole que le roi d'Angleterre ni ses ministres s'intéressassent à lui faire faire ce qui étoit sans aucun exemple, pour mieux marier la fille d'une maîtresse abandonnée depuis si longtemps, du crédit de laquelle nous n'avions jamais ouï parler pendant [3] huit ans de sa régence, et qu'il avoit été question sans cesse de manier et de s'aider du roi d'Angleterre [4] ; que par conséquent il

1. En effet le chancelier Séguier, créé duc en 1650 (notre tome II, p. 319), ne l'avait été qu'à brevet.

2. Inventer : tome XVI, p. 210. — 3. *Pendant* est en interligne.

4. La phrase signifie qu'on n'avait jamais entendu parler de Mme de

m'étoit clair qu'il étoit bien persuadé que le roi d'Angleterre ne prenoit pas la moindre part aux imaginations de la Vrillière, ni pas un de ses ministres; que cet intérêt, présenté par Schaub comme véritable et vif, n'étoit que l'effet de son adresse et de son amour pour Mme de la Vrillière, saisi par Son Altesse Royale pour prétexte et pour excuse de ce qu'il voyoit énorme et sans exemple, à quoi néanmoins il se laissoit entraîner. J'ajoutai que, quand il seroit certain [1] que l'intercession de l'Angleterre seroit vraie et vive, je le suppliois de me dire s'il étoit bon d'accoutumer les grandes puissances étrangères à s'ingérer des grâces et de l'intérieur de la cour; s'il ne prévoyoit pas quelle tentation il préparoit à la fidélité des ministres du Roi et de ses successeurs par l'exemple de la Vrillière; si lui-même oseroit hasarder de demander au roi d'Angleterre, pour un Anglois ou un Hanovrien, une pareille élévation dans sa cour, et s'il connoissoit aucun exemple semblable de puissance à puissance dans toute l'Europe, avec toutefois la seule exception d'occasions singulières, qui avoient quelquefois procuré la Jarretière à des François, mais des François qui n'étoient pas de l'état de la Vrillière, tels, par exemple, que l'amiral Chabot [2], le connétable Anne et le maréchal de Montmorency, son fils aîné [3], le maréchal de Saint-André [4], qui en naissance, en établissements, et par eux-mêmes étoient de fort grands personnages; et, dans des temps postérieurs, les ducs de Chevreuse-Lor-

Platen depuis que le duc d'Orléans était régent et qu'on n'avait jamais pensé à se servir d'elle pour influencer le roi d'Angleterre.

1. L'adjectif *certain* est en interligne, au-dessus de *vray*, biffé.

2. Philippe Chabot, comte de Charny et amiral: tome XXXI, p. 244.

3. Le connétable Anne: tome II, p. 21, et son fils le maréchal François: tome XXXI, p. 243.

4. Jacques d'Albon, seigneur de Saint-André, maréchal de France en 1547, tué à la bataille de Dreux en 1562; il avait reçu l'ordre de la Jarretière en 1550.

raine et de la Valette[1], sans parler du duc de Lauzun, qui l'avoit eue dans Paris de la reconnoissance d'un roi détrôné; et de plus encore quelle comparaison, surtout en France, entre la Jarretière et la dignité de duc et pair? Je n'oubliai pas l'abus des grandesses françoises; mais je lui fis remarquer leur nouveauté, leur cause entre des rois, grand-père et petit-fils, ou neveu et oncle de même maison, et qui encore n'avoient jamais produit de ducs et pairs de France en Espagne, et l'échange de fort peu de colliers du Saint-Esprit contre beaucoup de colliers de la Toison d'or.

Ces raisons, qui prévenoient toute réplique, mirent M. le duc d'Orléans à non plus[2]. Il se promenoit la tête basse dans son cabinet, et ne savoit que dire. Le projet étoit de cacher dans le plus profond secret cet ouvrage de ténèbres, et que personne n'en pût avoir le vent que par la déclaration de la Vrillière duc et pair. Berwick et moi le déconcertions, et M. le duc d'Orléans, découvert, se voyoit incontinent exposé à la multitude des représentations, des demandes de la même grâce, sur un tel exemple, et qui ne se pourroient refuser, et en grand nombre, enfin au cri public, qu'il redoutoit toujours. Je continuai mes instances et mes raisonnements sur un si beau canevas, et je le quittai au bout d'une heure sans savoir ce qui en seroit. J'allai de là rendre au duc de Berwick ce que je venois de faire. Nous conclûmes de revenir sans cesse à la charge par nous et par d'autres, que lui, qui habitoit Versailles, se chargea de lui lâcher, et de rendre la chose publique pour exciter le cri public[3]. Ce cri devint si grand et si universel qu'il arrêta le prince

1. Claude de Lorraine (tome V, p. 231) et Bernard de Nogaret (tome II, p. 93).

2. C'est-à-dire, à ne rien répondre de plus; cette locution n'est donnée par aucun lexique.

3. Le maréchal de Villars dit aussi (*Mémoires,* tome IV, p. 271) que lui-même fit des représentations au Régent à ce sujet.

et le cardinal, et qu'il étourdit jusqu'à l'audace de la Vrillière et de sa femme, et jusqu'à l'impudence de Schaub.

Le public farcit cette ambition de ridicules[1], et ce ne fut pas ce qui contint le moins M. le duc d'Orléans. La figure de la Vrillière n'étoit pas commune : il étoit un peu gros et singulièrement petit ; il étoit vif, et ses mouvements tenoient de la marionnette[2]. Quoiqu'on ne se fasse pas, et que ces défauts n'influent que sur le corps, ils donnèrent beau champ au ridicule. M. le prince de Conti alloit disant tout haut qu'il avoit envoyé prendre les mesures du petit fauteuil de Polichinelle[3] pour en faire faire un dessus pour la Vrillière quand il seroit duc et pair, et qu'il le viendroit voir. Enfin on en dit de toutes les façons.

Ce vacarme et ces dérisions arrêtèrent pour un temps. M. et Mme de la Vrillière, et Schaub lui-même, étoient déconcertés. Ils avoient bien prévu l'extrême danger d'être découverts plus tôt que par la déclaration même. Ce malheur arrivé, ils prirent le parti de laisser ralentir l'orage, de continuer après, de presser leur affaire sourdement, et de la faire déclarer quand on ne s'y attendroit plus. Ils y furent encore trompés. Tant de gens considérables avoient intérêt de la traverser, ou de s'en

1. Raunié a cité dans son *Chansonnier* (tome V, p. 17-18) trois couplets sur ce sujet ; Mathieu Marais (tome III, p. 101) rapporte seulement en 1724 que, quand on sut l'affaire manquée, on dit dans le public que c'était « une duchée *périe* et non *pairie* ».

2. Comparez le portrait donné dans le tome XXVII, p. 60-61, où notre auteur raconte que le Régent qualifiait la Vrillière de « bilboquet ».

3. Personnage de la Comédie italienne, dont l'origine remonte aux farces de l'antiquité romaine. Ém. Campardon (*Les Comédiens du Roi de la troupe italienne*, tome I, p. 235-236) a fait connaître un de ces acteurs, qui s'appelait Michel-Ange Fracanzani. Mais le type de Polichinelle était déjà passé dans les théâtres de marionnettes, et c'est à celui-là que Saint-Simon fait allusion.

servir pour être élevés au même honneur, qu'ils furent éclairés [1] de trop près. La Vrillière, peut-être informé de ce que j'avois dit à M. le duc d'Orléans, qui rendoit [2] tout au cardinal Dubois, de qui Schaub pouvoit l'avoir su, me vint trouver à Meudon pour me demander en grâce de ne le point traverser auprès de M. le duc d'Orléans, et, pour tâcher à me tenir de court, m'assura que non-seulement il en avoit parole de lui et du cardinal Dubois, mais que l'un et l'autre l'avoient donnée au roi d'Angleterre ; qu'ainsi c'étoit une affaire faite, qui n'attendoit plus qu'une prompte [3] déclaration ; que ce qu'il me demandoit étoit donc moins la crainte de la retarder, puisque enfin ils s'étoient mis dans la nécessité de la finir, que pour n'avoir pas la douleur, après toute l'amitié que je lui avois témoignée toute ma vie, de me trouver opposé à son bonheur.

La vérité est que je me fusse passé bien volontiers de cette visite. Je ne me voulois pas brouiller avec un homme que j'avois si grandement obligé en tant de façons, parce que je lui avois des obligations précédentes, et qui me devoit tout ce qu'il étoit et tout ce qu'il prétendoit devenir ; je ne voulois ni m'engager, ni mentir, ni donner prise. Je battis donc la campagne sur l'ancienne amitié ; je lui avouai mon éloignement des érections nouvelles, qui toujours en amenoient d'autres, et augmentoient un nombre déjà trop grand ; que lui-même ne l'ignoroit pas, avec qui je m'en étois plaint souvent ; qu'à chose promise et à lui et au roi d'Angleterre, et qui n'attendoit plus que la déclaration, ce seroit peine perdue de travailler contre ; que de plus il étoit trop à portée de l'intérieur pour n'avoir pas remarqué que depuis longtemps je battois de plus en plus en retraite ; puis force propos polis, qui ne signifioient rien. Il fut content, ou fit semblant de l'être ;

1. Surveillés, comme dans le tome III, p. 46.
2. *Rendoit* est en interligne, au-dessus de *disoit*, biffé.
3. *Prompte* remplace en interligne *longue*, biffé.

mais j'eus lieu[1] de croire que ce fut le dernier, par ce qui arriva sept ou huit jours après à l'abbé de Saint-Simon[2], qui tout de suite vint me le conter à Meudon. Il alla chez la Vrillière, à Versailles, lui parler d'une affaire. Après y avoir répondu honnêtement : « Voyez-vous, lui dit[-il] ce tiroir de mon bureau ? Il y a dedans la liste de tous ceux qui se sont opposés à mon affaire, et de tous ces beaux Messieurs qui en ont tenu de si jolis discours. Elle se fera malgré eux et leurs dents[3], et sans que je m'en remue. Ce n'est plus mon affaire, c'est celle du roi d'Angleterre, qui l'a entreprise, qui en a la parole positive, qui prétend se la faire tenir. Nous verrons si on aimera mieux rompre avec lui et avoir la guerre. Si cela arrive, j'en serai fâché ; mais je m'en lave les mains. Il faudra s'en prendre à ces Messieurs les opposants et autres beaux discoureurs, desquels tous j'ai la liste, que je n'oublierai jamais, et qui, je vous le promets, me le payeront tôt ou tard plus cher qu'au marché[4]. » La menace étoit bien indiscrète, et *le plus cher qu'au marché* bien bourgeois; mais, pour en suivre le style, c'est que le hareng sent toujours la caque[5]. L'abbé de Saint-Simon sourit, n'osant

1. Le mot *lieu* est répété deux fois, à la fin d'une ligne et au commencement de la suivante.

2. Claude de Rouvroy, que nous avons vu accompagner Saint-Simon en Espagne.

3. « *Malgré lui, malgré ses dents,* façon de parler proverbiale pour dire : En dépit de lui, malgré qu'il en ait » (*Académie,* 1718).

4. « Pour faire entendre qu'on se vengera d'un homme dont on a reçu quelque injure, on dit qu'*on le lui fera payer plus cher qu'au marché* » (*Ibidem*).

5. « On dit proverbialement *la caque sent toujours le hareng* pour dire qu'il reste toujours des marques des impressions que l'on a reçues dans sa jeunesse et de l'état où on s'est trouvé, et il est toujours en mauvaise part » (*Académie,* 1718, v° CAQUE ; voyez aussi v° HARENG, où la définition, un peu différente, est peut-être meilleure). On remarquera que Saint-Simon retourne le proverbe, qui peut très bien s'entendre ainsi, au sens qu'on a toujours l'odeur ou les traces de son origine.

rire tout à fait, et lui applaudit sur ce qu'il falloit éviter la guerre avec l'Angleterre pour si peu de chose ; qu'il ne croyoit pas qu'il pût y avoir de choix là-dessus, et se moqua doucement de lui, avec toutes les politesses, qui le laissèrent fort content. L'abbé de Saint-Simon ne fut pas le seul dépositaire de cette confidence. La Vrillière crut faire taire le monde en persuadant que son affaire étoit sûre, et qu'il n'y craignoit plus d'oppositions. Il eut la folie [de] débiter la guerre comme inévitable avec l'Angleterre, si on ne lui tenoit pas la parole qu'on avoit donnée à cette couronne sur ce qui le regardoit, et de s'excuser de se trouver la cause innocente de la guerre si elle s'embarquoit à son occasion sur une affaire dont il ne se mêloit plus, parce qu'elle n'étoit plus la sienne depuis qu'elle étoit devenue celle du roi d'Angleterre. Ces propos, qui sentoient par[1] trop les Petites-Maisons[2], remirent dans les conversations de tout le monde son oncle paternel et son frère aîné[3], enfermés depuis longtemps, et lui donnèrent un grand ridicule. Le déchaînement public accrocha si bien son affaire qu'elle gagna le temps que la cour vint à Meudon, que la santé du cardinal le rendit presque invisible, même à Schaub, suspendit toute affaire. Cet état du cardinal aboutit promptement à la mort, et M. le duc d'Orléans, délivré d'avoir à compter avec lui, aima mieux compter avec le monde. Schaub et la Vrillière demeurèrent éconduits[4].

1. *Par* ajouté en interligne avant *trop*.

2. Il a été question de cet hôpital de fous dans le tome XXXVII, p. 227.

3. Saint-Simon veut parler de Michel Phélypeaux, archevêque de Bourges (tome VI, p. 412) et du frère aîné de celui-ci, et non pas de la Vrillière, Louis Phélypeaux d'Hervy : voyez le tome XIII, p. 311, où il donne l'origine de l'espèce de folie de ces Phélypeaux. Mais notre auteur va trop loin en disant qu'ils furent enfermés.

4. Le mariage ne s'en fit pas moins entre Mlle de Platen et M. de Saint-Florentin en 1724, comme il a été dit. Les la Vrillière tentèrent de revenir sur l'érection en duché pendant le ministère de

Mort du marquis de Bedmar à Madrid.

Le marquis de Bedmar, dont j'ai souvent parlé pendant mon ambassade d'Espagne[1], mourut à Madrid, à soixante et onze ans[2], laissant de soi une estime et un regret général. Il avoit servi toute sa vie en Flandres, où, montant par tous les degrés, il y étoit devenu gouverneur général des Pays-Bas espagnols par intérim, en l'absence de l'électeur de Bavière, et gouverneur de Bruxelles, enfin général des armées des deux couronnes, en pleine égalité avec nos maréchaux de France généraux des armées de Flandres. Il s'y conduisit si bien qu'il en acquit l'affection du Roi, qui lui donna l'ordre du Saint-Esprit, lui procura la grandesse, puis la vice-royauté de Sicile[3]. De retour en Espagne, il y fut ministre d'État et chef du conseil des ordres et du conseil de guerre, avec une grande considération. J'en ai donné ailleurs la maison, la famille, et le caractère[4]. J'ai admiré cent fois en Espagne comment cet homme, si fait pour le grand monde, qui en avoit un si

Monsieur le Duc, mais celui-ci refusa nettement de s'y prêter. Le président Hénault écrivait dans ses *Mémoires* (édition Rousseau, p. 82) : « Le cardinal Dubois, inquiet de voir à Monsieur le Duc une maîtresse aussi intrigante que Mme de Prye, essaya de l'en faire changer. L'abbé de Broglio fut mis à la suite de cette négociation ; il en étoit bien digne. Mme de la Vrillière, femme du secrétaire d'État et qui étoit Mailly en son nom, n'étoit plus jeune ; mais, dans une figure enfantine, elle avoit conservé toutes les grâces de la jeunesse. Elle avoit depuis longtemps une intrigue avec Nangis ; on sait qu'un ancien amant n'est pas un obstacle, surtout quand on proposoit un homme comme Monsieur le Duc, qui pouvoit servir Mme de la Vrillière dans les vues qu'elle avoit de faire son fils, M. de Saint-Florentin, duc en le mariant à Mlle de Platen. Ce fut donc elle dont le cardinal Dubois et l'abbé de Broglio convinrent. Il n'est pas sûr que cette affaire ait été conclue entre Monsieur le Duc et Mme de la Vrillière ; mais on l'a beaucoup dit. »

1. Isidore-Jean-Joseph-Dominique de la Cueva y Benavidès : voyez nos tomes XXXVIII, XXXIX et XL.

2. Il mourut le 2 juin, dans sa soixante-onzième année : *Gazette*, p. 305.

3. Nos tomes VIII, p. 251, et XII, p. 380-381.

4. Tomes X, p. 187-188, et XXXIX, p. 154-156.

long usage, et qui, pendant tant d'années, avoit vécu si publiquement et si splendidement, avoit pu, de retour en Espagne, en reprendre la vie commune des seigneurs espagnols, manger seul son *puchero*[1], et achever sa vie dans une solitude presque continuelle, interrompue seulement par quelques visites plus de bienséance que de société, et par quelques fonctions.

Maréchal de Villars grand d'Espagne. [Add. St-S. 1724]

On fut surpris en même temps d'apprendre que le maréchal de Villars étoit fait grand d'Espagne, sans l'avoir jamais servie que dans l'affaire de Cellamare et du duc du Maine, et sans qu'on ait jamais su comment il avoit obtenu cette grâce[2], que M. le duc d'Orléans lui permit d'accepter, parce qu'il permettoit tout[3]. Le maréchal avoit essayé d'obtenir de la cour de Vienne, où il étoit fort connu pour y avoir été longtemps en deux fois envoyé extraordinaire du feu Roi, un titre de prince de l'Empire; mais il n'y put parvenir. Le maréchal vouloit toutes les dignités, tous les honneurs, toutes les richesses, et il en fut comblé sans en être rassasié ni ennobli[4].

Mort de la duchesse d'Aumont Guiscard.

Plusieurs personnes moururent[5] en ce même temps :

La duchesse d'Aumont, fille unique et héritière de

1. Tome XXXIX, p. 156.

2. Dans l'Addition à Dangeau, ci-après, n° 1724, il l'avait attribuée à un mot intentionnel du maréchal.

3. C'est le 10 juillet que l'ambassadeur d'Espagne vint apporter au maréchal une lettre du roi Philippe par laquelle il lui mandait qu'il le faisait grand d'Espagne de première classe ; voyez ce que Villars en dit lui-même dans ses *Mémoires*, tome IV, p. 260-261, et les renseignements qu'a donnés à ce sujet le marquis de Vogüé dans le tome VI des mêmes *Mémoires*, p. 187-191 ; la *Gazette d'Amsterdam* l'annonça dans son n° LIX. Il a déjà été parlé de cette distinction dans notre tome IX, p. 178, note 7, et 281. La permission de l'accepter ne lui fut accordée qu'en janvier 1725 (reg. O¹ 69, p. 40-43). On remarquera la mauvaise humeur de Saint-Simon de s'être vu donner ce confrère ; elle est encore plus visible dans l'Addition à Dangeau que nous indiquons ci-contre.

4. Il écrit *annobli*.

5. *Mourent*, par mégarde, dans le manuscrit.

Guiscard, à trente-cinq ans, d'une longue maladie de poitrine, le 9 juillet[1];

Mort et caractère de l'abbé Fleury.

L'abbé Fleury, sous-précepteur des enfants de France[2], qui avoit été premier confesseur du Roi, célèbre par son *Catéchisme historique*[3], par d'autres ouvrages[4], surtout par son *Histoire de l'Église*[5], qu'il n'a pu conduire au delà du concile de Constance, et par les excellents discours qu'il a mis à la tête de chaque volume, en manière de préfaces, respectable par sa modestie, par sa retraite au milieu de la cour, par une piété sincère, éclairée, toujours soutenue, une douceur et une conversation charmante, et un désintéressement peu commun. Il n'avoit que le prieuré d'Argenteuil, près de Paris[6], et n'avoit jamais voulu plus d'un bénéfice, quoiqu'il eût fort peu d'ailleurs. Il avoit quatre-vingt-trois ans, avec la tête entière, et vivoit depuis longtemps dans la plus parfaite retraite[7];

Mort du duc d'Estrées.

Le duc d'Estrées, à quarante ans[8]. Il étoit fils unique

1. Catherine de Guiscard (tome VI, p. 438), que nous avons vue épouser le marquis de Villequier, plus tard duc d'Aumont (tome XVI, p. 153-154); elle mourut à Auteuil le 9 juillet (*Gazette*, p. 348; *Gazette d'Amsterdam*, n° LVIII).

2. L'abbé Claude Fleury : tome XVII, p. 138. Il mourut le 14 juillet (*Gazette*, p. 348; *Gazette d'Amsterdam*, n° LIX; Bibliothèque nationale, ms. Nouv. acq. franç. 3617, n° 3402).

3. Paru en 1679, cet ouvrage était destiné, dit le *Moréri*, à instruire les chrétiens de l'histoire et des dogmes de leur religion.

4. Voyez la table de la *Bibliothèque historique de la France* du P. Lelong.

5. Nos tomes XVII, p. 138, et XXII, p. 309.

6. Ce prieuré, de l'ordre de Saint-Benoît et dépendant de l'abbaye de Saint-Denis, valait environ six mille livres; l'abbé Fleury l'avait eu à la mort du cardinal de Coislin, en 1706.

7. En 1925, l'abbé Fr. Gaquère a publié comme thèse de doctorat un bon travail sur *La Vie et les œuvres de l'abbé Claude Fleury*. Ses papiers sont conservés à la Bibliothèque nationale, mss. Franç. 9511 à 9523, qui possède aussi le manuscrit du traité de droit public qu'il écrivit pour le duc de Bourgogne : ms. Franç. 13999.

8. Louis-Armand : tome V, p. 341. Il mourut dans la nuit du 15 au 16 juillet (*Gazette*, p. 360).

du dernier duc d'Estrées, et petit-fils du duc d'Estrées mort ambassadeur à Rome[1]. C'étoit un homme qui avoit passé sa vie dans la plus basse et la plus honteuse crapule[2], et qui n'étoit pas sans esprit, mais sans aucun sentiment, et qui s'étoit ruiné. Il ne laissa point d'enfants de la fille du duc de Nevers qu'il avoit épousée[3], et sa dignité de duc et pair passa au maréchal d'Estrées, cousin germain de son père, fils des deux frères[4];

Mort du comte de Saillans; marquis d'Alègre gouverneur des Trois Évêchés. [Add. St-S. 1725]

Le comte de Saillans, lieutenant général et lieutenant-colonel du régiment des gardes françoises, gouverneur et commandant des Trois-Évêchés[5]. C'étoit un homme de qualité, fort brave et fort honnête homme, mais court à l'excès, que Harlay, intendant de Metz[6], avoit désolé tant qu'il y fut, et[7], pour s'en divertir, l'avoit fait tomber dans les panneaux les plus ridicules. Le marquis d'Alègre eut ce gouvernement des Trois-Évêchés, sans y aller commander[8];

Mort de

La comtesse de Châtillon, dont le mari est depuis devenu

1. François-Annibal III (tome III, p. 93 et 542), fils de François-Annibal II (tome V, p. 341).

2. « Fidèle au cabaret et au tripot », comme il a été dit dans le tome XX, p. 283. Il mourut d'apoplexie en sortant de chez une femme (*Journal de Buvat,* tome II, p. 444). Il avait fait plusieurs séjours à la Bastille, notamment en 1700 (reg. O[1] 44, fol. 401 v°, 402, 416 v°, 430, 501 v° et 617 v°).

3. Diane-Adélaïde-Philippe Mazzarini-Mancini : tome XIV, p. 385.

4. Victor-Marie, fils de Jean, maréchal d'Estrées, qui était frère de François-Annibal II, grand-père du défunt.

5. Jean-Philippe d'Estaing : tomes I, p. 257, et III, p. 96. Il mourut à Metz, à la fin de juillet (*Gazette,* p. 384).

6. Louis-Achille-Auguste de Harlay, comte de Cély (tome IV, p. 143), intendant à Metz depuis 1715.

7. Après cet *et,* Saint-Simon a ajouté en interligne un *qui* inutile, qui ne fait qu'embrouiller la phrase. — L'Addition indiquée ci-contre fait allusion à une réconciliation entre M. de Saillans et l'intendant par l'entremise du Régent (*Dangeau,* tome XVII, p. 133).

8. C'est en octobre que M. d'Alègre fut pourvu du gouvernement du pays messin, en rendant celui de Saint-Omer (*Gazette,* p. 503).

la comtesse de Châtillon Voysin*.

duc et pair et tant d'autres choses; elle n'avoit que trente et un ans[1]. Elle étoit fille du feu chancelier Voysin, et ne laissa qu'une fille, qui [a] été depuis duchesse de Rohan-Chabot[2];

Mort de l'abbé de Camps.

L'abbé de Camps, à quatre-vingt-trois ans, si connu par sa fortune et par sa littérature, dont il a été parlé ailleurs amplement ici[3];

Mort du Père Daubenton à Madrid. Le Père Bermudez confesseur du roi d'Espagne; son caractère.

Le P. Daubenton, confesseur du roi d'Espagne, au noviciat des jésuites de Madrid, où il fut enterré en grande pompe, et fort peu regretté; il mourut le 7 août, à soixante-seize ans[4]. L'incartade que lui fit le cardinal Dubois, qui a été racontée ici il n'y a pas longtemps[5], et sa cause, coûta cher à la France. Aubenton, jésuite françois, avoit toujours gardé de grandes mesures avec notre

1. Charlotte-Vautrude Voysin (tome XX, p. 238), mariée à Alexis-Madeleine-Rosalie, comte puis duc de Châtillon. Elle mourut le 13 août (*Gazette*, p. 408; *Mercure* du mois, p. 418), et non le 13 avril, comme une faute d'impression nous l'a fait imprimer dans le tome XX; elle avait perdu un fils enfant le 15 juillet précédent.

2. Charlotte-Rosalie de Châtillon, née le 1er mai 1719, épousa le 18 décembre 1735 Louis-Marie-Bretagne-Dominique, duc de Rohan-Chabot, et mourut le 6 avril 1753.

3. François, abbé de Camps: tome XXXVIII, p. 253-257, où notre auteur, annonçant sa mort par anticipation, lui a consacré quelques lignes. Il mourut le 15-16 août (*Gazette*, p. 408; *Mercure* d'août, p. 418; voyez les *Mémoires de Mathieu Marais*, tome III, p. 8).

4. Saint-Simon prend ces indications dans la *Gazette*, p. 412; voyez aussi celle *d'Amsterdam*, n° LXX, et le *Mercure* d'août, p. 424. On raconta plus tard, et Voltaire se fit l'écho de ce bruit, que la mort du P. Daubenton avait été hâtée et peut-être déterminée par la disgrâce dont le frappa Philippe V pour avoir révélé au Régent le projet d'abdication que ce monarque nourrissait; Mgr Baudrillart, *Philippe V et la cour de France*, tome II, p. 546-549, a montré la fausseté de cette assertion. Si elle était exacte, comment Saint-Simon n'en aurait-il rien su, et rien dit? La mort du confesseur fut une satisfaction pour le cardinal Alberoni (*Mémoires de Mathieu Marais*, tome III, p. 31).

5. Ci-dessus, p. 145-146.

*Le nom *Voisin* a été ajouté après coup à la manchette.

cour ; mais, outré contre le cardinal Dubois, il voulut le faire repentir de l'insulte qu'il en avoit si mal à propos reçue, et ne sut faire pis, se voyant mourir, que de persuader au roi d'Espagne de prendre pour confesseur le P. Bermudez, jésuite espagnol, qui fut nommé le lendemain de sa mort[1]. Bermudez, Espagnol jusque dans les moelles, haïssoit la France et les François, étoit secrètement attaché à la maison d'Autriche et lié avec toute la cabale italienne ; maître jésuite d'ailleurs, qui avoit été provincial de la province de Tolède, où est Madrid, de sorte qu'il ne se pouvoit faire un plus pernicieux choix pour les intérêts de la France, ainsi qu'il y parut depuis en toutes occasions[2]. Il étoit un des plus ordinaires prédicateurs de la chapelle, où j'ai ouï très souvent ses sermons sans en rien entendre, parce qu'ils étoient en espagnol ; mais le ton, le geste, le débit me parurent d'un grand prédicateur. On prétendoit assez publiquement qu'il prêchoit de mot à mot les sermons du P. Bourdaloue traduits en espagnol. Il ne pouvoit mieux choisir ; mais les siens étoient plus courts. Il y a eu tant d'occasions de parler ici du P. Daubenton que je ne crois pas avoir rien à y ajouter[3].

1. Gabriel Bermudez, né à Madrid le 18 mars 1667, entré au noviciat en 1680, ancien professeur de philosophie et de théologie à Alcala, était provincial de Tolède ; il fut nommé confesseur dès le 8 août ; renvoyé par Philippe V à la fin de septembre 1726, il mourut à Madrid le 6 février 1749.

2. Mgr Baudrillart, dans sa brochure sur *les Prétentions de Philippe V à la couronne de France*, p. 16, et dans son ouvrage *Philippe V et la cour de France*, a montré au contraire que le P. Bermudez avait des inclinations françaises et était mal vu de l'Autriche ; sa disgrâce de 1726 eut pour cause initiale une lettre secrète que lui avait écrite le cardinal de Fleury. En outre, la reine lui avait gardé une profonde rancune de ce que, à la mort du roi Louis (septembre 1724), il avait dissuadé Philippe V de reprendre la couronne : voyez ci-après aux Additions et Corrections.

3. Son portrait a été tracé dans le tome VIII, p. 228-233. Il est à

Mort du cardinal Dubois.

Le cardinal Dubois n'eut pas le plaisir d'apprendre sa mort : il le suivit trois jours après, à Versailles[1]. Il avoit caché son mal tant qu'il avoit pu ; mais sa cavalcade à la revue du Roi l'avoit aigri au point qu'il ne put plus le dissimuler à ceux de qui il pouvoit espérer du secours. Il n'oublia rien cependant pour le dissimuler au monde ; il alloit tant qu'il pouvoit au Conseil, faisoit avertir les ambassadeurs qu'il iroit à Paris, et n'y alloit point[2], et chez lui se rendoit invisible, et faisoit des sorties épouvantables à quiconque s'avisoit de lui vouloir dire quelque chose dans sa chaise à porteurs entre le vieux château et le château neuf, où il logeoit, ou en entrant ou sortant de sa chaise. Le samedi 7 août, il se trouva si mal[3], que les chirurgiens et les médecins lui déclarèrent qu'il lui falloit faire une opération qui étoit très urgente, sans laquelle il ne pouvoit espérer de vivre que fort peu de

remarquer que Saint-Simon, qui couvre d'injures le confesseur dans ses *Mémoires*, n'avait pas la même opinion à l'époque où il le fréquenta en Espagne ; le P. Bliard, *Le Père Le Tellier*, p. 258-261, a montré l'injustice des jugements de notre auteur. Une vie manuscrite et anonyme du P. Daubenton existe à la bibliothèque de Nancy, ms. 968.

1. Le 10 août, vers cinq heures du soir : *Gazette*, p. 395-396 ; *Mercure*, p. 404 ; *Gazette d'Amsterdam*, n° LXVII ; *Mémoires de Marais*, tome III, p. 3-4 ; *Journal de Barbier*, tome I, p. 294-295, et *de Buvat*, tome II, p. 449. On remarqua que c'était un an jour pour jour après l'arrestation et l'envoi en exil du maréchal de Villeroy. Le greffier Delisle nota aussi la mort du cardinal ; mais il faut chercher les pièces qui s'y rapportent dans le registre de 1724, U 367, où elles ont été reliées par erreur au milieu du mois de mars ; la mention de la mort y est accompagnée de deux portraits, dont un en couleur.

2. Voyez notamment ce que dit la *Gazette d'Amsterdam*, n° LVII.

3. Saint-Simon, en rédigeant ce récit des derniers jours du cardinal Dubois, a évidemment sous les yeux l'article du 13 août de la *Gazette d'Amsterdam*, n° LXVII, qu'il se contente de paraphraser. Il est curieux de rapprocher ce morceau de la rédaction des *Mémoires* ; on le trouvera ci-après aux Additions et Corrections. Il y a des détails sur l'agonie du ministre dans une lettre adressée au duc de Noailles, alors en

jours, parce que l'abcès, ayant crevé dans la vessie le jour qu'il avoit monté à cheval, y mettroit la gangrène[1], si elle n'y étoit déjà, par l'épanchement du pus, et lui dirent qu'il falloit le transporter sur-le-champ à Versailles pour lui faire cette opération. Le trouble de cette terrible annonce l'abattit si fort qu'il ne put être transporté en litière de tout [le] lendemain dimanche 8[2]; mais le lundi 9, il le fut à cinq heures du matin.

Après l'avoir laissé un peu reposer, les médecins et les chirurgiens lui proposèrent de recevoir les sacrements et de lui faire l'opération aussitôt après. Cela ne fut pas reçu paisiblement ; il n'étoit presque point sorti de furie depuis le jour de la revue ; elle avoit encore augmenté le samedi sur l'annonce de l'opération. Néanmoins, quelque temps après, il envoya chercher un récollet de Versailles, avec qui il fut seul environ un quart d'heure[3]. Un aussi grand homme de bien, et si préparé, n'en avoit pas besoin de davantage. C'est d'ailleurs le privilège des dernières confessions des premiers ministres[4]. Comme on rentra dans sa chambre, on lui proposa de recevoir le viatique ; il s'écria que cela étoit bientôt dit, mais qu'il

exil (L.-G. Pélissier, *Les Correspondants du duc de Noailles*, p. 136), et Lucien Perey l'a racontée dans *le Président Hénault*, p. 124-134, ainsi que le P. Bliard (*Dubois cardinal et premier ministre*, tome II, p. 469 et suivantes), mais ce dernier avec sa partialité habituelle en faveur du ministre. La mort et l'enterrement du cardinal sont mentionnés dans un journal de l'hôtel-Dieu conservé dans le ms. 56 des Archives de l'Assistance publique.

1. Saint-Simon écrit *cangrène*, comme beaucoup de ses contemporains, et l'*Académie* de 1718 dit : « *Gangrène* (on prononce cangrène, par un c). »

2. *Barbier* (p. 293) raconte qu'on avait d'abord préparé un grand carrosse, appelé corbillard, avec des matelas suspendus, mais qu'on ne put l'y transporter ; il donne des détails (p. 294) sur le voyage en litière.

3. *Buvat* (p. 452), qui appelle ce religieux le P. Germain, dit que la confession ne dura que trois minutes.

4. Allusion à celle de Mazarin, aussi très brève.

y avoit un cérémonial pour les cardinaux, qu'il ne savoit pas, et qu'il falloit envoyer le demander au cardinal de Bissy à Paris [1]. Chacun se regarda et comprit qu'il vouloit tirer de longue ; mais, comme l'opération pressoit, ils la lui proposèrent sans attendre davantage. Il les envoya promener avec fureur, et n'en voulut plus ouïr parler.

La Faculté, qui voyoient [2] le danger imminent du moindre retardement, le mandèrent à M. le duc d'Orléans, à Meudon, qui sur-le-champ vint à Versailles dans la première voiture qu'il trouva sous sa main. Il exhorta le cardinal à l'opération, puis demanda à la Faculté s'il y avoit de la sûreté en la faisant. Les chirurgiens et les médecins répondirent qu'ils ne pouvoient rien assurer là-dessus, mais bien que le cardinal n'avoit pas deux heures à vivre si on [ne] la lui faisoit tout à l'heure. M. le duc d'Orléans retourna au lit du malade, et le pria tant et si bien qu'il y consentit. L'opération se fit donc sur les cinq heures, en cinq minutes, par la Peyronie, premier chirurgien du Roi en survivance de Mareschal, qui étoit présent avec Chirac et quelques autres médecins et chirurgiens des plus célèbres. Le cardinal cria et tempêta étrangement [3]. M. le duc d'Orléans rentra dans la chambre aussitôt après, où la Faculté ne lui dissimula pas qu'à la nature de la plaie et de ce qui en étoit sorti, le malade n'en avoit pas pour longtemps. En [effet [4]], il mourut précisément vingt-quatre heures après, le mardi 10 août, à cinq heures du soir, grinçant les dents contre ses chirur-

1. Ce détail est confirmé par *Buvat*, p. 452.

2. Il y a bien *voyoient*, au pluriel, et plus loin *le mandèrent*, en accord avec l'idée : les médecins.

3. Voyez à ce propos ce que dit Mathieu Marais (p. 3) ; l'avocat Barbier donnait sur l'opération des détails très crus, que les éditeurs ont supprimés (p. 294).

4. Ce mot a été sauté en passant de la page 2827 du manuscrit à la page 2828.

giens et contre Chirac, auxquels[1] il n'avoit cessé de chanter pouilles[2].

On lui apporta pourtant l'extrême-onction; de communion, il ne s'en parla plus[3], ni d'aucun prêtre auprès de lui, et finit ainsi sa vie, dans le plus grand désespoir et dans la rage de la quitter. Aussi la fortune s'étoit-elle bien jouée de lui, se fit acheter chèrement et longuement par toutes sortes de peines, de soins, de projets, de menées, d'inquiétudes, de travaux et de tourments d'esprit, et se déploya enfin sur lui par des torrents précipités de grandeurs, de puissance, de richesses démesurées, pour ne l'en laisser jouir que quatre ans, dont je mets l'époque à sa charge de secrétaire d'État, et deux seulement si on la met à son cardinalat et à son premier ministère, pour lui tout arracher au plus riant et au plus complet de sa jouissance, à soixante-six ans. Il mourut donc maître absolu de son maître, et moins premier ministre qu'exerçant toute la plénitude et toute l'indépendance de toute la puissance et de toute l'autorité royale; surintendant des postes, cardinal, archevêque de Cambray, avec sept abbayes, dont il fut insatiable jusqu'à la fin[4], et avoit commencé des ouvertures pour s'emparer de celles de Cîteaux, de Prémontré, et des autres chefs d'ordre, et il fut avéré après qu'il recevoit une pension d'Angleterre de quarante mille livres sterling[5].

1. *Auxquels* corrige *à qui*.

2. Buvat (p. 451) rapporte qu'après l'opération il eut une longue conférence avec son neveu le chanoine de Saint-Honoré, dont il va être parlé tout à l'heure.

3. Peut-être parce qu'il avait le délire (*Buvat*, p. 451).

4. On pourra se faire une idée de l'âpreté avec laquelle Dubois poursuivait la concession de nouveaux bénéfices en lisant dans les *Mémoires secrets*, par Sévelinges, tome II, p. 357 et suivantes, les lettres qu'il écrivit à l'abbé de Tencin et qu'il fit écrire par le Régent au Pape pour obtenir l'abbaye de Saint-Bertin, qui, n'étant plus en commende, aurait dû avoir un abbé régulier, et non séculier.

5. Il a été dit dans le tome XXXIV, p. 302, note, que rien n'est moins avéré que cette pension.

Ses richesses.

J'ai eu la curiosité de rechercher son revenu, et j'ai cru curieux de mettre ici ce que j'en ai trouvé, en diminuant même celui des bénéfices, pour éviter toute enflure.

Cambray[1].	120 000 livres.
Nogent-sous-Coucy[2]. . . .	10 000
Saint-Just[3].	10 000
Airvault[4].	12 000
Bourgueil[5].	12 000
Bergues-Saint-Vinocq[6]. . .	60 000
Saint-Bertin[7].	80 000
Cercamp[8].	20 000
	324 000
Premier ministre.	150 000
Les postes.	100 000
	250 000

1. Ici la page du manuscrit est divisée en deux colonnes : dans première est l'énumération des revenus telle qu'elle va être donnée ci-après ; dans l'autre sont les explications qui suivent jusqu'après la citation des psaumes. Nous n'avons pu conserver cette disposition.

2. Abbaye bénédictine de la congrégation de Saint-Maur, au diocèse de Beauvais, fondée vers 1059 par Aubry, sire de Coucy.

3. Saint-Just-en-Chaussée : tome XXXIV, p. 297.

4. Airvault, dans le pays de Parthenay, au diocèse de la Rochelle, avait été fondée vers 970 par Hildegarde, vicomtesse de Thouars, pour des chanoines réguliers de l'ordre de Saint-Augustin.

5. Tome XXXVI, p. 132.

6. Au diocèse d'Ypres, abbaye fondée pour des bénédictins au début du onzième siècle par Baudouin, comte de Flandre ; elle rapportait peut-être soixante mille livres au début du dix-huitième siècle ; mais, en 1768, la commission des réguliers n'en évaluait le revenu qu'à vingt mille. Saint-Simon écrit *Airvaux* et *Berg S. Vinox*.

7. Abbaye bénédictine fondée à Saint-Omer par le roi Clovis II au milieu du septième siècle. C'était un des plus riches bénéfices de France ; notre auteur n'en évalue le revenu qu'à quatre-vingt mille livres ; vers 1768, la commission des réguliers disait deux cent soixante mille.

8. Tome XXXVIII, p. 185.

La pension d'Angleterre, à 24 livres la livre sterling. .	960 000

Ainsi en

Bénéfices.	324 000
Premier ministre.	150 000
Postes.	100 000
Pension d'Angleterre. . . .	960 000
	1 534 000

J'ai mis pareillement au rabais ce qu'il tiroit de ses appointements de premier ministre et des postes ; je crois aussi qu'il avoit vingt mille [livres] du clergé comme cardinal ; mais je n'ai pu le savoir avec certitude[1]. Ce qu'il avoit eu et réalisé de Law étoit immense. Il s'en étoit fort servi à Rome pour son cardinalat ; mais il lui en étoit resté un prodigieux argent comptant. Il avoit une extrême quantité de la plus belle vaisselle d'argent et de vermeil[2], et la plus admirablement travaillée ; des plus riches meubles, des plus rares bijoux de toutes sortes, des plus beaux et des plus rares attelages de tout pays, et des plus somptueux équipages. Sa table étoit exquise et superbe en tout, et il en faisoit fort bien les honneurs, quoique extrêmement sobre et par nature et par régime. Sa place de précepteur de M. le duc d'Orléans lui avoit procuré l'abbaye de Nogent-sous-Coucy ; le mariage de ce prince celle de Saint-Just ; ses premiers voyages d'Hanovre et d'Angleterre celles d'Airvault et de Bourgueil ; les trois autres, sa toute-puissance[3].

1. Parmi les comptes des assemblées du clergé qui existent encore, on n'en possède pas qui permettent d'élucider cette question.

2. Les mots *et de vermeil* ont été ajoutés en interligne, et, à la ligne suivante, *riches* remplace *beaux*.

3. Il y a quelque confusion dans l'ordre dans lequel Saint-Simon place les bénéfices dont jouit le cardinal Dubois. La première des abbayes qu'il reçut de la munificence royale est Airvault, à Noël 1690, en tant que sous-précepteur du duc de Chartres (*Mercure* de janvier

Quel monstre de fortune, et d'où parti ! et comment si rapidement précipité ! C'est bien littéralement à lui qu'on peut appliquer ce passage du psaume :

« ... J'ai passé, il n'étoit déjà plus ; il n'en est rien résté ; jusqu'à ses traces étoient effacées. »

Vidi impium superexaltatum et elevatum sicut cedros Libani;
Et transivi, et ecce non erat, et non est inventus locus ejus.
(Psaume xxxvi, versets 35 et 36 [1].)

Ses obsèques.

Le mercredi au soir, lendemain de sa mort, il fut porté de Versailles à Paris dans l'église du chapitre de Saint-Honoré, où il fut enterré quelques jours après [2]. Les Académies dont il étoit lui firent faire chacun [3] un service où

1691, p. 241) ; l'affaire du mariage lui procura bien Saint-Just-en-Chaussée en septembre 1693 ; mais il n'eut Nogent-sous-Coucy qu'en 1705. Sa mission en Angleterre fut récompensée par Bourgueil, en 1719; puis il reçut Cercamp en 1721, à la mort de l'abbé de Lionne, Bergues-Saint-Vinocq en 1722, et enfin Saint-Bertin en juin 1723, moins de deux mois avant sa mort (*Gazette d'Amsterdam*, n° L).

1. Il faut rapprocher de ce récit de la mort de Dubois la très curieuse lettre que Saint-Simon, alors à son château de la Ferté-Vidame (ci-après, p. 214), écrivit quelques jours plus tard au cardinal Gualterio et que M. A. de Boislisle a publiée en 1888 dans l'*Annuaire-Bulletin de la Société de l'Histoire de France*. Les sentiments qu'il y exprime sur le cardinal sont assez conformes à ce qu'il en écrivit plus de vingt ans après dans ses *Mémoires* ; on peut donc penser que les protestations de dévouement et de gratitude de ses lettres à Dubois en 1722 (voyez notre précédent volume) n'étaient pas l'expression sincère de sa pensée, mais étaient commandés par son intérêt et sa situation.

2. Le transport se fit le 11 août et l'inhumation le 19. Les actes de sépulture et le billet d'enterrement sont en copies à la Bibliothèque nationale, mss. Nouv. acq. franç. 3617, nos 2793-95, et 22125, fol. 240 ; l'acte d'inhumation dans la cave des chanoines de Saint-Honoré, proche l'autel du chœur, a été publié dans le *Dictionnaire critique* de Jal, p. 511. Buvat (p. 452-453) et Barbier (p. 296) ont raconté les incidents du transport du cadavre et les injures dont le menu peuple couvrit son cercueil.

3. Il y a bien *chacun* dans le manuscrit, et plus loin *ils*.

ils assistèrent[1], l'assemblée du clergé un autre comme à leur président[2], et, en qualité de premier ministre, il y en eut un à Notre-Dame, où le cardinal de Noailles officia, et où les cours supérieures assistèrent[3]. Il n'y eut point d'oraison funèbre à aucun ; on n'osa l'hasarder. Son frère, plus vieux que lui et honnête homme[4], qu'il avoit fait venir lorsqu'il fut secrétaire d'État, demeura avec la charge de secrétaire du cabinet qu'il avoit, et qu'il lui avoit donnée, et les ponts et chaussées, qu'il lui procura à la mort de Beringhen, premier écuyer, qui les avoit, et qui s'en étoit très dignement acquitté[5]. Ce Dubois, qui étoit fort modeste, trouva un immense héritage[6]. Il n'avoit

1. Il n'est parlé nulle part de service célébré par les Académies ; cependant le billet d'invitation pour celui de l'Académie des sciences est à la Bibliothèque nationale, recueil Cangé, vol. 67.

2. Le 21 août, dans l'église des Grands Augustins (*Gazette*, p. 420 ; *Gazette d'Amsterdam*, n° LXIX ; procès-verbaux de l'Assemblée du clergé, aux Archives nationales, G[8]* 676, p. 305, 316, 323 et 326-329).

3. Le 27 août : *Gazette*, p. 432, et registre U 366 ; les convocations officielles sont dans le registre O[1] 67, p. 468-473.

4. Joseph Dubois : tome XL, p. 3.

5. Ci-dessus, p. 155. Lorsque la maladie du cardinal s'était aggravée, vers le 20 juillet, ce Dubois avait fait venir de Brive sa femme, qui était allée loger chez leur fils le chanoine (*Gazette d'Amsterdam*, n° LXI).

6. Il y a quelques renseignements vagues sur la succession du cardinal dans le *Journal de Buvat*, qui insiste sur la ladrerie de son frère (tome II, p. 452, 454-455) ; le règlement doit en exister dans le minutier d'un notaire parisien. Le P. Bliard (p. 480 et note) prétend que, toutes dettes payées, il ne resta aux héritiers qu'environ cent soixante mille livres. Cela semble impossible avec les bénéfices, charges et brevets de retenue considérables que possédait le cardinal : voyez la *Gazette d'Amsterdam*, n° LXVIII ; l'acte vu par le P. Bliard ne doit être qu'un supplément au règlement de la succession. Il a passé en vente en 1893 chez le libraire Voisin un acte sous seings privés du 27 février 1725, par lequel les héritiers de Dubois abandonnent à son neveu le chanoine tous les manuscrits appartenant au cardinal, à la réserve de ceux provenant de la bibliothèque qu'il avait achetée à

qu'un fils, chanoine de Saint-Honoré, qui n'avoit jamais voulu ni places ni bénéfices, et qui vivoit très saintement[1]. Il ne voulut presque rien toucher de cette riche succession[2]. Il en employa une partie à faire à son oncle une espèce de mausolée, beau, mais modeste, plaqué contre la muraille, au bas de l'église où le cardinal est enterré, avec une inscription fort chrétienne[3] et distribua l'autre

Law; or, il avait payé cette bibliothèque fort cher (lettre du cardinal au contrôleur général Dodun, du 19 avril, dans le *Catalogue de la collection Bovet*, n° 171). La découverte des actes notariés pourra seule élucider cette question. — Le Régent acheta la vaisselle d'argent du cardinal, et, le 27 juin 1727, il intervint entre les héritiers de celui-ci et le jeune duc d'Orléans une convention par laquelle le prince s'engageait à payer, pour le prix de cette vaisselle, une créance de 152000 livres que Samuel Bernard avait sur le cardinal : voyez les actes publiés par Seilhac, *L'abbé Dubois*, tome II, p. 299 et suivantes. Un catalogue des manuscrits possédés par le cardinal est dans le ms. Arsenal 6600, fol. 43.

1. Jean-Baptiste Dubois, en faveur duquel son oncle avait résigné son canonicat de Saint-Honoré. Il avait deux frères : l'un, Jean-Gérauld, que le cardinal avait fait chanoine de Cambray, et un autre, qui était lieutenant d'infanterie en 1725. Diverses lettres de Jean-Baptiste à son oncle sur des affaires privées ont été publiées par le comte de Seilhac, *L'abbé Dubois*, tome II, p. 286 et suivantes.

2. Les deux Dubois chanoines eurent chacun une pension de trois mille livres sur la Domerie d'Aubrac (*Gazette*, p. 509) ; le chanoine de Saint-Honoré en refusa une de neuf mille livres, que le Régent attribua à MM. d'Espagnac, fils d'une sœur du cardinal, et le chanoine de Cambray se retira comme pensionnaire dans la maison de la Doctrine chrétienne (*Les Correspondants de Balleroy*, tome II, p. 545-546).

3. Germain Brice, *Description de Paris*, édition 1752, tome I, p. 240-242, et Piganiol de la Force, édition 1765, tome II, p. 308-310, ont décrit le monument élevé en 1725 à la mémoire du cardinal, et reproduit l'épitaphe. Le tombeau était de Nicolas Coustou ou de son élève Bousseau ; l'inscription avait été composée par Jean-Baptiste Couture, professeur de l'Université et membre de l'Académie des inscriptions. Le comte de Seilhac (*L'abbé Dubois*, tome II, p. 306) a donné le texte d'une autre épitaphe, mais sans dire où elle se trouvait. De nombreuses chansons et épitaphes satiriques sont reproduites dans les *Mémoires de Mathieu Marais*, tome III, p. 7, 19-20 et 22-23,

partie aux pauvres, dans la crainte qu'elle ne lui portât malédiction.

Son esquisse.

On a bien des exemples de prodigieuses fortunes, plusieurs même de gens de peu ; mais il n'y en [a] aucun de personne si destituée de tout talent qui y porte et qui la soutienne que l'étoit le cardinal Dubois, si on en excepte la basse et obscure intrigue. Son esprit étoit fort ordinaire [1], son savoir des plus communs, sa capacité nulle, son extérieur d'un furet, mais de cuistre, son débit désagréable, par articles, toujours incertain, sa fausseté écrite sur son front, ses mœurs trop sans aucune mesure pour pouvoir être cachées ; des fougues qui [ne] pouvoient passer que pour des accès de folie [2], sa tête incapable de contenir plus d'une affaire à la fois, et lui d'y en mettre ni d'en suivre aucune que pour son intérêt personnel ; rien de sacré, nulle sorte de liaison respectée ; mépris déclaré de foi, de parole, d'honneur, de probité, de vérité ; grande estime et pratique continuelle de se faire un jeu de toutes ces choses ; voluptueux autant qu'ambitieux ; voulant tout en tout genre, se comptant lui seul pour tout, et tout ce qui n'étoit point lui pour rien, et regardant comme la dernière démence de penser et d'agir autrement ; avec cela, doux, bas, souple, louangeur, admirateur, prenant toutes sortes de formes avec la plus grande facilité, et revêtant toutes sortes de personnages, et souvent contradictoires, pour arriver aux différents buts qu'il se proposoit, et néanmoins très peu capable de séduire ; son raisonnement par élans, par bouffées, entortillé même involontairement, peu de sens et de justesse ; le désagrément le suivoit partout. Néanmoins des pointes de vivacité plaisantes quand il vouloit

et dans le *Chansonnier historique du dix-huitième siècle*, par Émile Raunié, tome IV, p. 238-252.

1. Comparez ce portrait avec celui qui a déjà été fait dans le tome XXVI, p. 280-282.

2. Voyez plus loin, p. 207.

qu'elles ne fussent que cela, et des narrations amusantes, mais déparées par l'élocution, qui auroit été bonne sans ce bégaiement dont sa fausseté lui avoit fait une habitude[1], par l'incertitude qu'il avoit toujours à répondre et à parler.

Sa conduite à s'emparer de M. le duc d'Orléans.

Avec de tels défauts, il est peu concevable que le seul homme qu'il ait su séduire ait été M. le duc d'Orléans, qui avoit tant d'esprit, tant de justesse dans l'esprit, et qui saisissoit si promptement tout ce qui se pouvoit connoître des hommes. Il le gagna enfant, dans ses fonctions de précepteur[2]; il s'en empara jeune homme en favorisant son penchant pour la liberté, le faux bel air, l'entraînement à la débauche, le mépris de toute règle; en lui gâtant par les beaux principes des libertins savants le cœur, l'esprit et la conduite, dont ce pauvre prince ne put jamais se délivrer, non plus que des sentiments contraires de la raison, de la vérité, de la conscience, qu'il prit toujours soin d'étouffer. Dubois, insinué de la sorte, n'eut d'étude plus chère que de se conserver bien par tous moyens avec son maître, à la faveur duquel tous ses avantages étoient attachés, qui n'alloient pas loin alors, mais, tels qu'ils fussent, étoient bien considérables pour le valet du curé de Saint-Eustache, puis de Saint-Laurent[3]. Il ne perdit donc jamais de vue son prince, dont il connoissoit tous les grands talents et tous les grands défauts, qu'il avoit su mettre à profit, et qu'il y mettoit tous les jours, dont l'extrême foiblesse étoit le principal et l'espérance la mieux fondée de Dubois. Ce fut aussi celle qui le soutint dans les divers délaissements qu'il éprouva, et dont[4] le plus fâcheux de tous fut à l'entrée de la Régence,

1. Tome XXVI, p. 281. Son neveu le chanoine était aussi affligé d'un bégaiement effroyable (*Barbier*, tome I, p. 296).

2. Ces deux derniers mots sont en interligne.

3. Voyez tome I, p. 62-67.

4. Saint-Simon avait d'abord écrit *dans*, et ne la pas corrigé en *dont*, lorsque, six mots plus loin, il a ajouté *fut* en interligne.

dont on a vu avec quel art il avoit su se rapprocher[1]. C'étoit le seul talent où il fût maître que celui de l'intrigue obscure avec toutes ses dépendances. Il séduisit son maître, comme on l'a vu ici, par ces prestiges d'Angleterre qui firent tant de mal à l'État[2], et dont les suites lui en causent encore de si fâcheux. Il le força et tout de suite le lia à cet intérêt personnel, au cas de mort du Roi, de deux usurpateurs intéressés à se soutenir l'un l'autre, et M. le duc d'Orléans s'y laissa entraîner par le babil de Canillac, les profonds *sproposito* du duc de Noailles, les insolences, les grands airs de Stair, qui lui imposoient, et cela sans aucun desir de la couronne : c'est une vérité étrange que je ne puis trop répéter[3], parce que je l'ai parfaitement et continuellement reconnue ; et je dis étrange, parce qu'il n'est pas moins vrai que, si la couronne lui fût échue et sans aucun embarras, même pour la recueillir et la conserver, il s'en seroit trouvé chargé, empêtré, embarrassé, sans comparaison aucune, plus qu'il n'en auroit été satisfait. De là ce lien devenu nécessaire et intime entre lui et Dubois, quand celui-ci fut parvenu à aller la première fois en Hollande, ce qui ne fut pas sans peine, et qui le conduisit après à Hanovre, puis à Londres[4], et à devenir seul maître de toute la négociation, partie l'arrachant à la foiblesse de son maître, partie en l'infatuant qu'il ne s'y pouvoit servir de nul autre, parce que nul autre ne pouvoit être, comme lui, dépositaire du vrai nœud qui faisoit le fondement secret de la négociation, qui étoit, en cas de mort du Roi, ce soutien réciproque des deux usurpateurs, trop dangereux pour M. le duc d'Orléans à confier à qui que ce soit qu'à lui, qui toutefois devoit uniquement gouverner toute la négociation, sans

Ses négociations à Hanovre et* en Angleterre, et son énorme grandeur.

1. Tome XXIX, p. 34 et 262-266. — 2. Tome XXX, p. 5-7, etc.
3. Déjà dit dans le tome XXX, p. 8-9 et 281-282.
4. *Ibidem*, p. 249-251, et tome XXXII, *passim*.

*Les mots *à Hanovre et* sont en interligne.

égard à tout autre intérêt de l'État le plus marqué et le plus visible. Par là Dubois se mit en toute liberté de traiter à Londres pour lui-même en accordant tout ce qu'il plut aux Anglois, pour quoi il ne falloit pas grande habileté[1] en négociations. Aussi a-t-on vu plus d'une fois dans ce qui a été donné ici d'après Torcy sur les affaires étrangères[2], que M. le duc d'Orléans ne s'accommodoit pas toujours de ce que Dubois vouloit passer aux Anglois, que ceux-ci lui reprochoient que son maître étoit plus difficile que lui, et tacitement son peu de crédit, et lui faisoient sentir la conséquence, pour ce qu'il desiroit personnellement d'eux, de pouvoir davantage sur M. le duc d'Orléans et de l'amener à ce qui leur convenoit. De là ces lettres véhémentes dont M. le duc d'Orléans me parloit quelquefois, et auxquelles il ne pouvoit résister ; de là son brusque retour d'Angleterre, sans ordre ni préparatif, pour emporter par sa présence ce que, pour cette fois, ses lettres n'avoient pu faire, et son prompt passage à Londres dès qu'il eut réussi à ce qu'il s'étoit proposé[3], en[4] aller triompher chez les ministres anglois, et leur montrer par l'essai d'un court voyage ce qu'ils pouvoient attendre de son ascendant sur le Régent lorsqu'il seroit à demeure à ses côtés, par conséquent combien il leur seroit nécessaire, et leur intérêt sensible de le satisfaire personnellement, de façon qu'ils pussent compter sur lui.

Voilà ce qui, sans capacité aucune, a conclu les traités que Dubois a faits avec les Anglois, si opposés à l'intérêt de la France et au bien de toute l'Europe, en particulier si préjudiciables à l'Espagne, et qui, d'un même tour de main, a fondé et précipité la monstrueuse grandeur de

1. Écrit ici *habilité* ; plus loin *habileté*.
2. Dans nos tomes XXXIII et XXXIV particulièrement.
3. Tome XXXII, p. 245 et 300-301.
4. Il y a ici dans le manuscrit un mot qui ressemble à *eux* et qui ne signifie rien dans la phrase.

Dubois, qui, en revenant tout à fait d'Angleterre, culbuta les conseils pour culbuter le maréchal d'Huxelles et le conseil des affaires étrangères, et les mettre uniquement dans sa main, sous le titre de secrétaire d'État. Outre la prétention d'une telle récompense de sa négociation, dont il sut faire valoir à son maître toute la délicatesse, l'habileté et le fruit qu'il en tiroit, tout nul qu'il fût, il lui persuada encore la nécessité de ne confier qu'à lui seul les affaires étrangères, pour entretenir et consolider l'intime confiance si nécessaire à conserver avec les Anglois, et leur ôter les entraves du maréchal d'Huxelles, de Canillac, de ce même conseil que Dubois vouloit déjà écarter, et que toutes les affaires ne passassent plus que par un seul canal agréable au ministère anglois, dont il ne pût prendre aucune défiance. De secrétaire d'État à tout le reste le chemin fut rapide et aisé. La guerre qu'il fit entreprendre contre l'Espagne sans la cause la plus légère, pour ruiner leur marine au desir des Anglois, et contre le plus sensible intérêt de la France et le plus personnel de M. le duc d'Orléans, fut le prix du chapeau, qui bientôt après le mena au premier ministère.

Sa négociation en Espagne ; causes de sa facilité.

Que si, après avoir développé comment, sans capacité aucune, Dubois s'est fait si grand par l'Angleterre, en lui sacrifiant la France, mais beaucoup plus l'Espagne, on s'étonne comment si promptement après il est venu à bout du double mariage, surtout avec les impressions personnelles prises en Espagne contre M. le duc d'Orléans, dès avant sa régence et depuis, ce point sera facile à démêler[1]. Le roi d'Espagne, quelque prévenu qu'il fût contre M. le duc d'Orléans par ce [que] la princesse des Ursins lui imputa avant la mort du Roi, quelques blessures qu'il en eût reçues depuis la Régence par le ministère de Dubois pour plaire aux Anglois, jamais homme ne fut

1. Lors de l'événement (tome XXXVIII, p. 190), il avait dit qu'il ne comprenait pas comment cela avait pu se faire si vite.

attaché à sa maison et à sa nation originelle si intrinsèquement ni si indissolublement que Philippe V. Cette passion, si vive en lui et toujours active, le rendoit infatigable à tout souffrir de la France sans cesser de desirer avec la plus violente ardeur de se pouvoir lier et réunir indissolublement avec elle. C'est ce qui lui fit recevoir l'espérance qui lui fut montrée, puis aussitôt proposée, du mariage du Roi, comme le comble de ses vœux, à quelque condition que ce pût être, en sorte que celle du mariage actuel du prince des Asturies ne fut pas capable seulement de le refroidir. D'un autre côté, la reine, qui avoit la même passion pour un établissement sûr et solide de son fils aîné en Italie, et par affection, et par vanité, et pour se retirer auprès de lui et éviter le sort des reines veuves d'Espagne, qui avoit toujours été le point de son horreur[1], sentirent tous deux[2] qu'ils n'y pouvoient parvenir malgré l'Empereur, qu'il n'y avoit que le roi d'Angleterre, si parfaitement bien alors avec la cour de Vienne, qui pût parvenir à lui faire donner les mains à cet établissement, et que l'Espagne ne pouvoit espérer là-dessus aucun secours de l'Angleterre que par M. le duc d'Orléans, même par l'abbé Dubois, au point où ils étoient avec Georges et avec ses ministres. Ce ne fut donc pas merveilles si le double mariage fut conclu si facilement et si promptement, en quoi toute l'habileté de l'abbé Dubois ne fut que de l'imaginer et d'avoir la hardiesse de le proposer. C'est ce que je vis très clairement en Espagne, et que l'esprit du roi d'Espagne n'avoit jamais été guéri sur M. le duc d'Orléans, ni sur son ministre, ni celui de la reine non plus, à travers toutes les mesures et les plus exactes réserves que, quelque soin qu'ils prissent, ils ne me purent épaissir ce voile plus que la consistance d'une gaze, et je

1. Déjà dit ci-dessus, p. 74.
2. Les mots *tous deux* ont été ajoutés en interligne, rendant encore a phrase plus incorrecte.

sentis le même dans le marquis de Grimaldo. Telles furent les merveilles de la prétendue capacité de Dubois.

Son gouvernement.

Il n'en montra pas davantage dans sa manière de gouverner quand il fut devenu le véritable maître. Toute son application, tournée à ce que son maître, dont il connoissoit tout le glissant, ne lui échappât pas, s'épuisa à épier tous les moments de ce prince, ce qu'il faisoit, qui il voyoit, les temps qu'il donnoit à chacun, son humeur, son visage, ses propos à l'issue de chaque audience ou de chaque partie de plaisir ; qui en étoit, quel propos et par qui tenus, et à combiner toutes ces choses ; surtout à effrayer, à effaroucher pour empêcher qui que ce fût d'être assez hardi pour aller droit au prince, et à rompre toutes mesures à qui en avoit la témérité sans en avoir obtenu son congé et son aveu. Ce sont les espionnages qui occupoient toutes ses journées, sur lesquels[1] il régloit toutes ses démarches, et à tenir le monde, sans exception, de si court, que tout ne fût que dans sa main, affaires, grâces, jusques aux plus petites bagatelles, et à faire échouer tout ce qui osoit essayer de lui passer entre les doigts, et de ne le pas pardonner aux essayeurs[2], qu'il poursuivoit partout d'une façon implacable. Cette application et quelque écorce indispensable d'ordres à donner ravissoient tout son temps, en sorte qu'il étoit devenu inabordable, hors quelques audiences publiques ou quelques autres aux ministres étrangers[3]. Encore la plupart

1. Il y a *lesquelles*, au féminin, dans le manuscrit.

2. *L'Académie* ne connaissait *essayeur* qu'au sens d'officier préposé à l'essai des monnaies, et le *Littré* n'ajoute à ce sens que celui d'essayeur chez un tailleur ; de même le *Dictionnaire* d'Hatzfeld.

3. M. de Sévelinges a publié à la fin des *Mémoires secrets de Dubois* un « Journal de Son Éminence », qui contient l'emploi de son temps pour chaque jour de la semaine depuis cinq heures du matin jusqu'à sept heures du soir ; d'après ce curieux tableau, tout son temps aurait été occupé par les affaires, les conseils, les audiences, le travail avec le Roi et les secrétaires d'État. Il semble difficile qu'il en ait pu être

d'eux ne le pouvoient joindre, et se trouvoient réduits à l'attendre aux passages sur des escaliers, et en d'autres endroits par lesquels il déroboit son passage, où il ne s'attendoit pas à les rencontrer. Il jeta une fois dans le feu une quantité prodigieuse de paquets de lettres toutes fermées, et de toutes parts, puis s'écria d'aise qu'il se trouvoit alors à son courant. A sa mort il s'en trouva par milliers, tout cachetés[1]. Ainsi tout demeuroit en arrière, en tout genre, sans que personne, même des ministres étrangers, osât s'en plaindre à M. le duc d'Orléans, et sans que ce prince, tout livré à ses plaisirs, et toujours sur le chemin de Versailles à Paris, prît la peine d'y penser, bien satisfait de se trouver dans cette liberté, et ayant toujours suffisamment de bagatelles dans son portefeuille pour remplir son travail avec le Roi, qui n'étoit que de bons à lui faire mettre aux dépenses arrêtées, ou aux demandes des emplois ou des bénéfices vacants[2]. Ainsi aucune affaire n'étoit presque décidée, et tout demeuroit et tomboit en chaos. Pour gouverner de la sorte il n'est pas besoin de capacité : deux mots à chaque ministre chargé d'un département, et quelque légère attention à garnir les conseils devant le Roi des dépêches les moins importantes, brochant les autres seul avec M. le duc d'Orléans, puis les laissant presque toutes en arrière, faisoient tout le travail du premier ministère, et l'espionnage, les avis de l'intérieur de M. le duc d'Orléans, les combi-

autrement, surtout dans la mesure où le dit Saint-Simon. Cependant il est certain que Dubois avait des espions nombreux ; les pièces données dans notre appendice IV, ci-après, en sont la preuve, et on trouverait aux Affaires étrangères d'autres documents du même genre.

1. Je ne crois pas que rien vienne confirmer ces assertions.

2. Il a été parlé des « bons du Roi » dans le tome XX, p. 171. On appelait ainsi les registres sur lesquels s'inscrivaient les propositions d'ordre financier ou administratif soumises à l'agrément du prince ; celui-ci y portait de sa main, en dessous ou en marge, ou y faisait porter sous ses yeux par le secrétaire d'État ou le contrôleur général, la mention *bon* suivie de sa signature ou d'une simple L.

naisons de ces choses, les parades, les adresses, les batteries, faisoient et emportoient tout celui du premier ministre; ses emportements pleins d'injures et d'ordures, dont ni hommes ni femmes, de quelque rang et de quelque considération qu'ils fussent, ne mettoit personne à couvert[1], le délivroient d'une infinité d'audiences, parce qu'on aimoit mieux aller par des bricoles[2] subalternes, ou laisser périr ses affaires, que s'exposer à essuyer ces fureurs et ces affronts. On en a vu un échantillon vague par ce qui a été raconté ici de ce qui arriva en pleine et nombreuse audience d'ambassadeurs, prélats, dames, et de toutes sortes de gens considérables, à l'officier que j'avois dépêché de Madrid avec le contrat de mariage du Roi[3].

Ses folles incartades.

Les folies publiques du cardinal Dubois, depuis surtout que, devenu le maître, il ne les contint plus, feroient un livre. Je n'en rapporterai que quelques-unes pour échantillon. La fougue lui faisoit faire quelquefois le tour entier et redoublé d'une chambre courant sur les tables et les chaises sans toucher du pied à terre, et M. le duc d'Orléans m'a dit plusieurs fois en avoir été souvent témoin en bien des occasions.

Le cardinal de Gesvres se vint plaindre à M. le duc d'Orléans de ce que le cardinal Dubois venoit de l'envoyer promener dans les termes les plus sales. On a vu ailleurs qu'il en avoit usé de même avec la princesse de Montauban, et la réponse que M. le duc d'Orléans avoit fait à ses plaintes[4]. La vérité est qu'elle ne méritoit pas mieux.

1. Tel est bien le texte du manuscrit; deux mots plus loin, il y a *délivroit*, au singulier.

2. Détour, ricochet : tome V, p. 296. — 3. Tome XL, p. 237-238.

4. Saint-Simon n'a pas raconté cette anecdote; mais on la trouve en détail dans le *Journal de Barbier*, tome I, p. 272, qui l'applique à la princesse d'Auvergne, tandis que dans les *Mémoires secrets de Duclos* l'héroïne en est bien Mme de Montauban (édition Michaud et Poujoulat, p. 602); les *Souvenirs du président Bouhier*, p. 58-59, disent aussi la princesse d'Auvergne.

L'étonnant fut qu'il dit de même à un homme des mœurs, de la gravité et de la dignité du cardinal de Gesvres, qu'il avoit toujours trouvé le cardinal Dubois de bon conseil, et qu'il croyoit qu'il feroit bien de suivre celui qu'il lui venoit de donner[1]. C'étoit apparemment pour se défaire de pareilles plaintes après un tel exemple, et en effet on ne lui en porta plus depuis.

Mme de Cheverny[2], devenue veuve, s'étoit retirée quelque temps après aux Incurables. Sa place de gouvernante des filles de M. le duc d'Orléans avoit été donnée à Mme de Conflans[3]. Un peu après le sacre, Mme la duchesse d'Orléans lui demanda si elle avoit été chez le cardinal Dubois là-dessus. Mme de Conflans répondit que non, et qu'elle ne voyoit pas pourquoi elle y iroit, la place que Leurs Altesses Royales lui avoient donnée étant si éloignée d'avoir trait à aucune affaire. Mme la duchesse d'Orléans insista sur ce que le cardinal étoit à l'égard de M. le duc d'Orléans. Mme de Conflans se défendit, et finalement dit que c'étoit un fou qui insultoit tout le monde, et qu'elle ne vouloit pas s'y exposer. Elle avoit de l'esprit et du bec[4], et souverainement glorieuse, quoique fort polie. Mme la duchesse d'Orléans se mit à rire de sa frayeur, et lui dit que, n'ayant rien à lui demander ni à lui représenter, mais seulement à lui rendre compte de l'emploi que M. le duc d'Orléans lui avoit donné, c'étoit une politesse qui ne pouvoit que plaire au cardinal, et lui en attirer de sa part, bien loin d'avoir rien de désagréable à en craindre, et finit par lui dire que cela convenoit et qu'elle vouloit qu'elle y allât. La voilà donc partie, car

1. Le président Bouhier raconte aussi l'aventure du cardinal de Gesvres.

2. Marie de Johanne de Saumery ; tome VI, p. 360.

3. Louise-Françoise de Jussac : tome III, p. 336.

4. Nous avons déjà rencontré *avoir bon bec* dans le tome VIII, p. 31, et *avoir bec et ongles* au tome XI, p. 110, mais non *avoir du bec*, qui a un sens analogue.

c'étoit à Versailles, au sortir de dîner, et arrivée dans un grand cabinet, où il y avoit huit ou dix personnes qui attendoient à parler au cardinal, qui étoit auprès de sa cheminée avec une femme qu'il galvaudoit[1]. La peur en prit à Mme de Conflans, qui étoit petite et qui en rapetissa encore. Toutefois, elle s'approcha comme cette femme se retiroit. Le cardinal, la voyant s'avancer, lui demanda vivement ce qu'elle lui vouloit. « Monseigneur, dit-elle. — Ho ! Monseigneur, Monseigneur, interrompit le cardinal ; cela ne se peut pas, Madame. — Mais, Monseigneur, reprit-elle. — De par tous les diables, je vous le dis encore, interrompit de nouveau le cardinal, quand je vous dis que cela ne se peut pas, c'est que cela ne se peut pas. — Monseigneur, » voulut encore dire Mme de Conflans pour expliquer qu'elle ne demandoit rien ; mais, à ce mot, le cardinal lui saisit les deux pointes des épaules, la revire[2], la pousse du poing par le dos, et : « Allez à tous les diables, dit-il, et me laissez en repos. » Elle pensa tomber[3] toute plate, et s'enfuit en furie, pleurant à chaudes larmes, et arrive en cet état chez Mme la duchesse d'Orléans, à qui, à travers ses sanglots, elle conte son aventure. On étoit si accoutumé aux incartades du cardinal, et celle-là fut trouvée si singulière et si plaisante que le récit en causa des éclats de rire qui achevèrent d'outrer la pauvre Conflans, qui jura bien que de sa vie elle ne remettroit le pied chez cet extravagant.

Le jour de Pâques d'après qu'il fut cardinal, il s'éveille sur les huit heures et sonne à rompre ses sonnettes, et le voilà à blasphémer horriblement après ses

1. « *Galvauder*, maltraiter quelqu'un de paroles, le réprimander avec aigreur ou avec hauteur ; il est bas » (*Académie*, 1718). Littré, qui évidemment n'a pas dépouillé la fin de nos Mémoires, comme on l'a déjà remarqué, ne cite aucun exemple ancien.

2. L'*Académie* disait que *revirer* signifiait tourner d'un autre côté, mais qu'il avait peu d'usage au sens actif.

3. Ce verbe, oublié, est en interligne.

gens, à vomir mille ordures et mille injures, et à crier à pleine tête de ce qu'ils ne l'avoient pas éveillé, qu'il vouloit dire la messe, qu'il ne savoit plus où en prendre le temps avec toutes les affaires qu'il avoit. Ce qu'il fit de mieux après une si belle préparation, ce fut de ne la dire pas, et je ne sais s'il l'a jamais dite depuis son sacre.

Il avoit pris pour secrétaire particulier un nommé Venier, qu'il avoit défroqué de l'abbaye de Saint-Germain des Prés, où il étoit frère convers, et en faisoit les affaires depuis vingt ans avec beaucoup d'esprit et d'intelligence[1]. Il s'étoit fait promptement aux façons du cardinal, et s'étoit mis sur le pied de lui dire tout ce qu'il lui plaisoit. Un matin qu'il étoit avec le cardinal, il demanda quelque chose qui ne se trouva pas sous la main. Le voilà à jurer, à blasphémer, à crier à pleine tête contre ses commis, et que, s'il n'en avoit pas assez, il en prendroit vingt, trente, cinquante, cent, et à faire un vacarme épouvantable. Venier l'écoutoit tranquillement ; le cardinal l'interpella si cela n'étoit pas une chose horrible d'être si mal servi, à la dépense qu'il y faisoit, et à s'emporter tout de nouveau, et à le presser de répondre. « Monseigneur, lui dit Venier, prenez un seul commis de plus, et lui donnez pour emploi unique de jurer et de tempêter pour vous, et tout ira bien, vous aurez beaucoup de temps de reste, et vous vous trouverez bien servi. » Le cardinal se mit à rire et s'apaisa[2].

1. Dubois l'avait notamment chargé sous lui de la feuille des bénéfices; mais le Régent l'en déchargea à la mort du cardinal et la prit pour lui-même (*Gazette d'Amsterdam,* 1723, nos LXVIII-LXX). Il s'appelait Venier ou Veynier.

2. Saint-Simon redoutait pour lui-même les violences de langage du cardinal. Dans une lettre du 6 mars 1723 à l'évêque de Fréjus Fleury, qui a été publiée par M. Hyrvoix de Landosle dans le *Journal des Débats* du 9 décembre 1704. il disait : « Aller parler à M. le cardinal Dubois, c'est s'exposer... aux sottises qui lui sont si ordinaires,... et je vous avoue que, pour toute ma fortune, je ne m'exposerai jamais

Il mangeoit tous les soirs un poulet pour tout souper et seul. Je ne sais par quelle méprise ce poulet fut oublié un soir par ses gens. Comme il fut près de se coucher, il s'avisa de son poulet, sonna, cria, tempêta après ses gens, qui accoururent et qui l'écoutèrent froidement. Le voilà à crier de plus belle après son poulet et après ses gens de le servir si tard. Il fut bien étonné qu'ils lui répondirent tranquillement qu'il avoit mangé son poulet, mais que, s'il lui plaisoit, ils en alloient faire mettre un autre à la broche. « Comment? dit-il, j'ai mangé mon poulet? » L'assertion hardie et froide de ses gens le persuada, et ils se moquèrent de lui. Je n'en dirai pas davantage, parce que, encore une fois, on en feroit un vrai volume. C'en est assez pour montrer quel étoit ce monstrueux personnage, dont la mort soulagea grands et petits, et en vérité toute l'Europe, enfin jusque son frère même, qu'il traitoit comme un nègre : il voulut une fois chasser son écuyer pour lui avoir prêté un de ses carrosses pour aller quelque part dans Paris.

M. le duc d'Orléans fort soulagé par la mort du cardinal Dubois; est fait premier ministre. Le Roi l'aimoit, et point du tout le cardinal Dubois.

Le plus soulagé de tous fut M. le duc d'Orléans. Il gémissoit en secret depuis assez longtemps sous le poids d'une domination si dure, et sous les chaînes qu'il s'étoit forgées. Non seulement il ne pouvoit plus disposer ni décider de rien, mais il exposoit inutilement au cardinal ce qu'il desiroit qui fût sur grandes et petites choses; il lui en falloit passer sur toutes par la volonté du cardinal, qui entroit en furie, en reproches, et le pouilloit comme un particulier, quand il lui arrivoit de le trop contredire. Le pauvre prince sentoit aussi l'abandon où il s'étoit livré, et par cet abandon la puissance du cardinal et l'éclipse de la sienne. Il le craignoit; il lui étoit devenu

avec apparence de m'attirer, même involontairement, chose que je me sens incapable de supporter... Je me tais, quand je suis avec lui, toujours attentif aux mouvements de son visage, tant je redoute des aventures dont les conséquences sont ridicules et les suites ordinairement funestes. »

insupportable ; il mouroit d'envie de s'en débarrasser ; cela se montroit en mille choses ; mais il n'osoit, il ne savoit comment s'y prendre, et, isolé et sans cesse épié comme il l'étoit, il n'avoit personne avec qui s'en ouvrir tout à fait, et le cardinal, bien averti, en redoubloit ses frasques pour retenir par la frayeur ce que ses artifices avoient usurpé, et qu'il n'espéroit plus de se conserver par une autre voie.

Dès qu'il fut mort, M. le duc d'Orléans retourna à Meudon apprendre au Roi cette nouvelle, qui le pria aussitôt de se charger de toute la conduite des affaires[1], le déclara premier ministre, et en reçut son serment le lendemain[2], dont la patente tôt expédiée fut vérifiée au Parlement[3]. Cette déclaration si prompte, sur laquelle M. le duc d'Orléans n'avoit rien préparé, fut l'effet de la crainte qu'eut l'évêque de Fréjus de voir un particulier premier ministre[4]. Le Roi aimoit M. le duc d'Orléans, comme on

1. L'avocat Barbier (p. 296) et Buvat (tome II, p. 451) disent que ce fut le Régent qui demanda lui-même la place de premier ministre, et le dernier cite même les paroles du Régent à cette occasion ; les *Mémoires de Villars* (tome IV, p. 262) lui attribuent aussi l'initiative, tandis que Mathieu Marais (tome III, p. 7), comme Saint-Simon, prétend que ce fut le Roi qui le pria de se charger de ces fonctions. La « commission de principal ministre », datée du 11 août, est dans le registre O[1] 67, p. 464. Mathieu Marais (p. 5) appelait cela « se faire d'évêque meunier ».

2. Le texte du serment a été reproduit en note dans *Buvat*, p. 451 ; il se trouve, avec le certificat, dans le registre O[1] 67, p. 465, 11 août.

3. Il n'y eut pas d'enregistrement au Parlement ; mais le Roi écrivit à la Compagnie une lettre close, le 14 août, pour lui donner avis de cette nomination : O[1] 67, p. 468.

4. Si l'on peut en croire Fleury lui-même, c'est sur son propre refus que Louis XV aurait offert au duc d'Orléans de se charger du ministère. Voici en effet ce qu'il écrivait confidentiellement à la reine d'Espagne, Élisabeth Farnèse, le 20 novembre 1728 (Affaires étrangères, vol. *Espagne* 359, fol. 149-150) : « Bien des gens savent que le Roi m'avoit nommé à la place du cardinal Dubois après sa mort, si j'avois voulu, et qu'il ne tint qu'à moi aussi de l'être après la mort de

l'a déjà dit[1], par le respect qu'il en recevoit, et par sa manière de travailler avec lui, qui, sans danger d'être pris au mot, le laissoit toujours le maître des grâces sur le choix des personnes qu'il lui proposoit, et d'ailleurs de ne l'ennuyer jamais, ni de contraindre ses amusements par les heures de ce travail. Quelques soins, quelques souplesses que le cardinal Dubois eût employées pour gagner l'esprit du Roi et l'apprivoiser avec lui, jamais il n'en avoit pu venir à bout, et on remarquoit, même sans avoir de trop bons yeux, une répugnance du Roi pour lui plus que très sensible[2]. Le cardinal en étoit désolé, mais redoubloit de jambes[3] dans l'espérance de réussir à la fin. Mais, outre l'air peu naturel et le désagrément inséparable de ses manières les plus occupées à plaire, il avoit deux ennemis auprès du Roi, bien attentifs à l'éloigner de prendre avec ce jeune prince : le maréchal de Villeroy, tant qu'il y fut, mais bien plus dangereusement le Fréjus, qui ne pouvoit haïr le cardinal que d'ambition, [et qui,] bien résolu de le culbuter si M. le duc d'Orléans venoit à manquer, pour n'être ni primé, encore moins dominé par un particulier, n'avoit garde de ne le pas ruiner journellement dans l'esprit du Roi, en s'y établissant lui-même de plus en plus[4].

Mort du premier président de Mesmes.

Un plus corrompu, s'il se peut, que le cardinal Dubois le suivit douze ou treize jours après : ce fut le premier président de Mesmes, qui, déjà fort appesanti par quelques légères apoplexies, en eut une qui l'emporta en moins de vingt-quatre heures, à soixante et un ans, sans que,

M. le duc d'Orléans. Je ne le dirois pas, si cela n'étoit connu de tout le monde. Et, si j'ai accepté la direction des affaires, ce n'a été que forcé et par l'ordre exprès du Roi. »

1. Tome XXXVII, p. 102-103. — 2. *Ibidem*, p. 100 et 101.

3. Locution figurée déjà rencontrée dans le tome XVI, p. 246, au sens de renouveler ses efforts.

4. Tout cela a déjà été dit dans les tomes XXXVII, p. 100 et suivantes.

pendant ce peu de temps, on en eût pu tirer le moindre signe de vie[1]. Je dis plus corrompu que Dubois par ses profondes et insignes noirceurs, et parce que, né dans un état honorable et riche, il n'avoit pas eu besoin de se bâtir une fortune comme Dubois, qui étoit de la lie du peuple, non que ce pût être une excuse à celui-ci, mais une tentation de moins à l'autre, qui n'avoit qu'à jouir de ce qu'il étoit avec honneur. J'ai eu tant d'occasions de parler et de faire connoître ce magistrat également détestable et méprisable, que je crois pouvoir me dispenser d'en salir davantage ce papier[2]. On a vu ailleurs pourquoi et comment on m'avoit enfin forcé à me raccommoder avec lui, après ce beau mariage du duc de Lorge avec sa fille[3], dont il eut tout lieu de se bien repentir, comme il l'avoua souvent lui-même. J'étois paisiblement à la Ferté en bonne compagnie depuis près de deux mois, sans en avoir voulu partir sur les courriers que Belle-Isle

1. M. de Mesmes, frappé d'apoplexie dans la nuit du 22 au 23 août, mourut le 23 à dix heures du matin. Le corps fut porté dans la Basse-Sainte-Chapelle et y resta exposé jusqu'au 27 à sept heures du soir. Il fut alors transporté dans la Haute-Sainte-Chapelle, où se fit le service funèbre ; on l'emmena ensuite à l'église des Grands Augustins, où il fut enterré dans le caveau de sa famille (*Gazette*, p. 420 ; *Mercure* d'août, p. 418-419 ; *Mémoires de Mathieu Marais*, tome III, p. 12 ; *Journal de Barbier*, tome I, p. 298, et surtout le long article que lui consacra le greffier Delisle, registre U 366, au 23 août). Un service eut lieu aux Augustins ; Delisle nous a conservé le billet d'enterrement, dont les titres pompeux furent critiqués (*Marais*, p. 17). Voyez ci-après aux Additions et Corrections, au sujet de son élection à l'Académie française.

2. Saint-Simon fut de tout temps l'ennemi du premier président et ne l'a jamais nommé sans accoler à son nom les épithètes les plus flétrissantes. Au contraire, le président Hénault a fait de lui un portrait flatteur (*Mémoires*, édition Rousseau, appendice, p. 337-338). Le duc de Luynes, plus tard, tout en le disant médiocrement instruit, reconnaissait qu'il avait un esprit supérieur et qu'il sut gagner la considération par le faste qu'il déployait (*Mémoires*, tome XVI, p. 192).

3. Tome XXXVIII, p. 61-67.

et d'autres encore m'avoient dépêchés sur la mort du cardinal Dubois, pour me presser de revenir. La vanité et l'avidité d'avoir une pension m'en fit dépêcher un autre à la mort du premier président par ses filles, pour me conjurer de revenir et de la demander à M. le duc d'Orléans. Je cédai encore en cette occasion à la vertu et à la piété de Mme de Saint-Simon, qui voulut si absolument que je ne leur refusasse pas cet office, et je partis; elle revint à Paris quelques jours après moi. La cour étoit retournée de Meudon à Versailles le 13 août[1], il y avoit dix ou douze jours, et j'y trouvai M. le duc d'Orléans.

Je retrouve et revois M. le duc d'Orléans comme auparavant.

Dès qu'il me vit entrer dans son cabinet, il courut à moi, et me demanda avec empressement si je voulois l'abandonner. Je lui répondis que tant que son cardinal avoit vécu, je m'étois cru fort inutile auprès de lui, et que j'en avois profité pour ma liberté et pour mon repos, mais que, à présent que cet obstacle à tout bien n'étoit plus, je serois toujours à son très humble service. Il me fit promettre de vivre avec lui comme auparavant[2], et, sans entrer en rien sur le cardinal, se mit sur les affaires présentes, domestiques et étrangères, m'expliqua où il en étoit, et me conta l'émoi que prenoient l'Angleterre et la Hollande de la nouvelle compagnie d'Ostende que l'Empereur formoit, qu'il vouloit maintenir et que ces deux puissances vouloient empêcher de s'établir par leur grand intérêt du commerce, enfin celui que la France y pouvoit trouver pour et contre, et ses vues de conduite dans cette affaire[3]. Je le trouvai content, gai, et reprenant le travail

Compagnie d'Ostende.

1. *Mercure* d'août, p. 406.

2. Dès le milieu d'août le bruit courait que le duc de Saint-Simon et le maréchal de Villars allaient entrer au conseil du Roi (*Gazette d'Amsterdam*, n° LXIX).

3. La fondation et le rôle de la compagnie d'Ostende ont été étudiés en 1902 par Michel Huisman, *La Belgique commerciale sous l'empereur Charles VI*; voyez le compte rendu qui en a été donné dans la

avec plaisir. Quand nous eûmes bien causé du dehors, du dedans et du Roi, dont il étoit fort content, je lui parlai de la pension que les filles du premier président lui demandoient. Il se mit à rire et à se moquer d'elles, après l'argent immense qu'il avoit si souvent prodigué à leur père, ou qu'il lui avoit su escroquer[1], et à se moquer de moi d'être leur avocat en chose si absurde après tout ce qu'il y avoit eu entre moi et leur père[2], duquel il fit fort bien et en peu de mots l'oraison funèbre. J'avouerai franchement que je n'insistai pas beaucoup pour une chose que je trouvois aussi déplacée, et dont je ne me souciois point du tout. Je vécus donc de là en avant avec M. le duc d'Orléans comme j'avois toujours fait avant que le cardinal Dubois fût premier ministre, et lui avec toute son ancienne confiance. Il faut pourtant que je convienne que je ne cherchai pas à en faire beaucoup d'usage.

Mort de la Houssaye; sa place de chancelier de M. le duc d'Orléans donnée

Il fit alors la très légère perte de la Houssaye, son chancelier[3], qui avoit montré son ignorance dans la place de contrôleur général des finances, qu'il avoit été obligé de quitter[4]. Il avoit soixante et un ans. M. le duc d'Orléans prit à sa place le lieutenant de police, second fils du feu

Revue historique de septembre 1903, p. 165-168. Mathieu Marais, tome III, p. 9, parle de cette affaire.

1. Voyez en dernier lieu nos tomes XXXV, p. 140, et XXXVII, p. 363. Le président Hénault (*Mémoires*, p. 113) disait que cela allait à plus d'un million.

2. Les mots *moy et* sont en interligne, remplaçant *et moy* biffés après *père*, et *duquel* est en interligne au-dessus de *dont*, biffé.

3. Il mourut le 20 septembre (*Gazette*, p. 468; *Mercure* du mois, p. 619). Il avait remplacé Terrat en 1719 comme chancelier du Régent : tome XXXVI, p. 139.

4. Nommé contrôleur général en décembre 1720, il avait dû démissionner en avril 1722 (notre tome XL, p. 254). Saint-Simon a exposé (tome XXXVIII, p. 53-54) la réputation de capacité qu'il avait auparavant, et dit qu'il ne répondit pas aux espérances conçues. Sa veuve et ses enfants reçurent six mille livres de pension : reg. O[1] 67, p. 542.

garde des sceaux d'Argenson[1]. J'oubliois de marquer que les postes avoient été données à Morville, secrétaire d'État des affaires étrangères, avec une grande et juste diminution d'appointements[2].

à Argenson, et les postes à Morville.

On apprit en ce même temps que Leurs Majestés Catholiques avoient mis le prince et la princesse des Asturies ensemble, et que leur mariage avoit été consommé[3].

Le mariage du prince et de la princesse des Asturies consommé.

Le duc de Bouillon[4], fort occupé d'étayer de plus en plus sa princerie par des alliances étrangères, dont les siens s'étoient si bien trouvés, avisa d'en éblouir, ainsi que de ses grands établissements, le prince Jacques Sobieski, fils aîné du célèbre roi de Pologne, qui vivoit retiré sur ses terres en Silésie, répandit beaucoup d'argent autour de lui, et fit si bien que le mariage de sa seconde fille[5] fut conclu avec le prince de Turenne[6], fils aîné du duc de [Bouillon] et de la fille du feu duc de la Trémoïlle, sa première femme[7]. Ce mariage flattoit extrêmement le duc de Bouillon. Le grand-père de sa future belle-fille avoit occupé longtemps le trône de Pologne, et en avoit illustré la couronne par ses grandes

Mariage des deux fils du duc de Bouillon avec la seconde fille du prince Jacques Sobieski, par la mort de l'aîné ; succès de ce mariage.

1. Pierre-Marc de Voyer, qu'on appelait le comte d'Argenson et qui avait été rappelé en avril 1722 à la lieutenance générale de police ; voyez le *Journal de Barbier*, tome I, p. 301, et celui *de Buvat*, tome II, p. 455. Il lui fut délivré le 20 septembre des lettre de compatibilité pour exercer ses doubles fonctions : reg. O[1] 67, p. 539.

2. Nous ne savons où Saint-Simon prend cette nouvelle, qui est fausse ; le Régent au contraire s'était réservé la surintendance des postes après la mort du cardinal Dubois (*Gazette d'Amsterdam*, n° LXVIII), et en eut les provisions le 22 octobre (O[1] 67, p. 633).

3. Le 18 août : *Gazette*, p. 436.

4. Emmanuel-Théodose, si longtemps titré duc d'Albret et qui avait pris le nom de duc de Bouillon à la mort de son père en 1721 : tome XXXVIII, p. 224.

5. Marie-Charlotte Sobieska : tome XXXV, p. 305, note 3.

6. Frédéric-Maurice-Casimir : tome XXXI, p. 51.

7. Marie-Armande-Victoire de la Trémoïlle : tome II, p. 134.

actions; sa femme[1] étoit sœur de l'Impératrice épouse de l'empereur Léopold et mère des empereurs Joseph et Charles, et sœur aussi de la reine douairière d'Espagne, de la feue reine de Portugal, des électeurs de Mayence[2] et Palatin, et de la duchesse de Parme mère de la reine seconde femme du roi d'Espagne. Enfin, la fille aînée du prince Jacques Sobieski avoit épousé le roi d'Angleterre, retiré à Rome[3]. Le mariage fut célébré par procureur, à Neisse, en Silésie[4], et en personne à Strasbourg, un mois après. Mais le prince de Turenne tomba malade presque aussitôt, et mourut douze jours après son mariage[5]. Personne de la famille n'étoit allé à Strasbourg que son frère[6]; la mariée y étoit arrivée en fort léger équipage; on comptoit l'amener tout de suite à Paris, quand la maladie de son mari les arrêta. Dès que la nouvelle en vint, le duc de Bouillon pensa aussitôt au mariage de son

1. Il veut dire la femme du prince Jacques Sobieski, Hedwige-Élisabeth-Amélie de Bavière-Neubourg : tome III, p. 305.

2. François-Louis de Bavière-Neubourg, qui ne devint électeur de Mayence qu'en 1729 : tome XX, p. 245.

3. Tomes XXXV, p. 303-305, et XXXVI, p. 342-343.

4. Les correspondances disent *Neuss* et Saint-Simon écrit *Neus* ; ce doit être Neisse, petite ville de la Silésie du sud, proche de la frontière autrichienne.

5. Les gazettes enregistrèrent en même temps le mariage en Silésie le 26 août, à Strasbourg le 20 septembre, la maladie du jeune mari et sa mort le 1er octobre (*Mercure* d'octobre, p. 806-807; *Gazette*, p. 492; voyez aussi les *Mémoires de Mathieu Marais*, tome III, p. 24-25, ceux *du maréchal de Villars*, tome IV, p. 266, et *les Correspondants de Balleroy*, tome II, p. 541). Ce que notre auteur omet de dire, c'est que le duc de Bouillon, veuf depuis un an de sa troisième femme, Simiane de Gordes, avait négocié en même temps son propre mariage avec l'aînée des princesses, Marie-Casimire Sobieska, et celui de son fils avec la seconde, Marie-Charlotte, la troisième, Marie-Clémentine, étant déjà mariée au Prétendant. Malheureusement, la princesse aînée mourut de maladie en quelques jours, le 18 mai 1723, alors que l'Empereur venait d'envoyer son agrément au double mariage (*Gazette*, p. 279).

6. Charles-Godefroy de la Tour d'Auvergne : tome X, p. 276.

second fils, si elle devenoit veuve[1], et à tout événement dépêcha le comte d'Évreux à Strasbourg pour lui persuader de continuer son voyage, dans l'espérance de gagner son consentement. Ils y réussirent, et la gardèrent tantôt chez eux à Pontoise, tantôt dans un couvent du lieu[2], et n'en laissèrent approcher personne qui la pût imprudemment détromper des grandeurs qu'elle croyoit aller épouser. Ils négocièrent en Silésie pour avoir le consentement, puis à Rome pour la dispense, où il n'est question que du plus ou du moins d'argent, qu'on n'avoit pas dessein d'épargner. Enfin, le mariage se fit en avril 1724, fort en particulier, à cause du récent veuvage[3]. Quand elle commença à voir le monde et à être présentée à la cour, elle fut étrangement surprise de s'y trouver comme toutes les autres duchesses et princesses assises, et de ne primer nulle part avec toute la distinction dont on l'avoit persuadée, en sorte qu'il lui échappa plus d'une fois qu'elle avoit compté épouser un souverain, et qu'il se trouvoit que son mari et son beau-père n'étoient que deux bourgeois du quai Malaquais[4]. Ce fut bien pis quand elle vit le Roi marié[5]. Je n'en dirai pas davantage. Ces

1. Le contrat de mariage lui assurait un gros douaire, que M. de Bouillon aurait dû payer (*Lettres de la duchesse de Lorraine*, par A. de Bonneval, p. 154).

2. Voyez la *Gazette d'Amsterdam*, nos LXXXV et LXXXVII. Le bruit courut que le prince de Turenne était mort, non pas de la petite vérole, mais des suites d'une chute de cheval qu'il avait faite en allant à Strasbourg (*Les Correspondants de Balleroy*, tome II, p. 541, et *Marais*, p. 24). La jeune femme arriva vers le 15 octobre au château de Monceaux en Brie, d'où son beau-père la conduisit à Pontoise, dans la belle maison de Saint-Martin.

3. Le 1er avril 1724 (*Gazette*, p. 161 ; *Mercure* d'avril, p. 748-749). La dispense de parenté, du 6 mars, fut le dernier acte que signa le pape mourant.

4. Déjà dit dans le tome XXXVII, p. 157.

5. Avec Marie Lezczinska, princesse de Pologne comme elle et de moins bonne maison.

regrets, qu'elle ne cachoit pas, joints à d'autres mécontentements, en donnèrent beaucoup[1] aux Bouillons. Le mariage ne fut pas heureux. La princesse, qui ne put s'accoutumer à l'unisson avec nos duchesses et princesses, encore moins à vivre avec les autres comme il falloit qu'elle s'y assujettît, se rendit solitaire et obscure. Elle eut des enfants, et, après plusieurs années, ne pouvant plus tenir dans une situation si forcée, elle obtint aisément d'aller faire un voyage en Silésie pour ménager son père et ses intérêts auprès de lui. Son mari ne demandoit pas mieux que d'en être honnêtement défait. Il ne la pressa point de revenir, et au bout de peu d'années elle mourut en Silésie, au grand soulagement de M. de Bouillon, qui ne laissa pas d'en recueillir assez gros pour ses enfants[2].

Inondation funeste à Madrid et incendie en même moment. [*Add. St-S. 1726 et 1727*]

Ce fut en ce temps-ci qu'arriva cette subite inondation à Madrid, proche du Buen-Retiro, où la duchesse de la Mirandole fut noyée dans son oratoire, où le prince Pio et quelques autres périrent[3], et dont le duc de la Mirandole, le duc de Liria, l'abbé Grimaldo et l'ambassadeur de Venise[4] se sauvèrent avec des peines infinies[5], tandis

1. *Beaucoup* est en interligne. — 2. Elle mourut le 9 mai 1740.

3. Notamment don Tiberio Caraffa, capitaine général du Guipuzcoa. — Le récit était beaucoup plus complet dans l'Addition à Dangeau du 30 juin 1716 : ci-après, n° 1727.

4. Daniel Bragadino : tome XXXIX, p. 308.

5. Il y a de nombreux récits de ce curieux et funeste événement, qui se produisit dans la soirée du 15 septembre à la suite d'un terrible orage. Le duc de la Mirandole donnait une fête à l'occasion de l'anniversaire de sa naissance dans une maison de plaisance qu'il avait au Pardo-Barbe, lorsque l'inondation arrivant inopinément envahit tout le rez-de-chaussée de l'habitation, où l'eau monta à plus de quinze pieds (*Gazette*, p. 488 ; *Mercure* d'octobre, p. 793-795 ; *Gazette d'Amsterdam*, n° LXXXII ; *Mémoires du marquis de Franclieu*, p. 191-192; *de Villars*, tome IV, p. 266-7, *de Mathieu Marais*, tome III, p. 32-33 ; *les Correspondants de Balleroy*, tome II, p. 542 ; *Lettres de la duchesse de Lorraine*, p. 155).

que la superbe maison du duc et de la duchesse d'Ossone, magnifiquement meublée, brûloit dans le haut de la ville, sans qu'on pût en arrêter l'incendie faute d'eau[1]. Je me suis étendu ailleurs ici par avance sur cet étrange et funeste événement, ce qui m'empêchera d'en rien répéter ici[2].

Noçé, Canillac et le duc de Noailles rappelés; le premier bien dédommagé.

Nocé, qui avoit été rapproché dans son exil, fut rappelé[3]. M. le duc d'Orléans, qui l'avoit toujours aimé et qui ne l'avoit éloigné que malgré lui, l'en dédommagea par un présent de cinquante mille livres en argent, et deux mille écus de pension[4]. Canillac revint bientôt après, et enfin le duc de Noailles[5]. On fit beaucoup de contes de ses amusements pendant qu'il fut dans ses terres, et de l'édification qu'il avoit voulu donner à ses peuples, en chantant avec eux au lutrin et en y portant chape, et aux processions[6]. On voit ainsi que ce n'est pas sans raison qu'on l'appeloit *Omnis homo*[7].

1. Cet incendie avait eu lieu quatre jours auparavant, le 11 septembre (*Mercure* d'octobre, p. 791-792; *Gazette d'Amsterdam*, n° LXXX). Il n'y a donc pas entre les deux événements la corrélation étrange que semble établir notre auteur, quoique dans l'Addition à Dangeau il dise que l'incendie duroit encore lors de l'orage.

2. Notre auteur en avait déjà parlé dans les deux Additions à Dangeau indiquées ci-contre, et à deux reprises à l'occasion du prince Pio dans le tome XXXIX, p. 154 et 160. Le corps de celui-ci, emporté par le torrent, fut retrouvé dans un égout à trois lieues de Madrid.

3. *Journal de Buvat*, tome II, p. 457; *Mathieu Marais*, p. 7-8.

4. Nous n'avons pas trouvé la confirmation de ces libéralités.

5. Suivant Buvat (p. 460), il ne se présenta devant le Régent que le 10 novembre; mais Mathieu Marais annonçait son rappel dès le milieu d'octobre (p. 38 et 45; *Gazette d'Amsterdam*, n° LXXXVII). Barbier (p. 302) prétend que le Régent n'accorda son retour au cardinal de Noailles que sur l'engagement de celui-ci de prendre l'abbé de Saint-Albin comme coadjuteur, et Marais le dit aussi.

6. Déjà dit au tome XL, p. 268. Mathieu Marais confirme en partie tout cela (p. 38); voyez aussi Barbier, p. 303-304.

7. Homme bon à tout, à faire toute espèce de personnages. Nous ne connaissons pas de confirmation de ce mot; mais il est certain que le duc avait des capacités de tout genre.

Translation de l'évêque-duc de Laon à Cambray; sa cause. Laon donné à la Fare, évêque de Viviers, au pieux refus de Belsunce, évêque de Marseille. Quel étoit ce nouvel évêque de Laon*.

M. le duc d'Orléans donna plusieurs grands bénéfices[1]. L'évêque-duc de Laon, et qui en avoit fait la fonction au sacre, n'avoit pu se faire recevoir pair de France au Parlement. Sa mère étoit la comédienne Florence, et M. le duc d'Orléans ne l'avoit point reconnu. Ce fut l'obstacle qu'on ne put vaincre, parce qu'il faut dire qui on est, et le prouver. Dans cet embarras, il fut transféré, avec conservation du rang et honneurs d'évêque-duc de Laon[2]. Il ne perdit pas au change, puisqu'il eut l'archevêché de Cambray[3]. Son successeur à Laon surprit et scandalisa étrangement : ce fut le frère de la Fare[4], qui ne lui ressembloit en rien. C'étoit un misérable, déshonoré par ses débauches et par son escroquerie[5], que personne ne vouloit voir ni regarder, et que M. le duc d'Orléans, qui me l'a dit lui-même, chassa du Palais-Royal pour avoir volé cinquante pistoles qu'il envoyoit par lui à Mme de Polignac[6]. Je la nomme, parce que sa vie a été si publique que je ne crois pas manquer à la charité, à

1. L'énumération des très nombreux bénéfices distribués dans le courant d'octobre fait l'objet d'un numéro supplémentaire de la *Gazette*, portant le n° 43.

2. Cette aventure de l'abbé de Saint-Albin a déjà été racontée par anticipation dans le tome XXXVIII, p. 258-260 ; nous avons donné alors le commentaire nécessaire.

3. Il ne fit son entrée dans sa ville épiscopale que le 19 février 1726 et n'y résida presque jamais. Presque aussitôt après sa nomination, il eut un brevet d'entrée chez le Roi (reg. O^1 67, p. 680, 22 novembre).

4. L'abbé Étienne-Joseph de la Fare : tome XXIII, p. 76.

5. Dans le tome XXXVIII, p. 258 et 260, il l'a appelé un « monstre », « l'opprobre non seulement de l'épiscopat, mais de la nature humaine ». Barbier (tomes I, p. 426, et II, p. 148) et Mathieu Marais (tome III, p. 53) confirment ce que dit notre auteur de ses mauvaises mœurs, au moins dans sa jeunesse ; le duc de Luynes, à sa mort en 1741 (*Mémoires*, tome III, p. 406), a relevé seulement sa vilaine figure et sa vivacité excessive en faveur de la Constitution.

6. Françoise de Mailly : tome XVII, p. 31.

*Après ce dernier mot, Saint-Simon a biffé *Rohan*.

la discrétion, à la considération de son nom. Ce bon ecclésiastique fut une fois chassé des Tuileries à coups de pied, depuis le milieu de la grande allée jusque hors la porte du Pont-Royal, par les mousquetaires et d'autres jeunes gens qui s'y attroupèrent, avec des [clameurs[1]] épouvantables, répétées par la foule des laquais amassés à la porte. Enfin, et c'est un fait qui fut très public, les deux capitaines des mousquetaires leur défendirent, à l'ordre, de le voir. Pour sortir d'un état si pitoyable, ce rebut du monde fit le converti, frappa à plusieurs portes pour être ordonné prêtre sans y pouvoir réussir, à ce que me conta lors Rochebonne, évêque-comte de Noyon, qui fut un de ceux qui le refusèrent, malgré une prétendue retraite qu'il fit dans un bénéfice qu'il avoit dans Noyon. Enfin, il trouva un prélat plus traitable par la conformité de conduite. J'aurois horreur de le nommer et de dire avec quel scandale il l'ordonna contre toutes les règles de l'Église. Incontinent après, il se jeta au cardinal de Bissy et à Languet, évêque de Soissons, à qui tout étoit bon moyennant le fanatisme de la Constitution, qui le rendit digne d'être grand vicaire de Soissons, où il se signala en ce genre à mériter toute leur protection. Avec ce secours et celui des jésuites, il trafiqua l'évêché de Viviers avec Ratabon[2], qui y avoit passé du siége d'Ypres, et que l'épiscopat ennuyoit, malgré la non-résidence. Il lui donna deux abbayes qu'il avoit[3], avec un bon retour, et fut sacré évêque de Viviers, au scandale universel[4].

1. Saint-Simon a sauté un mot en passant de la page 2833 du manuscrit à la page 2834. M. Chéruel, dans les éditions précédentes, a suppléé *clameurs* ; il a eu sans doute raison.

2. Martin de Ratabon : tome XXIII, p. 356.

3. M. de Ratabon échangea en effet son évêché contre les abbayes de Mortemer, près Gisors, et de Saint-Barthélemy de Noyon, que lui abandonna M. de la Fare.

4. Il n'était pas sacré, et même ses bulles n'étaient pas encore arrivées, lorsqu'il fut transféré à Laon.

L'évêque de Marseille, Belsunce, qui s'étoit fait un si grand nom pendant la peste [1], étoit venu à Paris sur la maladie du duc de Lauzun, frère de sa mère [2], qui avoit toujours pris soin de lui et de ses frères. Il fut nommé à l'évêché de Laon avec un grand applaudissement [3]. Allant un jour voir M. de Lauzun, qui s'étoit retiré dans le couvent des Petits-Augustins [4], j'arrivai par un côté du cloître à la porte de sa chambre, et ce prélat par un autre côté en même temps, qu'on appeloit déjà Monsieur de Laon. Je me rangeai pour le laisser passer devant moi. Il sourit en me regardant, et, me poussant de la main : « Allez, Monsieur, me dit-il ; ce n'est pas la peine, » et malgré moi me fit passer devant lui. A ce mot, je compris qu'il n'accepteroit point Laon et qu'il demeureroit à Marseille, mais qu'il n'osoit refuser du vivant de son oncle, qui l'auroit dévoré, et qui n'avoit que peu de semaines à vivre. En effet, dès qu'il fut mort, il refusa Laon avec un attachement pour son premier siége qui n'étoit plus connu, mais qui lui fit un grand honneur [5]. La Fare, évêque de Viviers, qui n'étoit pas pour être si délicat, fut mis à Laon à son refus, où on a vu

1. Henri-François-Xavier de Belsunce-Castelmoron : tome XVII, p. 226-227 ; on a remarqué que, dans le peu de mots que notre auteur a dit de la peste de Marseille (tome XXXVII, p. 372-373), il n'a pas parlé du dévouement de l'évêque. Saint-Simon écrit *Bellesunce*.

2. Anne de Caumont-Lauzun : tome XVII, p. 227.

3. C'est en effet lui qui est porté pour Laon dans la liste des bénéfices donnée par la *Gazette*. Mathieu Marais raconte (tome III, p. 39) que, quelque temps avant la distribution, le duc de Lauzun aurait dit à M. de Biron, qui était son héritier : « Faites donner quelque chose à Monsieur de Marseille, qui s'est ruiné à la peste ; sinon je serai obligé de lui donner la moitié de mon bien ; car c'est de tous mes parents celui qui est le moins riche. » Sur cela, M. de Biron s'est remué et l'on a donné à Monsieur de Marseille l'évêché de Laon. »

4. Voyez ci-après, p. 290.

5. Le duc de Lauzun mourut le 19 novembre, comme on le verra plus loin, et dès le 26 la *Gazette*, p. 583, annonçait que l'évêché de Laon était donné à M. de la Fare.

depuis ce qu'il savoit faire. Il y[1] est mort abhorré et banqueroutier, après avoir de gré ou de force escroqué tout son diocèse, qu'il avoit d'ailleurs dévasté.

Mort et caractère de Bezons, archevêque de Rouen. Rouen donné à Tressan, évêque de Nantes, Besançon à l'abbé de Monaco, Luçon à l'abbé de Bussy, etc. Madame de Chelles écrit fortement à M. le duc d'Orléans

Rouen vaquoit par la mort de Bezons, frère du maréchal, qui y avoit été transféré de Bordeaux, duquel j'ai eu occasion de parler ici plus d'une fois[2]. C'étoit un homme fort sage, doux, mesuré, avec un air et une mine brutale et grossière, délié, qui savoit le monde et ses devoirs; fort instruit, fort décent, et le premier homme du clergé en capacité sur ses affaires temporelles; de l'esprit fait exprès pour le gouvernement des diocèses; aimé, respecté et amèrement regretté dans les trois qu'il avoit eus. Tressan, évêque de Nantes, premier aumônier de M. le duc d'Orléans, eut Rouen[3], et fut chargé des économats qu'avoit Bezons; et l'abbé de Monaco, déjà vieux, eut Besançon, dont l'abbé de Mornay n'avoit pas eu le temps de jouir ni d'être sacré[4]. L'abbé de Bussy-Rabutin[5] eut Luçon, et plusieurs autres évêchés furent

1. Le mot *y* est en interligne, et Saint-Simon a biffé *et où* avant *il*.

2. On a vu sa mort en 1721 dans le tome XXXVIII, p. 260, et notre auteur avait alors fait déjà son portrait et annoncé son successeur.

3. Dans la même promotion: *Gazette*, p. 505. Mathieu Marais (tome III, p. 36) disait de M. de Tressan: « débauché, ignorant et nullement janséniste ».

4. Cette nomination a déjà été mentionnée lorsqu'il a été parlé de la mort de l'abbé de Mornay: tome XXXVIII, p. 183-185. Cet abbé de Monaco était grand chicaneur et peu ami des jésuites, au dire de Mathieu Marais, p. 36.

5. Michel-Celse-Roger de Rabutin, chapelain de la Sainte-Chapelle de Vincennes, prieur de l'Épau, au diocèse d'Auxerre, abbé de Bellevaux, vicaire général d'Arles, agent général du clergé en 1705, doyen de Tarascon en 1706, avait eu l'abbaye de Flavigny en 1720; nommé évêque de Luçon en 1723, il remplaça Houdard de la Motte à l'Académie française en mars 1732, et mourut d'apoplexie le 3 novembre 1736 (*Gazette*, p. 540), âgé d'environ soixante-douze ans. Il était né du second mariage de Bussy-Rabutin, le cousin de Mme de Sévigné, avec Louise de Rouville. Quoique l'abbé Legendre (*Mémoires*, p. 361) le qualifie d'« homme estimable », il est certain que sa vie était peu recomman-

sur ses choix aux prélatures.

donnés et beaucoup d'abbayes. Celles de Bergues-Saint-Vinocq et de Saint-Bertin à Saint-Omer furent rendues à des moines ; Dubois ne les avoit eues que comme cardinal[1]. M. le duc d'Orléans reçut une lettre de Madame de Chelles, sa fille, sur cette distribution, qui l'effraya, et qu'il lut et relut pourtant deux fois. Elle étoit admirable sur le choix des sujets et sur l'abus qu'il en faisoit, et le menaçoit de la colère de Dieu, qui l'en châtieroit promptement. Il en fut assez ému pour en parler, et même pour la laisser voir ; mais je ne sais s'il en eût profité. Il n'en eut pas le temps[2].

Mort du

Le fils aîné du feu[3] comte de Solre mourut dans ses

dable ; Mathieu Marais (tome III, p. 37) va jusqu'à dire qu'il ne croyait pas en Dieu ; cependant il l'estimait « homme de beaucoup d'esprit, mais dont il abuse, musicien, poète, connoisseur dans les arts » ; le président Hénault en a fait un charmant portrait (*Mémoires*, édition Rousseau, p. 360-361) Ne résidant guère dans son diocèse, mais très mêlé à la société épicurienne du Temple, il y connut beaucoup Voltaire, qui inscrivit son nom dans le *Temple du goût*, et qui lui écrivait en 1716 :

> Non, nous ne sommes pas tous deux
> Aussi méchants qu'on le publie,
> Et nous ne sommes, quoi qu'on die
> Que de simples voluptueux, etc.

Son testament, du 2 juin 1736 (ms. Clairambault 527, p. 543), fit scandale : il y léguait des actions du Missisipi à diverses personnes, notamment à la marquise de Rouvray, qu'on prétendait sa maîtresse, ce qui donna lieu d'ailleurs à un procès (*Lettres du commissaire Dubuisson au marquis de Caumont*, p. 289 et 454-455). Des *Nouvelles de la Cour* publiées par Édouard de Barthélemy, p. 120, disent que sa mort fut causée par une indigestion de brochet. Rigaud avait fait son portrait en 1735.

1. Ces abbayes étaient en effet des bénéfices réguliers, qui ne pouvaient être donnés en commende qu'à des cardinaux. Le Régent chargea la mense abbatiale de diverses pensions (*Gazette*, p. 510-511), qui montaient à dix mille livres pour Bergues et à trente mille pour Saint-Bertin.

2. Saint-Simon semble être le seul contemporain qui parle de cette ettre ; il est probable que le Régent la lui montre.

3. Le mot *feu* a été ajouté en interligne.

terres, en Flandres, où il s'étoit retiré depuis la mort de son père[1], et que sa femme l'avoit avisé de faire le prince[2]. Il étoit lieutenant général et n'avoit que quarante-sept ans. J'ai parlé ailleurs[3] de cette folie qui a passé à ses enfants, que le comte de Solre n'avoit jamais imaginée, qui ne prétendit jamais aucun rang, qui fut chevalier de l'Ordre en 1688, parmi les gentilshommes, et dont j'ai vu toute ma vie la femme et la fille[4] debout au souper et à la toilette, jusqu'à ce qu'elles s'en allèrent en Espagne, comme je l'ai raconté. Croÿ est une terre en Boulonnois qui a donné son nom à cette maison, que ses établissements en Flandres ont si fort illustrée ; j'en ai parlé ici ailleurs[5].

prince de Croÿ. Absurdité de cette nouvelle chimère de princerie.

La duchesse d'Aumont mourut à Passy près Paris, 23 octobre[6], près de sept mois après son mari, quatre mois après sa belle-fille, huit jours avant son fils[7]. Elle étoit fille d'Antoine de Brouilly, marquis de Piennes, chevalier des ordres du Roi[8], et sœur de l'épouse du marquis de Châtillon, premier gentilhomme de la chambre de Monsieur et chevalier des ordres du Roi[9]. Elle fut aussi

Mort de la duchesse d'Aumont Brouilly

1. Philippe-Alexandre-Emmanuel de Croÿ-Solre, titré prince de Croÿ (tome XVI, p. 194) était fils de Philippe-Emmanuel-Ferdinand-François, comte de Solre (tome XXIV, p. 73), mort en 1718 ; il mourut à Condé-sur-Escaut le 31 octobre 1723 (*Gazette*, p. 572).

2. Il a été parlé de cette dame, Marie-Marguerite-Louise de Millendonk, dans le tome XXIV, p. 90.

3. Tomes XXIV, p. 88-91, XXX, p. 165, et XXXVI, p. 64-65.

4. Anne-Marie-Françoise de Bournonville, et sa fille, qui épousa le prince de Robecq : tome XXIV, p. 70.

5. *Ibidem*, p. 79.

6. *Gazette*, p. 536, et *Mercure* d'octobre, p. 809 ; Mathieu Marais (tome III, p. 39) lui a consacré un article amusant. Elle s'appelait Olympe de Brouilly de Piennes.

7. On a vu la mort du mari et de la bru, ci-dessus p. 149 et 185, et celle du fils va suivre immédiatement.

8. Tome XIV, p. 118.

9. Marie-Rosalie de Brouilly-Piennes, mariée à Alexis-Henri, marquis de Châtillon : tome II, p. 206-207.

dame d'atour de Madame. C'étoient deux beautés fort différentes, toutes deux grandes et parfaitement bien faites, intimement liées ensemble, qui n'avoient point de frères, et toutes deux épousées par amour[1]. La duchesse d'Aumont s'étoit retirée et barricadée à Passy contre la petite vérole, dont Paris étoit plein[2]. Elle ne l'évita pas, et en mourut.

Mort du jeune duc d'Aumont; sa dépouille.

Le duc d'Aumont, son fils, en mourut aussi, huit jours après elle, à trente-deux ans[3]. Il étoit aimé et estimé dans le monde, très bien fait, avec un beau visage, et fort bien avec les dames. Il ne laissa que deux fils enfants, dont le cadet mourut bientôt après[4]. Je m'intéressai fort au partage de sa dépouille pour le duc d'Humières[5], qui eut le gouvernement de Boulogne et Boulonnois[6], et son petit-neveu eut la charge de son père de premier gentilhomme de la chambre du Roi[7].

On m'avoit rendu tout le château neuf de Meudon,

1. Tout cela a été raconté précédemment.

2. Les mémoires et les gazettes de l'époque signalent en effet l'épidémie de petite vérole, qui, en septembre et octobre 1723, causa de très nombreux décès à Paris et à la cour.

3. Louis-Marie : tome XVI, p. 153 ; il mourut le 5 novembre (*Gazette*, p. 560). Il fut inhumé à Saint-Gervais dans le caveau de sa famille (*Gazette d'Amsterdam*, n° XCII ; voyez *Mathieu Marais*, p. 43).

4. Nous connaissons l'aîné, Louis-Marie-Augustin : tome XXIII, p. 274; le cadet, Nicolas-Olympe, chevalier de minorité dans l'ordre de Malte, mourut le 28 novembre 1724 dans sa dixième année ; un troisième frère, titré marquis de Chappes, était mort au même âge en août 1720.

5. Louis-François d'Aumont, oncle paternel du défunt.

6. La survivance en était conservée au jeune fils du défunt (*Gazette d'Amsterdam*, n° XCII).

7. Ce petit-neveu est Louis-Marie-Augustin, ci-dessus; les provisions du 13 novembre, avec un brevet d'assurance de cinq cent mille livres du 2 décembre, sont dans le registre O¹ 67, p. 660 et 698. Voyez aux Additions et Corrections un passage d'une lettre inédite à la marquise de Balleroy.

tout meublé, depuis le retour de la cour à Versailles, comme je l'avois avant qu'elle vînt à Meudon[1]. Le duc et la duchesse d'Humières[2] y étoient avec nous, et bonne compagnie. Le duc d'Humières voulut que je le menasse à Versailles remercier M. le duc d'Orléans le matin. Nous le trouvâmes qu'il alloit s'habiller, et qu'il étoit encore dans son caveau[3], dont il avoit fait sa garde-robe. Il y étoit sur sa chaise percée parmi ses valets et deux ou trois de ses premiers officiers. J'en fus effrayé. Je vis un homme la tête basse, d'un rouge pourpre, avec un air hébété, qui ne me vit seulement pas approcher. Ses gens le lui dirent. Il tourna la tête lentement vers moi, sans presque la lever, et me demanda d'une langue épaisse ce qui m'amenoit. Je le lui dis. J'étois entré là pour le presser de venir dans le lieu où il s'habilloit, pour ne pas faire attendre le duc d'Humières ; mais je demeurai si étonné que je restai court. Je pris Simiane, premier gentilhomme de sa chambre[4], dans une fenêtre, à qui je témoignai ma surprise et ma crainte de l'état où je voyois M. le duc d'Orléans. Simiane me répondit qu'il étoit depuis fort longtemps ainsi les matins, qu'il n'y avoit ce jour-là rien d'extraordinaire en lui, et que je n'en étois surpris que parce que je ne le voyois jamais à ces heures-là ; qu'il n'y paroîtroit plus tant, quand il se seroit secoué en s'habillant. Il ne laissa pas d'y paroître encore beaucoup lorsqu'il vint s'habiller. Il reçut le remerciement du duc d'Humières d'un air étonné et pesant ; et lui, qui étoit toujours gracieux et poli à tout le monde, et qui savoit si bien dire à propos et à point, à peine lui répondit-il. Un moment après, nous nous retirâmes, M. d'Hu-

Triste et volontaire état de la santé de M. le duc d'Orléans.

1. Voyez notre tome XXXVI, p. 275.

2. Les mots *d'Humières* ont été ajoutés en interligne.

3. L'ancien « caveau » de Monseigneur, au rez-de-chaussée du château : tome VIII, p. 240, et ci-dessus, p. 59.

4. François-Antoine, marquis de Simiane-Esparron : tome XXIII, p. 16.

mières et moi. Nous dinâmes chez le duc de Gesvres[1], qui le mena faire son remerciement au Roi.

Cet état de M. le duc d'Orléans me fit faire beaucoup de réflexions. Il y avoit fort longtemps que les secrétaires d'État m'avoient dit que, dans les premières heures des matinées, ils lui auroient fait passer tout ce qu'ils auroient voulu, et signer tout ce qu'il lui eût été de plus préjudiciable[2]. C'étoit le fruit de ses soupers. Lui-même m'avoit dit plus d'une fois depuis un an, à l'occasion de ce qu'il me quittoit quelquefois, quand j'étois seul avec lui, que Chirac le purgeottoit[3] sans cesse sans qu'il y parût, parce qu'il étoit si plein qu'il se mettoit à table tous les soirs sans faim et sans aucune envie de manger, quoiqu'il ne prît rien les matins, et seulement une tasse de chocolat entre une et deux heures après midi, devant tout le monde, qui étoit le temps public de le voir[4]. Je n'étois pas demeuré muet avec lui là-dessus ; mais toute représentation étoit parfaitement inutile. Je savois de plus que Chirac lui avoit nettement déclaré que la continuation habituelle de ses soupers le conduiroit à une prompte apoplexie ou à une hydropisie de poitrine, parce que sa respiration s'engageoit dans des temps[5], sur quoi il s'étoit récrié contre ce dernier mal, qui étoit lent, suffocant, contraignant tout, montrant la mort ; qu'il aimoit bien mieux l'apoplexie, qui surprenoit et qui tuoit tout d'un coup sans avoir le temps d'y penser. Un autre homme, au lieu de se récrier sur le genre de mort dont il étoit promptement menacé, et d'en préférer un si terrible à un autre qui donne le temps de se reconnoître, eût

1. François-Joachim-Bernard Potier, premier gentilhomme de la chambre du Roi.

2. Voyez tome XXXVI, p. 20.

3. Aucun lexique ne donne ce diminutif familier du verbe *purger*.

4. Voyez tome XXXIII, p. 56.

5. « On dit d'un malade que *sa poitrine s'engage* pour dire qu'elle s'embarrasse, qu'elle s'emplit » (*Académie*, 1718).

songé à vivre et faire ce qu'il falloit pour cela par une vie sobre, saine et décente, qui, du tempérament qu'il étoit, lui auroit pu procurer une fort longue vie, et bien agréable dans la situation, très vraisemblablement durable, dans laquelle il se trouvoit ; mais tel fut le double aveuglement de ce malheureux prince.

J'avertis l'évêque de Fréjus de l'état de santé de M. le duc d'Orléans, et l'exhorte à prendre ses mesures en conséquence. Fausseté et politique de ce prélat, qui veut se rendre le maître de tout à l'ombre d'un prince du sang premier ministre de nom et d'écorce.

Je vivois fort en liaison avec l'évêque de Fréjus, et puisque, avenant faute de M. le duc d'Orléans, il falloit avoir un maître autre que le Roi, en attendant qu'il pût ou voulût l'être, j'aimois mieux que ce fût ce prélat qu'aucun autre. J'allai donc le trouver ; je lui dis ce que j'avois vu le matin de l'état de M. le duc d'Orléans ; je lui prédis que sa perte ne pouvoit être longtemps différée et qu'elle arriveroit subitement, sans aucun préalable qui l'annonçât ; que je conseillois donc au prélat de prendre ses arrangements et ses mesures avec le Roi, sans y perdre un moment, pour en remplir la place, et que cela lui étoit d'autant plus aisé, qu'il ne doutoit pas de l'affection du Roi pour lui ; qu'il n'en avoit pour personne qui en approchât, et qu'il avoit journellement de longs tête-à-tête avec lui, qui lui offroient tous les moyens et toutes les facilités de s'assurer de la succession subite à la place de premier ministre dans l'instant même qu'elle deviendroit vacante. Je trouvai un homme très reconnoissant en apparence de cet avis et de ce desir, mais modeste, mesuré, qui trouvoit la place au-dessus de son état et de sa portée[1]. Ce n'étoit pas la première fois que nos conversations avoient roulé là-dessus en général, mais c'étoit la première fois que je lui en parlois comme d'une chose instante. Il me dit qu'il y avoit bien pensé, et qu'il ne voyoit qu'un prince du sang qui pût être déclaré premier ministre sans envie, sans jalousie et sans faire crier le public ; qu'il ne voyoit que Monsieur le Duc à l'être. Je me récriai sur le danger

1. Comparez le fragment de lettre qui a été donné ci-dessus, p. 212, note 4.

d'un prince du sang qui fouleroit tout aux pieds, à qui personne ne pourroit résister, et dont les entours mettroient tout au pillage ; que le feu Roi, si maître, si absolu, n'en avoit jamais voulu mettre aucun dans le Conseil pour ne les pas trop autoriser et accroître. Et quelle comparaison d'être simplement dans le conseil d'un roi qui gouvernoit, et qui étoit si jaloux de gouverner et d'être le maître, ou d'être premier ministre sous un roi enfant, sans expérience, qui n'avoit encore de sa majorité que le nom, sous lequel un premier ministre prince du sang seroit pleinement roi ! J'ajoutai qu'il avoit eu loisir depuis la mort du Roi de voir[1] avec quelle avidité les princes du sang avoient pillé les finances, avec quelle opiniâtreté ils avoient protégé Law et tout ce qui favorisoit leur pillage, avec quelle audace ils s'étoient en toutes manières accrus[2] ; que de là il pouvoit juger de ce que seroit la gestion d'un prince du sang premier ministre, et de Monsieur le Duc en particulier, qui joignoit à ce que je venois de lui représenter une bêtise presque stupide, une opiniâtreté indomptable, une fermeté inflexible, un intérêt insatiable, et des entours aussi intéressés que lui, et nombreux et éclairés, avec lesquels toute la France et lui-même auroient à compter, ou plutôt à subir toutes les volontés uniquement personnelles. Fréjus écouta ces réflexions avec une paix profonde, et les paya de l'aménité d'un sourire tranquille et doux. Il ne me répondit à pas une des objections que je venois de lui faire, que par me dire qu'il y avoit du vrai dans ce que je venois de lui exposer, mais que Monsieur le Duc avait du bon, de la probité, de l'honneur, de l'amitié pour lui ; qu'il devoit le préférer par reconnoissance de l'estime et de l'amitié que feu Monsieur le Duc lui avoit toujours témoignée, et

1. Ces deux mots, oubliés, ont été remis en interligne.

2. Voyez ce qu'il a dit à ce propos du duc de Bourbon et du prince de Conti dans nos tomes XXXVII, p. 127 et 130-131, et XXXVIII, p. 91 et 92.

de l'entière confiance qu'il avoit eue en lui à Dijon, où il tenoit les États, et où il l'avoit retenu comme il y passoit pour le voir en revenant de Languedoc[1]; qu'au fond, de M. le duc d'Orléans à un particulier, la chute étoit trop grande ; qu'elle écraseroit les épaules de tout particulier qui lui succéderoit, qui ne résisteroit jamais à l'envie générale et à tout ce que lui susciteroit la jalousie de chacun ; qu'un prince du sang, si fort hors de parité avec qui que ce fût, n'auroit rien de tout cela à démêler ; que, dans la conjoncture dont je lui parlois comme prochaine, il n'étoit pas possible de jeter les yeux que sur un prince du sang, et parmi eux sur Monsieur le Duc, qui étoit le seul d'âge et d'état à pouvoir remplir cette importante place ; qu'au fond il n'étoit point connu du Roi et n'avoit nulle familiarité avec lui, quoique la place de surintendant de son éducation, qu'il avoit emblée à M. du Maine[2], eût dû et pu lui procurer l'un et l'autre ; qu'il auroit donc besoin de ceux qui étoient autour du Roi, et dans son goût et sa privance; qu'avec ce secours et les mesures que Monsieur le Duc seroit obligé d'avoir avec eux, tout iroit bien ; qu'enfin, plus il y pensoit et y avoit pensé, plus il se trouvoit convaincu qu'il n'y avoit que cela de praticable.

Ces derniers mots m'arrêtèrent tout court. Je lui dis qu'il étoit plus à portée de voir les choses de près et avec plus de lumière que personne ; que je me contentois de l'avoir averti et de lui avoir représenté ce que je croyois mériter de l'être ; que je ne pouvois sans regret lui voir laisser échapper la place de premier ministre pour lui-même ; mais qu'après tout je me rendois, quoique malgré mon sentiment et mon desir, à plus clairvoyant que moi. Il est aisé de juger de combien de propos de reconnois-

1. Ce petit incident n'a pas été noté lorsqu'il a été parlé de la démission de Fleury de son évêché de Fréjus ; ce fut sans doute lorsqu'il alla prendre possession de l'abbaye de Tournus.

2. Tome XXXV, p. 196-197 et 232-233.

sance, d'amitié, de confiance cette conversation fut assaisonnée de sa part. Je m'en retournai à Meudon avec le duc d'Humières[1], bien persuadé que Fréjus n'étoit arrêté que par sa timidité ; qu'il n'en étoit pas moins avide du souverain pouvoir ; que, pour allier son ambition avec sa crainte de l'envie et de la jalousie, capables de le culbuter, ses réflexions l'avoient porté à les faire taire en mettant un prince du sang dans cette place, dans la satisfaction de trouver inepte de tous points le seul des princes du sang par son âge et par son aînesse de Messieurs ses frères et de M. le prince de Conti, qui pût y être mis, qui ne seroit que le représentant et le plastron de premier ministre, tandis que lui-même, Fréjus, deviendroit le véritable premier ministre par sa situation avec le Roi, du cœur et de l'esprit duquel il se trouvoit le plein et l'unique possesseur, ce qui le rendroit si considérable et si nécessaire à Monsieur le Duc, qu'il n'oseroit faire la moindre chose sans son attache, en sorte que, sans envie, sans jalousie, conservant tout l'extérieur de modestie, tout en effet seroit entre ses mains. Heurter un projet si pourpensé, et un projet de cette nature, eût été se casser le nez contre un mur[2]. Aussi enrayai-je tout court dès que le sentis, et je me gardai bien de lui dire que Mme de Prye et les autres entours de Monsieur le Duc le feroient sûrement se mécompter, parce qu'ils voudroient bien sûrement gouverner et profiter, et qu'ils ne pourroient l'espérer qu'en faisant que Monsieur le Duc voulût gouverner avec indépendance, et par conséquent secouât très promptement le joug que Fréjus s'attendoit de lui imposer[3]. Je le dis dès le soir à Mme de Saint-Simon, pour qui je n'eus jamais de secret et du grand sens de qui je me

1. Ce serait donc en sortant de chez le duc d'Orléans qu'il serait allé voir Fleury ; cela semble invraisemblable, et le commencement du récit fait supposer qu'il y eut plus d'intervalle.

2. Locution déjà rencontrée dans le tome XVIII, p. 78.

3. Voyez plus loin, p. 298-299.

trouvai si bien toute ma vie; elle en jugea tout comme moi.

Mort de la Chaise, capitaine de la porte. Torcy obtient cette charge pour son fils. Secondes charges de la cour proie des enfants des ministres.

La Chaise, fils du frère du feu P. de la Chaise confesseur du feu Roi, et capitaine des gardes de la porte du Roi, mourut chez lui en Lyonnois[1]. Il ne laissa point de fils, et avoit un brevet de retenue. Torcy obtint la charge pour son fils[2]. Il y avoit déjà longtemps que toutes les secondes charges de la cour étoient devenues le préciput des fils de ministres. Celle-ci est une des moindres[3]; mais on tient par elle et on suit le Roi partout.

Mort de Livry.

Le vieux Livry mourut aussi[4]; mais il avoit obtenu de M. le duc d'Orléans la survivance de sa charge de premier maître d'hôtel du Roi pour son fils[5]. Livry père étoit un très bon homme, familier avec le feu Roi[6], chez qui

1. Antoine-Dreux d'Aix, comte de la Chaise (tome IV, p. 253), fils de François d'Aix, mourut le 31 octobre dans son château de la Chaise (*Gazette*, p. 560 ; *Mercure* de novembre, p. 1003).

2. Jean-Baptiste-Joachim Colbert de Torcy, titré marquis de Croissy, né le 25 janvier 1703, entra aux mousquetaires en 1718 et fut nommé, dès le mois de mars 1719, colonel du régiment Royal-infanterie. Capitaine des gardes de la porte par provisions du 5 décembre 1723 (reg. O[1] 67, p. 710), il eut un brevet d'assurance de trois cent mille livres (*ibidem*, p. 730). Il servit avec distinction à la tête de son régiment dans les guerres du règne de Louis XV, fut nommé brigadier en 1734, maréchal de camp en 1740, et enfin lieutenant général en août 1744 ; il eut par la suite le gouvernement d'Huningue et conserva sa charge de capitaine des gardes de la porte jusqu'à sa mort, 26 août 1777.

3. Pour les gardes de la porte, voyez tome IV, p. 251.

4. Louis Sanguin, marquis de Livry, beau-frère du duc de Beauvillier: tome II, p. 84. Il mourut le 6 novembre (*Gazette*, p. 560; *Mercure*, p. 1004), à soixante-quinze ans.

5. Louis II, titré comte de Livry : tome XIV, p. 121. C'est le 5 octobre 1716 qu'il avait obtenu cette survivance (reg. O[1] 275, fol. 54 ; *Journal de Dangeau*, tome XVI, p. 461).

6. « Il n'y avoit personne qui parlât au Roi si souvent que lui et à qui il parlât si souvent », disait le marquis de Sourches (*Mémoires*, tome II, p. 296, note).

on jouoit toute la journée à des jeux de commerce[1]. Il faisoit assez mauvaise chère et très malpropre, et s'y enivroit souvent les soirs. Il est pourtant vrai qu'il ne buvoit jamais de vin pur; mais une carafe d'eau lui auroit bien duré une année[2]. Il buvoit sa bouteille en se levant avec une croûte de pain, et a vécu quatre-vingts ans dans la santé la plus égale et la plus parfaite, et la tête comme il l'avoit eue toute sa vie. Il eût été bien étonné de voir son fils chevalier de l'Ordre[3].

Mort du grand-duc de Toscane; sa famille, son caractère.

Le Grand-Duc mourut en trois ou quatre jours, le dernier octobre, à près de quatre-vingt-deux ans[4], et cinquante-quatre ans de règne, regretté dans ses États comme le père de son peuple, et dans toute l'Italie et à Rome comme le plus habile politique, le plus honnête homme et le plus sensé souverain qui eût paru depuis longtemps en Europe, où il étoit généralement estimé, surtout en Italie et à Rome, où il avoit beaucoup de crédit et de considération, et passa toujours pour un prince très sage et très politique. Il avoit épousé, en 1661, une fille de Gaston, frère de Louis XIII, partie d'ici avec l'esprit de retour, qui vécut fort mal avec lui, et fort mal à propos, et qui après lui avoir donné deux fils et une fille, revint en France passer une vie méprisée et fort contrainte dans un couvent

1. Ci-dessus, p. 115.

2. Mathieu Marais (*Mémoires*, tome III, p. 43) confirme ces habitudes d'ivrognerie. Une liste de surnoms donnés aux gens de la cour d'après des personnages de théâtre l'appelle « L'Orange, des *Vendanges à Suresnes* ».

3. Celui-ci fit en effet partie de la promotion de février 1724; on prétendit que c'était à cause de sa charge; mais Mathieu Marais jugeait que son « amitié tendre » pour Mme de Prye en était plutôt la raison (*Mémoires*, tome III, p. 82).

4. Côme III de Médicis mourut à Florence le 31 octobre; il était malade depuis le commencement de septembre d'une rétention d'urine : *Gazette*, p. 479, 490, 500, 521, 533, 545, 556, 560 et 568, et *Mercure* de novembre, p. 995-996. Saint-Simon va résumer dans les lignes qui vont suivre le long article de la *Gazette*, p. 568-570.

hors de Paris, suivant la stipulation du grand-duc, et de laquelle il a été parlé suffisamment ici[1]. Son fils aîné étoit mort à quarante ans, en 1713, sans enfants de la sœur de Madame la Dauphine de Bavière[2]; une fille veuve sans enfants de l'électeur palatin en 1716, et retirée à Florence[3], et Jean-Gaston qui lui succéda, qui avoit épousé la dernière princesse de l'ancien Saxe-Lauenbourg[4], brouillée avec lui, sans enfants, et retirée en Allemagne : prince dernier grand-duc de Toscane de la maison de Médicis, qui, avec de l'esprit et des lettres, régna voyant à peine ses ministres, dans son lit ou dans sa robe de chambre, seul entre deux Turcs qui le servoient, toujours la nappe mise dans sa chambre, d'où il ne sortoit presque jamais, presque toujours ivre, et se souciant peu de ce qui arriveroit après lui[5].

Mort de l'électeur de Cologne.

L'électeur de Cologne, frère de l'électeur de Bavière, mourut à Bonn à cinquante-deux ans, le 12 novembre[6], quinze jours après le Grand-Duc. Il étoit archevêque de Cologne, évêque d'Hildesheim et de Liége. Il en a été souvent parlé ici[7]. Il étoit frère de Madame la Dauphine de Bavière. Son neveu[8], fils de l'électeur de Bavière,

1. Particulièrement à l'occasion de sa mort, en 1721 : tome XXXVIII, p. 267 et suivantes.

2. Ferdinand de Médicis et Yolande-Béatrix de Bavière : tomes X, p. 164 et 170, et XXIV, p. 131-132.

3. Anne-Marie-Louise de Médicis (tome XXX, p. 105-106), seconde femme de l'électeur Jean-Guillaume-Joseph.

4. Jean-Gaston de Médicis et Anne-Marie-Françoise de Saxe-Lauenbourg : tome V, p. 73-74.

5. L'historien italien Riguccio Galluzzi, dans le dernier tome de son *Istoria del granducato di Toscana sotto il governo della casa Medici* (traduction française par Lefèvre de Villebonne, 1782-84), a raconté cette fin misérable du dernier des Médicis.

6. Joseph-Clément de Bavière : tome IX, p. 317. Saint-Simon résume l'article de la *Gazette*, p. 582 ; voir aussi le *Mercure*, p. 996.

7. Notamment lors de ses séjours à la cour : nos tomes XIV, XVIII et XX.

8. Clément-Auguste de Bavière : tome XXXVI, p. 71.

évêque de Munster et de Paderborn, lui succéda à Liége et à Cologne, dont il étoit coadjuteur[1].

Mort et caractère de la maréchale de Chamilly.

La maréchale de Chamilly mourut à Paris à soixante-sept ans, le 18 novembre[2]. C'étoit une femme d'esprit, de grand sens, de grande piété, de vertu constante, extrêmement aimable, et faite pour le grand monde et pour la représentation, qui avoit eu la plus grande part à la fortune de son mari, dont elle n'eut point d'enfants[3]. Elle étoit fort de nos amies, et nous la regrettâmes fort[4]. Elle en avoit beaucoup, et avoit toujours conservé beaucoup d'estime et de considération. Elle s'appeloit du Bouchet, étoit riche héritière et de naissance fort commune[5].

Mort de Mme de Montsoreau.

Le grand prévôt perdit aussi sa femme[6], qu'il n'avoit

1. Il ne succéda pas à son oncle à Liége, où fut élu Georges-Louis Van Berghen.

2. Élisabeth du Bouchet de Villeflix : tome IX, p. 7. La *Gazette* n'annonça sa mort que le 27 novembre (p. 584), ainsi que le *Mercure* du mois, p. 1004. Son inventaire après décès est dans la liasse Y 10744 aux Archives nationales, au 18 novembre. Elle mourut dans un hôtel de la rue du Cherche-Midi appartenant aux Bénédictines de la rue Cassette, dans lequel Saint-Simon habita vingt-trois ans plus tard, de 1746 à 1750 : voyez ci-après l'appendice XII, p. 437.

3. Il a déjà fait d'elle un portrait élogieux : tome XI, p. 13-14. Voyez ci-après aux Additions et Corrections.

4. *Fort* est en interligne, au-dessus de *beaucoup*, biffé. — Notre auteur utilisa pour ses *Mémoires* les récits de la maréchale : notre tome XI, p. 215. Il est curieux que, lié avec elle, il ne dise pas qu'elle avait occupé l'hôtel même où très probablement il écrivait le présent passage.

5. Sur la famille du Bouchet, seigneurs de Villeflix et de Montigny, on peut voir le volume 115 des Dossiers bleus à la Bibliothèque nationale et le *Mercure* d'avril 1706, p. 349-350 ; c'était une famille de robe. La mère de la maréchale s'appelait Madeleine d'Elbène.

6. Jeanne-Agnès-Thérèse de Pochelles du Hamel, que nous avons vue en 1706 (tome XIII, p. 260-261) épouser Louis Ier de Bouschet de Sourches, titré comte de Montsoreau ; il avait succédé comme grand prévôt à son père le marquis de Sourches en août 1714 (notre tome XXIV, p. 377). Elle mourut le 28 décembre (*Gazette*, p. 644 ; *Mercure*, p. 1240), probablement phtisique ; car elle crachait le sang depuis deux ou trois ans (*Le château de Sourches et ses seigneurs*, par le duc des Cars et l'abbé A. Ledru, p. 245-246).

pas rendue heureuse, et qui méritoit un meilleur sort[1].

Mort du duc de Lauzun ; sa maison, sa famille ; raison de m'étendre sur lui*.

Le duc de Lauzun mourut le 19 novembre, à quatre-vingt-dix ans et six mois[2]. L'union intime des deux sœurs que lui et moi avions épousées, et l'habitation continuelle de la cour, où même nous avions un pavillon fixé pour nous quatre à Marly tous les voyages[3], m'a fait vivre continuellement avec lui, et depuis la mort du Roi nous nous voyions presque tous les jours à Paris, et nous mangions continuellement ensemble chez moi et chez lui[4]. Il a été un personnage si extraordinaire et si unique

1. Dans la notice sur les Sourches donnée à l'appendice XII de notre tome XIII, il avait précisé davantage : « M. de Montsoreau, richement marié à une femme de peu, qui réussit fort bien à la cour et dont tout le monde avoit pitié. Elle est morte à petit feu des jalousies de son mari et de ses caprices, dont il faisoit toute la cour témoin, et souvent confidente. Ses frères et sœurs étoient des argus qui l'épioient partout, à quoi sa conduite n'a jamais donné le moindre lieu, et qui la faisoient encore plus souffrir que le mari, et tout cela publiquement. » Il semble cependant que la jeune comtesse devait avoir de son côté un caractère assez bizarre et fantasque ; on trouvera à l'appendice IX divers extraits de lettres conservées dans le chartrier du château de Sourches, qui montrent qu'il y avait probablement des torts des deux côtés.

2. *Gazette*, p. 584 ; *Mercure* du mois, p. 1004 ; *Gazette d'Amsterdam*, n° XCVI. Cette mort passa presque inaperçue : les mémorialistes n'en parlent pas. Voltaire (*Siècle de Louis XIV*, chapitre XXVI) remarque que Lauzun était oublié, « comme il arrive à tous ceux qui n'ont eu que de grands événements sans avoir fait de grandes choses ». L'abbé de Dangeau avait réuni sur lui et sa famille quelques notes biographiques et généalogiques sans grand intérêt, qu'on retrouve aujourd'hui parmi ses Papiers, à la Bibliothèque nationale, ms. Français 22718, fol. 171-188. En 1913, M. le duc de la Force a fait paraître, sous le titre *Lauzun, un courtisan du grand Roi*, une très bonne biographie du célèbre favori, à laquelle nous aurons souvent à renvoyer.

3. Voyez tome XXI, p. 266.

4. Depuis 1712, Lauzun logeait quai Malaquais : notre tome XXVII, p. 245, et Saint-Simon habitait alors rue des Saints-Pères, et, à partir de 1714, rue Saint-Dominique, chez les Jacobins : voyez ci-après l'appendice XII.

* La dernière phrase a été ajoutée après coup.

en tout genre, que c'est avec beaucoup de raison que la Bruyère a dit de lui dans ses *Caractères* qu'il n'étoit pas permis de rêver comme il a vécu[1]. A qui l'a vu de près, même dans sa vieillesse, ce mot semble avoir encore plus de justesse. C'est[2] ce qui m'engage à m'étendre ici sur lui[3].

Il étoit de la maison de Caumont[4], dont la branche des ducs de la Force a toujours passé pour l'aînée, quoique celle de Lauzun le lui ait voulu disputer[5]. La

1. « On ne rêve point comme il a vécu » : Chapitre *De la cour*, § 96 ; édition des Grands écrivains, tome I, p. 335, avec (p. 534-537) l'excellent commentaire de M. G. Servois.

2. Cette phrase a été ajoutée en interligne, en même temps que la dernière phrase de la manchette.

3. Dans ses « Notes sur tous les duchés vérifiés sans pairie » (Affaires étrangères, Papiers de Saint-Simon, vol. 58, aujourd'hui *France* 213, fol. 175 v° à 179 v° ; copie dans le vol. 64, *France* 219, fol. 167-198), Saint-Simon avait consacré à M. de Lauzun une très longue et intéressante notice, qui a été publiée par Faugère, *Écrits inédits de Saint-Simon*, tome VII, p. 301-345 ; on devra fréquemment en rapprocher la rédaction des pages qui vont suivre et qui ont été écrites une dizaine d'années plus tard.

4. La généalogie de cette maison est donnée dans tous les recueils généalogiques, et on trouvera des pièces importantes et des mémoires dans le volume Clairambault 1070, fol. 193 et suivants, et dans le volume 623 des Pièces originales au Cabinet des titres. J. de Jaurgain en a publié en 1912 une bonne *Généalogie*, basée sur des documents authentiques, mais qui ne s'applique qu'à la branche de Caumont-La Force et à ses rameaux, en laissant de côté la branche de Lauzun, dont il atteste néanmoins la communauté d'origine avec la première. Saint-Simon a traité cette dernière question dans la notice des *Écrits inédits*.

5. L'origine commune, reconnue par l'*Histoire généalogique* du P. Anselme, tome IV, p. 467, est attestée par un acte de 1230, publié par Dom Vaissète, *Histoire de Languedoc*, tome VIII, preuves, col. 937, où sont cités Bègue de Caumont (auteur de la branche de la Force) et Nompar de Caumont (seigneur de Lauzun), *frères*. De ce que Bègue est nommé le premier, on en conclut qu'il était l'aîné. Cette communauté d'origine n'a jamais été mise en doute, à aucune époque, par les intéressés, et l'identité des armoiries est une preuve de plus.

mère de M. de Lauzun étoit fille du duc de la Force, fils du second maréchal-duc de la Force [1], et frère de la maréchale de Turenne [2], mais d'un autre lit: la maréchale étoit du premier lit d'une la Rochefaton, le duc de la Force étoit fils d'une Belsunce dont le duc de la Force [3] étoit devenu amoureux, qu'il avoit épousée en secondes noces [4], et dont le frère avoit été son page [5]. Le comte de Lauzun, leur gendre [6], père du duc de Lauzun, dont le père et le grand-père furent chevaliers de l'Ordre en 1585 et en 1619, et avoient la compagnie des cent

1. Charlotte de Caumont-la Force, née le 12 décembre 1606, épousa en janvier 1630 Gabriel-Nompar II de Caumont, comte de Lauzun, et mourut en 1688 à quatre-vingt-deux ans (*Mémoires de Sourches*, tome II, p. 38) ; elle était fille de Henri-Nompar de Caumont, né en 1582, gouverneur de Bergerac, maréchal de camp en 1638, duc de la Force en 1675, mort en janvier 1678 ; mais Saint-Simon, trompé par la disposition matérielle de la filiation dans *l'Histoire généalogique*, tome IV, p. 472, fait erreur en en faisant le fils du second maréchal de la Force ; il était son frère cadet. Celui-ci, Armand-Nompar de Caumont, duc de la Force, fut nommé maréchal en 1652, et mourut le 16 décembre 1675 ; son cadet, Henri-Nompar, lui succéda dans la dignité ducale.

2. Charlotte de Caumont, mariée au vicomte de Turenne en 1653, et morte le 13 avril 1666. Elle était bien fille du second maréchal, mais nièce, et non sœur, du père de la comtesse de Lauzun.

3. Les cinq derniers mots sont en interligne, au-dessus d'*il* biffé ; Saint-Simon aurait dû mettre *le maréchal* et non *le duc*.

4. Armand-Nompar avait en effet épousé en 1609 Jeanne de la Rochefaton, et celle-ci fut bien mère de Mme de Turenne ; il s'était marié une seconde fois, par contrat du 22 septembre 1667, à soixante-seize ans, avec Louise de Belsunce, qui mourut sans enfants en 1680. La mère du duc de la Force, Henri-Nompar, était une Gontaut-Biron ; Saint-Simon continue l'erreur signalée dans la note 1 précédente.

5. Ce frère est probablement Élie de Belsunce, qui fut colonel du régiment de Nivernais, brigadier en 1693, prit le titre de comte de Belsunce et vivait encore en février 1724 ; il avait quatre frères plus âgés que lui.

6. Gabriel-Nompar II de Caumont, comte de Lauzun, eut dès 1616 la compagnie des cent gentilshommes au bec de corbin ; il mourut le 26 janvier 1660.

gentilshommes de la maison du Roi au bec de corbin[1], étoit cousin germain du premier maréchal-duc de Gramont et du vieux comte de Gramont, duquel et de sa femme, morts peu d'années avant le feu Roi, il a été souvent parlé ici, parce que sa mère étoit leur tante paternelle[2]. Le comte de Lauzun, père du duc, fut aussi capitaine des cent gentilshommes de la maison du Roi au bec de corbin, mourut en 1660, et avoit eu cinq fils et quatre filles. L'aîné mourut fort jeune, le second vécut obscur dans sa province jusqu'en 1677, sans alliance[3]; le troisième fut Puyguilhem, depuis duc de Lauzun, cause de tout ce détail; le quatrième languit obscur capitaine de galères, sans alliance, jusqu'en 1692[4]; le dernier fut le chevalier de Lauzun, qui servit fort peu dans la gendarmerie, passa en Hongrie avec MM. les princes de Conti, s'y attacha quelque temps au service de l'Empereur en qualité d'officier général, s'en dégoûta bientôt, revint à Paris après un exil assez long, manière de philosophe bizarre, solitaire, obscur, difficile à vivre, avec de l'esprit et des connoissances, souvent mal avec son frère, qui lui donnoit de quoi vivre, souvent à la sollicitation de la

1. Il a été parlé de cette compagnie dans le tome VII, p. 384. Le père du comte de Lauzun était François-Nompar de Caumont, qui avait eu cette charge seulement en 1615 et la céda presque aussitôt à son fils; il eut l'ordre du Saint-Esprit en 1619. Le grand-père, Gabriel-Nompar Ier, né en 1535 et capitaine de cent hommes d'armes des ordonnances, avait eu la même distinction en 1585, comme le dit notre auteur.

2. Il a en effet été question à diverses reprises du comte Philibert de Gramont (tome I, p. 47), et de sa femme, Élisabeth Hamilton (tome VI, p. 215), et aussi de son frère, le maréchal-duc de Gramont, Antoine III (tome I, p. 216); leur père, Antoine II, premier duc de Gramont (tome XIV, p. 263) était bien frère de Catherine de Gramont mariée à François-Nompar de Caumont, comte de Lauzun (ci-dessus).

3. Élie de Caumont, né et mort en 1631, et Jacques, mort en 1677.

4. Gabriel de Caumont, titré vicomte de Lauzun, mort le 17 octobre 1692.

duchesse de Lauzun ; il mourut à Paris sans alliance, en 1707, à soixante ans [1].

Son caractère, sa rapide fortune*.

Le duc de Lauzun [2] étoit un petit homme blondasse, bien fait dans sa taille, de physionomie haute, pleine d'esprit, qui imposoit, mais sans agrément dans le visage, à ce que j'ai ouï dire aux gens de son temps ; plein d'ambition, de caprices, de fantaisies, jaloux de tout, voulant toujours passer le but, jamais content de rien, sans lettres [3], sans aucun ornement ni agrément dans l'esprit, naturellement chagrin, solitaire, sauvage ; fort noble dans toutes ses façons, méchant et malin par nature, encore plus par jalousie et par ambition, toutefois bon ami quand il l'étoit, ce qui étoit rare, et bon parent ; volontiers ennemi, même des indifférents, et cruel aux défauts et à trouver et donner des ridicules ; extrêmement brave et aussi dangereusement hardi ; courtisan également insolent, moqueur, et bas jusqu'au valetage, et plein de recherches, d'industrie, d'intrigue, de bassesses pour arriver à ses fins, avec cela dangereux aux ministres, à la cour redouté de tous, et plein de traits cruels et pleins de sel qui n'épargnoient personne [4]. Il vint

1. François de Caumont, dont il a déjà été parlé lors de sa mort tome XV, p. 327.

2. On peut rapprocher le portrait qui va suivre, d'abord du portrait de la notice des *Écrits inédits*, tome VII, p. 306-308, et des traits particuliers notés à diverses reprises dans les *Mémoires* : tomes III, p. 114-115, V, p. 70, XIII, p. 85, XV, p. 327, etc. ; mais aussi du portrait anonyme donné dans notre tome II, p. 276, note 2, de ce que disent du favori la *Relation de Spanheim*, édition Bourgeois, p. 100-103, les *Mémoires de Primi Visconti*, p. 14, ceux *de Mademoiselle*, tomes III, p. 542, et IV, p. 72 et 249, ceux *du maréchal de Berwick*, édition Michaud et Poujoulat, p. 332 ; etc.

3. On pourra voir en effet ci-après à l'appendice, p. 416 et 418, que son orthographe est extraordinairement défectueuse.

4. « Qui auroit recueilli ses faits et ses dits en auroit un ample *Lauzuniana*, mais toujours plein de sel et de (*sic*) plus fort historique » (*Écrits inédits*, p. 306).

* Les trois derniers mots de la manchette ont été ajoutés après coup.

à la cour sans aucun bien, cadet de Gascogne fort jeune, débarquer de sa province sous le nom de marquis de Puyguilhem[1]. Le maréchal de Gramont, cousin germain de son père, le retira chez lui. Il étoit lors dans la première considération à la cour, dans la confidence de la Reine mère et du cardinal Mazarin, et avoit le régiment des gardes et la survivance pour le comte de Guiche son fils aîné, qui, de son côté, étoit la fleur des braves et des dames, et des plus avant dans les bonnes grâces du Roi et de la comtesse de Soissons, nièce du cardinal, de chez laquelle le Roi ne bougeoit, et qui étoit la reine de la cour. Le comte de Guiche y introduisit le marquis de Puyguilhem, qui en fort peu de temps devint favori du Roi[2], qui lui donna son régiment de dragons en le créant[3], et bientôt après le fit maréchal de camp[4], et créa pour lui la charge de colonel général des dragons[5].

1. La seigneurie de Puyguilhem, en Périgord, élection de Sarlat, à trois lieues Sud-Ouest de Bergerac, appartenait aux Caumont-Lauzun depuis le quatorzième siècle. On écrivait ce nom de plusieurs façons ; il y a dans le manuscrit 131 des Mélanges Colbert à la Bibliothèque nationale, fol. 23, une lettre datée de 1665 où Lauzun a signé PÉGUILIEN, et c'était la prononciation ordinaire à l'époque. Saint-Simon écrit *Puyguilhem* et *Péguilhem*.

2. Le récit de ces débuts est beaucoup plus développé dans la notice des *Écrits inédits*, p. 308-311 ; voyez le premier chapitre de l'ouvrage de M. le duc de la Force, et, dans la *Correspondance de Bussy-Rabutin*, tome II, p. 52-53, une curieuse lettre de 1671 écrite au comte de Limoges.

3. C'est en juin 1656 que Louis XIV avait créé le premier régiment de dragons sous le nom de Dragons étrangers du Roi, dont le premier mestre-de-camp lieutenant fut, d'après le général Susane, un Italien, le comte César degli Oddi. Puyguilhem lui succéda en janvier 1658 (*Gazette*, p. 84). Deux ans plus tard, à la mort de son père, il eut le commandement de la première compagnie des cent gentilshommes au bec de corbin (provisions du 30 mars 1660 : reg. O[1] 7, fol. 115 v°).

4. En 1663 (*Chronologie militaire* de Pinard, tome I, p. 559).

5. Ses provisions sont du 2 avril 1668.

Il manque l'artillerie par sa faute. [Add. StS. 1728]

Le duc Mazarin, déjà retiré de la cour en 1669, voulut se défaire de sa charge de grand maître de l'artillerie; Puyguilhem en eut le vent des premiers; il la demanda au Roi, qui la lui promit, mais sous le secret pour quelques jours. Le jour venu que le Roi lui avoit dit qu'il le déclareroit, Puyguilhem, qui avoit les entrées des premiers gentilshommes de la chambre, qu'on nomme aussi les grandes entrées[1], alla attendre la sortie du Roi du conseil des finances, dans une pièce où personne n'entroit pendant le Conseil, entre celle où toute la cour attendoit et celle où le Conseil se tenoit. Il y trouva Nyert, premier valet de chambre en quartier[2], qui lui demanda par quel hasard il y venoit. Puyguilhem, sûr de son affaire, crut se dévouer ce premier valet de chambre en lui faisant confidence de ce qui alloit se déclarer en sa faveur. Nyert lui en témoigna sa joie, puis tira sa montre, et vit qu'il auroit encore le temps d'aller exécuter, disoit-il, quelque chose de court et de pressé que le Roi lui avoit ordonné: il monte quatre à quatre un petit degré au haut duquel étoit le bureau où Louvois travailloit toute la journée; car, à Saint-Germain, les logements étoient fort petits et fort rares, et les ministres et presque toute la cour logeoient chacun chez soi, à la ville. Nyert entre dans le bureau de Louvois, et l'avertit qu'au sortir du conseil de finances, dont Louvois n'étoit point, Puyguilhem alloit être déclaré grand maître de l'artillerie, et lui conte ce qu'il venoit d'apprendre de lui-même, et où il l'avoit laissé.

Louvois haïssoit Puyguilhem, ami de Colbert, son

1. Sur ces entrées, voyez en dernier lieu ci-dessus, p. 138. Ce qui pourrait faire douter de certains détails de cette anecdote, c'est que Lauzun n'eut les entrées des premiers gentilshommes de la chambre que par brevet du 25 mars 1671 (*ibidem*, note 1), deux ans après l'époque où se passa ce qui va être raconté. Dès 1661, le Roi lui avait accordé la distinction du justaucorps bleu brodé.

2. Pierre de Nyert: tome I, p. 171.

émule, et il en craignoit la faveur et les hauteurs dans une charge qui avoit tant de rapports nécessaires avec son département de la guerre, et de laquelle il envahissoit les fonctions et l'autorité tant qu'il pouvoit, ce qu'il sentoit que Puyguilhem ne seroit ni d'humeur ni de faveur à souffrir. Il embrasse Nyert, le remercie, le renvoie au plus vite, prend quelque papier pour lui servir d'introduction, descend, et trouve Puyguilhem et Nyert dans cette pièce ci-devant dite. Nyert fait le surpris de voir arriver Louvois, et lui dit que le Conseil n'est pas levé. *N'importe*, répondit Louvois, *je veux entrer ; j'ai quelque chose de pressé à dire au Roi* ; et tout de suite entre. Le Roi, surpris de le voir, lui demande ce qui l'amène, se lève et va à lui. Louvois le tire dans l'embrasure d'une fenêtre, lui dit qu'il sait qu'il va déclarer Puyguilhem grand maître de l'artillerie, qui l'attend à la sortie du Conseil dans la pièce voisine, que Sa Majesté est pleinement maîtresse de ses grâces et de ses choix, mais qu'il a cru de son service de lui représenter l'incompatibilité qui est entre Puyguilhem et lui, ses caprices, ses hauteurs ; qu'il voudra tout faire et tout changer dans l'artillerie ; que cette charge a une si nécessaire connexion avec le département de la guerre, qu'il est impossible que le service s'y fasse parmi des entreprises et des fantaisies continuelles, et la mésintelligence déclarée entre le grand maître et le secrétaire d'État, dont le moindre inconvénient sera d'importuner Sa Majesté tous les jours de leurs querelles et de leurs réciproques prétentions, dont il faudra qu'elle soit juge à tous moments.

Le Roi se sentit extrêmement piqué de voir son secret su de celui à qui principalement il le vouloit cacher ; répond à Louvois d'un air fort sérieux que cela n'est pas fait encore, le congédie et se va rasseoir au Conseil[1]. Un

1. Mademoiselle (*Mémoires*, tome IV, p. 70-72) a aussi raconté cette même histoire, mais en quelques mots et en disant qu'elle ne la

moment après qu'il fut levé, le Roi sort pour aller à la messe, voit Puyguilhem et passe sans lui rien dire. Puyguilhem, fort étonné, attend le reste de la journée, et, voyant que la déclaration promise ne venoit point, en parle au Roi à son petit coucher. Le Roi lui répond que cela ne se peut encore, et qu'il verra; l'ambiguïté de la réponse et son ton sec alarment Puyguilhem[1]. Il avoit le vol des dames et le jargon de la galanterie : il va trouver Mme de Montespan, à qui il conte son inquiétude et qu'il conjure de la faire cesser. Elle lui promet merveilles, et l'amuse ainsi plusieurs jours.

Son inconcevable hardiesse pour voir clair à son affaire.

Las de tout ce manége, et ne pouvant deviner d'où lui vient son mal, il prend une résolution incroyable si elle n'avoit été attestée de toute la cour d'alors[2]. Il couchoit avec une femme de chambre favorite de Mme de Montespan, car tout lui étoit bon pour être averti et protégé, et vient à bout de la plus hasardeuse hardiesse dont on ait jamais ouï parler. Parmi tous ses amours, le Roi ne découcha jamais d'avec la Reine, souvent tard, mais sans y manquer, tellement que pour être plus à son aise, il se mettoit les après-dînées entre deux draps chez ses maîtresses. Puyguilhem se fit cacher par cette femme de chambre sous le lit dans lequel le Roi s'alloit mettre avec Mme de Montespan, et, par leur conversation, y apprit l'obstacle que Louvois avoit mis à sa charge, la colère du Roi de ce que son secret avoit été éventé, sa résolution de

tenait pas de Lauzun, mais de gens bien informés ; la seule différence notable est qu'elle nomme Chamarande au lieu de Nyert, et il est curieux que le duc de Luynes, rappelant longtemps après la même aventure (*Mémoires*, tome I, p. 387) prononce le même nom ; c'est sans doute qu'il en avait eu connaissance par les *Mémoires de Mademoiselle* ; d'ailleurs le nom de l'un ou l'autre valet de chambre importe peu au fond du récit.

1. D'après l'Addition à Dangeau (ci-après, n° 1728, p. 344), le Roi lui offrit alors de le faire duc, s'il voulait renoncer à l'artillerie.

2. Voyez ci-après, p. 250, la note 1, où il est dit que cette anecdote n'est racontée que par Saint-Simon.

ne lui point donner l'artillerie par ce dépit, et pour éviter les querelles et l'importunité continuelle d'avoir à les décider entre Puyguilhem et Louvois. Il y entendit tous les propos qui se tinrent de lui entre le Roi et sa maîtresse, et que celle-ci, qui lui avoit tant promis tous ses bons offices, lui en rendit tous les mauvais qu'elle put. Une toux, le moindre mouvement, le plus léger hasard pouvoit déceler ce téméraire, et alors que seroit-il devenu ? Ce sont de ces choses dont le récit étouffe et épouvante tout à la fois.

Il fut plus heureux que sage, et ne fut point découvert. Le Roi et sa maîtresse sortirent enfin de ce lit. Le Roi se rhabilla et s'en alla chez lui ; Mme de Montespan se mit à sa toilette pour aller à la répétition d'un ballet où le Roi, la Reine et toute la cour devoit aller[1]. La femme de chambre tira Puyguilhem de dessous ce lit, qui apparemment n'eut pas un moindre besoin d'aller se rajuster chez lui. De là il s'en revint se coller à la porte de la chambre de Mme de Montespan.

Il insulte Mme de Montespan, puis le Roi même.

Lorsqu'elle en sortit pour aller à la répétition du ballet, il lui présenta la main, et lui demanda avec un air plein de douceur et de respect, s'il pouvoit se flatter qu'elle eût daigné se souvenir de lui auprès du Roi. Elle l'assura qu'elle n'y avoit pas manqué, et lui composa comme il lui plut tous les services qu'elle venoit de lui rendre. Par-ci par-là il l'interrompoit crédulement de questions pour la mieux enferrer[2] ; puis, s'approchant de son oreille, il lui dit qu'elle étoit une menteuse, une friponne, une coquine, une p...[3] à chien, et lui repéta mot pour mot toute la conversation du Roi et d'elle. Mme de Montespan en

1. Le ballet de *Flore*, où Louis XIV figura le Soleil accompagné des Éléments : notre tome XIII, p. 577.

2. Comme dans le tome XXXVII, p. 14.

3. Notre auteur a déjà employé plusieurs fois ce terme grossier, parfois en toutes lettres (tome XIX, p. 404), parfois en abrégé comme ici (tome XXVI, p. 292).

fut si troublée qu'elle n'eut pas la force de lui répondre un seul mot, et à peine de gagner le lieu où elle alloit[1], avec grand difficulté[2] à surmonter et à cacher le tremblement de ses jambes et de tout son corps, en sorte que, en arrivant dans le lieu de la répétition du ballet, elle s'évanouit. Toute la cour y étoit déjà. Le Roi, tout effrayé, vint à elle ; on eut de la peine à la faire revenir. Le soir elle conta au Roi ce qui lui étoit arrivé, et ne doutoit pas que ce ne fût le diable qui eût si tôt et si[3] précisément informé Puyguilhem de tout ce qu'ils avoient dit de lui dans ce lit. Le Roi fut extrêmement irrité de toutes les injures que Mme de Montespan en avoit essuyées, et fort en peine comment Puyguilhem avoit [pu] être si exactement et si subitement instruit.

Puyguilhem, de son côté, étoit furieux de manquer l'artillerie, de sorte que le Roi et lui se trouvoient dans une étrange contrainte ensemble. Cela ne put durer que quelques jours. Puyguilhem, avec ses grandes entrées, épia un tête-à-tête avec le Roi, et le saisit. Il lui parla de l'artillerie, et le somma audacieusement de sa parole. Le Roi lui répondit qu'il n'en étoit plus tenu, puisqu'il ne la lui avoit donnée que sous le secret, et qu'il y avoit manqué. Là-dessus Puyguilhem s'éloigne de quelques pas, tourne le dos au Roi, tire son épée, en casse la lame avec son pied, et s'écrie en fureur qu'il ne servira de sa vie un prince qui lui manque si vilainement de parole. Le[4] Roi, transporté de colère, fit peut-être dans ce moment la plus belle action de sa vie : il se tourne à l'instant, ouvre la fenêtre, jette sa canne dehors, dit

Belle action du Roi.

1. Le récit de la scène est autrement pittoresque dans l'Addition à Dangeau, ci-après, p. 345, où il n'est pas parlé de ballet, mais d'aller chez la Reine.

2. Saint-Simon avait d'abord écrit *avec grd peine* ; il a biffé le dernier mot, écrit *difficulté* en interligne, mais laissé *grd*.

3. Les mots *tost et si* ont été ajoutés en interligne.

4. Avant *le*, il a biffé *A l'instant*.

qu'il seroit fâché d'avoir frappé un homme de qualité, et sort[1].

Lauzun conduit à la Bastille, en sort peu de jours après capitaine des gardes du corps de la charge du duc de Gesvres, qui est premier gentilhomme

Le lendemain matin, Puyguilhem, qui n'avoit osé se montrer depuis, fut arrêté dans sa chambre et conduit à la Bastille[2]. Il étoit ami intime de Guitry, favori du Roi, pour lequel il avoit créé la charge de grand maître de la garde-robe[3]. Il[4] osa parler au Roi en sa faveur, et tâcher de rappeler ce goût infini qu'il avoit pris pour lui. Il réussit à toucher le Roi d'avoir fait tourner la tête à Puyguilhem par le refus d'une aussi grande charge, sur laquelle il avoit cru devoir compter sur sa parole, tellement que le Roi voulut réparer ce refus. Il donna l'artillerie au comte

1. Comparez le récit de toute cette affaire dans la notice des *Écrits inédits*, p. 311-314, et aussi dans l'Addition ci-après, n° 1728, où notre auteur n'avait rien dit de l'intervention de Nyert. Saint-Simon est le seul des contemporains qui raconte l'aventure du lit et des insultes à Mme de Montespan ; mais il l'a répétée trois fois, d'abord dans l'Addition à Dangeau, qui date de 1730-37, puis dans les « Notes sur les duchés vérifiés », qui sont de 1733, enfin ici dans les *Mémoires*, vers 1749 ; il la tenait probablement de M. de Lauzun lui-même. Quant à l'épisode de la canne du Roi jetée par la fenêtre, l'abbé de Choisy (*Mémoires*, édition Lescure, tome I, p. 24) le rapporte aussi, mais en ne parlant que d'un manque de respect de la part de Lauzun, sans spécifier ; de même Racine, dans ses *Fragments historiques;* l'abbé de Choisy, à un autre endroit (tome II, p. 222), parle d'injures adressées à Mme de Montespan, mais à propos de la rupture de son mariage.

2. Il n'y a pas trace dans les archives de la Bastille de cet emprisonnement de Lauzun. Celui-ci y avait déjà été envoyé en juillet 1665 pour avoir manqué de respect au Roi à propos de Mme de Monaco, qui avait été sa maîtresse et que le Roi lui avait enlevée (*Journal d'Olivier d'Ormesson*, tome II, p. 379-380 ; voyez aussi les *Mémoires de Bussy-Rabutin*, édition Lalanne, tome II, p. 231). Il faut remarquer que dans le premier récit (Addition au *Journal de Dangeau*, ci-après, p. 345), il n'est pas question d'arrestation ni de Bastille, mais que le Roi lui donna pour l'apaiser la charge de capitaine des gardes du corps, que le duc de Gesvres devait quitter pour raison de santé.

3. Guy de Chaumont, marquis de Guitry : tome III, p. 81.

4. C'est Guitry. — D'ailleurs, cet *il*, dans le manuscrit, remplace *qui* en interligne.

du Lude[1], chevalier de l'Ordre en 1661, qu'il aimoit fort par habitude et par la conformité du goût de la galanterie et de la chasse. Il étoit capitaine et gouverneur de Saint-Germain, et premier gentilhomme de la chambre ; il le fit duc non vérifié ou à brevet en 1675. La duchesse du Lude, dame d'honneur de Madame la Dauphine-Savoie, étoit sa seconde femme et sa veuve sans enfants[2]. Il vendit sa charge de premier gentilhomme de la chambre, pour payer l'artillerie, au duc de Gesvres, qui étoit capitaine des gardes du corps, et le Roi fit offrir cette dernière charge en dédommagement à Puyguilhem, dans la Bastille. Puyguilhem, voyant cet incroyable et prompt retour du Roi pour lui, reprit assez d'audace pour se flatter d'en tirer un plus grand parti, et refusa. Le Roi ne s'en rebuta point. Guitry alla prêcher son ami dans la Bastille, et obtint à grand peine qu'il auroit la bonté d'accepter l'offre du Roi. Dès qu'il eut accepté, il sortit de la Bastille, alla saluer le Roi et prêter serment de sa nouvelle charge[3], et vendit les dragons[4].

de la chambre en la place du comte du Lude, fait grand maître de l'artillerie à la place du duc Mazarin.

Il avoit eu, dès 1665, le gouvernement de Berry, à la mort du maréchal de Clérambault[5]. Je ne parle point ici de ses aventures avec Mademoiselle, qu'elle raconte elle-même si naïvement dans ses *Mémoires*[6], et l'extrême

Aventures de Lauzun avec Mademoiselle, dont il

1. Henri de Daillon : tome II, p. 176 et 502.

2. Marguerite-Louise de Béthune, d'abord comtesse de Guiche : tomes I, p. 83, et III, p. 163.

3. Il prêta serment le 28 juillet 1669 (*Gazette*, p. 763), et les provisions sont datées du même jour.

4. Au marquis de Ranes, dans ce même mois de juillet ; il n'avait cette charge que depuis l'année précédente.

5. Non pas du maréchal de Clérambault, qui mourut en effet en 1665, mais par celle du maréchal de Schulenberg, qui lui avait succédé. Les provisions de Lauzun sont du 30 mars 1671 (*Chronologie militaire* de Pinard, tome I, p. 559). Ce gouvernement rapportait douze mille écus : voyez la *Gazette d'Amsterdam*, des 9 et 16 avril 1671.

6. *Mémoires de Mlle de Montpensier*, édition Chéruel, tome IV, *passim*, avec les appendices. Saint-Simon a mentionné ce projet de

manque follement le mariage public.

folie qu'il fit de différer son mariage avec elle, auquel[1] le Roi avoit consenti[2], pour avoir de belles livrées et pour obtenir que le mariage fût célébré à la messe du Roi, ce qui donna le temps à Monsieur, poussé par Monsieur le Prince, d'aller tous deux faire des représentations au Roi, qui l'engagèrent à rétracter son consentement, ce qui rompit le mariage[3]. Mademoiselle jeta feu

mariage dès notre tome I, p. 124-126, et tous les mémoires du temps, la Fare, Mme de Caylus, l'abbé de Choisy, Spanheim, Olivier d'Ormesson, Bussy-Rabutin, etc. en parlent ; voyez aussi le *Segraisiana*, p. 106-109 et 123-128 ; Mme de Sévigné lui a consacré des lettres célèbres (tome II, p. 25 et suivantes) ; M. le duc de la Force en a donné un excellent récit dans son *Lauzun* (1913), p. 31-66, et plus récemment, avec des développements nouveaux, dans *la Vie amoureuse de la Grande Mademoiselle* (1927). Parmi les pièces moins connues, on peut citer une relation attribuée à Bussy-Rabutin dans le ms. Nouv. acq. franç. 1553 de la Bibliothèque nationale, une autre qui a été publiée en 1834 dans le *Bulletin de la Société de l'histoire de France*, deuxième partie, p. 104-108, et qui a d'étranges analogies avec les *Mémoires de Mademoiselle*, une lettre de Le Laboureur dans le ms. Clairambault 1118, fol. 122-128, un passage des Mélanges de Philibert de La Mare, ms. Franç. 23251, fol. 483, enfin les deux lettres que la veuve de Gaston d'Orléans, Marguerite de Lorraine, adressa à ce sujet à son neveu Louis XIV : *Revue rétrospective*, troisième série, 1838, tome III, p. 373-375. Dans une lettre écrite par le maréchal de Créquy à cette époque et qui a passé en vente chez Étienne Charavay le 13 février 1888, on lit : « La nouvelle qui s'est répandue du mariage de M. de Lauzun fait le sujet du voyage du gentilhomme que j'envoie à la cour. J'aime infiniment M. de Lauzun ; il a toujours bien vécu avec moi, et sa fortune m'est chère ; mais, à dire la vérité, quelles en seront les suites ? et cette immensité d'honneur de quoi sera-t-elle soutenue, si le Roi ne fait plus que ce qui paroît par un simple agrément ? Vous êtes en lieu d'en beaucoup apprendre ; j'ai grand intérêt d'être instruit sur cela. »

1. *Auquel* est en interligne, au-dessus d'*à quoy*, biffé.

2. Mademoiselle (*Mémoires*, tome IV, p. 185) a donné le sens de la lettre du Roi.

3. La Fare a raconté avec beaucoup de vraisemblance que Mme de Montespan avait d'abord favorisé cette union, mais que Mme Scarron, alors sa confidente, lui représenta « l'orage qu'elle s'attiroit en soutenant Lauzun dans cette affaire, que la famille royale, et le Roi lui-

et flammes; mais Puyguilhem, qui, depuis la mort de son père, avoit pris le nom de comte de Lauzun, en fit au Roi le grand sacrifice de bonne grâce, et plus sagement qu'il ne lui appartenoit[1]. Il avoit eu la compagnie des cent gentilshommes de la maison du Roi au bec de corbin qu'avoit son père[2], et venoit d'être fait lieutenant général[3].

Il fait un cruel tour à Mme de Monaco, et un plus hardi au Roi et à elle.

Il étoit amoureux de Mme de Monaco[4], sœur du comte de Guiche, intime amie de Madame et dans toutes ses intrigues, tellement que, quoique ce fût chose sans exemple et qui n'en a pas eu depuis, elle[5] obtint du Roi,

même, lui reprocheroient plus tard le pas qu'elle lui faisoit faire », etc., si bien que Mme de Montespan appuya les représentations de Monsieur et des princes et décida le Roi à se rétracter. Au sujet de la rupture de ce mariage et sur les raisons qui avaient déterminé, d'abord son consentement, ensuite son refus, Louis XIV écrivit à tous ses ambassadeurs à l'étranger une lettre dont le texte est bien connu : voyez notre tome XXII, p. 62, note 2. — Voyez ci-après aux Additions et Corrections.

1. On crut que le mariage avait été célébré secrètement, peut-être la nuit même qui suivit le refus du Roi. Les termes ambigus employés par Mademoiselle dans ses *Mémoires*, son intimité avec Lauzun dès lors, ses jalousies quand il fut sorti de Pignerol, le refus constant de Lauzun de se marier jusqu'après la mort de la princesse, le deuil qu'il prit alors, pourraient le faire croire. Le bruit courut même à la fin de 1671 que Mademoiselle venait d'avoir une fille (*Archives de la Bastille*, tome III, p. 102, note). Cependant un passage des *Mémoires de Mademoiselle* (tome IV, p. 439), corroboré par une lettre secrète de Barrailh (Duc de la Force, *Lauzun*, p. 130), semble bien indiquer qu'en 1681 il n'étaient pas mariés. Mais il n'y a aucune preuve péremptoire de l'une comme de l'autre hypothèse : voyez *Lauzun*, p. 68. Un nouvel examen de la question a amené M. le duc de la Force à penser que, très probablement, le mariage eut lieu, mais seulement en 1682, lorsque Lauzun fut revenu à la cour (*La Vie amoureuse de la Grande Mademoiselle*, tome II, p. 154). Cependant, comment les deux amants auraient-ils osé contrevenir si tôt à la défense formelle que leur fit alors le roi, d'après le marquis de Sourches (ci-après, p. 269, note 2)?

2. Ci-dessus, p. 244, note 3. — 3. Provisions du 14 mars 1670.

4. Catherine-Charlotte de Gramont : tome III, p. 20.

5. C'est Madame Henriette.

avec qui elle étoit extrêmement bien, d'avoir, comme fille d'Angleterre, une surintendante comme la Reine, et que ce fût Mme de Monaco[1]. Lauzun étoit fort jaloux et n'étoit pas content d'elle. Une après-dînée d'été qu'il étoit allé à Saint-Cloud, il trouva Madame et sa cour assises à terre sur le parquet, pour se rafraîchir, et Mme de Monaco à demi couchée, une main renversée par terre. Lauzun se met en galanterie avec les dames, et tourne si bien qu'il appuie son talon dans le creux de la main de Mme de Monaco, y fait la pirouette et s'en va. Mme de Monaco eut la force de ne point crier et de s'en taire[2].

Peu après il fit bien pis. Il écuma que le Roi avoit des passades avec elle[3], et l'heure où Bontemps la conduisoit enveloppée d'une cape, par un degré dérobé, sur le palier duquel étoit une porte de derrière des cabinets du Roi, et vis-à-vis, sur le même palier, un privé. Lauzun prévient l'heure et s'embusque dans le privé, le ferme en dedans d'un crochet, voit par le trou de la serrure le Roi qui ouvre sa porte et met la clef en dehors et la referme. Lauzun attend un peu, écoute à la porte, la ferme à

1. Tomes VIII, p. 39, et XVI, p. 427.

2. C'est au mois de mai 1666 que Lauzun commit cette brutalité, et l'affaire fit au contraire beaucoup de bruit. M. de Monaco et le maréchal de Gramont voulaient en demander raison à Puyguilhem, et le Roi eut grand'peine à les calmer. Monaco partit même pour la Haye, où se trouvaient les comtes de Guiche et de Louvigny, ses beaux-frères, afin de prendre leur avis. Louis XIV crut devoir à cette occasion écrire le 19 mai au comte d'Estrades, son ambassadeur en Hollande, une longue lettre (Ravaisson, *Archives de la Bastille*, tome III, p. 15-18), dans laquelle il raconte en détail l'incident et disculpe Lauzun, qui n'aurait pas vu la main de Mme de Monaco, cachée sous ses jupes. Mme de Sévigné écrivait plus tard à sa fille (*Lettres*, tome II, p. 461) en parlant de Lauzun : « Quand il étoit jaloux de votre voisine (Mme de Monaco, voisine de Mme de Grignan en Provence), il lui crevoit les yeux, il lui marchoit sur la main. » Voyez aussi la *Correspondance de Madame*, recueil Brunet, tome I, p. 254, et l'*Histoire amoureuse des Gaules*, édition Livet, tome II, p. 368.

3. Cela semble avéré, mais dura peu.

double tour avec la clef, la tire et la jette dans le privé, où il s'enferme de nouveau. Quelque temps après arrive Bontemps et la dame, qui sont bien étonnés de ne point trouver la clef à la porte du cabinet. Bontemps frappe doucement plusieurs fois inutilement, enfin si fort que le Roi arrive. Bontemps lui dit qu'elle est là, et d'ouvrir, parce que la clef n'y est pas. Le Roi répond qu'il l'y a mise ; Bontemps la cherche à terre pendant que le Roi veut ouvrir avec le pêne, et il trouve la porte fermée à double tour. Les voilà tous trois bien étonnés et bien empêchés ; la conversation se fait à travers la porte comment ce contretemps peut être arrivé ; le Roi s'épuise à vouloir forcer le pêne, et ouvrir malgré le double tour. A la fin, il fallut se donner le bonsoir à travers la porte, et Lauzun, qui les entendoit à n'en pas perdre un mot, et qui les voyoit de son privé par le trou de la serrure, bien enfermé au crochet comme quelqu'un qui seroit sur le privé, rioit bas de tout son cœur, et se moquoit d'eux avec délices[1].

Patente de général d'armée au comte de Lauzun, qui commande un fort gros corps de troupes en Flandres

En 1670, le Roi voulut faire un voyage triomphant avec les dames, sous prétexte d'aller visiter ses places de Flandres, accompagné d'un corps d'armée et de toutes les troupes de sa maison, tellement que l'alarme en fut grande dans les Pays-Bas, que le Roi prit soin de rassurer. Il donna le commandement du total au comte de Lauzun, avec la patente de général d'armée[2]. Il en fit les fonctions

1. Tout ceci est raconté de même par l'abbé de Choisy (*Mémoires*, édition Lescure, tome II, p. 60-62) et par Daniel de Cosnac (*Mémoires*, tome II, p. 213-214), et ces deux récits semblent presque copiés l'un sur l'autre ; mais il y a cette différence sensible que la scène se passe, non plus à une porte dérobée des cabinets du Roi, mais à celle de l'appartement de Mme de Monaco, et que ce n'est pas la dame qui se rend chez le Roi, mais le Roi qui vient la trouver.

2. Ce ne fut pas alors que Lauzun eut la patente de général d'armée ; il commandait simplement un corps sous Turenne, général en chef. Il n'obtint ce titre que le 1er février 1690, quand il fut mis à la tête des troupes que Louis XIV envoyait en Irlande pour soutenir Jacques II (*Chronologie militaire* de Pinard, tome I).

à la suite du Roi.

avec beaucoup d'intelligence, une galanterie et une magnificence extrême[1]. Cet éclat et cette marque si distinguée de la faveur de Lauzun donna fort à penser à Louvois, que Lauzun ne ménageoit en aucune sorte. Ce ministre se joignit à Mme de Montespan, qui ne lui avoit pas pardonné la découverte qu'il avoit faite et les injures atroces qu'il lui avoit dites, et firent si bien tous deux qu'ils réveillèrent dans le Roi le souvenir de l'épée brisée, l'insolence d'avoir, si peu après et encore dans la Bastille, refusé plusieurs jours la charge de capitaine des gardes du corps, le firent regarder comme un homme qui ne se connoissoit plus, qui avoit suborné Mademoiselle jusqu'à s'être vu si près de l'épouser, et s'en être fait assurer des biens immenses[2], enfin comme un homme très dangereux par son audace, et qui s'étoit mis en tête de se dévouer les troupes par sa magnificence, ses services aux officiers, et par la manière dont il avoit vécu avec elles au voyage de Flandres, et s'en étoit fait adorer. Ils lui firent un crime d'être demeuré ami et en grande liaison avec la comtesse de Soissons, chassée de la cour et soupçonnée de crimes[3], Il faut bien qu'ils en aient donné quelqu'un [à] Lauzun[4], que je n'ai pu apprendre, par le traitement barbare qu'ils vinrent à bout de lui faire.

Ces menées durèrent toute l'année 1671, sans que Lauzun pût s'apercevoir de rien au visage du Roi[5] ni à celui

1. La *Gazette*, qui raconte ce voyage de mai 1670 dans ses nouvelles ordinaires et dans ses Extraordinaires 67 et 70, ne parle pas de Lauzun.

2. Ce qui montre l'invraisemblance de ce récit de Saint-Simon, c'est que le voyage de Flandre eut lieu en mai 1670, et qu'il ne fut question du mariage avec Mademoiselle qu'à la fin de la même année; c'est le 18 décembre que Louis XIV reprit son consentement.

3. Comment Louvois pouvait-il parler au Roi en 1670-71 de l'affaire des Poisons qui n'est que de 1679-1680?

4. Le mot *à* a été omis avant *Lauzun*, par suite de diverses corrections de détail apportées à la phrase.

5. Le bruit courut même à la fin de l'automne qu'il allait être fait maréchal de France (*Gazette d'Amsterdam* du 5 novembre).

de Mme de Montespan, qui le traitoient avec la distinction et la familiarité ordinaire. Il se connoissoit fort en pierreries et à les faire bien monter, et Mme de Montespan l'y employoit souvent. Un soir du milieu de novembre 1671, qu'il arrivoit de Paris, où Mme de Montespan l'avoit envoyé le matin pour des pierreries, comme le comte de Lauzun ne faisoit que mettre pied à terre, et entrer dans sa chambre, le maréchal de Rochefort, capitaine des gardes en quartier, y entra presque au même moment et l'arrêta. Lauzun, dans la dernière surprise, voulut savoir pourquoi, voir le Roi ou Mme de Montespan, au moins leur écrire : tout lui fut refusé[1]. Il fut con-

Le comte de Lauzun conduit à Pignerol. Sa charge donnée à M. de Luxembourg, et son gouvernement à M. de la Rochefoucauld.

1. Lauzun fut arrêté le 25 novembre 1671 (*Gazette*, p. 1144). On n'en sut pas dans le public la cause réelle, et le bruit courut seulement que c'était pour insultes graves à Mme de Montespan (*Lettres de Mme de Sévigné*, tome II, p. 423 et 437 ; *Lettres du marquis de Saint-Maurice*, tome II, p. 192-196, 202, 206, 221-222 ; lettre du nonce dans le *Lauzun* du duc de la Force, p. 95). Bussy-Rabutin, dans son *Histoire amoureuse des Gaules* (édition Livet, tome II, p. 391-397), confirmé par Primi Visconti (*Mémoires*, p. 12-14), en donne un motif très plausible : le comte de Guiche, titulaire après son père de la charge de colonel du régiment des gardes françaises, « la plus belle de la cour », demandait à revenir de son exil. Le Roi y avait mis comme condition sa démission de cette charge. Lauzun désirait extrêmement l'obtenir et avait chargé Mme de Montespan de la demander au Roi, mais comme d'elle-même et sans dire qu'il l'en avait priée. La maîtresse ne lui tint pas parole sur ce point, et, Lauzun ayant soutenu au Roi qu'il n'en avait rien dit à la dame, Louis XIV lui témoigna son mécontentement. D'où fureur du « petit homme », qui aurait réitéré à la Montespan le chapelet d'injures grossières qu'il lui avait déjà débité naguère ; plainte de celle-ci au Roi, et résolution de se débarrasser une bonne fois de Lauzun en l'emprisonnant. On trouve dans le *Segraisiana* une autre version (voyez ci-après aux Additions et Corrections), et M. le duc de la Force en a donné une troisième dans *la Vie amoureuse de la Grande Mademoiselle*, p. 65-66, d'après les Mélanges inédits de Philibert Delamare ; mais tous ces récits, différents quant à la cause, aboutissent à une bordée d'injures à la favorite, qui aurait déterminé l'emprisonnement. Il n'est pas dit cependant que la découverte certaine du mariage secret avec Mademoiselle, avéré peut-être par la naissance de la fille dont il a été parlé

duit à la Bastille, et peu après à Pignerol, où il fut enfermé sous une basse voûte[1]. Sa charge de capitaine des gardes du corps fut donnée à M. de Luxembourg[2], et le gouvernement de Berry au duc de la Rochefoucauld, qui, à la mort de Guitry au passage du Rhin, 12 juin 1672, fut grand maître de la garde-robe.

On peut juger de l'état d'un homme tel qu'étoit Lauzun, précipité en un clin d'œil de si haut dans un cachot du château de Pignerol, sans voir personne et sans imaginer pourquoi[3]. Il s'y soutint pourtant assez long-

ci-dessus, p. 253, note 1, n'ait pas aussi excité la colère du Roi. Faut-il voir une préparation à la disgrâce dans cette phrase énigmatique d'une lettre de Louis XIV à Colbert, du 27 septembre précédent (*Lettres de Colbert*, par Pierre Clément, tome VI, p. 286) : « Je vous envoie les lettres, et le mémoire que Lauzun a fait de ce que cette femme a dit ; vous vous en servirez comme vous le jugerez à propos » ? Voyez ci-après aux Additions et Corrections, p. 461.

1. Il n'alla pas à la Bastille, mais passa la nuit, gardé à vue, dans la chambre même du maréchal de Rochefort, et partit le lendemain matin pour Pignerol. Le duc de la Force a donné une description du cachot de Lauzun, deux pièces au rez-de-chaussée de la citadelle ; voir aussi les *Archives de la Bastille*, par Ravaisson, tome III, p. 133.

2. Seulement en février 1673. Lauzun ayant toujours refusé de donner sa démission, le Roi le destitua (*Archives de la Bastille*, p. 151). La lettre écrite par Louis XIV à cette occasion à M. de Luxembourg est dans le tome III de ses *Œuvres*, p. 259, et le texte des provisions, du 11 février, dans le registre O[1] 17, fol. 25 ; voyez notre tome II, p. 277, note 2.

3. Les documents originaux relatifs à la détention de Lauzun à Pignerol sont conservés, en partie aux Archives de la Guerre, vol. 257 et suivants, en partie dans une grosse liasse de près de quatre cents pièces, contenant les ordres et les instructions du Roi et du ministre relativement à la garde de Foucquet et de Lauzun, qui est aux Archives nationales sous la cote K 120, n° 1. La plupart de ces documents ont été publiés, dès 1829 par Jos. Delort, *Histoire de la détention des philosophes, précédée de celle de Fouquet, Pellisson et Lauzun*, tome I, et plus tard par Ravaisson dans le tome III des *Archives de la Bastille*. Quant aux lettres écrites par Lauzun, il a été parlé de celle du 29 novembre 1672 dans notre tome II, p. 277, note 2 ; les originaux de celles de février 1676 au Roi et à Louvois,

temps[1]; mais, à la fin, il y tomba si malade, qu'il fallut songer à se confesser. Je lui ai ouï conter qu'il craignit un prêtre supposé, qu'à cause de cela il voulut opiniâtrément un capucin, et que, dès qu'il fut venu, il lui sauta à la barbe, et la tira tant qu'il put de tous côtés pour voir si elle n'étoit point postiche. Il fut quatre ou cinq ans dans ce cachot[2].

Sa précaution pour se confesser fort malade.

Les prisonniers trouvent des industries que la nécessité apprend[3]. Il y en avoit au-dessus de lui, et à côté aussi plus haut : ils trouvèrent moyen de lui parler. Ce commerce les conduisit à faire un trou bien caché pour s'entendre plus aisément, puis de l'accroître et de se visiter. Le surintendant Foucquet étoit enfermé dans leur voisinage depuis décembre 1664[4], qu'il y avoit été conduit de la Bastille, où on l'avoit amené de Nantes, où le Roi étoit, et où il l'avoit fait arrêter le 5 septembre 1661, et mener à la Bastille. Il sut par ses voisins, qui avoient trouvé moyen aussi de le voir, que Lauzun étoit sous eux. Foucquet, qui ne recevoit aucune nouvelle[5], en espéra par lui, et eut grande envie de le voir. Il l'avoit laissé jeune homme, pointant à la cour par le maréchal de Gramont, bien reçu chez la comtesse de Soissons, d'où

Il fait secrètement connoissance avec d'autres prisonniers ; ils trouvent moyen de se voir. Lauzun entretient de sa fortune et de ses malheurs le surintendant Foucquet, prisonnier, qui lui croit la tête entièrement tournée, a grand peine

lors de sa tentative d'évasion, ont passé en vente chez Étienne Charavay le 20 janvier 1899 et le 15 juin 1903 ; la première a été publiée dans l'*Amateur d'autographes* de janvier 1899, p. 9-12.

1. En entrant dans la citadelle, il avait dit : « *In sæcula sæculorum !* » (Ravaisson, p. 106 ; *Sévigné*, tome II, p. 461). Les premières instructions, très dures, de Louvois pour sa détention ont été imprimées en partie dans le *Musée des Archives nationales*, n° 865. Sur la prison de Lauzun et les événements qui s'y passèrent, on ne peut trouver de récit plus exact que ceux de M. le duc de la Force, *Lauzun*, p. 71 et suivantes, et *la Vie amoureuse de la Grande Mademoiselle*, tome II, p. 74 et suivantes.

2. Plus de neuf ans : de décembre 1671 à avril 1681.

3. *Apprend* est en interligne, au-dessus de *donne*, biffé.

4. *1664* corrige *1663*, et le mot *déc^e* a été ajouté en interligne.

5. Il y a *aucune* au singulier et *nouvelles* au pluriel, dans le manuscrit.

à l'en croire sur tous les témoignages d'autrui, et à la fin se brouillent pour toujours.

le Roi ne bougeoit, et le voyoit déjà de bon œil. Les prisonniers qui avoient lié commerce avec lui firent tant qu'ils le persuadèrent de se laisser hisser par leur trou pour voir Foucquet chez eux, que Lauzun aussi étoit bien aise de voir. Les voilà donc ensemble, et Lauzun à conter sa fortune et ses malheurs à Foucquet. Le malheureux surintendant ouvroit les oreilles et de grands yeux quand il entendit dire à ce cadet de Gascogne, trop heureux d'être recueilli et hébergé chez le maréchal de Gramont, qu'il avoit été général des dragons, capitaine des gardes, et eu la patente et la fonction de général d'armée[1]. Foucquet ne savoit plus où il en étoit, le crut fou, et qu'il lui racontoit ses visions, quand il lui expliqua comment il avoit manqué l'artillerie, et ce qui s'étoit passé après là-dessus ; mais il ne douta plus de la folie arrivée à son comble, jusqu'à avoir peur de se trouver avec lui, quand il lui raconta son mariage consenti par le Roi avec Mademoiselle, comment rompu, et tous les biens qu'elle lui avoit assurés. Cela refroidit fort leur commerce du côté de Foucquet, qui, lui croyant la cervelle totalement renversée, ne prenoit que pour des contes en l'air toutes les nouvelles que Lauzun lui disoit de tout ce qui s'étoit passé dans le monde depuis la prison de l'un jusqu'à la prison de l'autre. Celle du malheureux surintendant fut un peu adoucie avant celle de Lauzun. Sa femme et quelques officiers du château de Pignerol eurent permission de le voir et de lui apprendre des nouvelles du monde[2]. Une des premières choses qu'il leur dit

1. On a vu plus haut que ce dernier est une erreur.

2. C'est seulement en avril 1679 que Mme Foucquet eut permission d'aller retrouver son mari et de s'installer auprès de lui ; dès le mois de février précédent, Saint-Mars avait été autorisé à laisser les deux prisonniers se voir l'un l'autre, comme Saint-Simon va le dire plus loin ; vers juillet, il fut aussi permis à Lauzun de recevoir les personnes de sa famille (*Archives de la Bastille*, p. 209 et 211). Déjà en novembre 1677, Lauzun ayant perdu son frère aîné, sa sœur Mme de Nogent avait obtenu d'aller à Pignerol avec un avocat pour régler

fut de plaindre ce pauvre Puyguilhem, qu'il avoit laissé jeune et sur un assez bon pied à la cour pour son âge, à qui la cervelle avoit tourné, et dont on cachoit la folie dans cette même prison ; mais quel fut son étonnement quand tous lui dirent et lui assurèrent la vérité des mêmes choses qu'il avoit sues de lui ! Il n'en revenoit pas, et fut tenté de leur croire à tous la cervelle dérangée ; il fallut du temps pour le persuader. A son tour Lauzun fut tiré du cachot, et eut une chambre, et bientôt après la même liberté qu'on avoit donnée à Foucquet, enfin de se voir tous deux tant qu'ils voulurent. Je n'ai jamais su ce qui en déplut à Lauzun ; mais il sortit de Pignerol son ennemi, et a fait depuis tout du pis qu'il a pu à Foucquet, et, après sa mort jusqu'à la sienne, à sa famille[1].

Sœurs du comte de Lauzun.

Le comte de Lauzun avoit quatre sœurs, qui toutes n'avoient rien. L'aînée fut fille d'honneur de la Reine mère, qui la fit épouser, en 1663[2], à Nogent, qui étoit Bautru, et capitaine de la porte, et maître de la garde-robe, tué au passage du Rhin[3], laissant un fils et des

les affaires de la succession (*ibidem*, p. 197-204). Mais auparavant, en février 1676, le prisonnier avait failli s'évader et n'en fut empêché que par un pur hasard (voyez *ibidem*, p. 184 et suivantes, et *Lauzun* par le duc de la Force, p. 101-102) ; il a été parlé dans une note précédente des lettres qu'il laissa alors sur sa table pour Louvois et pour le Roi.

1. Mme Foucquet avait emmené avec elle sa jeune fille, Marie-Madeleine, plus tard marquise de Crussol-Montsalès. Lauzun, pour s'amuser, la courtisa, et poussa peut-être la galanterie un peu loin. Sorti de prison, il continua à en faire l'amoureux, tout en incriminant la conduite de sa mère. De là sans doute cette inimitié avec la famille du surintendant (*Mémoires de Mademoiselle*, tome IV, p. 401 et 473).

2. Cette date a été ajoutée en interligne, ainsi que, plus loin, les mots *m^e de la garde robe*.

3. Diane-Charlotte de Caumont-Lauzun, mariée à Armand Bautru, comte de Nogent : tome XII, p. 283. On a vu sa mort dans le tome XXXVIII, p. 43 ; une expédition de son testament du 3 août 1720 est dans le carton T 479[104] aux Archives nationales.

filles. La seconde épousa Belsunce[1], et passa sa vie avec lui dans leur province ; la troisième fut abbesse [de] Notre-Dame de Saintes, et la quatrième, du Ronceray, à Angers[2].

Caractère et deuil extrême de Mme de Nogent, toute sa vie, de son mari ; imitée de deux autres veuves.

Mme de Nogent n'avoit ni moins d'esprit, ni guères moins d'intrigue que son frère, mais bien plus suivie et bien moins d'extraordinaire que lui, quoiqu'elle en eût aussi sa part. Mais elle fut fort arrêtée par l'extrême douleur de la perte de son mari[3], dont elle porta tout le reste de sa vie le premier grand deuil de veuve, et en garda toutes les contraignantes bienséances. Ce fut la première qui s'en avisa. Mme de Vaubrun[4], sa belle-sœur, suivit son exemple ; elles avoient épousé les deux frères ; et, dans ces derniers temps, Mme de Cavoye, de qui j'ai assez parlé ici[5]. Malgré ce deuil, Mme de

1. Anne de Caumont, qui épousa Armand, marquis de Belsunce, et fut mère de l'évêque de Marseille.

2. Charlotte, abbesse de Notre-Dame de Saintes en janvier 1687, morte en octobre 1701, et Françoise, abbesse du Ronceray en août 1706, démissionnaire en 1708, morte en novembre 1714, à soixante-quatre ans. — Sur Notre-Dame de Saintes, voyez le tome XXIX, p. 301. Quant à l'abbaye du Ronceray, elle avait été fondée en 1028 par Foulques Nerra, comte d'Anjou, pour des bénédictines ; on n'y pouvait être reçue qu'en faisant preuve de noblesse paternelle et maternelle ; elle valait environ trente mille livres.

3. Mademoiselle prétendait que cette grande douleur n'était qu'une comédie : « Elle jouoit son personnage à merveille ; car elle s'évanouissoit avec des convulsions, dès qu'elle voyoit des personnes qui avoient perdu quelqu'un au passage du Rhin ou qui y avoient quelque rapport » (*Mémoires*, tome IV, p. 385).

4. Marie-Marguerite-Thérèse Bautru de Serrant, veuve de Nicolas II Bautru, marquis de Vaubrun : tome VII, p. 36 et 152. Saint-Simon a déjà parlé du deuil perpétuel de ces deux dames : tome XXXVIII, p. 43, et p. 388, Addition 1688.

5. Louise-Philippe de Coëtlogon : tome III, p. 52. Sur sa fidélité au deuil de son mari, voyez notre tome XXIX, p. 343. D'après l'ouvrage d'Adrien Huguet, *Le marquis de Cavoye* (1920), p. 418-419, l'épitaphe de Mme de Cavoye à Saint-Sulpice fixait sa date de mort au *3* mars 1729, à l'âge de quatre-vingt-trois ans ; mais ce doit être une

Nogent[1] plaça l'argent des brevets de retenue de la dépouille de son frère, et des dragons qu'il avoit eus pour rien, régiment et charge de colonel général, qu'il avoit vendus; elle prit soin du reste de son bien, et en accumula si bien les revenus, et le fit si bien valoir pendant sa longue prison, qu'il en sortit extrêmement riche[2]. Elle eut enfin la permission de le voir, et fit plusieurs voyages à Pignerol[3].

Mademoiselle achète bien cher la liberté de Lauzun à leurs communs dépens en

Mademoiselle étoit inconsolable de cette longue et dure prison, et faisoit toutes les démarches possibles pour délivrer le comte de Lauzun. Le Roi résolut enfin d'en profiter pour le duc du Maine, et de la lui faire acheter bien cher[4]. Il lui en fit faire la proposition, qui n'alla pas

erreur du graveur; car le *Mercure* d'avril, p. 823, et la *Gazette*, p. 168, disent formellement *31 mars*; quant à l'âge, l'inscription doit avoir raison, car ses parents ne s'étaient mariés qu'en 1643. M. Maurice Dumolin a publié en 1928 une remarquable notice sur l'hôtel qu'habitaient les Cavoye dans la rue des Saints-Pères.

1. Les mots *Me de Nogent* sont en interligne au-dessus d'*elle*, biffé.

2. Lauzun se trouva en effet très riche lorsqu'il sortit de Pignerol; mais Mme de Nogent n'eut à gérer que ses biens patrimoniaux, dont les revenus s'accumulèrent. La charge des dragons avait été vendue plus d'un an avant sa disgrâce (ci-dessus, p. 251); elle n'eut donc pas à s'en occuper. Cette grosse fortune vint surtout de la vente de sa charge de capitaine des gardes du corps et de l'accumulation pendant onze ans de ses gages comme capitaine des cent gentilshommes au bec de corbin, et de sa pension, dont le Roi ne l'avait pas dépouillé (voyez ci-après, p. 269, note 2).

3. Notamment en 1677, comme il a été dit dans la note 2 de la page 260.

4. Sur toute cette affaire de la donation faite par Mlle de Montpensier au duc du Maine pour obtenir la délivrance de Lauzun, il faut consulter surtout les *Mémoires* de la princesse, tome IV, chapitres II et III de la troisième partie, qui sont la source la plus développée, et peut-être la plus sûre, de cette négociation. Il dut cependant y avoir bien des tractations secrètes qu'elle n'a pas racontées ou qu'elle ne connut pas. M. le duc de la Force (*Lauzun*, p. 115 et suivantes) a donné de toute l'affaire un récit excellent, mais forcément assez vague, par le mystère même qui l'enveloppe; c'est ainsi qu'on ne s'explique pas quelle nécessité il y avait à ce que Mme de Montespan allât en personne con-

enrichissant forcément le duc du Maine, qui, à son grand dépit, prend ses livrées et les transmet aux siens et à son frère. Lauzun, en liberté en Anjou et en Touraine.

à moins qu'à assurer, après elle, au duc du Maine et à sa postérité le comté d'Eu, le duché d'Aumale et la principauté de Dombes. Le don étoit énorme, tant par le prix que par la dignité et l'étendue de ces trois morceaux. Elle avoit de plus assuré les deux premiers à Lauzun [1], avec le duché de Saint-Fargeau et la belle terre de Thiers en Auvergne, lorsque leur mariage fut rompu [2], et il falloit le faire renoncer à Eu et à Aumale pour que Mademoiselle en pût disposer en faveur du duc du Maine. Mademoiselle ne se pouvoit résoudre à passer sous ce joug et à dépouiller Lauzun de bienfaits si considérables. Elle fut priée jusqu'à la dernière importunité, enfin menacée par les ministres, tantôt Louvois, tantôt Colbert,

verser à ce sujet avec Lauzun à Bourbon-l'Archambault, comme Saint-Simon va le dire. Il semble qu'une négociation si délicate n'aurait dû se traiter que par intermédiaires. Le marquis de Sourches, en parlant en novembre 1681, des donations de Mademoiselle au duc du Maine, a raconté, d'une façon succincte, mais exacte, toute l'aventure des deux amants (*Mémoires*, tome I, p. 48-50 et note).

1. Les mots *à Lauzun* ont été ajoutés en interligne.

2. On est fort mal renseigné sur ce que furent en réalité les donations de Mademoiselle à Lauzun, et jusqu'à présent le texte des actes, dont la minute doit pourtant exister dans les archives d'un notaire parisien, ont échappé à toutes les recherches. Ce qui semble le plus probable, c'est que, par donations entre vifs du 17 décembre 1670, antérieure au contrat de mariage projeté et indépendante de lui, Mademoiselle avait donné à Lauzun la principauté de Dombes et le duché de Montpensier, dont elle voulait qu'il portât le nom, mais pas celui d'Aumale, qu'elle conserva. Plus tard, pendant sa prison (*Mémoires de Mademoiselle*, tome IV, p. 426), elle lui céda le comté d'Eu par une vente fictive, la coutume de Normandie n'admettant pas les donations gratuites. C'est seulement lorsque Lauzun eut, en octobre 1681, renoncé à Montpensier, à Eu et aux Dombes, qu'elle lui fit don du duché de Saint-Fargeau et de la baronnie de Thiers, par acte du 29 octobre 1681, complété le 27 novembre suivant (Archives nationales, Y 240, fol. 445 et 497 v°). On trouvera le texte de ces deux derniers documents dans notre appendice X, ci-après. Lauzun revendit Saint-Fargeau pour cinq cent mille livres et Thiers pour deux cent mille au financier Antoine Crozat par deux actes du 5 février 1714 (Archives nationales, T 479^{105} et T 479^{69}).

duquel elle étoit plus contente, parce qu'il étoit bien de tout temps avec Lauzun, et qu'il la manioit plus doucement que Louvois, son ennemi, qui étoit toujours réservé à porter les plus dures paroles, et qui s'en acquittoit encore plus durement. Elle sentoit sans cesse que le Roi ne l'aimoit point, et qu'il ne lui avoit jamais pardonné le voyage d'Orléans, qu'elle rassura dans sa révolte, moins encore le canon de la Bastille, qu'elle fit tirer en sa présence sur les troupes du Roi, et qui sauva Monsieur le Prince et les siennes au combat du faubourg Saint-Antoine[1]. Elle comprit donc enfin que le Roi, éloigné d'elle sans retour, et qui ne consentoit à la liberté de Lauzun que par sa passion d'élever et d'enrichir ses bâtards, ne cesseroit de la persécuter jusqu'à ce qu'elle eût consenti, sans aucune espérance de rien rabattre ; [elle] y donna enfin les mains avec les plaintes et les larmes les plus amères. Mais, pour la validité de la chose, on trouva qu'il falloit que Lauzun fût en liberté pour renoncer au don de Mademoiselle, tellement qu'on prit le biais qu'il avoit besoin des eaux de Bourbon, et Mme de Montespan aussi, pour qu'ils y pussent conférer ensemble sur cette affaire. Lauzun y fut amené et gardé à Bourbon par un détachement de mousquetaires commandés par Maupertuis. Lauzun vit donc plusieurs fois Mme de Montespan chez elle à Bourbon. Mais il fut si indigné du grand dépouillement qu'elle lui donna pour condition de sa liberté, qu'après de longues disputes il n'en voulut plus ouïr parler, et fut reconduit à Pignerol comme il en avoit été ramené[2].

1. Nos tomes I, p. 127, et XVII, p. 293-294.

2. Saint-Simon fait erreur, ici ; car dans la Notice des *Écrits inédits*, p. 321, il avait été plus exact. Lauzun ne vint pas une première fois à Bourbon en 1680 et ne fut pas, sur son refus de céder, ramené à Pignerol. C'est seulement pendant l'hiver de 1680-81 que Mademoiselle consentit enfin à ce qu'on lui demandait. Le 2 février 1681, elle signait les actes par lesquels elle donnait au duc du Maine la principauté de Dombes et lui vendait fictivement pour seize cent mille

Cette fermeté n'étoit pas le compte du Roi pour son bâtard bien-aimé. Il envoya Mme de Nogent à Pignerol[1]; après, Barrailh, ami de Lauzun[2], et qui se mêloit de toutes ses affaires, avec des menaces et des promesses, qui, avec

livres le comté-pairie d'Eu ; elle se réservait l'usufruit des deux domaines jusqu'à sa mort (voir les deux textes à l'appendice X, ci-après p. 408-410). Leur confident Barrailh était allé à Pignerol au début de 1680 pour sonder Lauzun ; il y retourna en mars 1681 pour le décider à se rencontrer à Bourbon, l'été suivant, avec Mme de Montespan. Il n'y eut qu'une seule rencontre dans cette ville d'eaux avec la favorite.

1. Mme de Nogent était en effet venue à Pignerol dans l'été de 1680, mais sans mission spéciale pour cette affaire, où il semble qu'on n'usa pas de son entremise.

2. Les mots *de Lauzun* sont en interligne, et *son* a été biffé avant *ami*. — Saint-Simon, répétant l'erreur déjà faite par lui dans notre tome VI (voyez la note 5 de la page 439), a mis encore ici *Barin* ; nous croyons utile, pour éviter toute confusion, de substituer dans le texte le vrai nom de cet intermédiaire si dévoué entre Lauzun et Mademoiselle. Il s'appelait Henri de Barrailh (il signe ainsi), sieur de Sévignac, et demeurait alors à Paris, rue d'Enfer, paroisse Saint-Côme. Il avait débuté comme cadet dans les gardes du corps, puis était passé aux dragons de Sauvebœuf et avait même servi sur mer (*Mademoiselle*, tome IV, p. 384). On le trouve en 1656 lieutenant de roi à Toul (*Gazette*, p. 1377), puis, dès 1659, lieutenant ou plutôt commandant à la Bastille (Bournon, *La Bastille*, p. 95 ; Ravaisson, *Archives*, tomes I, p. 183, II, p. 76, et VII, p. 187). Il quitta ce poste au bout de sept ans de service, probablement à la fin de 1666, et Lauzun le prit alors comme exempt dans sa compagnie des gardes du corps. Révoqué ou démissionnaire lors de la disgrâce de son capitaine, Barrailh se consacra alors exclusivement aux affaires de Lauzun et de Mademoiselle, dont il devint l'intime et très avisé confident. M. le duc de la Force, dans ses deux ouvrages, a retracé son rôle dans ces circonstances, au moyen de très curieuses lettres de Barrailh à Lauzun, dont il possède les originaux. En avril 1682, Barrailh, qui avait toujours été dévot, se retira d'abord dans la maison que les Pères de l'Oratoire avaient à Aubervilliers sous le nom de Notre-Dame-des-Vertus, puis à leur séminaire de Saint-Magloire, près Saint-Jacques du Haut-pas ; il y habitait encore en mars 1696 (Archives nationales, G^7 995, lettre du 14 mars), et y mourut. M. J. Dubois a consacré une courte notice biographique à Henri de Barrailh dans la *Revue de l'Agenais*, juillet 1903, p. 343-347. Voyez ci-après aux Additions et Corrections.

grand peine, obtinrent le consentement de Lauzun, qui firent résoudre à un second voyage de Bourbon de lui et de Mme de Montespan, sous le même prétexte des eaux. Il y fut conduit comme la première fois, et n'a jamais pardonné à Maupertuis la sévère pédanterie de son exactitude [1]. Ce dernier voyage se fit dans l'automne de 1680 [2]. Lauzun y consentit à tout ; Mme de Montespan revint triomphante. Maupertuis et ses mousquetaires prirent congé du comte de Lauzun à Bourbon, d'où il eut permission d'aller demeurer à Angers [3], et incontinent après cet exil fut élargi, en sorte qu'il eut la liberté de tout l'Anjou et la Touraine. La consommation de l'affaire fut différée au commencement de février 1681, pour lui donner un plus grand air de pleine liberté [4]. Ainsi Lau-

1. Le 14 avril 1681, Maupertuis (notre tome I, p. 30) partit en poste pour Pignerol ; il prit livraison du prisonnier le 22 et en donna reçu à Saint-Mars, qui lui fournit une escorte jusqu'à Lyon. Là il trouva un détachement de mousquetaires envoyés de Paris pour servir de garde à Lauzun, et l'on se rendit à Bourbon. Mais, la saison n'étant pas encore assez avancée pour que Mme de Montespan pût y venir, et d'autre part la garde étant difficile dans ce bourg, Lauzun fut conduit à Chalon-sur-Saône et interné dans le château, où il passa trois mois au moins. Les lettres secrètes de Barrailh à Lauzun à cette époque donnent de curieux détails sur les négociations très ardues engagées alors pour amener Mademoiselle à ce qu'on désirait d'elle ; de nombreux fragments en ont été cités dans *Lauzun* (p. 123 et suivantes) et dans *la Vie amoureuse de la grande Mademoiselle* ; l'ensemble de cette correspondance mériterait d'être publié avec un abondant commentaire.

2. Il faut lire *1681* ; ce n'est en effet qu'en septembre de cette année que la favorite se rencontra avec Lauzun.

3. Non pas à Angers, mais à Amboise, comme le disent très justement les *Mémoires du marquis de Sourches*, tome I, p. 49, note.

4. Saint-Simon continue ses erreurs de date. La donation de Mademoiselle au duc du Maine est bien de février 1681 ; mais elle ne fut réellement valable qu'après la renonciation de Lauzun à ces mêmes terres qu'il tenait de la générosité de la princesse, et cela ne se produisit qu'à la fin d'octobre de la même année. Nous donnerons à l'appendice X (ci-après, p. 441) une lettre de Barrailh du 20 octobre 1681, qui explique les dernières négociations et que M. le duc de la Force

zun n'eut de Mademoiselle que Saint-Fargeau[1] et Thiers, après n'avoir tenu qu'à lui de l'épouser en se hâtant de le faire, et de succéder à la totalité de ses immenses biens. Le duc du Maine fut instruit à faire sa cour à Mademoiselle[2], qui le reçut toujours très fraîchement, et qui lui vit prendre ses livrées avec grand dépit, comme une marque de sa reconnoissance, en effet pour s'en relever et honorer, car c'étoit celles de Gaston[3], que dans la suite le comte de Toulouse prit aussi, non par la même raison, mais sous prétexte de conformité avec son frère, et l'ont fait passer à leurs enfants.

Lauzun à Paris sans approcher de la cour de deux lieues;

Lauzun, à qui on avoit fait espérer un traitement plus doux, demeura quatre ans à se promener dans ces deux provinces, où il ne s'ennuyoit guères moins que Mademoiselle faisoit de son absence[4]. Elle cria, se fâcha contre

a bien voulu nous autoriser à publier. Le 27 octobre, Lauzun signa à Amboise, par devant le notaire Avenet, deux procurations : par l'une il nommait Henri de Barrailh son procureur pour recevoir en son nom la donation de Saint-Fargeau et de Thiers que lui faisait Mademoiselle; par la seconde, il donnait pouvoir, sans doute au même Barrailh, pour renoncer aux donations que la princesse lui avait faites en décembre 1670. L'acte de donation des deux terres fut passé, deux jours plus tard, le 29 octobre, par devant les notaires Le Secq de Launay et Baglan, et la minute en existe encore dans le minutier du successeur du dernier; mais on n'y rencontre pas l'acte de renonciation, qui dut être signé le même jour. Il est probable que Mademoiselle, fort défiante et soupçonneuse de son naturel, voulut qu'il fût passé par devant d'autres notaires; cette pièce si importante a jusqu'ici échappé à toutes les recherches.

1. La princesse avait beaucoup restauré le château de Saint-Fargeau, qui n'était qu'une masure très délabrée lorsqu'elle y fut envoyée en exil en 1652 : voyez ses *Mémoires*, tome II, p. 227, et notre tome I, p. 125.

2. Par édit du mois de mars suivant, 1682, Louis XIV reconnut la souveraineté indépendante du pays de Dombes, « sous sa protection » (Archives nationales, P 2187).

3. On a dit dans le tome I, p. 125, note 1, que cette livrée était rouge, avec veste et culotte bleues, et boutons d'argent.

4. A Amboise, il habitait chez Mme de la Goupillière et fréquentait assidûment la maison de Mme d'Alluye, cette ancienne fille d'honneur

Mme de Montespan et contre son fils, se plaignit hautement qu'après l'avoir impitoyablement rançonnée on la trompoit encore en tenant Lauzun éloigné, et fit tant de bruit[1] qu'enfin elle obtint son retour à Paris, et liberté entière, à condition de n'approcher pas plus près de deux lieues de tout le lieu où le Roi seroit[2]. Il vint donc à Paris, où il vit assidûment sa bienfaitrice. L'ennui de cette sorte d'exil, pourtant si adouci, le jeta dans le gros jeu et il y fut extrêmement heureux, toujours beau et sûr joueur, et net en tout au possible, et il y gagna fort gros[3]. Monsieur,

se jette dans le gros jeu, y gagne gros; passe avec permission à Londres, où il est bien reçu et n'est pas moins heureux. [*Add. St-S. 1729*]

d'Anne d'Autriche, maîtresse d'un jour de Foucquet, dont notre auteur a tracé un portrait si pittoresque lors de sa mort en 1720 (tome XXXVII, p. 279-284), et cela inquiétait fort la jalousie de Mademoiselle.

1. Les mots *de bruit* sont en interligne.

2. Cet exil à Amboise ne dura pas « quatre ans », ni même « un an » (*Écrits inédits*, p. 321), mais seulement l'hiver de 1681-82 ; dès le mois de mars 1682, Lauzun eut permission de revenir à Paris et se présenta même à Saint-Germain devant le Roi, qui le reçut « sèchement » et qui lui dit de « prendre bien garde qu'il ne lui parût plus aucune intrigue entre lui et Mademoiselle qui sentît le mariage, ou qu'il le renverroit à Pignerol et elle à Saint-Fargeau » (*Mémoires du marquis de Sourches*, tome I, p. 82-83 et note). Nous donnerons plus loin, à l'appendice X, page 414, des extraits du Journal du P. Léonard relatifs aux premiers temps de ce retour, et où est confirmée la recommandation notée par le marquis de Sourches. Malgré ce reste de disgrâce, le Roi lui fit expédier le 27 juillet 1682 des ordonnances pour le payer des sommes qui lui étaient dues, depuis son emprisonnement jusqu'à son retour, sur ses gages, pensions, gratifications, etc., et cela montait à cinq cent cinquante mille six cents livres, y compris deux cent trente mille livres pour le complément du prix de quatre cent mille livres de sa charge de capitaine des gardes du corps, pour laquelle M. de Luxembourg n'en avait versé que cent soixante-dix mille. Dès le mois d'août suivant, Lauzun toucha ces quatre cent mille livres (voir sa lettre à Colbert, ci-après, appendice, p. 416) ; mais la présence, dans la liasse des Pièces justificatives des états de distribution de l'année 1689 (Archives nationales, G^7 991), d'un bordereau récapitulatif des sommes qui lui étaient dues, peut faire croire qu'elles n'étaient pas à cette date entièrement payées.

3. Voyez *Dangeau*, tomes I, p. 370, et II, p. 346 et 433.

qui faisoit quelquefois de petits séjours à Paris, et qui y jouoit gros jeu, lui permit de venir jouer avec lui au Palais-Royal, puis à Saint-Cloud, où il faisoit l'été de plus longs séjours. Lauzun passa ainsi plusieurs années, gagnant et prêtant beaucoup d'argent fort noblement; mais plus il se trouvoit près de la cour et parmi le grand monde, plus la défense d'en approcher lui étoit insupportable. Enfin, n'y pouvant plus tenir, il fit demander au Roi la permission d'aller se promener en Angleterre, où on jouoit beaucoup et fort gros[1]. Il l'obtint, et il y porta beaucoup d'argent, qui le fit recevoir à bras ouverts à Londres, où il ne fut pas moins heureux qu'à Paris.

Lauzun sauve la reine d'Angleterre et le prince de Galles; rappelé à la cour avec ses anciennes distinctions; obtient la Jarretière, est général des armées en Irlande, enfin duc vérifié, 1692.

Jacques II y régnoit, qui le reçut avec distinction. La révolution s'y brassoit déjà. Elle éclata au bout de huit ou dix mois que Lauzun fut en Angleterre[2]. Elle sembla faite exprès pour lui par le succès qui lui en revint et qui n'est ignoré de personne. Jacques II, ne sachant plus ce qu'il alloit devenir, trahi par ses favoris et ses ministres, abandonné de toute sa nation, le prince d'Orange maître des cœurs, des troupes et des flottes, et près d'entrer dans Londres, le malheureux monarque confia à Lauzun ce qu'il avoit de plus cher, la reine et le prince de Galles, qu'il passa heureusement à Calais[3]. Cette prin-

1. C'est en juillet 1685 (Journal du P. Léonard, ms. Franç. 10265, fol. 46 v°) que Lauzun obtint la permission de passer en Angleterre, sous le prétexte de servir comme volontaire dans l'armée de Jacques II, alors en guerre contre le duc de Monmouth, fils naturel de Charles II, révolté contre son oncle. Il emportait quatre-vingt mille écus « pour les frais de la campagne » ; mais, comme celle-ci fut très courte, il est probable que ces munitions furent employées de la façon dont le dit Saint-Simon. Il revint d'ailleurs en France au mois de novembre suivant.

2. On a vu par la note précédente que Lauzun était revenu d'Angleterre à la fin de 1685 ; il eut la permission d'y retourner pour se mettre au service du roi Jacques en octobre 1688, et arriva à Londres dans les derniers jours du mois ; or le prince d'Orange débarqua à Torbay le 15 novembre. La documentation de Saint-Simon manque de précision.

3. Voyez le récit de M. le duc de la Force (*Lauzun*, p. 160 et sui-

cesse dépêcha aussitôt un courrier à Versailles, qui suivit de près celui que le duc de Charost, qui prit depuis le nom de duc de Béthune, gouverneur de Calais, et qui y étoit alors, avoit envoyé à l'instant de l'arrivée de la reine. Cette princesse, après les compliments, insinua dans sa lettre que, parmi la joie de se voir en sûreté sous la protection du Roi[1], avec son fils, elle avoit la douleur de n'oser mener à ses pieds celui à qui elle devoit de l'avoir sauvée avec le prince de Galles[2]. La réponse du Roi, après tout ce qu'il y mit de généreux et de galant, fut qu'il partageoit cette obligation avec elle, et qu'il avoit hâte de le lui témoigner en revoyant le comte de Lauzun et lui rendant ses bonnes grâces. En effet, lorsqu'elle le présenta au Roi dans la plaine de Saint-Germain, où le Roi avec la famille royale et toute sa cour vint au-devant d'elle, il traita Lauzun parfaitement bien[3], lui rendit là même les grandes entrées et lui promit un logement au château de

vantes). C'est le 19 décembre dans la nuit que la reine et son fils, âgé de six mois, quittèrent Whitehall sous la conduite de Lauzun, gagnèrent Margate, purent s'y embarquer et abordèrent à Calais le mardi 21 à neuf heures du matin. On trouvera à l'appendice ci-après, p. 416, le texte du passeport, daté du 9 décembre, qui avait été délivré par avance à Lauzun ; la reine en avait un autre au nom d'une dame italienne.

1. *La* surcharge *sa* et *du Roy* est en interligne.

2. Nous donnerons plus loin à l'appendice X, p. 417, le texte de la lettre de la reine ; on verra qu'il n'y est nullement parlé de Lauzun. Mais celui-ci avait écrit en même temps au Roi pour lui raconter l'évasion. Louis XIV lui répondit par une lettre de sa main, par laquelle il le félicitait et lui rendait ses bonnes grâces : voyez la lettre de Seignelay à Lauzun, du 23 décembre, et la lettre de remerciement de Lauzun au Roi, ci-après, appendice X, p. 417-418.

3. Lauzun, confiant la reine aux soins du premier écuyer Beringhen, que le Roi avait envoyé au-devant d'elle avec des équipages, la devança sur la route de Paris, où il arriva le 4 janvier 1689. Il se rendit chez Seignelay qui le conduisit immédiatement chez le Roi ; le monarque le reçut à merveille : voyez le récit du marquis de Sourches, témoin oculaire (*Mémoires*, tome III, p. 4 et 5). La reine n'arriva que le 6, et n'eut rien à dire en faveur de Lauzun.

Versailles, qu'il lui donna incontinent après[1] ; et de ce jour-là il en eut un à Marly tous les voyages, et à Fontainebleau, en sorte que jusqu'à la mort du Roi il ne quitta plus la cour. On peut juger quel fut le ravissement d'un courtisan aussi ambitieux, qu'un retour si éclatant et si unique ramenoit des abîmes et remettoit subitement à flot. Il eut aussi un logement dans le château de Saint-Germain, choisi pour le séjour de cette cour fugitive, où le roi Jacques II arriva bientôt après[2].

Lauzun y fit tout l'usage qu'un habile courtisan sait faire de l'une et l'autre cour, et de se procurer par celle d'Angleterre les occasions de parler souvent au Roi, et d'en recevoir des commissions. Enfin, il sut si bien s'en aider que le Roi lui permit de recevoir dans Notre-Dame, à Paris, l'ordre de la Jarretière des mains du roi d'Angleterre[3], le lui accorda à son second passage en Irlande[4] pour général de son armée auxiliaire, et permit qu'il le fût en même temps de celle du roi d'Angleterre, qui, la même campagne, perdit l'Irlande avec la bataille de la Boyne, et revint en France avec le comte de Lauzun[5],

1. Dès le soir de son arrivée, le Roi lui donna l'appartement du feu maréchal de Vivonne, puis, deux jours après, celui du marquis de Vardes, et en février celui que quittait Dangeau (*Sourches*, p. 5 et note, et 12 ; *Dangeau*, tome II, p. 337). Quant aux grandes entrées, elles ne lui furent rendues que le 2 février (*Dangeau*, p. 322 ; *Sourches*, p. 31).

2. Le roi Jacques arriva dès le 7 janvier, le lendemain de la reine (*Dangeau*, p. 292).

3. Le dimanche 27 février 1689 : *Gazette*, p. 108 (qui dit à tort le 25) ; *Lettres de Mme de Sévigné*, tome VIII, p. 493.

4. Jacques II était reparti pour l'Irlande dès le mois de mars 1689 pour tâcher d'y rétablir sa fortune ; mais il ne revint pas en France à la fin de la campagne, et Lauzun fut envoyé en mars 1690 pour lui amener un renfort de troupes françaises placées sous ses ordres ; c'est alors qu'il reçut la patente de général d'armée.

5. Le rôle militaire de Lauzun en Irlande a été longuement étudié par le comte de Lort-Sérignan dans son *Guillaume III*, p. 374 et suivantes ; voyez aussi *Lauzun*, par le duc de la Force, p. 174 et suivantes.

pour lequel enfin il obtint des lettres de duc, qui furent vérifiées au Parlement en mai 1692[1]. Quel miraculeux retour de fortune! Mais quelle fortune en comparaison du mariage public avec Mademoiselle, avec la donation de tous ses biens prodigieux, et le titre et la dignité actuelle de duc et pair de Montpensier! Quel monstrueux piédestal, et, avec des enfants de ce mariage, quel vol n'eût pas pris Lauzun, et qui peut dire jusqu'où il seroit arrivé!

Splendeur de la vie du duc de Lauzun, toujours outré de l'inutilité de tout ce qu'il emploie pour rentrer dans la confiance du Roi; ses bassesses sous un extérieur de dignité; son fol anniversaire de sa disgrâce, son étrange singularité; est craint, ménagé,

J'ai raconté ailleurs ses humeurs, ses insignes malices et ses rares singularités[2]. Il jouit le reste de sa longue vie de ses privances avec le Roi, de ses distinctions à la cour, d'une grande considération, d'une abondance extrême, de la vie et du maintien d'un très grand seigneur, et de l'agrément de tenir une des plus magnifiques maisons de la cour, et de la meilleure table soir et matin, la plus honorablement fréquentée, et à Paris de même après la mort du Roi. Tout cela ne le contentoit point. Il n'approchoit familièrement du Roi que par les dehors; il sentoit l'esprit et le cœur de ce monarque en garde contre lui, et dans un éloignement que tout son art et son application ne purent jamais rapprocher. C'est ce qui lui fit épouser ma belle-sœur, dans le projet de se remettre en commerce sérieux avec le Roi à l'occasion de l'armée que M. le maréchal de Lorge commandoit en Allemagne[3], et ce qui le brouilla avec lui[4] sitôt après avec éclat, quand il vit ses

1. Les lettres d'érection du comté de Lauzun en duché simple, enregistrées au Parlement le 13 mai 1692, sont dans l'*Histoire généalogique*, tome V, p. 781-783; dans le préambule il est dit que c'est à la prière instante de la reine d'Angleterre. Mme de Sévigné prétend (*Lettres*, tome VIII, p. 507) que, lors du départ de Jacques II pour l'Irlande, Lauzun avait laissé entendre qu'il ne partirait avec le roi que si on lui promettait de le faire duc.

2. Dans plusieurs passages des *Mémoires*, mais particulièrement dans la Notice des *Écrits inédits*, tome VII, où il y a bon nombre d'anecdotes qui ne sont pas entrées dans les *Mémoires*.

3. Déjà dit lors du récit de ce mariage : tome II, p. 276-278.

4. Les mots *avec luy* sont en interligne.

nullement aimé, quoique fort noble et généreux.

desseins échoués de ce côté-là. C'est ce qui lui fit faire le mariage du duc de Lorge avec la fille de Chamillart, pour se raccrocher par le crédit de ce ministre, sans y avoir pu réussir[1]. C'est ce qui lui fit faire le voyage d'Aix-la-Chapelle, sous prétexte des eaux pour y lier et y prendre des connoissances qui le portassent à des particuliers avec le Roi sur la paix[2], ce qui lui fut encore inutile. C'est enfin ce qui le porta aux extravagances qu'il fit de prétendue jalousie du fils presque enfant de Chamillart pour faire peur au père, et l'engager à l'éloigner par l'ambassade pour traiter de la paix[3]. Tout lui manquant dans ses divers projets, il s'affligeoit sans cesse, et se croyoit et se disoit dans une profonde disgrâce. Rien ne lui échappoit pour faire sa cour, avec un fond de bassesse et un extérieur de dignité ; et il faisoit tous les ans une sorte d'anniversaire de sa disgrâce par quelque chose d'extraordinaire, dont l'humeur et la solitude étoit le fond, et souvent quelque extravagance le fruit. Il en parloit lui-même, et disoit qu'il n'étoit pas raisonnable au retour annuel de cette époque, plus forte que lui. Il croyoit plaire au Roi par ce raffinement de courtisan, sans s'apercevoir qu'il s'en faisoit moquer de lui.

1. Tome X, p. 402-412. — 2. Tome XIII, p. 82 ; en 1705.

3. Ceci est raconté avec plus de détail dans la Notice des *Écrits inédits*, p. 328, et dut se passer en novembre 1707 ; aucun des journaux de la cour n'en parle. Lauzun feignit que le jeune fils de Chamillart, titré marquis de Cany, à peine âgé de dix-huit ans, faisait la cour à la duchesse sa femme, et fit prévenir le père qu'il le tuerait. Il fit même à la duchesse à Marly une scène ridicule, et si violente qu'elle songea à demander la séparation de corps (*Les Correspondants de Balleroy*, tome I, p. 13) ; mais le Roi s'en mêla et chargea Mme de Maintenon de témoigner à Lauzun son mécontentement. Celui-ci se disculpa en disant que c'était à l'époque anniversaire de son arrestation de 1671, et qu'il avait toujours alors la tête un peu dérangée, comme Saint-Simon va le rappeler quelques lignes plus loin. Les chansonniers s'emparèrent de l'incident et prétendirent que, outre Cany, M. de Biron courtisait la jeune duchesse, sa tante par alliance (ms. Franç. 12694, p. 240).

Il étoit extraordinaire en tout par nature, et se plaisoit encore à l'affecter jusque dans le plus intérieur de son domestique et de ses valets. Il contrefaisoit le sourd et l'aveugle, pour mieux voir et entendre sans qu'on s'en défiât, et se divertissoit à se moquer des sots, même des plus élevés, en leur tenant des langages qui n'avoient aucun sens. Ses manières étoient toutes mesurées, réservées, doucereuses, même respectueuses, et de ce ton bas et emmiellé[1] il sortoit des traits perçants et accablants par leur justesse, leur force ou leur ridicule, et cela en deux ou trois mots, quelquefois d'un air de naïveté ou de distraction, comme s'il n'y eût pas songé. Aussi étoit-il redouté sans exception de tout le monde, et, avec force connoissances, il n'avoit que peu ou point d'amis, quoiqu'il en méritât par son ardeur à servir tant qu'il pouvoit, et sa facilité à ouvrir sa bourse. Il aimoit à recueillir les étrangers de quelque distinction, et faisoit parfaitement les honneurs de la cour[2]; mais ce ver rongeur d'ambition empoisonnoit sa vie. Il étoit très bon et très secourable parent[3].

Étrange désespoir du duc de Lauzun, inconsolable à son âge de n'être plus

Nous avions fait le mariage de Mlle de Malauze, petite-fille d'une sœur de M. le maréchal de Lorge[4], un an avant la mort du Roi, avec le comte de Poitiers, dernier de cette grande et illustre maison, fort riche en grandes terres en Franche-Comté, tous deux sans père ni mère[5].

1. « Ce ton bas et ingénu qu'il prenoit si souvent » : tome XXIV, p. 316. — *Emmiellé* se disait à propos des liqueurs dans lesquelles on mélangeait du miel.

2. Déjà dit à propos de l'ambassadeur turc : tome XXXVIII, p. 202.

3. Notice des *Écrits inédits*, p. 333-334 : « Il étoit fort bon parent et vivoit avec M. et Mme de Saint-Simon sur ce pied-là avec grande liaison, et leur a rendu tous les services qu'il a pu, et de toutes sortes, avec noblesse et affection. »

4. Marie-Geneviève-Henriette de Bourbon-Malauze, petite-fille de Louis, marquis de Malauze et d'Henriette de Durfort : tome IV, p. 36-38.

5. On a vu en 1715 (tome XXVI, p. 120-122) le mariage de Mlle de Malauze avec Ferdinand-Joseph de Rye d'Anglure, comte de Poitiers.

capitaine des gardes, et son terrible aveu. Réflexion.

Il en fit la noce chez lui et les logea. Le comte de Poitiers mourut presque en même temps que le Roi[1], dont ce fut grand dommage, car il promettoit fort, et laissa sa femme grosse d'une fille, grande héritière, qui a depuis épousé le duc de Randan, fils aîné du duc de Lorge[2], et dont la conduite a fait honneur à la naissance. Dans l'été qui suivit la mort de Louis XIV, il y eut une revue de la maison du Roi, que M. le duc d'Orléans fit dans la plaine qui longe le bois de Boulogne[3]. Passy y tient de l'autre côté, où M. de Lauzun avoit une jolie maison[4]. Mme de Lauzun y étoit avec bonne compagnie, et j'y étois allé coucher la veille de cette revue. Mme de Poitiers mouroit d'envie de la voir, comme une jeune personne qui n'a rien vu encore, mais qui n'osoit se montrer dans ce premier deuil de veuve. Le comment fut agité dans la compagnie, et on trouva que Mme de Lauzun l'y pouvoit mener un peu enfoncée dans son carrosse, et cela fut conclu ainsi. Parmi la gaieté de cette partie, M. de Lauzun arriva de Paris, où il étoit allé le matin. On tourna un peu pour la lui dire. Dès qu'il l'apprit, le voilà en furie jusqu'à ne se posséder plus, à la rompre presque en écumant, et à dire à sa femme les choses les plus désobligeantes, avec les termes non seulement les plus durs, mais les plus forts, les plus injurieux et les plus fous. Elle s'en prit doucement à ses yeux, Mme de Poitiers à

1. Le 29 octobre 1715.

2. Élisabeth-Philippine de Poitiers, mariée en 1728 à Guy-Michel de Durfort, comte de Lorge, puis duc de Randan : tome XXVI, p. 122, note 1.

3. La plaine des Sablons. Cette revue eut lieu le 21 septembre 1716 (*Gazette*, p. 468 ; *Journal de Dangeau*, tome XVI, p. 456).

4. Nous avons déjà eu occasion de parler de cette maison des Lauzun à Passy dans nos tomes XXIV, p. 245, note 2, XXIX, p. 274, et XXXVI, p. 268. Nous n'avions pu alors la situer d'une façon certaine. Grâce à des recherches nouvelles et à l'obligeance de notre confrère M. Avezou, nous y avons réussi : on trouvera une notice sur cette maison ci-après dans l'appendice XI.

pleurer aux sanglots, et toute la compagnie dans le plus grand embarras. La soirée parut une année, et le plus triste réfectoire un repas de gaieté en comparaison du souper; il fut farouche au milieu du plus profond silence; chacun à peine, et rarement, disoit un mot à son voisin. Il[1] quitta la table au fruit, à son ordinaire, et s'alla coucher. On voulut après se soulager, et en dire quelque chose; mais Mme de Lauzun arrêta tout poliment et sagement, et fit promptement donner des cartes pour détourner tout retour de propos. Le lendemain, dès le matin, j'allai chez M. de Lauzun, pour lui dire très fortement mon avis de la scène qu'il avoit faite la veille. Je n'en eus pas le temps[2]: dès qu'il me vit entrer, il étendit les bras, et s'écria que je voyois un fou qui ne méritoit pas ma visite, mais les Petites-Maisons[3], fit le plus grand éloge de sa femme, qu'elle méritoit assurément; dit qu'il n'étoit pas digne de l'avoir, et qu'il devoit baiser tous les pas par où elle passoit[4]; s'accabla de pouilles; puis, les larmes aux yeux, me dit qu'il étoit plus digne de pitié que de colère; qu'il falloit m'avouer toute sa honte et sa misère; qu'il avoit plus de quatre-vingts ans; qu'il n'avoit ni enfants ni suivants[5]; qu'il

1. Lauzun.

2. Ces sept mots sont en interligne, mais se retrouvent dans la rédaction primitive des *Écrits inédits*, p. 338, sous la forme « Il (M. de Lauzun) ne lui en donna pas le temps ».

3. Nous avons rencontré déjà cet hôpital de fous dans le tome XXXVII, p. 227, et ci-dessus, p. 183.

4. Mme de Maintenon écrivait en 1713 à propos du ménage Lauzun (recueil Bossange, tome II, p. 423): « Je crois que Mme sa femme a quelque petite chose à essuyer, mais moins pourtant qu'on ne le dit. Il veut qu'elle vive en grande dame : beau carrosse, beaux chevaux, livrée magnifique, personnes raisonnables pour la suivre, écuyer, et tout ce qu'on avoit autrefois et qu'on n'a plus. Elle est très sage; elle étoit fort attachée à Madame la Dauphine, et M. son mari déclaroit qu'il lui donneroit autant d'argent qu'elle voudroit pour jouer avec cette princesse, mais non pas avec tous les passants ».

5. « On dit proverbialement d'un homme qui n'a ni enfants ni parents

avoit été capitaine des gardes ; que, quand il le seroit encore, il seroit incapable d'en faire les fonctions ; qu'il se le disoit sans cesse, et qu'avec tout cela il ne pouvoit se consoler de ne l'être plus, depuis tant d'années qu'il avoit perdu sa charge ; qu'il n'en avoit jamais pu arracher le poignard de son cœur ; que tout ce qui lui en rappeloit le souvenir le mettoit hors de lui-même, et que d'entendre dire que sa femme alloit mener Mme de Poitiers voir une revue des gardes du corps, où il n'étoit plus rien, lui avoit renversé la tête, et rendu[1] extravagant au point où je l'avois vu ; qu'il n'osoit plus se montrer devant personne après ce trait de folie ; qu'il s'alloit enfermer dans sa chambre, et qu'il se jetoit à mes pieds pour me conjurer d'aller trouver sa femme, et de tâcher d'obtenir qu'elle voulût avoir pitié d'un vieillard insensé, qui mouroit de douleur et de honte, et qu'elle daignât lui pardonner. Cet aveu si sincère et si douloureux à faire me pénétra. Je ne cherchai plus qu'à le remettre et à le consoler. Le raccommodement ne fut pas difficile ; nous le tirâmes de sa chambre, non sans peine, et il lui en parut visiblement une fort grande pendant plusieurs jours à se montrer, à ce qu'on me dit ; car je m'en allai le soir, mes occupations, dans ce temps-là, me tenant de fort court.

J'ai réfléchi souvent, à cette occasion, sur l'extrême malheur de se laisser entraîner à l'ivresse du monde, et au formidable état d'un ambitieux que ni les richesses, ni le domestique le plus agréable, ni la dignité acquise, ni l'âge, ni l'impuissance corporelle, n'en peuvent déprendre, et qui, au lieu de jouir tranquillement de ce qu'il possède, et d'en sentir le bonheur, s'épuise en regrets et en amertumes inutiles et continuelles, et qui ne peut se

fort proches qu'*il n'a ni enfants ni suivants* ; il est du style familier » (*Académie*, 1718).

1. Et l'avoit rendu.

représenter que, sans enfants et dans un âge qui l'approche si fort de sa fin, posséder ce qu'il regrette, quand même il pourroit l'exercer, seroit des liens trompeurs qui l'attacheroient à la vie, si prête à lui échapper, qui ne lui seroient bons qu'[à] lui augmenter les regrets cuisants de la quitter. Mais on meurt comme [on] a vécu, et il est rare que cela arrive autrement. De quelle importance n'est-il donc pas de n'oublier rien pour tâcher de vivre pour savoir mourir au monde et à la fortune avant que l'un et l'autre et que la vie nous quittent, pour savoir vivre sans eux, et tâcher et espérer de bien mourir[1] ! Cette folie de capitaine des gardes dominoit si cruellement le duc de Lauzun, qu'il s'habilloit souvent d'un habit bleu à galons d'argent, qui, sans oser être semblable à l'uniforme des capitaines des gardes du corps aux jours de revues ou de changement du guet[2], en approchoit tant qu'il pouvoit, mais bien plus de celui des capitaines des chasses des capitaineries royales, et l'auroit rendu ridicule si, à force de singularités et de ridicules, il n'y eût accoutumé le monde, qui le craignoit, et ne se fût rendu supérieur à tous les ridicules.

Combien il étoit dangereux.

Avec toute sa politique et sa bassesse, il tomboit sur tout le monde, toujours par un mot asséné le plus perçant, toujours en toute douceur. Les ministres, les généraux d'armée, les gens heureux et leurs familles étoient les plus maltraités[3]. Il avoit comme usurpé un droit de

1. Saint-Simon avait lui-même près de soixante-quinze ans lorsqu'il écrivait ces réflexions ; il n'en avait que quarante lorsque se passa la scène qu'il vient de raconter.

2. L'uniforme des gardes du corps était un habit bleu turquoise galonné d'argent, avec doublure, veste, parements, culotte et bas rouges, et un chapeau galonné d'argent ; la couleur des bandoulières distinguait les compagnies. En temps ordinaire, les capitaines ne portaient pas l'uniforme ; aux revues, ils avaient l'habit bleu comme les soldats, la largeur et le nombre des galons les faisait reconnaître, et probablement aussi l'étoffe et la coupe du vêtement.

3. Mme de Maintenon dans une lettre à la princesse des Ursins

tout dire et de tout faire sans que qui que ce fût osât s'en fâcher. Les seuls Gramonts étoient exceptés : il se souvenoit toujours de l'hospitalité et de la protection qu'il avoit trouvée chez eux au commencement de sa vie ; il les aimoit ; il s'y intéressoit ; il étoit en respect devant eux. Le vieux comte de Gramont en abusoit, et vengeoit la cour par les brocards qu'il lui lâchoit à tout propos, sans que le duc de Lauzun lui en rendît jamais aucun, ni s'en fâchât ; mais il l'évitoit doucement volontiers[1]. Il fit toujours beaucoup pour les enfants de ses sœurs[2]. On a vu ici en son temps combien l'évêque de Marseille s'étoit signalé à la peste, et de ses biens et de sa personne[3]. Quand elle fut tout à fait passée, M. de Lauzun demanda une abbaye pour lui à M. le duc d'Orléans. Il donna les bénéfices peu après, et oublia Monsieur de Marseille[4]. M. de Lauzun voulut l'ignorer, et demanda à M. le duc

Etoit reconnoissant et généreux.

Quelques-uns de ses bons mots à M. le duc d'Orléans.

d'août 1713 (recueil Bossange, tome II, p. 423) cite un mot de Lauzun que personne autre n'a répété : « Je n'ai aucun commerce présentement avec M. de Lauzun ; j'en avois beaucoup autrefois. On dit qu'il est toujours le même ; il en revient de temps en temps de ces petits mots que vous demandez et que je voudrois toujours avoir présents. Il y en a un sur la magnifique maison que la duchesse du Lude a fait bâtir au faubourg Saint-Germain. Il n'y a qu'un étage, et elle est meublée magnifiquement. M. de Lauzun dit que c'est une orangerie meublée de cotillons. Vous voyez bien qu'il y a toujours du sel. »

1. La Notice des *Écrits inédits*, tome VII, p. 333, donne quelques exemples des « pointes fâcheuses » que lui lâchait le vieux comte.

2. Il maria son neveu Castelmoron à la fille très riche de Fontanieu (tome XXVI, p. 197) et un autre à une nièce du duc de Noailles ; voyez l'anecdote racontée à ce sujet dans la *Gazette de la Régence*, publiée par Édouard de Barthélemy, p. 124-125.

3. Au contraire, on a déjà remarqué que, quand il a été parlé de la peste de Marseille (tome XXXVII, p. 372-373), Saint-Simon n'a rien rien dit de l'évêque ; mais il y a fait allusion ci-dessus, p. 224.

4. Le récit des *Écrits inédits* (p. 336) est plus exact en disant que Monsieur de Marseille ne fut pas oublié, mais ne reçut qu'une petite abbaye. Le Régent lui donna en effet, dans la distribution du 8 janvier 1721, l'abbaye de Montmorel, au diocèse d'Avranches, qui ne valait guère que six ou sept mille livres.

d'Orléans s'il avoit eu la bonté de se souvenir de lui. Le Régent fut embarrassé. Le duc de Lauzun, comme pour lever l'embarras, lui dit d'un ton doux et respectueux : *Monsieur, il fera mieux une autre fois,* et avec ce sarcasme rendit le Régent muet, et s'en alla en souriant. Le mot courut fort, et M. le duc d'Orléans, honteux, répara son oubli par l'évêché de Laon[1], et, sur le refus de Monsieur de Marseille de changer d'épouse, il lui donna une grosse abbaye, quoique M. de Lauzun fût mort[2].

Il empêcha une promotion de maréchaux de France par le ridicule qu'il y donna aux candidats qui la pressoient[3]. Il dit au Régent[4], avec ce même ton respectueux et doux, qu'au cas qu'il fît, comme on le disoit, des maréchaux de France inutiles, il le supplioit de se souvenir qu'il étoit le plus ancien lieutenant général du royaume, et qu'il avoit eu l'honneur de commander des armées avec la patente de général. J'en ai rapporté ailleurs de fort salés[5]. Il ne se pouvoit tenir là-dessus ; l'envie et la jalousie y avoient la plus grand part, et, comme ses bons mots étoient toujours fort justes et fort pointus, ils étoient fort répétés.

Il ne peut s'empêcher de lâcher sur moi un dangereux trait.

Nous vivions ensemble en commerce le plus continuel ; il m'avoit même rendu de vrais services, solides et d'amitié, de lui-même, et j'avois pour lui toutes sortes d'attentions et d'égards, et lui pour moi. Néanmoins, je ne pus échapper à sa langue par un trait qui devoit me perdre,

1. On a lu ci-dessus, p. 224, note 3, l'anecdote racontée par Mathieu Marais au sujet de l'évêché de Laon.

2. Là encore, Saint-Simon se trompe : le Régent ne donna rien à M. de Belsunce après son refus de l'évêché de Laon ; il n'en eut pas le temps. Ce fut seulement en août 1729 que l'évêque reçut l'abbaye de Saint-Arnould de Metz, rapportant quinze mille livres, et résigna alors Montmorel.

3. Anecdote déjà racontée dans le tome XXXVI, p. 98-99.

4. Les mots *au Régent* sont en interligne.

5. Voyez la Notice des *Écrits inédits*, p. 330 et suivantes.

et je ne sais comment ni pourquoi il ne fit que glisser. Le Roi baissoit; il le sentoit; il commençoit à songer pour après lui. Les rieurs n'étoient pas pour M. le duc d'Orléans : on voyoit pourtant sa grandeur s'approcher. Tous les yeux étoient sur lui et l'éclairoient avec malignité, par conséquent sur moi, qui depuis longtemps étois le seul homme de la cour qui lui fût demeuré attaché publiquement, et qu'on voyoit le seul dans toute sa confiance. M. de Lauzun vint pour dîner chez moi, et nous trouva à table. La compagnie qui s'y trouva lui déplut apparemment; il s'en alla chez Torcy, avec qui alors je n'étois en nul commerce, qui étoit aussi à table avec beaucoup de gens opposés à M. le duc d'Orléans, Tallard entre autres et Tessé. « Monsieur, dit-il à Torcy avec cet air doux et timide qui lui étoit si familier, prenez pitié de moi; je viens de chercher à dîner avec M. de Saint-Simon; je l'ai trouvé à table avec compagnie; je me suis gardé de m'y mettre; je n'ai pas voulu être le zeste[1] de la cabale; je m'en suis venu ici en chercher. » Les voilà tous à rire. Ce mot courut tout Versailles à l'instant; Mme de Maintenon et M. du Maine le surent aussitôt, et toutefois on ne m'en fit pas le moindre semblant. M'en fâcher n'eût fait qu'y donner plus de cours: je pris la chose comme l'égratignure au sang d'un mauvais chat, et je ne laissai pas apercevoir à Lauzun que je le susse[2].

1. Mot rencontré dans le tome XXIII, p. 218, au sens figuré de chose de peu de valeur; ici on pourrait expliquer *zeste* par rebut.

2. L'anecdote est mieux contée dans les *Écrits inédits*, p. 334. Mais le mot fut peut-être dit en deux occasions différentes; car voici ce que le maréchal de Tessé écrivait à la princesse des Ursins dès le 9 janvier 1713 (*Lettres du maréchal de Tessé*, publiées par le comte de Rambuteau, p. 409) : « Je ne puis pas finir ma lettre sans vous orner l'esprit d'une expression mise à la mode par M. de Lauzun. Il entroit le soir, à l'heure du souper, chez sa femme avec un courtisan. Il demanda à un valet de chambre si quelqu'un étoit avec Madame sa femme. Le valet lui nomma quatre ou cinq hommes ou femmes qui

Il tombe fort malade et se moque plaisamment de son curé, de son cousin de la Force et de sa nièce de Biron. [Add. SᵗS. 1730]

Trois ou quatre ans avant sa mort, il eut une maladie qui le mit à l'extrémité[1]. Nous y étions tous fort assidus ; il ne voulut voir pas un de nous, que Mme de Saint-Simon une seule fois. Languet, curé de Saint-Sulpice[2], y venoit souvent, et perçoit quelquefois jusqu'à lui, qui lui tenoit des discours admirables. Un jour qu'il y étoit, le duc de la Force se glissa dans sa chambre ; M. de Lauzun ne l'aimoit point du tout, et s'en moquoit souvent. Il le reçut assez bien, et continua d'entretenir tout haut le curé. Tout d'un coup il se tourne à lui, lui fait des compliments et des remerciments, lui dit qu'il n'a rien à lui donner de plus cher que sa bénédiction, tire son bras du lit, la prononce et la lui donne ; tout de suite se tourne au duc de la Force, lui dit qu'il l'a toujours aimé et respecté comme l'aîné et le chef de sa maison, et qu'en cette qualité il lui demande sa bénédiction. Ces deux hommes demeurent confondus, et d'étonnement, sans proférer un mot. Le malade redouble ses instances ; M. de la Force, revenu à soi, trouve la chose si plaisante qu'il lui donne sa bénédiction, et dans la crainte d'éclater, sort à l'instant et nous revient trouver dans la pièce joignante, mourant de rire et pouvant à peine nous raconter ce qui venoit de lui arriver. Un moment après, le curé sortit aussi, l'air fort consterné, souriant tant qu'il pouvoit pour faire bonne mine. Le malade, qui le savoit ardent et adroit à tirer des gens pour le bâtiment de son église[3], avoit dit souvent

sont regardés comme profonds spéculatifs ou chefs de cabales : « Entrez, dit M. de Lauzun à celui qui l'accompagnoit ; pour moi je vais me coucher ; car je ne serois seulement pas le zest de cette cabale. »

1. En janvier-février 1720 ; il fut même administré le 4 février.

2. Jean-Baptiste-Joseph Languet de Gergy : tome XXXIII, p. 165.

3. La construction d'un nouvel édifice pour remplacer l'ancienne église Saint-Sulpice, trop petite et en mauvais état, avait été décidée dès 1645 par M. Olier, qui en avait demandé les plans à l'architecte Christophe Gamard. Anne d'Autriche en posa la première pierre le 20 février 1646. A cause de l'énormité des dépenses, la construction progressa lentement sous les curés qui succédèrent à M. Olier à partir

qu'il ne seroit jamais de ses grues[1]; il soupçonna ses assiduités d'intérêt, et se moqua de lui en ne lui donnant que sa bénédiction qu'il devoit recevoir de lui, et du duc de la Force en même temps, en lui demandant persévéramment la sienne. Le curé, qui le sentit, en fut très mortifié, et, en homme d'esprit, il ne le revit pas moins ; mais M. de Lauzun abrégeoit les visites, et ne voulut point entendre le françois[2].

Un autre jour qu'on le tenoit fort mal, Biron et sa femme, fille de Mme de Nogent, se hasardèrent d'entrer sur la pointe du pied, et se tinrent derrière ses rideaux, hors de sa vue ; mais il les aperçut par la glace de la cheminée, lorsqu'ils se persuadoient n'en pouvoir être ni vus ni entendus. Le malade aimoit assez Biron, mais point du tout sa femme, qui étoit pourtant sa nièce et sa principale héritière : il la croyoit fort intéressée, et toutes ses manières lui étoient insupportables; en cela il étoit comme tout le monde. Il fut choqué de cette entrée subreptice dans sa chambre, et comprit que, impatiente de l'héritage, elle venoit pour tâcher de s'assurer par elle-même s'il mourroit bientôt. Il voulut l'en faire repentir, et s'en divertir d'autant. Le voilà donc qu'il se prend tout d'un coup à faire tout haut, comme se croyant tout

de 1682. M. Languet de Gergy, pendant sa longue administration (1714-1748), s'employa activement à l'achèvement de l'immense édifice, sur les nouveaux plans d'Oppenord, puis de Servandoni pour le portail. Il réussit à réunir des sommes très considérables et put achever l'intérieur de l'église, qui fut consacrée le 30 juin 1745, près de cent ans après le commencement des travaux, par M. de Rastignac, archevêque de Tours. Ch. Hamel a publié en 1900 une *Histoire de l'église Saint-Sulpice*.

1. « *Grue* se dit figurément par injure, pour dire un niais, un sot qui n'a point d'esprit, qui se laisse tromper : *Vous nous prenez pour des grues* » (*Académie*, 1718). C'est le sens de dupe.

2. L'anecdote est beaucoup moins développée dans l'Addition à Dangeau, ci-après nº 1730, et dans la Notice des *Écrits inédits*, p. 341.

seul, une oraison éjaculatoire[1], à demander pardon à Dieu de sa vie passée, à s'exprimer comme un homme bien persuadé de sa mort très prochaine, et qui dit que, dans la douleur où son impuissance le met de faire pénitence, il veut au moins se servir de tous les biens que Dieu lui a donnés pour en racheter ses péchés, et les léguer tous aux hôpitaux sans aucune réserve ; que c'est l'unique voie que Dieu lui laisse ouverte pour faire son salut après une si longue vie passée sans y avoir jamais pensé comme il faut, et à remercier Dieu de cette unique ressource qu'il lui laisse, et qu'il embrasse de tout son cœur. Il accompagna cette prière et cette résolution d'un ton si touché, si persuadé, si déterminé, que Biron et sa femme ne doutèrent pas un instant qu'il n'allât exécuter ce dessein, et qu'ils ne fussent privés de toute la succession. Ils n'eurent pas envie d'épier là davantage, et vinrent, confondus, conter à la duchesse de Lauzun l'arrêt cruel qu'ils venoient d'entendre, et la conjurer d'y apporter quelque modération. Là-dessus, le malade envoie chercher des notaires, et voilà Mme de Biron éperdue. C'étoit bien le dessein du testateur de la rendre telle. Il fit attendre les notaires, puis les fit entrer, et dicta son testament, qui fut un coup de mort pour Mme de Biron. Néanmoins il différa de le signer, et se trouvant de mieux en mieux, ne le signa point[2]. Il se divertit beau-

1. Aucun lexique ne donne la forme *éjaculatoire*, qui est sûrement une erreur de Saint-Simon. Le vrai mot est *jaculatoire*, au sujet duquel l'*Académie* de 1718 donne cette définition : « Il n'a d'usage que dans cette phrase : *oraison jaculatoire*, qui se dit d'une prière courte et fervente, par laquelle l'âme s'élève à Dieu. » On n'en connaît guère d'exemple que du dix-septième siècle ; cependant le *Dictionnaire* d'Hatzfeld en cite un d'Agrippa d'Aubigné.

2. Lauzun fit en effet son testament le 5 février 1720 par devant les notaires Ballin et Gaillardie, et il le signa le même jour. Ce testament n'était nullement défavorable aux Biron, et il semble que Saint-Simon a brodé en racontant la dictée d'un testament qui déshéritait sa famille. Dans l'Addition à Dangeau (ci-après, n° 1730, p. 346), il

coup de cette comédie, et ne put s'empêcher d'en rire avec quelques-uns quand il fut rétabli [1]. Malgré son âge et une si grande maladie, il revint promptement en son premier état sans qu'il y parût en aucune sorte.

Sa grande santé.

C'étoit une santé de fer avec les dehors trompeurs de la délicatesse. Il dînoit et soupoit à fond tous les jours, faisoit très grande chère et très délicate, toujours avec bonne compagnie soir et matin, mangeoit de tout, gras et maigre, sans nulle sorte de choix que son goût, ni de ménagement; prenoit du chocolat le matin [2], et avoit toujours sur quelque table des fruits dans leur saison, des pièces de four [3] dans d'autres temps, de la bière [4], du

s'était contenté de raconter la prière à haute voix sans parler de testament. — On trouvera ci-après, à l'appendice X, p. 418-421, un résumé développé de cette pièce.

1. L'anecdote n'est pas dans la Notice des *Écrits inédits,* mais bien dans l'Addition ci-après, nº 1730. M. Caumartin de Boissy la confirme : « M. de Lauzun se tire d'affaires... Dans le temps qu'il étoit le plus mal, Gontaut (Biron) et Castelmoron ne le quittoient pas d'un moment. Le bon petit bonhomme, dans ses vraies ou fausses rêveries, offroit son âme à Dieu, lui demandoit pardon de ses péchés, et disoit qu'il vouloit donner tout son bien aux pauvres pour expier ses péchés » (*Les Correspondants de Balleroy,* tome II, p. 118). On voit que là non plus il n'est pas question de testament dicté, confirmant ces « rêveries ».

2. Dans la notice des *Écrits inédits,* p. 335, il y a deux anecdotes assez salées sur le goût de M. de Lauzun pour le chocolat.

3. « On appelle *pièce de four* un gâteau et autres semblables pièces de pâtisserie » (*Académie,* 1718).

4. La consommation et la fabrication de la bière avaient été très restreintes jusqu'à la fin du seizième siècle dans la région parisienne, où les plantations de vignes abondantes fournissaient à la population une boisson économique. Au dix-septième, l'usage en devint plus répandu, d'une part par la diminution des vignes, et d'autre part par l'arrivée de nombreux ouvriers flamands ou hollandais appelés en France pour monter des manufactures de draps et d'étoffes de laine, qui contribuèrent à en développer le goût. En 1700, l'intendant de Paris (*Mémoire de la généralité de Paris,* p. 276) signalait l'augmentation énorme de la fabrication, qui consommait environ quatre-vingt mille setiers d'orge ; cette année-là, elle s'éleva dans la ville à soixante-

cidre, de la limonade[1], d'autres liqueurs pareilles à la glace, et allant et venant en mangeoit et en buvoit toutes les après-dînées[2], et exhortoit les autres à en faire autant; il sortoit de table, le soir, au fruit, et s'alloit coucher tout de suite[3]. Je me souviens qu'une fois, entre bien d'autres, il mangea chez moi, après cette maladie, tant de poisson, de légumes et de toutes sortes de choses, sans pouvoir l'en empêcher, que nous envoyâmes le soir chez lui savoir doucement s'il ne s'en étoit point fortement senti : on le trouva à table qui mangeoit de bon appétit.

Ses brouilleries avec Mademoiselle; leur étrange raccommodement à Eu. Ils se battent dans la suite, et

La galanterie lui dura fort longtemps. Mademoiselle en fut jalouse : cela les brouilla à plusieurs reprises. J'ai ouï dire à Mme de Fontenilles, femme très aimable, de beaucoup d'esprit, très vraie, et d'une singulière vertu depuis un très grand nombre d'années[4], qu'étant à Eu avec Mademoiselle, M. de Lauzun y vint passer quelque temps, et ne put s'empêcher d'y courir des filles; Made-

quinze mille muids. Le goût de cette boisson se répandit peu dans les hautes classes; Madame prétendait que celle de France ne valait rien au regard de celle d'Allemagne (*Correspondance*, recueil Brunet, tome I, p. 135). — Quant au cidre, on en avait toujours fabriqué dans le Beauvaisis et dans le Valois, régions voisines de la capitale, sans parler de la Normandie; mais à Paris il était fort peu connu, si l'on en croit l'anecdote racontée par Guy Patin (*Lettres*, édition Triaire, tome I, p. 278-279). Les gens riches faisaient venir du cidre d'Angleterre, qu'on estimait très supérieur à celui de Normandie (Savary, *Dictionnaire du commerce*, tome II, p. 1-2; *Lettres de la duchesse de Lorraine*, par A. de Bonneval, p. 46 et 48).

1. La limonade simple était un mélange d'eau sucrée et de jus de citron. Mais on en fabriquait une plus compliquée, qui se composait de vin de Canarie, sucre, citron, cannelle, muscade, essence d'ambre, et une croûte de pain presque brûlée; on laissait macérer quelque temps, puis on filtrait et on mettait en bouteille; il y avait une corporation des limonadiers (*Dictionnaire* de Savary).

2. Comme Monsieur frère de Louis XIV : tome VIII, p. 320.

3. Déjà dit ci-dessus, p. 277.

4. C'était la sœur du premier président de Mesmes, et Saint-Simon a parlé en dernier lieu dans le tome XXXVIII, p. 67, des relations amicales qu'il eut avec elle.

se brouillent pour toujours.

moiselle le sut, s'emporta, l'égratigna, le chassa de sa présence[1]. La comtesse de Fiesque[2] fit le raccommodement : Mademoiselle parut au bout d'une galerie : il étoit à l'autre bout, et il en fit toute la longueur sur ses genoux jusqu'aux pieds de Mademoiselle. Ces scènes, plus ou moins fortes, recommencèrent souvent dans les suites. Il se lassa d'être battu, et, à son tour, battit bel et bien Mademoiselle, et cela arriva plusieurs fois[3], tant qu'à la fin, lassés l'un de l'autre, ils se brouillèrent une bonne fois pour toutes, et ne se revirent jamais depuis[4]. Il en avoit pourtant plusieurs portraits chez lui, et n'en parloit qu'avec beaucoup de respect. On ne doutoit pas qu'ils ne se fussent mariés en secret[5]. A sa mort, il prit une livrée presque noire, avec des galons d'argent, qu'il changea en blancs avec un peu de bleu, quand l'or et l'argent fut défendu aux livrées[6].

1. La galanterie prolongée de Lauzun est bien connue ; Mademoiselle n'a pas laissé d'en parler dans ses *Mémoires*, ainsi que des scènes que cela occasionna entre eux, qui ont été rapportées par tous les contemporains ; voyez à ce sujet l'ouvrage de M. le duc de la Force, p. 139 et suivantes. Il avait à Passy une « petite maison » ; ci-après appendice XI, p. 424.

2. Gilonne-Marie d'Harcourt, l'une des « maréchales de camp » de Mademoiselle pendant la Fronde : tomes V, p. 89, et VI, p. 326-331.

3. Ces voies de fait de la part de Lauzun ne sont rien moins que prouvées, pas plus que la légende des bottes tirées par Mademoiselle.

4. C'est en mai 1684 que Mademoiselle lui défendit de se présenter dorénavant devant elle ; en décembre 1687, il lui fit demander, par l'intermédiaire de Monsieur, la permission de la revoir ; mais elle refusa (*Dangeau*, tomes I, p. 11, et II, p. 78-79), même à sa mort (*ibidem*, tome IV, p. 260).

5. Voyez ci-dessus la note 1 de la page 253.

6. Il ne changea pas seulement sa livrée, mais il prit le deuil et se présenta en grand manteau devant le Roi et les princes, et cela fut mal reçu (*Dangeau*, tome IV, p. 261). Sur le testament de Mademoiselle, daté de 1685, et la farce jouée à ce moment par Lauzun, qui apporta solennellement au Roi une grande enveloppe fermée de six cachets contenant un vieux testament de la princesse, daté de 1670, voyez notre

Son humeur solitaire, son incapacité d'écrire ce qu'il avoit vu, même de le raconter.

Son humeur naturelle, triste et difficile, augmentée par la prison et l'habitude de la solitude, l'avoit rendu solitaire et rêveur, en sorte que, ayant chez lui la meilleure compagnie, il la laissoit avec Mme de Lauzun, et se retiroit tout seul des après-dînées entières, mais toujours plusieurs heures de suite, sans livre le plus souvent, car il ne lisoit que des choses de fantaisie, sans suite, et fort peu, en sorte qu'il ne savoit rien que ce qu'il avoit vu, et jusqu'à la fin tout occupé de la cour et des nouvelles du monde. J'ai regretté mille fois son incapacité radicale d'écrire ce qu'il avoit vu et fait. C'eût été un trésor des plus curieuses anecdotes ; mais il n'avoit nulle suite ni application. J'ai souvent essayé de tirer de lui quelques bribes ; autre misère : il commençoit à raconter ; dans le récit, il se trouvoit d'abord des noms de gens qui avoient eu part à ce qu'il vouloit raconter ; il quittoit aussitôt l'objet principal du récit pour s'attacher à quelqu'une de ces personnes, et, tôt après, à une autre personne qui avoit rapport à cette première, puis à une troisième, et, à la manière des romans[1], il enfiloit ainsi une douzaine d'histoires à la fois qui faisoient perdre terre, et se chassoient l'une l'autre, sans jamais en finir pas une, et avec cela le discours fort confus, de sorte qu'il n'étoit pas

tome I, p. 125, note 6. C'est après la brouille définitive de 1684 que celle-ci avait pris de nouvelles dispositions annulant les précédentes. Le dernier testament du 27 février 1685 fut imprimé, mais tronqué et arrangé, dans le *Mercure* de 1693, et dans la *Bibliotheca Dumbensis*, p. 589 ; le texte original et complet, d'après l'autographe de Mademoiselle, a été publié par l'abbé Legris dans le tome X du *Bulletin de la Société de l'histoire de Normandie*, p. 339 et suivantes. Le bruit courut à la cour, lors de sa mort, qu'elle avait fait peu auparavant un troisième testament ; mais ce n'était qu'un projet (*Mémoires de Sourches*, tome IV, p. 190-191).

1. C'est en effet ainsi que procédaient la Calprenède, Mlle de Scudéry et les autres romanciers ; l'exemple le plus connu de cette façon de faire, qui n'est pas particulière aux romans français, est celui des *Mille et une nuits*.

possible de rien apprendre de lui, ni d'en rien retenir[1]. Du reste, sa conversation étoit toujours contrainte par l'humeur ou par la politique, et n'étoit plaisante que par sauts et par les traits malins qui en sortoient souvent. Peu de mois avant sa dernière maladie, c'est-à-dire à plus de quatre-vingt-dix ans, il dressoit encore des chevaux, et il fit cent passades au bois de Boulogne, devant le Roi, qui alloit à la Meute[2], sur un poulain qu'il venoit de dresser, et qui à peine l'étoit encore, où il surprit les spectateurs par son adresse, sa fermeté et sa bonne grâce. On ne finiroit point à raconter de lui.

Sa dernière maladie, sa mort courageuse et chrétienne.

Sa dernière maladie se déclara sans prélude, presque en un moment, par le plus horrible de tous les maux, un cancer dans la bouche. Il le supporta jusqu'à la fin avec une fermeté et une patience incroyable, sans plainte, sans humeur, sans le moindre contretemps, lui qui en étoit insupportable à lui-même[3]. Quand il se vit un peu avancé dans son mal, il se retira dans un petit appartement qu'il avoit d'abord loué dans cette vue dans l'intérieur du couvent des Petits-Augustins, dans lequel on entroit de sa maison[4], pour y mourir en repos, inaccessible à Mme de

1. Dans la notice inédite sur la princesse des Ursins donnée à l'appendice VI de notre tome V, notre auteur avait dit en parlant de Lauzun : « Même dans les récits des choses de son temps à ses amis qui lui en parloient, l'abondance de son esprit y mettoit une telle confusion, un enchaînement si peu distingué de toutes sortes de choses, et des parenthèses si fréquentes et si longues, à mesure que la matière l'emportoit, qu'on avoit peine à le suivre et à en démêler le chaos. »

2. C'est la Muette.

3. Quelques mois avant sa mort, le 31 mars 1723, il avait fondé, par acte notarié, dans sa terre de Lauzun une maison de sœurs de charité de Saint-Vincent-de-Paul « pour le service des malades et pour les petites écoles aux pauvres filles » ; il leur avait assuré la jouissance perpétuelle d'une maison, achetée, aménagée et meublée à cet effet, et sept cent quarante livres de rente assignées sur les revenus de la terre ; l'acte précise en grand détail les devoirs et les droits des religieuses (Archives nationales, Y 312, fol. 11 v°, et S 6169).

4. L'hôtel qu'il habitait depuis 1712 sur le quai Malaquais au coin

Biron et à toute autre femme, excepté à la sienne, qui eut permission d'y entrer à toutes heures[1], suivie d'une de ses femmes.

Dans cette dernière retraite, le duc de Lauzun n'y donna accès qu'à ses neveux et à ses beaux-frères, et encore le moins et le plus courtement qu'il put. Il ne songea qu'à mettre à profit son état horrible, et à donner tout son temps aux pieux entretiens de son confesseur et de quelques religieux de la maison, à de bonnes lectures, et à tout ce qui pouvoit le mieux préparer à la mort. Quand nous le voyions, rien de malpropre, rien de lugubre, rien de souffrant; politesse, tranquillité, conversation peu animée, fort indifférente à ce qui se passoit dans le monde, en parlant toutefois, peu et difficilement[2], pour parler de quelque chose, peu ou point de morale, encore moins de son état, et cette uniformité si courageuse et si paisible se soutint égale, quatre mois durant, jusqu'à la fin; mais, les dix ou douze derniers jours, il ne voulut plus voir ni beaux-frères ni neveux, et sa femme il la renvoyoit promptement[3]. Il reçut tous les sacrements avec

de la rue des Petits-Augustins, joignait le couvent par le fond du jardin. Lauzun l'avait acheté du duc d'Albret pour cent cinquante-six mille livres par contrat du 3 juillet 1712, passé devant Doyen et Lefèvre; il y en a un plan joint au procès-verbal de description et d'estimation du 10 mai 1726 (Archives nationales, Z[1J] 580). — « Le duc de Lauzun, dit Mathieu Marais (*Mémoires*, tome III, p. 39), qui n'a jamais rien fait comme un autre, se voyant malade, s'est retiré pour mourir dans les Petits-Augustins. Il a endossé l'habit de moine et se fait servir par des moines. Il s'est mis là pour fuir ses collatéraux. » Voyez aussi *les Correspondants de Balleroy*, tome II, p. 544.

1. Permission du cardinal de Noailles, dit plus clairement l'Addition à Dangeau, ci-après, p. 346.

2. Ces trois mots ont été ajoutés en interligne.

3. Il lui dit un jour « qu'il ne se soucioit pas de mourir, puisqu'il la laissoit assez vieille et laide pour ne pas lui donner de successeur » (*Les Correspondants de Balleroy*, p. 544); elle avait quarante-trois ans environ. En avril 1722, Lauzun avait obtenu du Régent de faire transférer sur sa tête la pension de six mille livres dont il jouissait (reg. O[1] 66, p. 143).

beaucoup d'édification, et conserva sa tête entière jusqu'au dernier moment.

Le matin du jour dont il mourut la nuit suivante, il envoya chercher Biron, lui dit qu'il avoit fait pour lui tout ce que Mme de Lauzun avoit voulu ; que, par son testament, il lui donnoit tous ses biens, excepté un legs assez médiocre à Castelmoron, fils de son autre sœur[1], et des récompenses à ses domestiques[2] ; que tout ce qu'il avoit fait pour lui depuis son mariage, et ce qu'il faisoit en mourant, Biron le devoit en entier à Mme de Lauzun ; qu'il n'en devoit jamais oublier la reconnoissance ; qu'il lui défendoit, par l'autorité d'oncle et de testateur, de lui faire jamais ni peine, ni trouble, ni obstacle, et d'avoir jamais aucun procès contre elle sur quoi que ce pût être[3] :

1. Charles-Gabriel de Belsunce, marquis de Castelmoron : tome XXVI, p. 197.

2. Voyez ci-après, p. 419-421, le résumé du testament.

3. Biron ne tint pas sa promesse, ainsi que Saint-Simon l'a dit dans la Notice des *Écrits inédits*, et aussi dans la table qu'il avait faite de ses *Mémoires* (édition 1873, tome XX, p. 82-83). Poussé par son avide épouse et profitant des clauses insuffisamment précises du testament et des codicilles successifs de son oncle, il demanda le règlement de la succession par autorité de justice. Les scellés furent apposés dès le 19 novembre par le commissaire Daminois et levés un mois plus tard (procès-verbal aux Archives nationales, T* 479[13]). L'inventaire eut lieu en décembre et mois suivants par les soins du notaire Nicolas de Savigny (minutier de son successeur). L'affaire fut portée aux Requêtes du Palais ; on peut citer, entre autres pièces judiciaires, des sentences particulières des 16 février et 13 mars 1725 (Archives nationales, X[3B] 1998 et 1999), des visites et estimations de l'hôtel de Lauzun et de la maison de Passy par des experts les 10 mai 1726 et 20 février 1727 (*ibidem*, Z[1J] 580 et 585), la sentence du 23 août 1726, qui liquida la succession (X[3B] 2014), enfin l'adjudication des deux immeubles ci-dessus à la duchesse de Lauzun (sentence du 25 juin 1727, X[3B] 2477). On trouvera en outre des pièces relatives à cette succession aux Archives nationales, T 479[105] et T* 479[14 et 15], à la Bibliothèque nationale, Pièces originales, vol. 1356, dossier Gontaut, fol. 236-246, et Fm 8978, in-folio, factum pour Mme de Lauzun. Si l'on en croit Mathieu Marais (*Mémoires*, tome III, p. 235), l'affaire serait revenue à la grand chambre, probablement sur appel des Biron ;

c'est Biron lui-même qui me le dit le lendemain, dans les mêmes termes que je les rapporte ; lui dit adieu d'un ton ferme, et le congédia. Il défendit, avec raison, toute cérémonie[1] ; il fut enterré aux Petits-Augustins[2]. Il n'avoit rien du Roi que cette ancienne compagnie des becs de corbin, qui fut supprimée deux jours après[3]. Un mois avant sa mort, il avoit envoyé chercher Dillon[4], chargé ici des affaires du roi Jacques, et officier général très distingué, à qui il remit son collier de l'ordre de la Jarretière, et un Georges d'onyx entouré de parfaitement beaux et gros diamants[5], pour les renvoyer à ce prince.

Causes de prolixité sur le duc de Lauzun.

Je m'aperçois enfin que j'ai été bien prolixe sur un homme, dont la singularité extraordinaire de sa vie, et le commerce continuel que la proximité m'a donné avec lui[6], m'a paru mériter de le faire connoître, d'autant qu'il n'a pas assez figuré dans les affaires générales pour en attendre rien des Histoires qui paroîtront. Un autre sentiment a allongé mon récit. Je touche à un but que je crains d'atteindre, parce que mes desirs n'y peuvent s'ac-

mais les avocats auraient eu ordre de la cour de l'accommoder et y auraient réussi.

1. Voyez ci-après, p. 419, l'article du testament relatif à ses obsèques.

2. Non seulement aucun monument ne lui fut élevé dans la chapelle du couvent, mais encore aucune inscription ne rappela le souvenir de sa sépulture.

3. Les registres du Secrétariat de la Maison du Roi n'ont pas conservé trace de cette suppression. Sur cette compagnie, voyez notre tome V, p. 381. Réduite à quelques unités qui survivaient encore, elle ne faisait aucun service et avait été dispensée d'assister au sacre en 1722 (reg. O¹ 66, p. 341-342).

4. Arthur, comte Dillon : tome XIV, p. 83.

5. Saint-Simon écrit bien *un Georges* ; on disait sans doute ainsi. — Ce bijou était l'image de saint Georges à cheval qui pendait au collier de l'ordre de la Jarretière ; on l'estimait valoir dix mille écus. Charles Ier l'avait donné à son fils Charles II, et Jacques II en avait fait présent à Lauzun lorsqu'il lui avait donné le collier de son ordre le 27 février 1689 (*Lettres de Mme de Sévigné*, tome VIII, p. 494-495, qui dit cependant un *Saint-Georges*).

6. Les mots *avec luy* ont été écrits en interligne.

corder avec la vérité ; ils sont ardents, par conséquent cuisants, parce que l'autre est terrible et ne laisse pas le moindre lieu à oser chercher à se la pallier ; cette horreur d'y venir enfin m'a arrêté, m'a accroché où j'ai pu, m'a glacé On entend bien qu'il s'agit de venir à la mort et au genre de mort de M. le duc d'Orléans, et quel récit épouvantable, surtout après un tel et si long attachement, puisqu'il a duré en moi pendant toute sa vie, et qu'il durera toute la mienne pour me pénétrer d'effroi et de douleur sur lui.

Mort subite de M. le duc d'Orléans.

On frémit[1] jusque dans les moelles par l'horreur du soupçon que Dieu l'exauça dans sa colère. On a vu, il y a peu[2], qu'il redoutoit une mort lente qui s'annonçoit de loin, qui devient une grâce bien précieuse quand celle d'en savoir bien profiter y est ajoutée, et que la mort la plus subite fut celle qu'il préféroit. Hélas! il l'obtint, et plus rapide encore que ne fut celle de feu Monsieur, dont la machine disputa plus longtemps[3]. J'allai, le 2 décembre[4], de Meudon à Versailles, au sortir de table, chez M. le duc d'Orléans ; je fus trois quarts d'heure seul avec lui dans son cabinet[5], où je l'avois trouvé seul. Nous nous y promenâmes, toujours parlant d'affaires dont il alloit rendre compte au Roi ce jour-là même. Je ne trouvai nulle différence à son état ordinaire, épaissi et appesanti depuis quelque temps[6], mais l'esprit net et le raisonnement tel qu'il l'eut toujours. Je revins tout de suite à Meudon ; j'y causai en arrivant avec Mme de Saint-Simon quelque temps. La saison faisoit que nous y avions

1. Le verbe *frémit* remplace en interligne *est saisy*, biffé.
2. Ci-dessus, p. 230-231.
3. Voyez notre tome VIII, p. 320-325.
4. Les mots *le 2 dec.* sont en interligne, et il y a une correction après le chiffre 2.
5. Pour ce cabinet, voyez ci-dessus, p. 4.
6. Voyez ci-dessus, p. 229-230 ; d'Argenson (*Mémoires*, tome I, p. 49) confirme cet état bouffi et apoplectique.

peu de monde ; je la laissai dans son cabinet et je m'en allai dans le mien. Au bout d'une heure au plus, j'entends des cris et un vacarme subit ; je sors, et je trouve Mme de Saint-Simon tout effrayée, qui m'amenoit un palefrenier du marquis de Ruffec, qui de Versailles me mandoit que M. le duc d'Orléans étoit en apoplexie. J'en fus vivement touché, mais nullement surpris ; je m'y attendois, comme on a vu[1], depuis longtemps. Je petille après ma voiture, qui[2] me fit attendre par l'éloignement du château neuf aux écuries[3] ; je me jette dedans, et m'en vais tant que je puis. A la porte du parc, autre courrier du marquis de Ruffec, qui m'arrête, et qui m'apprend que c'en est fait. Je demeurai là plus d'une demi-heure absorbé en douleur et en réflexions. A la fin je pris mon parti d'aller à Versailles, où j'allai tout droit m'enfermer dans mon appartement. Nangis[4], qui vouloit être premier écuyer, aventure dont je parlerai après[5], m'avoit succédé chez M. le duc d'Orléans, et, expédié en bref, le fut[6] par Mme Falari, aventurière fort jolie, qui avoit épousé un autre aventurier, frère de la duchesse de Béthune[7]. C'étoit une des maî-

1. Ci-dessus, p. 231. — 2. Avant ce *qui*, il a biffé *parce*.

3. Ci-dessus p. 8.

4. Louis-Armand de Brichanteau : tome III, p. 173.

5. Voyez plus loin, p. 320.

6. Fut succédé : forme irrégulière, mais que notre auteur a déjà employée.

7. Nous connaissons déjà la duchesse de Béthune, Julie-Christine-Régine Gorge d'Entraigues, qui avait épousé en 1709, Paul-François de Béthune, marquis d'Ancenis, lequel ne devint duc de Béthune qu'en 1724 (tomes XVI, p. 194, et XVII, p. 170). Son frère Pierre-François Gorge d'Entraigues, qui avait obtenu du Pape en 1714 le titre de duc de Falari, épousa en secondes noces le 1er novembre 1715, en Bugey, Marie-Thérèse Blonel d'Haraucourt, née en 1697, dont il se sépara en fait au bout de peu de temps. Celle-ci, devenue maîtresse du Régent en 1720, continua à avoir des relations intermittentes avec lui jusqu'à l'événement tragique qui y mit fin. Elle mourut fort vieille le 18 juillet 1782. Nous donnerons sur ce couple, aux Additions et Corrections, ci-après, p. 461-463, des renseignements plus complets qui ne

tresses de ce malheureux prince. Son sac étoit fait pour aller travailler chez le Roi, et il causa près d'une heure avec elle en attendant celle du Roi[1]. Comme elle étoit tout proche, assis près d'elle chacun dans un fauteuil, il se laissa tomber de côté sur elle, et oncques depuis n'eut pas le moindre rayon de connoissance, pas la plus légère apparence. La Falari, effrayée au point qu'on peut imaginer, cria au secours de toute sa force, et redoubla ses cris. Voyant que personne ne répondoit, elle appuya comme elle put ce pauvre prince sur les deux bras contigus des deux fauteuils, courut dans le grand cabinet, dans la chambre, dans les antichambres, sans trouver qui que ce soit, enfin dans la cour et dans la galerie basse[2]. C'étoit sur[3] l'heure du travail avec le Roi, que les gens de M. le duc d'Orléans étoient sûrs que personne ne venoit chez lui, et qu'il n'avoit que faire d'eux parce qu'il montoit seul chez le Roi par le petit escalier de son caveau, c'est-à-dire de sa garde-robe, qui donnoit dans la dernière antichambre du Roi[4], où celui qui portoit son sac l'attendoit et s'étoit à l'ordinaire rendu par le grand escalier et par la

pourraient trouver place dans l'espace restreint d'une note. Lémontey avait déjà éclairci quelques points de leur singulière existence dans son *Histoire de la Régence*, tome II, p. 92-94, note ; Lescure a parlé de Mme de Falari dans *Les Maîtresses du Régent*, (1892) p. 236-256, et le comte Marquiset lui a consacré en 1907 une étude très documentée sous le titre de *La Duchesse de Fallary* ; plus récemment (1923) le marquis d'Argenson a réuni quelques renseignements sur elle dans *Autour d'un ministre de Louis XV*, p. 5-33, en publiant plusieurs de ses lettres inédites.

1. En attendant l'heure du Roi. — Les mots *celle du Roy* sont en interligne au-dessus de *leur*, biffé.

2. La galerie du rez-de-chaussée, qui servait de communication entre les divers appartements.

3. Ce mot *sur* a été ajouté en interligne ; il signifie vers, à l'approche de.

4. Il a été parlé dans le tome VIII, p, 240, de ce petit escalier qui faisait communiquer l'ancien salon des Bassans avec le « caveau » de feu Monseigneur, et ci-dessus, p. 59.

salle des gardes. Enfin la Falari amena du monde, mais point de secours, qu'elle envoya chercher par qui elle trouva sous sa main. Le hasard, ou pour mieux dire la Providence, avoit arrangé ce funeste événement à une heure où chacun étoit d'ordinaire allé à ses affaires ou en visite, de sorte qu'il s'écoula une bonne demi-heure avant qu'il vînt[1] ni médecin ni chirurgien, et peu moins pour avoir des domestiques de M. le duc d'Orléans. Sitôt que les gens du métier l'eurent envisagé, ils le jugèrent sans espérance. On l'étendit à la hâte sur le parquet, on l'y saigna ; il ne donna pas le moindre signe de vie pour tout ce qu'on put lui faire. En un instant que les premiers furent avertis, chacun de toute espèce accourut ; le grand et le petit cabinet étoient pleins de monde. En moins de deux heures tout fut fini[2], et peu à peu la solitude y fut aussi grande qu'avoit été la foule. Dès que le secours fut arrivé, la Falari se sauva, et gagna Paris au plus vite.

Diligence de la Vrillière à se capter

La Vrillière fut des premiers avertis de l'apoplexie. Il courut aussitôt l'apprendre au Roi et à l'évêque de Fréjus[3],

1. Saint-Simon a écrit ici *vînt* à l'indicatif, et non *vinst*.

2. Tous les journaux et les Mémoires du temps parlent de cette mort subite avec des détails divers ; notre *Gazette* ne mentionne pas la présence de Mme de Falari, que relèvent au contraire les Mémoires, moins obligés à une discrétion nécessaire ; voyez la *Gazette*, p. 596 et 607-608, celle *d'Amsterdam*, n° XCIX et Extraordinaire et n^{os} C et CI, le *Mercure* de novembre, p. 1047, le *Journal de Barbier*, tome I, p. 306 et 311-312, celui *de Buvat*, tome II, p. 460-462, les *Mémoires de Mathieu Marais*, tome III, p. 50, qui raconte l'autopsie, p. 51-52, ceux *du maréchal de Villars*, tome IV, p. 271-272, ceux *du marquis d'Argenson*, édition Rathery, tome I, p. 49, les *Lettres de la duchesse de Lorraine à la marquise d'Aulède*, p. 160-162, les *Correspondants de la marquise de Balleroy*, tome II, p. 549, 554 et 556, la *Correspondance de M. de Saint-Fonds*, publiée par Poidebard, tome I, p. 258-259, le *Pot pourri de Menin* dans la revue *Souvenirs et Mémoires*, 1900, p. 300, où Mme de Falari est accompagnée de la danseuse Julie, le recueil du greffier Delisle, U 367, à la date, le ms. 56 des Archives de l'Assistance publique : journal de l'hôtel-Dieu de Paris, etc.

3. La Vrillière n'alla avertir que Monsieur le Duc : voyez la note 2 de la page suivante.

Monsieur le Duc.

puis à Monsieur le Duc, en courtisan qui sait profiter de tous les instants critiques, et, dans la pensée que ce prince pourroit bien être premier ministre, comme il l'y avoit exhorté en l'avertissant, il se hâte de retourner chez lui et d'en dresser à tout hasard la patente sur celle de M. le duc d'Orléans. Averti de sa mort au moment même qu'elle arriva, il envoya le dire à Monsieur le Duc, et s'en alla chez le Roi, où le danger imminemment[1] certain avoit amassé les gens de la cour les plus considérables. Fréjus, dès la première nouvelle de l'apoplexie, avoit fait l'affaire de Monsieur le Duc avec le Roi, qu'il y avoit sans doute préparé d'avance sur l'état où on voyoit M. le duc d'Orléans, surtout depuis ce que je lui en avois dit, de sorte que, Monsieur le Duc arrivant chez le Roi, au moment qu'il sut la mort, on fit entrer ce qu'il y avoit de plus distingué en petit nombre amassé à la porte du cabinet, où on remarqua le Roi fort triste et les yeux rouges et mouillés.

Le Roi affligé. Monsieur le Duc premier ministre.

A peine fut-on entré, et la porte fermée, que Fréjus dit tout haut au Roi que dans la grande perte qu'il faisoit de M. le duc d'Orléans, dont l'éloge ne fut que de deux mots, Sa Majesté ne pouvoit mieux faire que prier Monsieur le Duc, là présent, de vouloir bien se charger du poids de toutes les affaires, et d'accepter la place de premier ministre comme l'avoit M. le duc d'Orléans. Le Roi, sans dire un mot, regarda Fréjus, et consentit d'un signe de tête, et tout aussitôt Monsieur le Duc fit son remerciement[2]. La

1. Saint-Simon a déjà employé cet adverbe dans le tome XXVIII, p. 175.

2. Les récits contemporains ne sont pas d'accord avec Saint-Simon, qui, il ne faut l'oublier, écrit près de vingt-cinq ans après l'événement. Tous s'accordent pour dire que le Roi et Fréjus n'apprirent la mort du duc d'Orléans que par Monsieur le Duc, qui demanda immédiatement la place et l'emporta par surprise : voyez *Barbier*, p. 312-313, *Mathieu Marais*, p. 50, *les Correspondants de Balleroy*, p. 549, *Villars*, p. 272. Une note inédite du duc du Maine (troisième registre de sa correspondance, p. 98) confirme cette version : « Sur les sept heures du soir, dit-il, M. le duc d'Orléans, étant à un quart d'heure près de

Vrillière, transporté d'aise de sa prompte politique, avoit en poche le serment de premier ministre copié sur celui de M. le duc d'Orléans, et proposa tout haut à Fréjus de le faire prêter sur-le-champ. Fréjus le dit au Roi comme chose convenable, et, à l'instant, Monsieur le Duc le prêta[1]. Peu après Monsieur le Duc sortit ; tout ce qui étoit dans le cabinet le suivit ; la foule des pièces voisines augmenta sa suite, et, dans un moment, il ne fut plus parlé que de Monsieur le Duc.

M. le duc de Chartres étoit à Paris, débauché alors Lourdise

monter chez le Roi pour travailler, tomba en apoplexie, dont il mourut en moins de trois quarts d'heure. Le Roi, qui depuis cinq heures trois quarts étoit enfermé avec M. l'évêque de Fréjus, n'apprit le mal de M. le duc d'Orléans et sa mort que par Monsieur le Duc, qui en même temps demanda et obtint la place de premier ministre et les postes. La patente fut expédiée en un moment et le serment prêté aussitôt. » Le président Hénault (*Mémoires*, édition Rousseau, p. 82-83) dit que ce fut l'abbé de Broglie qui courut prévenir Monsieur le Duc, alors chez Mme de la Vrillière, et qui le poussa à demander la place de premier ministre : « Monsieur le Duc, étonné de la proposition, se laissa mener à la porte du cabinet du Roi, y entra, lui demanda en bégayant la permission de gouverner l'État, que le Roi lui accorda entre ses dents, après en avoir comme demandé l'aveu à Monsieur de Fréjus, qui étoit avec lui et qui ne répondit que par un signe de tête. » Voyez un premier récit, p. 72-73. Fleury, loin d'avoir préparé le Roi à nommer Monsieur le Duc, comme le dit Saint-Simon, aurait été surpris par cette démarche inopinée et ne put s'y opposer ; mais du moins il tenta après coup d'y mettre des entraves en engageant le Roi à ne jamais travailler avec Monsieur le Duc sans que lui-même y fût en tiers (*Président Hénault*, p. 84). Le duc du Maine, dans la suite de la note dont il a été parlé plus haut, écrit quelques jours plus tard : « Monsieur le Duc a continué de travailler avec le Roi comme faisoit M. le duc d'Orléans, à la réserve que, jusqu'à présent, M. l'ancien évêque de Fréjus y a assisté. » Mais il ajoute, ce qui corroborerait les dires de Saint-Simon : « Il est assez difficile de ne pas croire à tout ce qu'on voit qu'il (Fleury) ne fût pas à l'avance de concert avec Monsieur le Duc. »

1. Le texte de la « commission de principal ministre » et celui du serment prêté sont dans le registre O¹ 67, p. 696-698 ; ces deux pièces sont en effet datées du 2 décembre.

de M. le duc de Chartres.

fort gauche, chez une fille de l'Opéra qu'il entretenoit[1]. Il y reçut le courrier qui lui apprit l'apoplexie, et en chemin un autre qui lui apprit la mort. Il ne trouva à la descente de son carrosse nulle foule, mais les seuls ducs de Noailles et de Guiche[2], qui lui offrirent très apertement[3] leurs services et tout ce qui pouvoit dépendre d'eux. Il les reçut comme des importuns dont il avoit hâte de se défaire, se pressa de monter chez Madame sa mère, où il dit qu'il avoit rencontré deux hommes qui lui avoient voulu tendre un bon panneau, mais qu'il n'avoit pas donné dedans, et qu'il avoit bien su s'en défaire[4]. Ce grand trait d'esprit, de jugement et de politique promit d'abord tout ce que ce prince a tenu depuis. On eut grandpeine à lui faire comprendre qu'il avoit fait une lourde[5] sottise; il ne continua pas moins d'y retomber.

Je vais au lever du Roi, et j'y prends un rendez-vous avec Monsieur le Duc.

Pour moi, après avoir passé une cruelle nuit, j'allai au lever du Roi, non pour m'y montrer, mais pour y dire un mot à Monsieur le Duc plus sûrement et plus commodément, avec lequel j'étois resté en liaison continuelle depuis le lit de justice des Tuileries, quoique fort mécontent du consentement qu'il s'étoit laissé arracher pour le rétablissement des bâtards[6]. Il se mettoit toujours au lever dans l'embrasure de la fenêtre du milieu[7], vis-à-vis de laquelle le Roi s'habilloit, et, comme il étoit fort grand,

1. D'autres récits disent tout simplement qu'il était à l'Opéra.

2. L'un capitaine des gardes du corps, l'autre colonel du régiment des gardes françaises, tous deux peu favorables à Monsieur le Duc.

3. Adverbe déjà rencontré dans le tome XXI, p. 31.

4. Saint-Simon est seul, croyons-nous, à raconter cette anecdote.

5. L'adjectif *lourde* a été ajouté en interligne, lorsqu'il a écrit la manchette *Lourdise*, etc.

6. Ci-dessus, p. 143-144.

7. Les mots *du milieu* sont en interligne. C'est la fenêtre centrale de l'ancienne chambre de Louis XIV, que Louis XV avait reprise, avec tout le reste de son appartement (tome XL, p. 263).

on l'apercevoit aisément de derrière l'épaisse haie qui environnoit le lever. Elle étoit ce jour-là prodigieuse. Je fis signe à Monsieur le Duc de me venir parler, et à l'instant il perça la foule et vint à moi. Je le menai dans l'autre embrasure de la fenêtre la plus proche du cabinet, et là je lui dis que je ne lui dissimulois point que j'étois mortellement affligé; qu'en même temps j'espérois sans peine qu'il étoit bien persuadé que, si le choix d'un premier ministre avoit pu m'être déféré, je n'en eusse pas fait un autre que celui qui avoit été fait; sur quoi, il me fit mille amitiés[1]. Je lui dis ensuite qu'il y avoit dans le sac que M. le duc d'Orléans devoit porter à son travail avec le Roi, lors du malheur de cette cruelle apoplexie[2], chose sur quoi il étoit nécessaire que je l'entretinsse, présentement qu'il lui succédoit; que je n'étois pas en état de supporter le monde; que je le suppliois de m'envoyer avertir d'aller chez lui sitôt qu'il auroit un moment de libre, et de me faire entrer par la petite porte de son cabinet qui donnoit dans la galerie, pour m'éviter tout ce monde qui rempliroit son appartement. Il me le promit, et dans la journée, le plus gracieusement, et ajouta des excuses sur l'embarras du premier jour de son nouvel état, s'il ne me donnoit pas une heure certaine, et celle que je voudrois. Je connoissois ce cabinet et cette porte, parce que cet appartement avoit été celui de Mme la duchesse de Berry, à son mariage, dans la galerie haute de l'aile neuve, et que le mien étoit tout proche, de plain pied, vis-à-vis l'escalier[3].

1. Cela est tout à fait contraire à ce qu'il avait dit de son opinion personnelle à cet égard dans sa conversation avec le cardinal de Fleury rapportée ci-dessus, p. 231-234. Saint-Simon était, à l'occasion, fort bon courtisan.

2. Il a dit ci-dessus (p. 294) qu'il avait eu un entretien avec le Régent sur diverses affaires, peu d'instants avant sa mort.

3. Sur l'appartement des Saint-Simon et sur celui de la duchesse de Berry, voyez nos tomes XIX, p. 338 et 354, et XXIV, p. 111-112.

Je vais parler à la duchesse Sforze, puis chez Mme la duchesse d'Orléans et chez M. le duc de Chartres; leur réception.

J'allai de là chez la duchesse Sforze, qui étoit demeurée toujours fort de mes amies, et fort en commerce avec moi, quoique je ne visse plus Mme la duchesse d'Orléans[1] depuis longtemps, comme il a été marqué ici en son lieu[2]. Je lui dis que, dans le malheur qui venoit d'arriver, je me croyois obligé, par respect et attachement pour feu M. le duc d'Orléans, d'aller mêler ma douleur avec tout ce qui tenoit particulièrement à lui, officiers les plus principaux, même ses bâtards, quoique je ne connusse aucun d'eux; qu'il me paroîtroit fort indécent d'en excepter Mme la duchesse d'Orléans; qu'elle savoit la situation où j'étois avec cette princesse; que je n'avois nulle volonté d'en changer; mais qu'en cette occasion si triste je croyois devoir rendre à la veuve de M. le duc d'Orléans le respect d'aller chez elle; qu'au demeurant il m'étoit entièrement indifférent de la voir ou non, content d'avoir fait à cet égard ce que je croyois devoir faire; qu'ainsi, je la suppliois d'aller savoir d'elle si elle vouloit me recevoir ou non, et, au premier cas, d'une façon convenable, également content du oui ou du non, parce que je le serois également de moi-même en l'un et l'autre cas. Elle m'assura que Mme la duchesse d'Orléans seroit fort satisfaite de me voir et de me bien recevoir, et qu'elle alloit sur-le-champ s'acquitter de ma commission. Comme Mme Sforze logeoit fort près de Mme la duchesse d'Orléans[3], j'attendis chez elle son retour. Elle me dit que Mme la duchesse d'Orléans seroit fort aise de me voir, et me recevroit de façon que j'en serois content. J'y allai donc sur-le-champ. Je la trouvai au lit, avec peu de ses dames et de ses premiers officiers et M. le duc de Chartres, avec toute la décence qui pouvoit suppléer à la douleur. Sitôt

1. Les mots d'*Orléans* sont ajoutés en interligne.
2. Tome XXXV, p. 257-258.
3. L'appartement de la princesse était au premier étage dans la galerie de l'aile neuve : voyez nos tomes XXVI, p. 213-214, et XL, p. 264.

que j'approchai d'elle, elle me parla du malheur commun; pas un mot de ce qui étoit entre elle et moi; je l'avois stipulé ainsi. M. le duc de Chartres s'en alla chez lui; la conversation traînante dura tout le moins que je pus[1]. Je m'en allai chez M. de Chartres, logé dans l'appartement qu'occupoit Monsieur son père avant qu'il fût régent[2]. On me dit qu'il étoit enfermé. J'y retournai trois autres fois dans la même matinée. A la dernière, son premier valet de chambre en fut honteux, et l'alla avertir malgré moi. Il vint sur le pas de la porte de son cabinet, où il étoit avec je ne sais plus qui de fort commun : c'étoit la sorte de gens qu'il lui falloit. Je vis un homme tout empêtré, tout hérissé, point affligé, mais embarrassé[3] à ne savoir où il en étoit. Je lui fis le compliment le plus fort, le plus net, le plus clair, le plus énergique, et à haute voix. Il me prit apparemment pour quelque tiercelet[4] des ducs de Guiche et de Noailles[5], et ne me fit pas l'honneur de me répondre un mot. J'attendis quelques moments, et, voyant qu'il ne sortoit rien de ce simulacre[6], je fis la révérence et me retirai, sans qu'il fît un seul pas pour me conduire, comme il le devoit faire tout du long [de] son[7] appartement, et se rembucha[8] dans son cabinet. Il est vrai qu'en me retirant, je jetai les yeux sur la compagnie, à droit et à gauche, qui me parut fort surprise.

1. La mort du Régent créa pour la duchesse d'Orléans une situation nouvelle : une déclaration du 25 décembre lui donna une compagnie de gardes et nomma de nouveaux membres de son conseil, ce qui devenoit nécessaire par suite du décès de son mari : reg. O^1 67, p. 749.

2. Au premier étage de l'aile neuve près de celui de sa mère : tome XL, p. 264.

3. *Embarrassé* est en interligne, au-dessus d'*empestré*, biffé.

4. Au sens figuré de diminutif, comme au tome VI, p. 265.

5. Ci-dessus, p. 300.

6. Au sens d'image, vaine représentation de quelque chose.

7. Saint-Simon avait d'abord écrit *co^e^ il le devoit tout son apar-tem^t^*; il a ajouté *faire* et *du long* en interligne, mais oublié *de*.

8. « *Se rembucher* se dit des bêtes sauvages, quand elles rentrent dans les bois » (*Académie*, 1718).

Je m'en allai chez moi, fort ennuyé de courir le château.

Conversation entre Monsieur le Duc et moi dans son cabinet tête à tête. Je m'en retourne à Meudon.

Comme je sortois de table, un valet de chambre de Monsieur le Duc me vint dire qu'il m'attendoit, et me conduisit par la petite porte droit dans son cabinet. Il me reçut à la porte, la ferma, me tira un fauteuil et en prit un autre. Je l'instruisis de l'affaire dont je lui avois parlé le matin, et, après l'avoir discutée, nous nous mîmes sur celle[1] du jour. Il me dit que, au sortir du lever du Roi, il avoit été chez M. le duc de Chartres[2], auquel, après les compliments de condoléances, il avoit offert tout ce qui pourroit dépendre de lui pour mériter son amitié, et lui témoigner son véritable attachement pour la mémoire de M. le duc d'Orléans; qu'à cela M. de Chartres étant demeuré muet, il avoit redoublé de protestations et de desirs de lui complaire en toutes choses; qu'à la fin il étoit venu un monosyllabe sec de remerciement, et un air d'éconduite[3] qui avoit fait prendre à Monsieur le Duc le parti de s'en aller[4]. Je lui rendis ce qui m'étoit arrivé

1. *Celle* est en interligne, au-dessus de *l'affaire*, biffé.

2. Les mots *de Chartres* corrigent en interligne *d'Orléans*, biffé.

3. Action d'éloigner avec ménagement quelqu'un de chez soi ou de lui refuser poliment ce qu'il demande ; voyez tome XXVII, p. 138.

4. Il y eut, parmi les princes du sang et les principaux seigneurs du royaume, beaucoup de mécontentement de la nomination de Monsieur le Duc. L'avocat Barbier (*Journal*, tome I, p. 314) disait : « Notre nouveau premier ministre n'est du goût de personne ; tous les seigneurs et les officiers crient. On sait qu'il n'a pas le sens commun, ni aucune pratique des affaires publiques... Le duc de Chartres n'est pas content, et il a les conseils de ses oncles, le duc du Maine et le comte de Toulouse », et la suite. Le greffier Delisle écrit dans le récit des événements du 2 décembre et jours suivants (reg. U 367) : « L'on a dit dans le monde qu'il y avoit une grande brouillerie entre les princes depuis la mort de M. le duc d'Orléans au sujet du gouvernement, et que la principale cause étoit que M. le duc de Chartres, étant premier prince du sang, auroit dû être nommé principal ministre de l'État au lieu de Monsieur le Duc ; qu'il y avoit eu à ce sujet plusieurs assemblées des princes chez M. le duc de Chartres, où s'étoient même trouvés M. le duc du Maine et M. le comte de Toulouse, princes légitimés. » Voyez aussi les *Mémoires du maréchal de Villars*, tome

ce même matin avec le même prince, duquel nous nous fîmes nos complaintes[1] l'un à l'autre. Monsieur le Duc me fit beaucoup d'amitiés et de politesses, et me demanda, en m'en conviant, si je ne viendrois pas le voir un peu souvent. Je lui répondis qu'accablé d'affaires et de monde comme il alloit être, je me ferois un scrupule de l'importuner, et ceux qui auroient affaire à lui; que je me contenterois de m'y présenter quand j'aurois quelque chose à lui dire, et que, comme je n'étois pas accoutumé aux antichambres, je le suppliois d'ordonner à ses gens de l'avertir quand je paroîtrois chez lui, et lui de me faire entrer dans son cabinet au premier moment qu'il le pourroit, où je tâcherois de n'être ni long ni importun. Force amitiés, compliments, convis[2], etc. Tout cela dura près de trois quarts d'heure, et je m'enfuis[3] à Meudon.

Mme de Saint-Simon à Versailles pour voir le Roi, etc., sans y coucher; y reçoit la visite de l'évêque de de Fréjus et de la Vrillière; entrevoit que le premier ne me desire pas à la cour et que le dernier

Mme de Saint-Simon alla le lendemain à Versailles faire sa cour au Roi sur cet événement, et voir Mme la duchesse d'Orléans et Monsieur son fils. Monsieur de Fréjus alla chez Mme de Saint-Simon dès qu'il la sut à Versailles, où elle ne coucha point. A travers toutes les belles choses qu'il lui dit de moi et sur moi, elle crut comprendre qu'il me sauroit plus volontiers à Paris qu'à Versailles. La Vrillière, qui la vint voir aussi, et qui avoit plus de peur de moi encore que le Fréjus, se cacha moins, par moins d'esprit et de tour, et scandalisa davantage Mme de Saint-Simon par son ingratitude après tout ce que j'avois fait pour lui[4]. Ce petit compagnon comptoit avoir tonnelé[5]. Monsieur le Duc par sa diligence à l'avertir et à le servir,

IV, p. 274. Au contraire, Mathieu Marais, qui ne parle pas de ces cabales, tombe sur le duc de Chartres, « qui n'a point d'esprit et est opiniâtre », dit-il (*Mémoires*, tome III, p. 56).

1. Au sens de lamentations. « Il est du style familier et vieillit », dit l'*Académie* de 1718 ; voyez tome XIV, p. 133.

2. Tome XXVI, p. 26. — 3. Il écrit *m'en fuis*, en deux mots.

4. Voyez nos tomes XXVII, p. 60-61, et XXXVII, p. 89-90.

5. Tome V, p. 104, et plusieurs fois depuis.

m'y craint. Je me confirme dans la résolution de longtemps prise : nous allons à Paris nous y fixer.

et brusquer son duché tout de suite. Lorsqu'il m'en avoit parlé du temps de M. le duc d'Orléans, la généralité de mes réponses ne l'avoit pas mis à son aise à mon égard. Il vouloit jeter de la poudre aux yeux et tromper Monsieur le Duc par de faux exemples, dont il craignoit l'éclaircissement de ma part. Il ne m'en falloit pas tant[1] pour me confirmer dans le parti que de longue main j'avois résolu de prendre sur l'inspection de l'état menaçant de M. le duc d'Orléans. Je m'en allai à Paris[2], bien résolu de ne paroître devant les nouveaux maîtres du royaume que dans les rares nécessités ou de bienséances indispensables, et pour des moments, avec la dignité d'un homme de ma sorte, et de celle de tout ce que j'avois personnellement été[3]. Heureusement pour moi, je n'avois jamais, dans aucun temps, perdu de vue le[4] changement total de ma situation, et pour dire la vérité, la perte de Mgr le duc de Bourgogne, et tout ce que je voyois dans le gouvernement m'avoit émoussé sur toute autre de même nature. Je m'étois vu enlever ce cher prince[5] au même âge que mon père avoit perdu Louis XIII : c'est-à-

1. *Tant* corrige *temps*, écrit par mégarde.

2. Voyez à l'appendice XII une notice sur les hôtels qu'habita Saint-Simon à Paris.

3. Saint-Simon écrivait au cardinal Gualterio le 10 janvier 1724 (lettre publiée en premier lieu par Armand Baschet, *Le duc de Saint-Simon et son cabinet*, p. 446) : « Je suis extrêmement sensible aux bontés dont Votre Éminence m'honore sur la perte de S. A. R., qui en est une pour moi irréparable en tout genre. Le bon cœur de Votre Éminence, plus capable qu'un autre des effets d'une longue amitié et des motifs d'une rare reconnoissance, sent bien ce que le mien doit souffrir, indépendamment des réflexions qui lui appartiennent moins qu'à l'esprit de cour et du monde. Si quelqu'une de ces dernières se pouvoit faire jour en moi à travers les premières, ce seroit pour m'affliger de ne pouvoir plus offrir à Votre Éminence qu'un attachement stérile et d'inutiles desirs. »

4. Avant *le*, il a biffé *la situation*.

5. Les mots *ce cher prince* sont en interligne ; il avoit d'abord écrit *je me l'estois vu enlever*.

dire, mon père à trente-six ans son roi de quarante et un ; moi à trente-sept un prince qui n'avoit pas encore trente ans, prêt à monter sur le trône, et à ramener dans le monde la justice, l'ordre, la vérité ; et depuis, un maître du royaume constitué à vivre un siècle, tel que nous étions lui et moi l'un à l'autre[1], et qui n'avoit pas six mois plus que moi. Tout m'avoit préparé à me survivre à moi-même, et j'avois tâché d'en profiter.

Monseigneur et M. le duc d'Orléans morts au même âge.

Monseigneur étoit mort à quarante-neuf ans et demi[2] et M. le duc d'Orléans vécut deux mois moins. Je compare cette durée de vie si égale, à cause de[3] la situation où on a vu ces deux princes à l'égard l'un de l'autre jusqu'à la mort de Monseigneur[4]. Tel est ce monde et son néant.

Effet de la mort de M. le duc d'Orléans chez les étrangers ;

La mort de M. le duc d'Orléans fit un grand bruit au dedans et au dehors ; mais les pays étrangers lui rendirent incomparablement plus de justice et le regrettèrent beaucoup plus que les François[5]. Quoique les étrangers connussent sa foiblesse, et que les Anglois en eussent

1. Toute cette incidente, depuis *tel que*, a été ajoutée en interligne.

2. Voyez sa mort dans le tome XXI.

3. Les mots *à cause de* sont en interligne, au-dessus de *par*, biffé.

4. Saint-Simon a noté bien des fois que Monseigneur détestait le duc d'Orléans : voyez notamment tomes XVIII, p. 72, 74, 80, et XIX, p. 71, 191, 248-249, etc.

5. La *Gazette d'Amsterdam* imprimait les lignes suivantes dans son numéro du 14 décembre (n° c) : « On ne peut exprimer combien l'on est sensible à la mort de Mgr le duc d'Orléans, dans l'espérance où l'on étoit que ce prince, par son grand génie et par sa pénétration, auroit dans peu de temps rétabli les affaires du dedans du royaume et affermi celles du dehors. Aussi attribue-t-on la cause de sa mort à son application et au grand travail qu'il a été obligé de faire, depuis la mort du cardinal Dubois, pour ranger les affaires que cette Éminence n'avoit pu débrouiller avant sa mort. » Un certain Bonaventure O'Donnoghue fit paraître un éloge funèbre du prince en vers latins (*Catalogue de la Bibliothèque nationale*, tome II, p. 346). L'abbé Defourneaux fit imprimer aussi une *Lettre à la duchesse de Lorraine* sur la mort du Régent son frère, dont un exemplaire nous a été conservé par le greffier Delisle, reg. U 367.

étrangement abusé, ils n'en étoient pas moins persuadés, par leur expérience, de l'étendue et de la justesse de son esprit, de la grandeur de son génie et de ses vues, de sa singulière pénétration, de la sagesse et de l'adresse de sa politique, de la fertilité de ses expédients et de ses ressources, de la dextérité de sa conduite dans tous les changements de circonstances et d'événements, de sa netteté à considérer les objets et à combiner toutes choses, de sa supériorité sur ses ministres et sur ceux que les diverses puissances lui envoyoient, du discernement exquis à démêler, à tourner les affaires, de sa savante aisance à répondre sur-le-champ à tout, quand il le vouloit. Tant de grandes et rares parties pour le gouvernement le leur faisoit redouter et ménager[1], et le gracieux qu'il mettoit à tout, et qui savoit charmer jusqu'aux refus, le leur rendoit encore aimable. Ils estimoient de plus sa grande et naïve[2] valeur. La courte lacune de l'enchantement par lequel ce malheureux Dubois avoit comme anéanti ce prince, n'avoit fait que le relever à leurs yeux par la comparaison de sa conduite quand elle étoit sienne, avec sa conduite quand elle n'en portoit que le nom et qu'elle n'étoit que celle de son ministre. Ils avoient vu, ce ministre mort, le prince reprendre le timon des affaires avec les mêmes talents qu'ils avoient admirés en lui auparavant, et cette foiblesse, qui étoit son grand défaut, se laissoit beaucoup moins sentir au dehors qu'au dedans.

dans la cour; Le Roi, touché de son inaltérable respect, de ses attentions à lui plaire, de sa manière de lui parler, et de celle de son travail avec lui, le pleura et fut véritablement touché de sa perte, en sorte qu'il n'en a jamais parlé

1. Il veut parler des étrangers. — Il y a bien *faisoit*, au singulier, dans le manuscrit.

2. Il faut prendre ici ce mot dans son sens originel de native, naturelle ; on ne l'employait plus guère au dix-septième siècle avec cette signification ; le *Littré* en cite néanmoins un exemple de la Fontaine.

depuis, et cela est revenu souvent, qu'avec estime, affection et regret, tant la vérité perce d'elle-même malgré tout l'art et toute l'assiduité des mensonges et de la plus atroce calomnie, dont j'aurai occasion de parler dans les Additions que je me propose de faire à ces *Mémoires*, si Dieu m'en permet le loisir[1]. Monsieur le Duc, qui montoit si haut par cette perte, eut sur elle une contenance honnête et bienséante ; Madame la Duchesse se contint fort convenablement; les bâtards, qui ne gagnoient pas

1. Déjà dit plus haut, p. 19. Saint-Simon n'a pas tenu cette promesse ; du moins, on ne connaît parmi ses papiers rien qui puisse faire croire qu'il ait même commencé à l'exécuter. MM. Chéruel et Ad. Régnier, en imprimant dans le tome XX de l'édition de 1873 de nos *Mémoires* la table du manuscrit desdits Mémoires rédigée par Saint-Simon lui-même (Affaires étrangères, vol. *France* 230), avaient remarqué que certaines mentions n'étaient pas suivies du renvoi à la page du manuscrit ; c'est le cas, entre autres, pour les mots : duchesse de Biron (p. 82-83), Blancmesnil (p. 84), Bontemps (p. 92), abbé de Brissac (p. 116), duc d'Estrées (p. 207), Évêques (p. 210-211), Évreux (p. 212), Fagon (p. 213), la Feuillade (p. 218), Saint-Géran (p. 231), Gesvres (p. 232), Maisons (p. 327), Noailles (p. 368), la Vallée (p. 602), abbé de la Victoire (p. 615), et d'autres. Ils avaient pensé que, peut-être, ces mentions se rapportaient à des faits racontés dans les Additions aux Mémoires, que Saint-Simon aurait par conséquent commencé au moins à rédiger. Mais l'examen attentif de ces mentions a montré que l'omission de la page de renvoi résultait soit d'un oubli, car on en retrouve certaines dans les *Mémoires* (par exemple celles des mots Bontemps, Estrées, Évreux, la Feuillade, Gesvres, Maisons), soit de ce que Saint-Simon, se rappelant certains faits dont il avait parlé ailleurs que dans ses Mémoires, a cru les avoir racontés dans ceux-ci et en a inscrit l'indication dans sa table, pour ainsi dire d'office ; c'est le cas particulièrement des mentions duchesse de Biron (qui se réfère à un passage de la notice Lauzun imprimée dans les *Écrits inédits*, tome VII, p. 343), abbé de la Victoire (*ibidem*, tome V, p. 160-162) et abbé de Brissac (Addition au *Journal de Dangeau*, 7 septembre 1693). Une recherche poussée à fond ferait certainement retrouver à quoi se réfèrent les autres articles, pour lesquels d'ailleurs il faut remarquer qu'aucun ne se rapporte, comme il serait naturel, à des faits postérieurs à la Régence. De tout cela, il faut nécessairement conclure que Saint-Simon n'a pas mis à exécution son projet d'Additions à ses Mémoires.

au change, ne purent se réjouir. Fréjus se tint à quatre[1]. On le voyoit suer sous cette gêne, sa joie, ses espérances muettes lui échapper à tous propos, toute sa contenance étinceler malgré lui. La cour fut peu partagée, parce que le sens y est corrompu par les passions. Il s'y trouva des gens à yeux sains, qui le voyoient comme faisoient les étrangers, et qui continuellement témoins de l'agrément de son esprit, de la facilité de son accès, de cette patience et de cette douceur à écouter qui ne s'altéroit jamais, de cette bonté dont il savoit se parer d'une façon si naturelle, quoique quelquefois ce n'en fût que le masque, de ses traits plaisants à écarter et à éconduire sans jamais blesser, sentirent tout le poids de sa perte. D'autres, en plus grand nombre, en furent fâchés aussi, mais bien moins par regret que par la connoissance du caractère du successeur et de celui encore de ses entours. Mais le gros de la cour ne le regretta point du tout : les uns de cabales opposées, les autres indignés de l'indécence de sa vie, et du jeu qu'il s'étoit fait de promettre sans tenir[2], force mécontents, quoique presque tous bien mal à propos, une foule d'ingrats dont le monde est plein, et qui dans les cours font de bien loin le plus grand nombre, ceux qui se croyoient en passe d'espérer plus du successeur pour leur fortune et leurs vues, enfin un monde d'amateurs stupides de nouveautés.

dans l'Église ; Dans l'Église, les béats, et même les dévots, se réjouirent de la délivrance du scandale de sa vie, et de la force que son exemple donnoit aux libertins, et les jansénistes et les constitutionnaires, d'ambition ou de sottise, s'accordèrent à s'en trouver tous consolés. Les premiers, séduits par des commencements pleins d'espérance, en avoient depuis éprouvé pis que du feu Roi ; les autres, pleins de rage qu'il ne leur eût pas tout permis, parce

1. Locution déjà relevée dans le tome XXIV, p. 263.
2. Voyez nos tomes XXIX, p. 6 et 35, et XXXV, p. 52.

qu'ils vouloient tout exterminer, et anéantir une bonne fois et solidement les maximes et les libertés de l'Église gallicane, surtout les appels comme d'abus, établir la domination des évêques sans bornes, et revenir à leur ancien état de rendre la puissance épiscopale redoutable à tous jusques aux rois, exultoient de se voir délivrés d'un génie supérieur, qui se contentoit de leur sacrifier les personnes, mais qui les arrêtoit trop ferme sur le grand but qu'ils se proposoient, vers lequel tous leurs artifices n'avoient cessé de tendre, et ils espéroient tout d'un successeur qui ne les apercevroit pas, qu'ils étourdiroient aisément, et avec qui ils seroient plus librement hardis.

Le Parlement, et comme lui tous les autres parlements, et toute la magistrature, qui, par être toujours assemblée, est si aisément animée[1] du même esprit, n'avoit pu pardonner à M. le duc d'Orléans les coups d'autorité auxquels le Parlement lui-même l'avoit enfin forcé plus d'une fois d'avoir recours, par les démarches les plus hardies, que ses longs délais et sa trop lente patience avoit laissé porter à le dépouiller de toute autorité pour s'en revêtir lui-même. Quoique d'adresse, puis de hardiesse, le Parlement se fût soustrait à la plupart de l'effet de ces coups d'autorité, il n'étoit plus en état de suivre sa pointe, et, par ce qui restoit nécessairement des bornes que le Régent y avoit mises, ce but si cher du Parlement lui étoit échappé. Sa joie obscure et ténébreuse ne se contraignit pas d'être délivré d'un gouvernement duquel, après avoir arraché tant de choses, il ne se consoloit point de n'avoir pas tout emporté, et de n'avoir pu changer son état de simple cour de justice en celui du parlement d'Angleterre, mais en tenant la chambre haute sous le joug.

dans le Parlement et toute la magistrature ;

Le militaire, étouffé sans choix par des commissions

dans les troupes ;

1. *Animée* est en interligne, au-dessus de *nourrie*, biffé.

de tous grades et par la prodigalité des croix de Saint-Louis, jetées à toutes mains, et trop souvent achetées des bureaux et des femmes, ainsi que les avancements en grades, étoit outré de l'économie extrême qui le réduisoit à la dernière misère, et de l'exacte sévérité d'une pédanterie qui le tenoit[1] en un véritable esclavage. L'augmentation de la solde[2] n'avoit pas fait la moindre impression[3] sur le soldat ni sur le cavalier, par l'extrême cherté des choses les plus communes et les plus indispensables à la vie, de manière que cette partie de l'État, si importante, si répandue, si nombreuse, plus que jamais tourmentée et réduite sous la servitude des bureaux et de tant d'autres gens ou méprisables ou peu estimables, ne put que se trouver soulagée par l'espérance du changement qui pourroit alléger son joug et donner plus de lieu à l'ordre du service et plus d'égards au mérite et aux services. Le corps de la marine, tombé comme en désuétude et dans l'oubli, ne pouvoit qu'être outré de cet anéantissement, et se réjouir de tout changement, quel qu'il pût être, et tout ce qui s'appeloit gens de commerce, arrêtés tout court partout pour complaire aux Anglois, et gênés en tout par la Compagnie des Indes, ne pouvoient être en de meilleures dispositions.

dans les marchands et le peuple.

Enfin, le gros de Paris et des provinces, désespéré des cruelles opérations des finances et d'un perpétuel jeu de gobelets pour tirer tout l'argent, qui mettoit d'ailleurs toutes les fortunes en l'air et la confusion dans toutes les familles, outré de plus de la prodigieuse cherté où ces opérations avoient fait monter toutes choses, sans exception de pas une, tant de luxe que de première nécessité pour la vie, gémissoit depuis longtemps après une délivrance et un soulagement qu'il se figuroit aussi vaine-

1. *Tenoit* remplace en interligne *reduisoit*.
2. Tome XXXIII, p. 103-108.
3. Il y a ici dans le manuscrit le mot *au*, inutile, et plus loin *sur* a été mis en interligne avant *le cavalier*.

ment que certainement par l'excès du besoin et l'excès du desir[1]. Enfin, il n'est personne qui n'aime à pouvoir compter sur quelque chose, qui ne soit désolé de tours d'adresse et de passe-passe, et de tomber sans cesse, malgré toute prévoyance, dans des torquets[2] et dans d'inévitables panneaux; de voir fondre son patrimoine ou sa fortune entre ses mains, sans trouver de protection dans son droit ni dans les lois, et de ne savoir plus comment vivre et soutenir sa famille.

Une situation si forcée et si générale, nécessairement émanée de tant de faces contradictoires successivement données aux finances, dans la funeste idée de réparer la ruine et le chaos où elles s'étoient trouvées à la mort de Louis XIV, ne pouvoit faire regretter au public celui qu'il en regardoit comme l'auteur, comme ces enfants qui se prennent en pleurant au morceau de bois qu'un imprudent leur a fait tomber en passant sur le pied, qui jettent, de colère, ce bois de toute leur force, comme la cause du mal qu'ils sentent, et qui ne font pas la moindre attention à ce passant qui en est la seule et véritable cause. C'est ce que j'avois bien prévu qui arriveroit sur l'arrangement, ou plutôt le dérangement de plus en plus des finances, et que je voulois ôter de dessus le compte de M. le duc d'Orléans par les États généraux que je lui

1. Le greffier Delisle, exprimant la mentalité populaire, écrivait dès l'annonce de la mort (reg. U 367) : « Il est mort trop tard de huit à neuf années pour le bien de l'État et celui du peuple, par tout le mal qu'il a fait et la misère publique qu'il a causée dans tout le royaume, qui sera à jamais irréparable. Aussi le peuple a-t-il témoigné une grande joie de sa mort, et avec raison ; car c'étoit un méchant prince. » L'avocat Barbier (p. 318) note que, dans le peuple, « on dit partout qu'il est mort comme un chien, et en général on ne chante pas sa louange ». On répandit dans le public à cette occasion de nombreux pamphlets : voyez aux Archives nationales la liasse n° 1 du carton K 138, et le *Chansonnier* d'Émile Raunié, tome IV, p. 253 et suivantes.

2. Dans des pièges, comme dans le tome XVI, p. 135.

avois proposés, qu'il avoit agréés, et dont le duc de Noailles[1] rompit l'exécution, à la mort du Roi, pour son intérêt personnel, comme on l'a vu en[2] son lieu dans ces *Mémoires*[3], à la mort du Roi[4]. La suite des années a peu à peu fait tomber les écailles de tant d'yeux, et a fait regretter M. le duc d'Orléans à tous avec les plus cuisants regrets, et lui ont à la fin rendu la justice qui lui avoit toujours été due.

Obsèques de M. le duc d'Orléans.

Le lendemain de la mort de M. le duc d'Orléans, son corps fut porté de Versailles à Saint-Cloud, et, le lendemain qu'il y fut, les cérémonies y commencèrent[5]. M. le comte de Charolois, avec le duc de Gesvres et le marquis de Beauvau[6], qui devoit porter la queue de son manteau,

1. Avant *de Noailles* Saint-Simon a biffé *d'O*.

2. Avant *en*, il y a dans le manuscrit *au commenc^t de ces m* biffé.

3. Tome XXVII, p. 172-173.

4. Ces cinq mots ont été ajoutés après coup en interligne par Saint-Simon, bien inutilement, puisqu'ils se trouvaient déjà deux lignes plus haut.

5. Pour les cérémonies des obsèques du Régent, dont Saint-Simon va faire le récit sommaire en résumant la *Gazette*, il faut voir d'abord cette même *Gazette*, 1723, p. 619-620 et 631-632, et 1724, p. 71-72, le *Mercure* de décembre, p. 1356-1369, et de février 1724, p. 267-284 et 390-392, la *Pompe funèbre de... Philippe, duc d'Orléans...* à Saint-Denis le 4 février (Bibliothèque nationale, Lb[38], n° 251), le récit fait par un religieux de Saint-Denis (ms. Franç. 18540, fol. 22-26), la relation des registres du Parlement, publiée à la suite du *Journal de Buvat*, tome II, p. 491-497 (il y a une copie de celle-ci et un exemplaire de la *Pompe funèbre* dans le registre de Delisle, U 367). Pour l'eau bénite, les compliments et les visites du Roi, on pourra consulter le registre des premiers gentilshommes de la chambre, O[1] 822, p. 83-86, et pour les ordres donnés et les lettres officielles les cartons R[4] 827 et K 139, n° 20, des Archives nationales. Le procès-verbal d'apposition des scellés par les commissaires du Parlement et l'inventaire des effets mobiliers du prince sont au même dépôt, reg. X[1A] 9161 et 9162.

6. Pierre-Madeleine, comte ou marquis de Beauvau : tome XVIII, p. 150 et 310.

allèrent, dans un carrosse du Roi entouré de ses gardes, à Saint-Cloud. M. le comte de Charolois donna l'eau bénite, représentant le Roi, et fut reçu à la descente du carrosse et reconduit de même par M. le duc de Chartres, qui s'étoit fait accompagner par les deux fils du duc du Maine. Le cœur fut porté de Saint-Cloud au Val-de-Grâce par l'archevêque de Rouen, premier aumônier du prince défunt [1], à la gauche duquel étoit M. le comte de Clermont, prince du sang, et le duc de Montmorency, fils du duc de Luxembourg [2], sur le devant, avec tous les accompagnements ordinaires. M. le prince de Conti accompagna le convoi avec le duc de Retz, fils du duc de Villeroy [3], qui se fit de Saint-Cloud à Saint-Denis, passant par dans Paris avec la plus grande pompe. Le chevalier de Biron [4], à qui son père avoit donné sa charge de premier écuyer de M. le duc d'Orléans, lorsqu'il fut fait duc et pair [5], y étoit à cheval, ainsi que le comte d'Estampes, capitaine des gardes [6]; tous les autres offi-

1. Louis de la Vergne de Tressan (tome XXII, p. 250), récemment promu à l'archevêché de Rouen : ci-dessus, p. 225.

2. Charles-François-Frédéric II, titré alors duc de Montmorency : tome XXII, p. 95, note 4.

3. Louis-François-Anne de Neufville (tomes XVII, p. 196, et XL, p. 291), titré alors duc de Retz.

4. Louis-Antoine de Gontaut, appelé alors le comte de Biron : tome XXX, p. 316.

5. Ci-dessus, p. 129-131.

6. Philippe-Charles, comte d'Estampes, d'abord chevalier de Malte, puis guidon des gendarmes d'Orléans, eut en 1707 la survivance de la charge de capitaine des gardes du duc d'Orléans, en épousant Mlle de Nonant, et succéda en titre à la mort de son père en 1716 ; il avait été nommé colonel du régiment de Chartres-infanterie en 1709, et passa brigadier en février 1719 ; mais, au dire de Mathieu Marais (*Mémoires*, tome III, p. 83), il fut oublié dans la promotion de l'ordre du Saint-Esprit de février 1724 ; il mourut le 11 mars 1737, à cinquante-deux ans. Par brevet du 15 décembre 1723, le Roi lui avait accordé une gratification annuelle de huit mille livres ; mais le brevet fut « retiré et cancellé » avant exécution, on ne sait pour quelle cause (reg. O[1] 67, p. 734).

ciers principaux de la maison dans des carrosses. Les obsèques furent différées jusqu'au 12 février[1]. M. le duc de Chartres, devenu duc d'Orléans, M. le comte de Clermont et M. le prince de Conti firent le grand deuil; l'archevêque de Rouen officia en présence des cours supérieures[2], et Poncet, évêque d'Angers[3], fit l'oraison funèbre, qui ne répondit pas à la grandeur du sujet[4]. Le Roi visita à Versailles Mme la duchesse d'Orléans, Madame la Duchesse, et fit le même honneur à M. le duc de Chartres; c'est le seul prince du sang qu'il ait visité. Il alla voir aussi Mme la princesse de Conti[5], Mlle de Chartres[6] et Mme du Maine[7].

Visites du Roi.

Maréchal de Villars entre dans le Conseil.

Deux jours après la mort de M. le duc d'Orléans, le maréchal de Villars entra dans le conseil d'État[8], et eut

1. Saint-Simon se trompe : c'est le 4 février qu'eurent lieu les obsèques à Saint-Denis. Son erreur vient de ce que la *Gazette* de 1724, p. 71, rapporte la cérémonie sous la date du 12, et cela indique clairement la source du récit de notre auteur.

2. Ces cinq mots ont été ajoutés en interligne. — La cérémonie de la « semonce » de convocation pour les obsèques, faite par le roi d'armes au Parlement le 31 janvier, est relatée dans le registre du greffier Delisle, U 367.

3. Michel Poncet de la Rivière : tome XXI, p. 344.

4. Elle est indiquée dans la *Bibliothèque historique de la France*, par le P. Lelong, tome II, nº 25674, et se trouve en manuscrit dans le ms. Nouv. acq. franç. 1826, fol. 6-15; mais elle ne fut par imprimée, par la volonté du fils du Régent (*Mathieu Marais*, tome III, p. 83).

5. La princesse de Conti douairière, c'est-à-dire, fille de Louis XIV et par conséquent sœur consanguine de la duchesse d'Orléans, comme Madame la Duchesse était sa sœur utérine.

6. La princesse qui portait alors ce nom était Louise-Diane d'Orléans (tome XIV, p. 410, note 6), qui devint princesse de Conti en 1732.

7. Le registre des premiers gentilshommes de la chambre dit en outre que le Roi envoya faire compliment à l'abbesse de Chelles, au duc du Maine et au comte de Toulouse.

8. Il faut lire dans les *Mémoires* du maréchal, tome IV, p. 272-274, ce qu'il dit de cette nomination, à laquelle l'évêque de Fréjus fit quelque opposition pour une question de préséance.

le gouvernement des forts et citadelle de Marseille, qu'avoit le feu premier écuyer[1].

Indépendance du grand écuyer confirmée au premier écuyer.

Il me fait souvenir que j'ai dit plus haut[2] que j'aurois à dire encore quelque chose sur cette charge. Nonobstant l'arrêt du conseil de régence, dont il a été parlé ici en son temps[3], qui l'avoit contradictoirement et nettement confirmé dans toutes les fonctions de sa charge, et dans l'indépendance entière de celle de grand écuyer, ce dernier[4] n'avoit cessé de le tracasser tant qu'il avoit pu. Son fils[5], à sa mort, ayant succédé à sa charge, voulut se délivrer de cette continuelle importunité ; le père étoit des amis de l'évêque de Fréjus, qui se piqua de le servir dans une affaire si juste. Beringhen présenta un mémoire au Roi, et un autre à M. le duc d'Orléans. Il fut communiqué au grand écuyer, qui y répondit[6], et qui fut de nouveau tondu en plein par un arrêt du conseil d'en haut, en présence du Roi et M. le duc d'Orléans[7]. Le prince Charles de Lorraine, grand écuyer, en fut si piqué,

Faute du

1. Jacques-Louis Ier de Beringhen, mort en mai 1723 (ci-dessus, p. 149). Son fils Jacques-Louis II lui avait succédé ; mais il était mort la veille du Régent, 1er décembre, comme Saint-Simon va le dire un peu plus loin (p. 319). Villars abandonna alors les appointements du gouvernement de Fribourg (*Mathieu Marais*, p. 50-51).

2. Tome XXIX, p. 183-185, où Saint-Simon a raconté par avance cette suite.

3. *Ibidem*, p. 170-178, décision du 22 octobre 1715.

4. C'était le prince Charles d'Armagnac depuis 1718.

5. Jacques-Louis II (tome XXIX, p. 184).

6. Mathieu Marais, avocat du prince Charles, avait fait en 1722, un grand mémoire sur la charge de grand écuyer (*Mémoires*, tome II, p. 383).

7. Il ne semble pas qu'il y ait eu de nouvel arrêt avant la mort du Régent. Villars (*Mémoires*, tome IV, p. 253-254) parle d'une reprise de l'affaire en mai 1723, lorsque le premier écuyer, Jacques-Louis Ier, fut mort, mais ne mentionne pas de décision. Pendant la maladie de Jacques-Louis II, le Régent aurait promis au prince Charles de ne pas donner la charge avant que le différend en cours ne fût réglé (*Marais*, tome III, p. 49). Voyez la note 2 de la page suivante.

grand écuyer par dépit, dont le grand maître de France profite. Mécanique des comptes des diverses dépenses domestiques du Roi à passer à la Chambre des comptes.

que, Beringhen[1] lui ayant envoyé, comme de coutume, les comptes de la petite écurie à signer sur son arrêté, il dit qu'il ne savoit point signer ce qu'il ne voyoit point. On fit ce qu'on put pour lui faire entendre raison : l'opiniâtreté fut invincible. Enfin il falloit bien que ces comptes fussent signés ; j'expliquerai cela tout à l'heure. Au bout de cinq ou six mois de délai, Monsieur le Duc lui déclara que, s'il persistoit dans son refus, lui les signeroit comme grand maître de la maison du Roi, et en effet les signa. Ainsi le grand écuyer perdit, par humeur, une des plus belles prérogatives de sa charge, ou se mit du moins en grand hasard de ne la recouvrer jamais[2]. Voici donc en quoi consistoit la prétendue délicatesse[3] du grand écuyer, inconnue jusqu'alors à tout autre et à lui-même, et la mécanique de ces signatures. Le grand maître de la maison du Roi, celui de l'artillerie, le grand écuyer, et les premiers gentilshommes de la chambre chacun dans son année, sont ordonnateurs des dépenses qui se font sous leurs charges, c'est-à-dire que, sur leur signature qu'ils

1. C'était alors Henri-Camille, chevalier, puis marquis de Beringhen (tome XXIII, p. 351), qui avait obtenu de Monsieur le Duc la charge de feu son frère, mais seulement le 6 février 1724, avec un brevet de retenue de trois cent mille livres (reg. O[1] 68, p. 60-64).

2. Si l'on en croit Mathieu Marais, bien renseigné comme avocat du grand écuyer (*Mémoires*, tome III, p. 54 et 86), l'affaire aurait été réglée d'autorité par Monsieur le Duc dès février 1724, dans les jours qui suivirent la nomination du chevalier de Beringhen ; le prince aurait décidé dès lors que lui-même arrêterait et signerait les comptes des deux écuries. En effet, la Chambre des comptes enregistra le 19 février des lettres patentes du 13, « qui commettent M. le duc de Bourbon pour signer et arrêter les recettes et dépenses des écuries du Roi, à commencer en 1720, jusqu'à ce qu'autrement il en ait été par le Roi ordonné » (Plumitif de la Chambre, Archives nationales, P 2709, fol. 40). La mention « à commencer en 1720 » montre qu'il y avait plusieurs années que le grand écuyer refusait de viser les comptes de la petite écurie.

3. Saint-Simon a écrit par mégarde *délicasse ;* il y a d'ailleurs beaucoup d'erreurs, d'oublis, de mots mal écrits dans cette dernière partie des Mémoires, comme on l'a déjà remarqué.

mettent aux arrêtés des comptes de ces dépenses, ils passent sans autre examen à la Chambre des comptes, et les dépenses y sont allouées. Le grand maître de la garde-robe, le premier écuyer, et le premier maître d'hôtel pour la bouche du Roi seulement, qui, du temps des[1] Guises, fut rendue indépendante du grand maître de la maison du Roi, dont ils possédoient la charge, ces trois officiers règlent et arrêtent les comptes des dépenses qui se font sous leur charge, et les signent ; mais, comme la Chambre des comptes ne reconnoît point leur signature, parce qu'ils ne sont pas ordonnateurs, il est d'usage que le grand maître de la garde-robe envoye les comptes de la garde-robe au premier gentilhomme de la chambre en année, qui est obligé de les signer, sans examen aucun et sans les voir, à la seule inspection de la signature du grand maître de la garde-robe ; et il en est de même des comptes de la bouche entre le premier maître d'hôtel du Roi et le grand maître de sa maison, et entre le grand et le premier écuyer pour les comptes de la petite écurie.

Mort de Beringhen, premier écuyer. Fortune de son frère, qui obtient sa charge. Nangis chevalier d'honneur

Beringhen, premier écuyer, qui venoit d'achever de faire confirmer l'indépendance de sa charge, ne survécut pas de sept mois son père, à qui il y avoit succédé : il mourut le 1er décembre, à quarante-trois ans[2], homme obscur au dernier point, timide, solitaire, embarrassé du monde, avec de l'esprit et de la lecture[3]. Il ne laissa qu'une fille de la fille du feu marquis de Lavardin, ambassadeur à Rome autrefois[4]. Il n'avoit qu'un

1. Les mots *du temps* sont en interligne, au-dessus de *depuis*, biffé, et *les* est corrigé en *des*.

2. *Gazette*, p. 596 ; *Mercure*, p. 1239.

3. D'après Mathieu Marais (tome III, p. 49), c'était un alcoolique, qui mourut « blasé, après avoir passé sa vie à boire du vin, de l'eau-de-vie, des liqueurs ».

4. Il avait épousé le 9 février 1708 Marie-Louise-Henriette de Beaumanoir, fille de Henri-Charles, marquis de Lavardin (tome II, p. 133). Elle était née le 1er février 1690 et mourut le 15 décembre 1755. Leur fille, Marie-Louise-Nicole, née le 13 novembre 1708, fit

de la future reine. Le maréchal de Tessé premier écuyer de la future reine avec la survivance pour son fils, et va ambassadeur en Espagne.

frère[1], fort mal alors avec M. le duc d'Orléans, qui l'avoit même éloigné assez longtemps de Paris, à qui il avoit été assez fou pour lui disputer avantageusement une maîtresse[2], de sorte qu'il étoit entièrement hors d'espérance de la charge de son frère ; la mort si prompte de ce prince la lui rendit. L'évêque de Fréjus lui fit donner la charge, et Monsieur le Duc, qui, par je ne sais quelle intrigue, y auroit voulu Nangis[3], lui donna prématurément la charge de chevalier d'honneur de la future Reine[4], et au maréchal de Tessé, qui s'ennuyoit beaucoup dans sa prétendue retraite[5], la charge de premier écuyer de la future Reine[6], qu'il avoit eue de la dernière Dauphine lors de son mariage, qu'il avoit traité[7], et en même temps la survivance pour son fils[8], en envoyant le père en ambassade en Espagne[9].

profession en 1731 à l'abbaye de Faremoutier, près de Meaux, dont ses tantes de Beringhen avaient été successivement abbesses

1. Cet Henri-Camille, dont il est parlé plus haut.

2. Mme de Parabère (*Mémoires de Luynes*, tome III, p. 107-108).

3. Il y eut beaucoup de candidats ; outre le frère du défunt, on cita Nangis, Lassay, Biron, et même Saint-Simon (les *Correspondants de Balleroy*, tome II, p. 550 ; *Mémoires de Mathieu Marais*, p. 49-51) ; mais une lettre inédite du 4 décembre adressée à la marquise de Balleroy dit avec plus de vraisemblance que notre auteur avait demandé la charge pour son fils le marquis de Ruffec ; on se souviendra que son père, Claude de Saint-Simon, avait été premier écuyer sous Louis XIII.

4. Les provisions de M. de Nangis comme chevalier d'honneur de l'Infante-reine sont du 2 février 1724 (reg. O[1] 68, p. 56 ; *Gazette*, p. 60 ; *Mathieu Marais*, p. 83). Quand l'Infante fut renvoyée, il reçut les provisions de la même charge auprès de la future reine (reg. O[1] 69, p. 419, mai 1725).

5. Aux Camaldules de Grosbois et aux Incurables : tome XXXI, p. 364.

6. C'est dès le 2 janvier 1724 que le maréchal de Tessé reçut les provisions de premier écuyer de l'Infante (reg. O[1] 68, p. 2).

7. Dont il avait traité le mariage : tomes III, p. 128, VIII, p. 1, etc.

8. René-Mans de Froullay, comte de Tessé : tome VII, p. 24. Il n'eut pas la survivance dès lors ; mais, son père s'étant démis en sa faveur quelques mois plus tard, il fut pourvu de la charge en titre par provisions du 1er novembre 1724 (reg. O[1] 68, p. 586).

9. Tessé, désigné dès la fin de l'année pour remplacer en Espagne

Mort de la maréchale d'Humières.

La maréchale d'Humières[1], fille de M. de la Chastre qui a laissé des *Mémoires*[2], mourut le même jour que M. le duc d'Orléans[3]. Elle avoit été dame du palais de la Reine, et, à près de quatre-vingt-huit ans qu'elle avoit, ayant pendant cette longue vie[4] joui toujours d'une santé parfaite de corps et d'esprit ; on voyoit encore qu'elle avoit été fort belle[5]. Elle mourut uniquement de vieil-

le marquis de Maulévrier, partit précipitamment le 26 janvier (*Gazette*, p. 48), dès qu'on eut appris l'abdication de Philippe V (17 janvier). Son ambassade a été racontée par Mgr Baudrillart dans la *Revue des questions historiques* du 1er octobre 1896, et dans *Philippe V et la cour de France*, tome III, p. 17 et suivantes. Il réussit fort bien en Espagne et influa grandement sur la décision de Philippe V de reprendre la couronne après la mort de son fils (voyez Paul de Raynal, *Le Mariage d'un roi*, p. 49-125). Le renvoi de l'Infante, au début de 1725, le fit revenir assez vite, mais comblé de présents par le roi, qui lui donna la Toison d'or. Il mourut d'ailleurs quelques mois plus tard.

1. Louise-Antoinette de la Chastre : tome II, p. 180.

2. Les dix mots qui précèdent, depuis *fille*, ont été ajoutés en interligne. — Edme de la Chastre, comte de Nançay, dit le marquis de la Chastre, fut maître de la garde-robe de Louis XIII et obtint en février 1643 la charge de colonel général des Suisses et Grisons ; mais il dut la rendre, peu de mois après, au maréchal de Bassompierre, qui en avait été privé par Richelieu. La Chastre, membre de la cabale des Importants, fut exilé par Anne d'Autriche ; s'étant engagé comme volontaire pour la campagne de 1645, il fut grièvement blessé à la bataille de Nordlingue, et mourut le 3 septembre. Ses Mémoires, sur la fin du règne de Louis XIII et les débuts de la régence d'Anne d'Autriche (1638-1643), furent publiés dès 1662 (Cologne, in-12) à la suite des Mémoires de la Rochefoucauld ; ils furent réimprimés à part en 1688 en un volume in-12, mais sans nom d'auteur ; ils se trouvent dans toutes les collections de Mémoires ; leur réelle valeur mériterait qu'on en fît une édition critique.

3. *Gazette*, p. 608 ; *Mercure* de décembre, p. 1240.

4. *Vie*, oublié, a été ajouté sur la marge, à la fin d'une ligne.

5. Les mauvaises langues prétendirent qu'elle avait eu jadis des bontés pour le premier maréchal de la Feuillade. Saint-Simon a peint en deux lignes son caractère dans le tome II, p. 180. Elle figure dans le *Dictionnaire des précieuses*, tome II, p. 256, et son portrait se trouve dans la *Galerie de Mademoiselle*, publiée par Édouard de Barthélemy, p. 152. Walckenaer (*Mémoires sur Mme de Sévigné*, tome III, p. 55)

lesse, s'étant couchée la veille en parfaite santé, allant et venant et sortant à son ordinaire. Elle se retira, peu après la mort du maréchal d'Humières, dans le dehors du couvent des Carmélites de la rue Saint-Jacques [1]. C'est la première duchesse qui, par une dévotion mal entendue dans sa retraite, quitta la housse [2], et, comme les sottises sont plus volontiers imitées en France qu'ailleurs, celle-là l'a été depuis par plusieurs autres, qui, à son exemple, ont en même temps conservé leurs armes à leurs carrosses avec les marques de leur dignité.

Comte de Toulouse déclare son mariage.

Le lendemain de la mort de M. le duc d'Orléans [3], le comte de Toulouse déclara son mariage avec la sœur du duc de Noailles, veuve avec deux fils du marquis de Gondrin, fils aîné du duc d'Antin [4]. Elle avoit été dame du

a cité cette inscription mise sur un portrait d'elle au château de Bussy : « D'une vertu qui, sans être austère ni rustique, eût contenté les plus délicats. »

1. « Une maison borgne », a-t-il dit dans le tome II, p. 181. Elle payait pour ce logis, situé dans la « basse cour » du couvent, un loyer de six cents livres. Il y a des renouvellements de son bail en 1707, 1710, 1713, dans les registres des Archives nationales S*7093, fol. 209, 7094, fol. 212 v°, et 7096, fol. 168 v°.

2. Tomes VI, p. 320, et XII, p. 342.

3. Non pas le lendemain, mais trois jours après, le 5 décembre (*Gazette*, p. 606 ; *Mercure* de décembre, p. 1234). Le duc du Maine note (troisième registre de sa Correspondance, p. 98) : « Le 4 au soir, mon frère vint me faire des excuses de ce qu'il avoit tant différé à me donner part de son mariage, qui étoit fait du mois de février de cette année avec Mme de Gondrin, et il me dit qu'il en donneroit part au Roi le lendemain. — Le 5 au matin, mon frère a donné part au Roi de son mariage. Le Roi a donné les honneurs à Mme la comtesse de Toulouse, et l'après-dînée Mme la princesse de Conti, première douairière, l'a menée chez le Roi, chez Mme la duchesse d'Orléans et chez Mme la duchesse du Maine ; mon frère n'a point voulu qu'elle allât chez Madame la Duchesse. » Les premiers gentilshommes de la chambre notèrent cette réception de la nouvelle princesse dans leurs registres : O^1 822, p. 87.

4. On a vu la célébration secrète de ce mariage, ci-dessus, p. 134-135.

palais de la dernière Dauphine. Le monde, qui abonde en sots [et] en jaloux, ne lui vit pas prendre le rang de son nouvel état sans envie et sans murmure[1]. Je n'ai pas lieu, comme on a vu ici plus d'une fois, d'aimer le duc de Noailles, et que je ne m'en suis jamais contraint à son égard[2] ; mais la vérité veut que je dise que, de la naissance que sont les Noailles, il n'y auroit pas à se récrier quand une Noailles auroit épousé un prince du sang. Au moins ne niera-t-on pas l'extrême différence d'une Noailles à une Séguier[3], que nous avons vue, duchesse de Verneuil, au mariage de Mgr le duc de Bourgogne, conviée à la noce par le Roi, y dîner à sa table au festin de la noce[4], et en possession de tout ce dont a joui la comtesse de Toulouse. Le bas emploi de capitaine des gardes du cardinal Mazarin, d'où le père du premier maréchal-duc de Noailles[5] passa si étrangement à la charge de premier capitaine des gardes du corps, ce qui

1. Sur cette déclaration, voyez le *Journal de Barbier*, tome I, p. 316, les *Mémoires de Marais*, tome III, p. 52-53; *les Correspondants de Balleroy*, tome II, p. 557-558. Mathieu Marais remarque que ce mariage « rend la comtesse de Toulouse femme du fils et du petit-fils ; car M. de Gondrin, son premier mari, étoit fils de M. le duc d'Antin, fils de Mme de Montespan ; ainsi il est son petit-fils ; et le comte de Toulouse est propre fils naturel de Mme de Montespan, au vu et au su de toute la France. Ce mariage est nul de soi ; mais qui le contestera? » M. d'Argouges écrivait malignement à la marquise de Balleroy : « Vous voyez que M. le comte de Toulouse est mieux avec la maison de Gondrin que le Roi son père. » La lettre de félicitations que le chancelier Daguesseau adressa à la maréchale de Noailles a été reproduite dans les *Mémoires de Noailles*, appendice, édition Michaud et Poujoulat, p. 417-418.

2. Voyez particulièrement nos tomes XXX, p. 60-65 et 217-218, et XXXI, p. 157-159.

3. Il veut parler de Charlotte Séguier, fille du chancelier, qui épousa, en secondes noces aussi, le duc de Verneuil, fils naturel d'Henri IV (notre tome I, p. 82 et 94).

4. Tome IV, p. 311.

5. Anne, comte puis duc de Noailles, mort en 1678 (tome III, p. 148, et ci-dessus, p. 47), père d'Anne-Jules.

le fit duc et pair dans la suite, a trompé bien des gens qui ignorent que ce même Noailles, capitaine des gardes du cardinal Mazarin, étoit fils de la fille du vieux maréchal de Roquelaure [1], et que la sœur de son père avoit épousé le fils et frère des deux maréchaux de Biron [2], duquel mariage vient le maréchal-duc de Biron d'aujourd'hui; qu'en remontant jusqu'au delà de 1250, on leur trouve les meilleures alliances de leur province et des voisines [3], et que la terre et le château de Noailles dont ils tirent leur nom, ils les possèdent de temps immémorial [4].

Novion fait premier président avec force grâces. Sa famille, son caractère, sa

Un fou succéda à un scélérat dans la place de premier président du parlement de Paris, par la faveur de Monsieur le Duc, qui aimoit fort les Gesvres, et qui crut se bien mettre avec le Parlement en choisissant Novion [5], le plus ancien des présidents à mortier, mais le plus

1. Rose de Roquelaure mariée à François, comte de Noailles : tome XVI, p. 101. Elle était fille du maréchal Antoine de Roquelaure : tome I, p. 205.

2. Marthe-Françoise de Noailles, née le 10 octobre 1593, épousa le 3 septembre 1617, Jean de Gontaut, baron de Biron, mestre de camp du régiment de Picardie, mort en 1635, fils d'Armand, maréchal de Biron (tome XI, p. 173), et frère de Charles de Gontaut, aussi maréchal (tome II, p. 14).

3. Si l'on examine les alliances des Noailles depuis le treizième siècle, on trouve en effet les noms de Comborn, Astorg, Montclar, Lasteyrie du Saillant, Roffignac, Gimel, Saint-Exupéry, Pierre-Buffière, Gontaut, toutes anciennes familles d'Auvergne, Limousin, Périgord, etc. ; la mère du mari de Rose de Roquelaure était Jeanne-Germaine d'Espagne, issue des anciens vicomtes de Cominges.

4. En effet le premier Noailles que mentionnent les généalogies, dans la première moitié du treizième siècle, était déjà seigneur de ce château ; mais, un siècle plus tôt, en 1119, on trouve un Pierre de Noailles, qui, partant pour la croisade, fait des donations aux abbayes d'Uzerche et du Vigeois (Baluze, *Historia Tutelensis*, p. 473-474). La terre de Noailles, aujourd'hui commune de l'arrondissement de Brive, dépendait de la vicomté de Turenne, et ses possesseurs eurent souvent des dissentiments avec les la Tour d'Auvergne : voyez notamment notre tome IV, p. 77.

5. André III Potier de Novion : tome II, p. 52. La *Gazette*, p. 606, et le *Mercure*, p. 1242-1244, enregistrèrent sa nomination.

contradictoire à la remplir[1]. Il n'étoit ni injuste ni malhonnête homme comme l'autre premier président de Novion, son grand-père[2]; mais il ne savoit rien de son métier que la basse procédure, en laquelle, à la vérité, il excelloit comme le plus habile procureur; mais, par delà cette ténébreuse science, il ne falloit rien attendre de lui. C'étoit un homme obscur, solitaire, sauvage, plein d'humeurs et de caprices jusqu'à l'extravagance; incompatible avec qui que ce fût, désespéré lorsqu'il lui falloit voir quelqu'un, le fléau de sa famille et de quiconque avoit affaire à lui, enfin insupportable aux autres, et, de son aveu, très souvent à lui-même[3]. Il se montra tel dans une place où il avoit affaire avec la cour, avec sa Compagnie, avec le public, contre lequel il se barricadoit, en sorte qu'on n'en pouvoit approcher[4]; et tandis

démission, sa mort.

1. Les lettres de provisions sont du 9 décembre : reg. O[1] 67, p. 727-729. Il fut reçu le 20 : registres du Parlement, Archives nationales, X[1A] 8443, et copie du procès-verbal et de l'information de vie et mœurs dans le recueil de Delisle, U 367. Il hésita à accepter, voulant garder sa charge de président à mortier pour son petit-fils (*Marais*, p. 51 et 52).

2. Ce qui précède, depuis *comme* a été ajouté en interligne. — Il s'agit du premier président Nicolas Potier de Novion, mort en 1693 (tome II, p. 50); Saint-Simon a raconté les iniquités, falsifications d'arrêt, etc. qu'il lui attribue : nos tomes II, p. 50-52, X, p. 283-284, XXV, p. 274-275, etc.

3. Mathieu Marais (p. 55) confirme ce portrait : « Il n'est pas du tout aimé; il est dur, fait peu de dépense et ne s'est point fait d'amis dans la grand chambre; toutes les bonnes têtes le haïssent à merveille. » Voyez aussi la p. 58 des mêmes *Mémoires*, le *Journal de Barbier*, p. 328, et les *Correspondants de Balleroy*, tome II, p. 557.

4. Il n'y avait pas huit jours qu'il était nommé que la nécessité de représenter, de paroître en public, etc. le dégoûta de sa place (*Mémoires du maréchal de Villars*, tome IV, p. 300-301; *Mathieu Marais*, p. 72). Son cerveau paraissait même un peu dérangé; on écrivait le 21 janvier 1724 à la marquise de Balleroy (tome II, p. 568): « M. de Novion ne se porte pas bien; on diroit que la tête lui tourne depuis qu'il est premier président. Il en a été d'une joie inconcevable, et, n'ayant presque pas dormi depuis, la tête en est altérée. »

qu'il s'enfermoit de la sorte, et que les plaideurs en gémissoient, souvent encore de ses brusqueries et de ses *sproposito*[1] quand ils pouvoient pénétrer jusqu'à lui, il s'en alloit prendre l'air, disoit-il, dans la maison qu'il occupoit avant d'être premier président[2], et causer avec un charron, son voisin, sur le pas de sa boutique, qui étoit, disoit-il, l'homme du meilleur sens du monde.

Un pauvre plaideur d'assez bas aloi, se désespérant un jour de n'en pouvoir aborder pour lui demander une audience, tournoit de tous côtés dans sa maison du Palais, ne sachant à qui s'adresser ni où donner de la tête. Il entra dans la basse cour[3], et vit un homme en veste qui regardoit panser[4] les chevaux, qui lui demanda brusquement ce qu'il venoit faire là et ce qu'il demandoit. Le pauvre plaideur lui répondit bien humblement qu'il avoit un procès qui le désoloit, qu'il avoit grand intérêt de faire juger, mais que, quelque peine qu'il prît et quelque souvent qu'il se présentât, il ne pouvoit approcher de Monsieur le premier président, qui étoit d'une humeur si farouche et si fantasque, qu'il ne vouloit voir personne et ne se laissoit point aborder. Cet homme en veste lui demanda s'il avoit un placet pour sa cause, et de le lui donner, et qu'il verroit s'il le pourroit faire arriver jusqu'au premier président. Le pauvre plaideur[5] lui tira son placet de sa poche, et le remercia bien de sa charité, mais en lui marquant son doute qu'il pût venir à bout de lui procurer audience d'un homme aussi étrange et aussi capricieux que ce premier président, et se retira. Quatre

1. Tome XVI, p. 219.

2. L'hôtel habité alors par M. de Novion était au bout du cul-de-sac Pecquet, dans la rue des Blancs-manteaux, aujourd'hui passage Pecquay ; il a été démoli lors du percement de la rue Rambuteau. Les premiers présidents avaient un hôtel dans l'enclos du Palais.

3. C'est-à-dire, la cour des communs, des écuries.

4. Il écrit *penser*, comme nous l'avons déjà remarqué.

5. Mot oublié et ajouté en interligne.

jours après, il fut averti par son procureur que sa cause seroit appelée à deux jours de là, dont il fut bien agréablement surpris. Il alla donc à l'audience de la grand-chambre, avec son avocat prêt à plaider; mais quel fut son étonnement quand il reconnut son homme en veste assis en place et en robe de premier président! Il en pensa tomber à la renverse, et de frayeur de ce qu'il lui avoit [dit] de lui-même, pensant parler à quelque quidam. La fin de l'aventure fut qu'il gagna son procès tout de suite. Tel étoit Novion.

Il avoit épousé une Berthelot[1], tante de Mme de Prye, qui avoit bien eu autant de part que MM. de Gesvres à le faire premier président. Il sentoit toute sa répugnance à se montrer dans les fonctions de cette charge; mais, étant le doyen des présidents à mortier, il ne put souffrir qu'un autre que lui y montât.

Crozat et Montargis vendent à regret leurs charges de l'Ordre à Dodun et à Maurepas, dont le râpé est donné à d'Armenonville, garde des

Lorsque Monsieur le Duc déclara, à la Chandeleur 1724, la grande promotion de l'Ordre à faire à la Pentecôte suivante[2], Dodun, contrôleur général[3], et Maurepas, secrétaire d'État, qui tous deux avoient grande envie de porter l'Ordre, renouvelèrent la difficulté qu'on avoit faite, à l'occasion de la promotion du lendemain du sacre, à Crozat et à Montargis, de leur y laisser exercer leurs charges de grand trésorier et de greffier de l'Ordre; mais M. le duc d'Orléans, qui leur avoit permis de les acheter, passa par-dessus, et leur y fit faire leurs fonctions. Monsieur

1. Anne Berthelot, sœur cadette d'Étienne Berthelot de Pléneuf, père de Mme de Prye, mariée le 9 octobre 1680; mais elle était morte à trente-cinq ans le 7 février 1697.

2. La liste en est donnée par le *Moréri*; elle comprenait un prince du sang, le comte de Clermont, six commandeurs ecclésiastiques, cinquante chevaliers, et des officiers inférieurs. Notre auteur n'y fut pas compris, à son grand dépit, malgré l'amitié que, prétend-il, Monsieur le Duc avait pour lui. Mathieu Marais (*Mémoires*, p. 81-83) fait diverses réflexions sur quelques-uns des nommés.

3. M. Dodun avait obtenu, au mois de mars précédent, l'érection en marquisat de sa terre d'Herbault, en Beauce (reg. O[1] 67, fol. 156 v°).

sceaux, et à Novion, premier président.

le Duc fut plus accessible aux desirs de deux hommes dont il s'accommodoit. Crozat et Montargis eurent ordre de vendre, le premier à Dodun, l'autre à Maurepas, et ce ne fut pas sans de grands combats que les deux vendeurs obtinrent la permission ordinaire de continuer à porter l'Ordre[1]. En même temps Monsieur le Duc donna le râpé de grand trésorier à d'Armenonville, garde des sceaux, et celui de greffier au premier président de Novion, qui, tout aise qu'il fût de porter l'Ordre, se trouva[2] fort mécontent de payer le serment et d'avoir des croix et des rubans bleus à acheter, et le marqua avec beaucoup d'indécence.

Enfin, ne pouvant plus tenir à exercer ses fonctions de premier président, encore moins le public, qui avoit affaire à lui sans cesse, il s'en démit en septembre 1724[3], après l'avoir seulement gardée[4] un an, et s'en retourna ravi, et le public aussi d'en être délivré, à sa vie chérie de ne voir plus personne, n'ayant plus aucune charge, enfermé seul dans sa maison, et causant à son plaisir avec son voisin le charron, sur le pas de la porte de sa boutique, et mourut en sa terre de Grignon[5], en septembre 1731, à soixante et onze ans[6], regretté de personne.

Il avoit perdu son fils unique dès 1720[7], qui avoit

1. Saint-Simon avait déjà parlé de cette démission forcée dans notre tome XI, p. 206-207 et note 3. L'avocat Barbier (p. 338-339) a aussi raconté l'affaire.

2. Le verbe *se trouva* remplace en interligne *fut*, biffé.

3. Saint-Simon avait d'abord écrit *en déce 1724* ; il a biffé *déce* et mis 7bre en interligne. — Sur cette démission, il y a des détails intéressants dans le *Journal de Barbier*, p. 371-372, et dans les *Mémoires du maréchal de Villars*, tome IV, p. 300-302. Le président Antoine Portail fut nommé premier président par provisions du 26 septembre 1724 : reg. O^1 68, p. 519.

4. Il y a bien ainsi *gardée*, au féminin singulier, dans le manuscrit.

4. Tome X, p. 284, note 7.

5. Les mots *à 71 ans* sont en interligne. M. de Novion mourut le 22 septembre 1731 (*Gazette*, p. 468).

6. Nicolas Potier de Novion, reçu conseiller au Parlement le

laissé un fils[1]. Monsieur le Duc fit la grâce entière, et donna à cet enfant de quinze ans[2] la charge de président à mortier de son grand-père, en faisant celui-ci premier président, et la donna à exercer à Lamoignon de Blancmesnil, lors avocat général[3], jusqu'à ce que ce petit Novion fût en âge de la faire[4] : abus fort étrange de ces *custodi-nos*[5] de charges de président à mortier, qui s'est introduit dans le Parlement, pour les conserver dans les familles.

Me[6] voici enfin parvenu au terme jusqu'auquel je m'étois proposé de conduire ces *Mémoires*. Il n'y en peut avoir de bons que de parfaitement vrais, ni de vrais qu'écrits par qui a vu et manié lui-même les choses qu'il écrit, ou qui les tient de gens dignes de la plus grande foi, qui les

Conclusion.

22 mai 1715 et mort au château de Courances en Gâtinais en octobre 1720, âgé de trente-quatre ans.

1. André IV Potier de Novion, né le 22 janvier 1711, reçu conseiller au Parlement le 22 décembre 1729, avant dix-huit ans, président à mortier le 28 mai 1732 ; il se démit de sa charge en août 1758 et mourut le 17 octobre 1769.

2. Il n'avait pas encore treize ans.

3. Guillaume Lamoignon de Blancmesnil : tome XIV, p. 384.

4. *Journal de Barbier,* p. 319 ; *Mémoires de Marais,* tome III, p. 54 ; notes du greffier Delisle dans U 367, au 2 décembre et jours suivants. La convention se complétait par les fiançailles du jeune Novion avec la fille de Blancmesnil.

5. On appelle *Custodi nos,* dit le *Dictionnaire de l'Académie* de 1718, le « confidentiaire qui garde un bénéfice pour le rendre à un autre en certain temps, ou qui n'en a que le titre et lui en laisse les fruits, ne faisant que prêter son nom ».

6. Saint-Simon a écrit cette « Conclusion » après un assez long intervalle de temps ; l'écriture et l'encre, tant du texte que des manchettes, sont très différentes de celles des lignes qui précèdent. Voyez ci-après, p. 333, note 2. — Peut-être est-ce pendant cet intervalle qu'il relut entièrement son œuvre, y apporta diverses corrections en interligne et y ajouta les manchettes, qui sont certainement postérieures au texte et en supposent la lecture complète.

ont vues et maniées ; et de plus, il faut que celui qui écrit aime la vérité jusqu'à lui sacrifier toutes choses. De ce dernier point, j'ose m'en rendre témoignage à moi-même, et me persuader qu'aucun de tout ce qui m'a connu n'en disconviendroit. C'est même cet amour de la vérité qui a le plus nui à ma fortune. Je l'ai senti souvent ; mais j'ai préféré la vérité à tout, et je n'ai pu me ployer à aucun déguisement ; je puis dire encore que je l'ai chérie jusque contre moi-même[1]. On s'apercevra aisément des duperies où je suis tombé, et quelquefois grossières, séduit par

Vérité.

1. Ce souci constant de la vérité dont Saint-Simon se targue dans ces lignes, il s'en est paré à diverses reprises au cours de son récit, particulièrement dans la dernière partie. Dans les *Considérations préliminaires* (écrites, il ne faut pas l'oublier, lorsque l'auteur en était dans sa rédaction à ce qui forme notre XXIe volume), il a dit : « Tout amour propre, toute inclination, toute aversion et toute espèce d'intérêt doit disparaître devant la plus petite et la moins importante vérité,... qui ne doit jamais souffrir la moindre ternissure et être toujours exposée toute pure et toute entière » (notre tome I, p. 7). Par la suite, il revient de temps en temps sur cette idée : dans le tome XXIII (p. 362), il parle de « la vérité si entièrement due à tout ce qu'on écrit » ; un peu plus tard il insiste comme pour un plaidoyer personnel : « la vérité la plus pure et la plus exacte sera ici, comme partout mon guide unique et ma maîtresse » (XXVI, 355). A la fin du grand résumé du règne de Louis XIV, il écrit : « Après avoir exposé avec la vérité et la fidélité la plus exacte tout ce qui est venu à ma connoissance par moi-même ou par ceux qui ont vu ou manié les choses et les affaires pendant les vingt-deux dernières années du règne » (XXVIII, 330). Puis, plus tard, deux affirmations presque identiques : au tome XXX (p. 8), « la vérité qui règne uniquement dans ces Mémoires » ; au tome XXXVIII (p. 244), « la vérité qui fait l'âme de ces Mémoires ». Sur ce point, nous ne ferons pas d'autre réflexion que de renvoyer le lecteur aux nombreux passages de l'annotation où il nous est arrivé de relever des erreurs évidentes de faits ou de jugement. Tout ce qu'on peut penser, c'est qu'elles ont été involontaires. — Quant à l'impartialité, Saint-Simon va reconnaître lui-même qu'il ne s'en pique aucunement, et qu'elle est en fait impossible, mais que la justice a toujours été son guide. Cette dernière affirmation est bien hasardée ; car la justice ne s'allie guère à la passion et demande une sérénité d'âme que ne possédait sûrement pas notre auteur.

l'amitié ou par le bien de l'État, que j'ai sans cesse préféré à toute autre considération, sans réserve, et toujours à tout intérêt personnel, comme, entre bien d'autres occasions que j'ai négligé d'écrire, parce qu'elles ne regardoient que moi, sans connexion d'éclaircissement ou de curiosité sur les affaires ou le cours du monde, on peut voir que je persévérai à faire donner les finances au duc de Noailles, parceque je l'en crus, bien mal[1] à propos, le plus capable, et le plus riche et le plus revêtu d'entre les seigneurs à qui on les pût donner, dans les premiers jours même de l'éclat de la profonde scélératesse qu'il venoit de commettre à mon égard[2]. On le voit encore dans tout ce que je fis pour sauver le duc du Maine contre mes deux plus chers et plus vifs intérêts, parce que je croyois dangereux d'attaquer lui et le Parlement à la fois, et que le Parlement étoit lors l'affaire la plus pressée, qui ne se pouvoit différer[3]. Je me contente de ces deux faits, sans m'arrêter à bien d'autres qui se trouvent répandus dans ces *Mémoires*, à mesure qu'ils sont arrivés, lorsqu'ils ont trait à la curiosité du cours des affaires ou des choses de la cour et du monde. Désappropriation*.

Reste à toucher l'impartialité, ce point si essentiel et tenu pour si difficile, je ne crains point de le dire, impossible à qui écrit ce qu'il a vu et manié. On est charmé des gens droits et vrais ; on est irrité contre les fripons dont les cours fourmillent ; on l'est encore plus contre ceux dont on a reçu du mal. Le stoïque est une belle et noble chimère. Je ne me pique donc pas d'impartialité ; je le ferois vainement[4]. On trouvera trop, dans ces *Mémoi-* Impartialité.

1. Le mot *mal*, oublié, a été remis en interligne, de même que *le plus*, avant *revestu*, à la ligne suivante.

2. Tome XXIX, p. 54. — 3. Tome XXXV, p. 35-38, 49-56, etc.

4. Dans les *Considérations préliminaires* (p. 6), il avait dit cepen-

*L'*Académie* de 1718 définissait ce mot : « Action par laquelle on abandonne la propriété d'une chose. Il est usité dans la morale : *la religion demande une entière désappropriation de soi-même.* » C'est dans ce sens que Saint-Simon l'emploie ici.

res, que la louange et le blâme coulent de source à l'égard de ceux dont je suis affecté, et que l'un et l'autre est plus froid sur ceux qui me sont plus indifférents, mais néanmoins vif toujours pour la vertu, et contre les malhonnêtes gens, selon leurs degrés de vices ou de vertu. Toutefois, je me rendrai encore ce témoignage, et je me flatte que le tissu de ces *Mémoires* ne me le rendra pas moins, que j'ai été infiniment en garde contre mes affections et mes aversions[1], et encore plus contre celles-ci, pour ne parler des uns et des autres que la balance à la main, non-seulement ne rien outrer, mais ne rien grossir, m'oublier, me défier de moi comme d'un ennemi, rendre une exacte justice, et faire surnager à tout la vérité la plus pure. C'est en cette manière que je puis assurer que j'ai été entièrement impartial, et je crois qu'il n'y a point d'autre manière de l'être.

Pour ce qui est de l'exactitude et de la vérité de ce que je raconte, on voit par les *Mémoires* mêmes que presque tout est puisé de ce qui a passé par mes mains, et le reste, de ce que j'ai su par ceux qui avoient traité les choses que je rapporte. Je les nomme[2], et leur nom, ainsi que ma liaison intime avec eux, est hors de tout soupçon. Ce que j'ai appris de moins sûr, je le marque, et ce que j'ai ignoré, je n'ai pas honte de l'avouer. De cette façon les *Mémoires* sont de source, de la première main. Leur vérité, leur authenticité ne peut être révoquée en doute ;

dant : « L'exactitude la plus scrupuleuse sur la vérité de chaque chose et de chaque trait doit se garder également de haine et d'affection. » Plus tard, en terminant le tableau du grand règne, il affirmait avoir peint Louis XIV « tel qu'il a été, *sans aucune passion*, quoique je me sois permis les raisonnements résultant naturellement des choses » (tome XXVIII, p. 330).

1. « Je ne suis pas accoutumé à charger mes tableaux » (tome XXVI, p. 316).

2. Nous relèverons à la Table générale alphabétique, au mot Saint-Simon, *ses Mémoires*, les noms de toutes les personnes dont il dit tenir quelque récit ou quelque indication.

et je crois pouvoir dire qu'il n'y [en] a point eu jusqu'ici qui aient compris plus de différentes matières plus approfondies, plus détaillées, ni qui forment un groupe plus instructif ni plus curieux.

Comme je n'en verrai rien, peu m'importe ; mais si ces *Mémoires* voient jamais le jour, je ne doute pas qu'ils n'excitent une prodigieuse révolte. Chacun est attaché aux siens, à ses intérêts, à ses prétentions, à ses chimères, et rien de tout cela ne peut souffrir la moindre contradiction. On n'est ami de la vérité qu'autant qu'elle favorise, et elle favorise peu de toutes ces choses-là. Ceux dont on dit du bien n'en savent nul gré : la vérité l'exigeoit. Ceux, en bien plus grand nombre, dont on ne parle pas de même, entrent d'autant plus en furie que ce mal est prouvé par les faits ; et, comme, au temps où j'ai écrit, surtout vers la fin, tout tournoit à la décadence, à la confusion, au chaos, qui depuis n'a fait que croître[1], et que ces *Mémoires* ne respirent qu'ordre, règle, vérité, principes certains[2], et montrant à découvert tout ce qui y est contraire, qui règne de plus en plus avec le plus ignorant, mais le plus entier empire, la convulsion doit donc être générale contre ce miroir de vérité. Aussi ne sont-ils pas faits pour ces pestes des États, qui les empoisonnent et qui les font périr par leur démence, par leur intérêt, par toutes les voies qui en accélèrent la perte, mais pour ceux qui veulent être éclairés pour la prévenir, mais qui malheureusement sont soigneusement écartés par les accré-

1. Cette phrase indique bien qu'il y a eu un intervalle, peut-être assez long, entre la rédaction des Mémoires et le moment où a été écrite cette « Conclusion ». Voyez ci-dessus, p. 329, note 6. — Comme on le verra plus loin dans l'appendice XIII, Saint-Simon a commencé à écrire ses Mémoires en 1739 sous le ministère du cardinal de Fleury ; il les a achevés en 1749, sous Mme de Pompadour et après l'exil de Maurepas ; et, lorsqu'il écrit cette conclusion, une des années suivantes, les disputes religieuses et la lutte du pouvoir royal contre le Parlement déchirent la France par de vaines querelles.

2. Les mots *principes certains* sont en interligne.

dités et les puissants, qui ne redoutent rien plus que la lumière et que des gens qui ne sont susceptibles d'aucun intérêt que de ceux de la justice, de la vérité, de la raison, de la règle, de la sage politique, uniquement tendus au bien public.

Il me reste une observation à faire sur les conversations que j'ai eues avec bien des gens, surtout avec Mgr le duc de Bourgogne[1], M. le duc d'Orléans, M. de Beauvillier, les ministres, le duc du Maine une fois, trois ou quatre avec le feu Roi, enfin avec Monsieur le Duc et beaucoup de gens considérables, et sur ce que j'ai opiné et les avis que j'ai pris, donnés ou disputés. Il y en a de tels, et en nombre, que je comprends qu'un lecteur qui ne m'aura point connu sera tenté de [les] mettre au rang de ces discours factices que des historiens ont souvent prêtés du leur à des généraux d'armées, à des ambassadeurs, à des sénateurs, à des conjurés, pour orner leurs livres. Mais je puis protester, avec la même vérité qui jusqu'à présent a conduit ma plume, qu'il n'y a aucun de tous ces discours, que j'ai tenus et que je rapporte, qui ne soit exposé dans ces *Mémoires* avec la plus scrupuleuse vérité, ainsi que ceux qui m'ont été tenus ; et que, s'il y avoit quelque chose que je pusse me reprocher, [ce] seroit d'avoir plutôt affoibli que fortifié les miens dans le rapport que j'en ai fait ici, parce que la mémoire en peut oublier des traits, et que, animé par les objets et par les choses, on parle plus vivement et avec plus de force qu'on ne rapporte après ce qu'on a dit. J'ajouterai, avec la même confiance que j'ai témoignée ci-dessus, que personne de tout ce qui m'a connu et vécu avec moi ne concevroit aucun soupçon sur la fidélité du récit que je fais de ces conversations, pour fortes qu'elles puissent être trouvées, et qu'il n'y en auroit aucun qui ne m'y reconnût trait pour trait.

1. Ces cinq mots ont été ajoutés en interligne.

Un défaut qui m'a toujours déplu, entre autres, dans les Mémoires, c'est qu'en les finissant le lecteur perd de vue les personnages principaux dont il y a été le plus parlé, dont la curiosité du reste de leur vie demeure altérée. On voudroit voir tout de suite ce qu'ils sont devenus, sans aller chercher ailleurs avec une peine que la paresse arrête, aux dépens de ce qu'on desireroit savoir. C'est ce que j'ai envie de prévenir ici, si Dieu m'en donne le temps. Ce ne sera pas avec la même exactitude que lorsque j'étois de tout. Quoique le cardinal Fleury ne m'ait rien caché de ce que j'avois envie de savoir des affaires étrangères, dont presque toujours il me parloit le premier, et aussi de quelques affaires de la cour[1], tout cela étoit si peu suivi de ma part, et avec tant d'indifférence, et encore plus de moi avec les ministres ou d'autres gens instruits, interrompu encore de si vastes lacunes, que j'ai tout lieu de craindre que ce supplément ou suite de mes *Mémoires* ne soit fort languissant, mal éclairé, et fort différent de ce que j'ai écrit jusqu'ici ; mais au moins y verra-t-on ce que sont devenus les personnages qui ont paru dans les *Mémoires*, qui est tout ce que je me propose jusqu'à la mort du cardinal Fleury[2].

Dirois-je enfin un mot du style, de sa négligence, de répétitions trop prochaines des mêmes mots, quelquefois de synonymes trop multipliés, surtout de l'obscurité qui naît souvent de la longueur des phrases, peut-être de quelques répétitions ? J'ai senti ces défauts ; je n'ai pu les éviter, emporté toujours par la matière, et peu attentif à la manière de la rendre, sinon pour la bien expliquer. Je ne fus jamais un sujet académique[3] ; je n'ai pu me défaire

1. Tomes XXXIV, p. 314, et XXXVII, p. 38.

2. On a dit ci-dessus, p. 309, note 1, que Saint-Simon n'a pas réalisé ce projet.

3. Il est curieux de rapprocher de cet aveu personnel, ce qu'il avait dit précédemment dans une Addition au *Journal de Dangeau* (voyez ci-après, p. 370, n° 1809) des causes de la décadence de l'Académie

d'écrire rapidement. De rendre mon style plus correct et plus agréable en le corrigeant, ce seroit refondre tout l'ouvrage, et ce travail passeroit mes forces[1] ; il courroit risque d'être ingrat. Pour bien corriger ce qu'on a écrit, il faut savoir bien écrire ; on verra aisément ici que je n'ai pas dû m'en piquer. Je n'ai songé qu'à l'exactitude et à la vérité. J'ose dire que l'une et l'autre se trouvent étroitement dans mes *Mémoires,* qu'ils en sont la loi et l'âme, et que le style mérite en leur faveur une bénigne indulgence. Il en a d'autant plus besoin, que je ne puis le promettre meilleur pour la suite que je me propose[2].

française, qui avait le tort d'admettre parmi ses membres des grands seigneurs sans titres littéraires.

1. Cette phrase indique bien clairement que les *Mémoires* ne sont pas une transcription, une mise au net, mais bien un récit de premier jet ; voyez ci-après l'appendice XIII, p. 434.

2. On trouvera à la fin du présent volume un dernier appendice contenant des renseignements techniques et statistiques sur l'édition des *Mémoires de Saint-Simon,* que, grâces à Dieu, j'ai pu mener à bonne fin, après avoir commencé à y travailler, dès 1879, sous la direction de M. Arthur de Boislisle, d'abord pour rechercher et copier des documents aux archives des affaires étrangères, avant même que ce dépôt fût ouvert au public, puis, à partir de 1886 pour reviser le texte, corriger les épreuves et faire les tables, et peu après comme collaborateur pour la rédaction du commentaire courant. On sait que, depuis 1908 et à partir du tome XXI, j'ai assumé, avec l'aide amicale de son fils M. Jean de Boislisle, la charge très lourde d'achever l'édition. J'espère qu'on voudra bien excuser les fautes, les erreurs, les omissions qui s'y rencontrent et qui étaient inévitables dans un travail de cette étendue. Si je suis parvenu à ce que les derniers volumes ne soient pas trop différents des premiers, c'est grâce, d'une part, aux matériaux considérables réunis par M. de Boislisle pour l'annotation et que je n'ai eu qu'à compléter, et, d'autre part, à la direction, aux leçons, aux exemples que m'avait donnés ce maître admirable. Je suis heureux de lui reporter le principal honneur de l'œuvre que j'achève aujourd'hui (septembre 1928). L. L.

FIN DES MÉMOIRES DE SAINT-SIMON.

APPENDICE

PREMIÈRE PARTIE

ADDITIONS DE SAINT-SIMON

AU *JOURNAL DE DANGEAU*

1716. *Le duc de Saint-Simon reçoit l'ordre du Saint-Esprit.*

(Page 102.)

2 février 1705. — ... Longtemps[1] depuis, en 1728, le duc de Saint-Simon, ayant été reçu chevalier de l'Ordre, avec Roquelaure, duc à brevet et maréchal de France, le maréchal d'Alègre et le comte de Gramont, après les enfants de M. du Maine, dit et expliqua cet exemple des maréchaux de Cœuvres et de Villars, l'un reçu seul entre deux ducs parrains, l'autre, quoique duc héréditaire, mais non encore vérifié, avec deux autres maréchaux non ducs, et contre deux parrains gentilshommes ; mais, le cardinal de Fleury n'ayant rien voulu entendre ni là-dessus ni sur bien d'autres choses absolument nouvelles et confondues, M. de Saint-Simon n'en dit pas davantage, et marcha avec Roquelaure entre deux ducs parrains, qui furent deux choses aussi absurdes que nouvelles. Roquelaure, qui à la faveur des nouveautés avoit tenté de passer avant les gentilhommes et qui en avoit été justement refusé, se voyant traité en duc et pair en recevant l'Ordre, crut devoir hasarder le paquet, et, l'Ordre reçu et les révérences achevées, voyant le duc de Saint-Simon marcher à sa place et gagner le haut pas devant les chevaliers, pour s'aller mettre comme il fit entre les ducs de Sully et de la Rochefoucauld, se mit de même en marche le long de l'autre banc ; mais Breteuil, prévôt et grand maître des cérémonies de l'Ordre, le voyant dépasser ainsi les trois ou quatre

1. Le commencement de cette Addition a trouvé place dans notre tome XII, Addition n° 599, et la fin dans notre tome I, Addition n° 42.

derniers chevaliers, le tira par le manteau, et avec son bâton, lui montra la dernière place de ce même banc où il lui falloit retourner.....

1717 et 1718. *Madame de Villesavin et sa fille Chavigny.*

(Page 112.)

23 février 1687. — Mme de Villesavin étoit avec son mari sur le Pont-neuf au moment de l'assassinat de Henri IV. Elle étoit grand mère de l'évêque de Troyes, retiré, puis du conseil de régence à la mort de Louis XIV, puis retiré et mort à quatre-vingt-huit ans.

3 janvier 1694. — Cette Mme de Chavigny étoit veuve du secrétaire d'État, fils de Bouthillier, surintendant des finances, qui tous deux figurèrent avec tant d'adresse sous Louis XIII et le commencement de Louis XIV. Elle étoit Phélypeaux et fille héritière du sieur de Villesavin.

1719. *Anne de Gonzague princesse palatine.*

(Page 128.)

6 juillet 1684. — C'est cette princesse Palatine si célèbre dans la régence de la Reine mère par son esprit, ses intrigues et ses talents; elle étoit Gonzague, sœur de Marie, épouse l'un après l'autre des deux frères rois de Pologne, les derniers Jagellons. Elle et Monsieur le Prince, son ami intime, aidés de l'abbé Bourdelot, médecin du dernier, ne purent venir à bout de brûler un morceau de la vraie croix; un songe qu'elle eut longtemps après d'une danse en rond dont un tomboit à chaque tour dans un gouffre qui se refermoit, sans que cela interrompît la danse, acheva de la convertir tout à fait. Que n'y auroit-il pas à raconter de cette habile femme? Elle étoit veuve, il y avoit longtemps, d'un cadet de cet électeur Palatin qui se perdit pour s'être voulu faire roi de Bohême.

1720. *Le prince de Talmond mécontent de n'être pas fait duc.*

(Page 130.)

1er février 1720. — Madame et la mère du duc de la Trémoïlle et du prince de Talmond étoient sœurs, filles du landgrave de Hesse et de sa fameuse épouse qui a si courageusement servi la France. On l'a déjà vu dans ces Notes. Parmi de si grandes et de si continuelles profusions à tout le monde, il eût été étrange que le prince de Talmond ne s'en fût pas senti; mais il vouloit être duc, et fut au désespoir d'en voir faire à la majorité sans en être, et ne s'en cacha pas.

1721. *Le maréchal de la Feuillade et sa famille.*

(Page 138.)

19 septembre 1691. — Ce M. de la Feuillade étoit de fort ancienne maison, qui doit pourtant sa plus grande illustration au fameux Pierre d'Aubusson, élu grand maître de Rhodes en 1476, dont, en 1480, il fit lever le siége à cent mille Turcs, cardinal d'Innocent VIII en 1489 et général de la croisade contre les Turcs, qui n'eut point d'effet, dont il mourut de déplaisir en 1503. Son frère unique n'eut qu'un fils, non marié, qui finit cette branche. M. de la Feuillade étoit fils d'une Brachet, petit-fils d'une Lignières, et, parmi quelques alliances considérables, il y en a un grand nombre des plus communes. Son père et son frère aîné étoient chambellans de Monsieur Gaston, qui n'étoit pas un grand état. L'un fut tué à Castelnaudary, l'autre à Sens. Celui-ci se poussa à la guerre et fut fort aidé à la cour par son frère l'archevêque d'Embrun, qui y étoit en considération et qui lui céda ses droits d'aînesse. De l'esprit, une grande valeur, une plus grande audace, une pointe de folie gouvernée toutefois par l'ambition, et la probité et son contraire fort à la main, avec une flatterie et une bassesse insignes pour le Roi, firent sa fortune et le rendirent un personnage à la cour, craint des ministres, et surtout aux couteaux continuels avec M. de Louvois. Il se distingua toujours par son assiduité et sa magnificence. Il a renouvelé les anciennes apothéoses fort au-delà de ce que la religion chrétienne pouvoit souffrir; mais il n'attendit pas que le Roi fût mort pour faire la sienne, dont il n'auroit pas recueilli le fruit. Il poussa la servitude jusqu'à monter une fois derrière le carrosse du Roi, pour le suivre où il avoit été refusé d'aller, et cela lui réussit à merveilles. Une autre fois, s'étant aperçu à l'armée que le Roi le voyoit frappant un palefrenier avec sa livrée, il lui cria de ne pas prendre garde à deux de ses valets qui se battoient. Il poussa la flatterie de sa place et de sa statue, outre la bassesse de sa substitution, jusqu'à traiter avec les Petits-Pères pour lui creuser sa sépulture sous le piédestal, avec un corridor qui y conduiroit de leurs caves; mais, si cela ne se put exécuter, au moins il en eut le gré auprès du Roi, qui est tout ce qu'il en vouloit. Peu de gens furent la dupe d'une reconnoissance si grossièrement marquée au coin de l'intérêt, à l'égard d'un roi vivant, qui se nourrissoit volontiers des prologues d'opéras et des peintures de sa galerie de Versailles. Avec tant de faveur et tant de soin de l'augmenter, il étoit devenu si à charge au Roi, qu'il ne le put dissimuler à sa mort. Son ardeur, sa vivacité, son audace, tout ce qu'il avoit fait pour le Roi, lui faisoit usurper des libertés et des demandes qui pesoient au Roi étrangement, et ce fut en cette occasion que ce prince ne put se tenir de dire plusieurs fois, et une entre autres à table parlant à Madame par un hasard qui y donna lieu, qu'il n'avoit jamais été si à son aise que

lorsqu'il s'étoit vu délivré de Louvois, de Seignelay et de la Feuillade. Les courtisans souhaitèrent chacun qu'il se trouvât aussi importuné d'eux, puisque ces trois hommes avoient fait avec lui tout ce qu'ils avoient voulu toute leur vie[1]..... M. de la Feuillade laissa un fils pour le malheur de l'État, et qui fut sans contredit le plus faux et le plus malhonnête homme de France, en qui sa branche et son duché ont fini. — Mlle Prudhomme étoit la fille d'un baigneur chez qui M. de la Feuillade logeoit avant sa fortune et qui lui avoit été souvent de beaucoup de secours. Il eut toute sa vie une confiance entière en lui, et personne ne doutoit qu'il n'eût épousé sa fille, qui fut maîtresse de son bien, de ses enfants et de tout chez lui jusqu'à sa mort. C'étoit une personne de beaucoup d'honneur, de vertu et de piété, de bon sens, capable de lui donner de bons conseils, qui n'abusa jamais de son crédit sur lui, qui étoit sans mesure, et qui se contint toujours décemment et modestement dans son état, sans que Mme de la Feuillade, tant qu'elle vécut, et qui l'aimoit et l'estimoit, ait jamais eu lieu de s'en plaindre. C'étoit à l'occasion de son mariage que M. de la Feuillade avoit eu des lettres enregistrées de duc, sur la démission de M. de Roannez, son beau-frère, qui étoit dans la plus haute dévotion, et y persévéra jusqu'à la mort sans être marié. Il étoit fort attaché à Port-Royal-des-Champs ; c'étoit lui qui vouloit fournir à la plupart de la dépense de l'acquisition d'une île en Amérique, où les solitaires de cette même liaison eurent un temps dessein de s'aller établir pour se dérober aux persécutions qu'ils essuyoient en Europe. Pour le mariage du fils unique de M. de la Feuillade avec la fille de M. de Louvois, qui étoit mort, et laquelle épousa depuis le duc de Villeroy, ce fut la complaisance d'un mourant pour son frère et pour donner à son fils le secrétaire d'État de la guerre pour beau-frère et le soutenir par là après eux.

1722. *Grâce faite au prince de Courtenay.*

(Page 146.)

6 février 1720. — M. de Courtenay n'avoit pour soi qu'une figure qui répondoit bien à une naissance qui ne se pouvoit disputer que par l'autorité supérieure. L'abbé Dubois, avant toute apparence de minorité, avoit été reçu familièrement chez lui ; il s'en souvint, et lui procura cette grâce sans qu'il eût songé à en demander aucune. Cette maison a fini dans le fils de celui-ci, qui se tua d'un coup de pistolet dans son lit pour première marque de folie. Il n'avoit ni frères ni enfants, et une sœur unique mariée à M. de Bauffremont.

1. Ce qui suit a été placé en regard de la page 50 de notre tome XI, Addition n° 460.

1723. *M. de Breteuil fait secrétaire d'État ; cause de sa fortune.*

(Page 131.)

7 mars 1718. — Comme ce fait curieux dépasse les Mémoires de Dangeau, on le donnera ici. Breteuil se trouva intendant de Limoges, c'est-à-dire d'une des moindres, lorsque l'abbé Dubois commença à pouvoir tout, et conséquemment à tout oser. Cet abbé étoit marié à Limoges à une fille du peuple, comme lui-même étoit du peuple, et lorsqu'ils se marièrent ils étoient assortis. De l'humeur dont il étoit, ce mariage ne fut pas longtemps paisible ; il laissa sa femme, eut le bonheur d'être attaché à l'éducation du fils de Monsieur, frère de Louis XIV. Comme il n'avoit pas même les mineurs[1], son mariage qu'il avoit eu soin de cacher pour ne se pas fermer le chemin aux bénéfices, demeura dans l'obscurité, et sa femme y gagnoit son repos et de quoi vivre, qu'il lui faisoit toucher. Parvenu, après la mort du Roi et ses courses d'Angleterre et d'Hanovre, aux portes de la plus haute fortune, il fut question de s'ôter une si fâcheuse épine du pied pour arriver à l'épiscopat et au cardinalat, pour embler le premier ministère et se rassasier des plus riches bénéfices. Capituler avec cette femme qu'il n'avoit jamais ménagée, c'étoit montrer son besoin d'elle trop à découvert, l'inviter à lui mettre le pied sur la gorge, et risquer au moins des imprudences et des humeurs qui auroient sapé par les fondements cette inespérable fortune à laquelle il touchoit déjà de la main. Il résolut donc de faire enlever toutes les preuves de son mariage, et surtout la minute originale de son contrat de mariage et la feuille du registre de la paroisse où il étoit inscrit. Cela ne se pouvoit exécuter que par autrui et par des personnes constituées en autorité de le faire quand ils se tiendroient sûrs de l'impunité ; mais le secret surtout étoit si nécessaire, que le moindre vent d'une pareille affaire n'alloit à rien moins qu'à renverser sa fortune. Breteuil, intendant de Limoges, et Gennetines, évêque diocésain, lui devinrent des instruments nécessaires. Il résolut donc de leur confier son secret ; ils le servirent à souhait et avec promptitude. L'évêque fut payé en abbayes et pour soi et pour les siens, toutefois le plus petitement qu'il put, sous prétexte de craindre d'exciter l'envie et la curiosité qui font parler le monde, mais avec des espérances qu'il prodiguoit toujours. Et pour Breteuil, l'ayant reconnu homme à tout faire et s'étant livré à lui en chose si capitale, il le jugea un bon instrument en sa main pour tout ce qu'il lui plairoit, et, voulant perdre le Blanc, dont il craignoit l'esprit et la capacité, les amis, et surtout le goût et l'habitude de M. le duc d'Orléans pour lui, il fit Breteuil secrétaire d'État en sa place avec une confiance et une faveur d'autant plus grande, qu'aucune des raisons qui lui avoient fait appréhender

1. Les ordres mineurs.

le Blanc ne se présentoit pour le faire craindre ; et telle fut la cause secrète et véritable de la fortune de Breteuil, qui étonna tout le monde.

1724. *Le maréchal de Villars obtient la Toison d'or et la grandesse.*

(Page 185.)

25 juillet 1713. — On ne sait par où le maréchal de Villars a pu avoir la Toison sans avoir eu aucun rapport à l'Espagne. Il eut depuis, 1724, la grandesse à un aussi bon marché. Il étoit dans le Conseil, mais peu compté. Il étoit hardi en propos à se vanter, et il dit devant l'ambassadeur d'Espagne que le roi d'Espagne ne songeoit guères à s'attacher des serviteurs d'une certaine espèce, et qui lui pouvoient être utiles. Ce mot fut écrit en Espagne, et la réponse fut la grandesse sans que le maréchal s'en fût donné plus de soin.

1725. *M. de Harlay, intendant de Metz ; ses disputes avec Saillans.*

(Page 187.)

20 juillet 1717. — Ce fut un étrange emploi pour un régent du royaume que celui que prit là M. le duc d'Orléans, de faire embrasser ces deux hommes, qui demeurèrent toujours ennemis et qui ne cessèrent point de donner entre eux force spectacles, que la simplicité et l'impatience de Saillans, et l'esprit, la malice et la folie de Harlay n'épargnèrent pas. Celui-ci étoit le fils unique du plénipotentiaire de Ryswyk ; il avoit beaucoup d'esprit, encore plus de débauche, de saillies et de folies, qui par leur singularité, la protection de sa famille, un bonheur singulier, et dans ces derniers temps, la protection ouverte du maréchal de Villeroy, dont la grand mère étoit Harlay, fille du célèbre Sancy, le sauvèrent toujours, c'est trop peu dire, lui rendirent utiles jusqu'à ses incartades et à ses débauches publiques et indécentes, dont il ne s'est pu défaire étant intendant de Paris et conseiller d'État, et qu'il s'est mis sur le pied de se faire passer dans ces places ce qui ne seroit pas pardonné à un mousquetaire. Il faut admirer les temps et les gens.

1726 et 1727. *Inondation à Madrid, où périrent le prince Pio et la duchesse de la Mirandole.*

(Page 220.)

11 janvier 1702. — Ce prince Pio fut depuis gouverneur de Catalogne et Barcelone, capitaine général d'armée et chevalier de la Toison. Il périt cruellement par une crue d'eau qu'un débordement d'orage amena en un instant dans la maison du prince de la Mirandole, son

beau-frère, à Madrid, près du Buen-Retiro, où plusieurs autres furent noyés, tandis que faute d'eau la magnifique maison du duc d'Ossone brûloit depuis trois jours dans un autre quartier. La duchesse de la Mirandole fut noyée dans son oratoire. Il y avoit cent ans que pareil accident étoit arrivé dans la même maison, dont à cause de cela le nonce Aldobrandin, depuis cardinal, sortit un instant devant, voyant venir l'orage. Ce prince Pio s'étoit formé à la guerre, aux affaires et au monde, et étoit un homme fort glorieux, mais poli et pourtant fort aimable. Il avoit été nommé grand écuyer de la reine, fille de M. le duc d'Orléans, à son mariage.

30 juin 1716. — ... Le[1] duc de la Mirandole avoit été accordé à la princesse de Parme, et leurs articles signés. Alberoni, dans ces entrefaites, ayant proposé et promis cette princesse à la princesse des Ursins pour le roi d'Espagne, le mariage du duc de la Mirandole fut rompu et celui d'Espagne fait. Cette reine a toujours conservé de l'amitié et de la distinction pour le duc de la Mirandole, qu'elle fit venir en Espagne et faire grand d'Espagne, puis grand écuyer, mais qui se trouva un pauvre sujet quoiqu'un fort honnête homme. Il est frère du cardinal Pic de la Mirandole. La duchesse sa femme périt par un étrange accident, en 1722 : un torrent impétueux, grossi par deux orages furieux coup sur coup, entra dans un bout de Madrid près du Buen-Retiro, le long d'une espèce de vallée à peine perceptible qui sépare ce palais de la ville, y emporta tout dans un instant, inonda l'appartement bas de l'hôtel de la Mirandole, où il y avoit grande compagnie, y en noya plusieurs et entre autres la duchesse de la Mirandole dans le fond de son cabinet, où elle étoit allée se jeter à genoux et prier Dieu. L'ambassadeur de Hollande nagea longtemps appuyé de deux fauteuils, et se sauva à grand'peine. Le prince Pio fut emporté par le courant des appartements dehors, et son corps trouvé dans un égout à quatre lieues de Madrid. Le duc de Liria, fils du duc de Berwick, suspendu longtemps à une porte après avoir sauvé l'abbé Grimaldo, frère du ministre et secrétaire d'État, tomba dans l'eau avec la porte, et fit tant qu'il sortit en nageant dans la rue où, en s'élançant, il demeura plus d'une demi-heure pendu par ses mains à des grilles de fenêtres, où il se harponna et d'où on le tira au second étage par des cordes, où le duc de la Mirandole s'étoit sauvé d'abord. Plusieurs autres de la compagnie y périrent, ou dans la maison ou dans la cour, car il y en avoit une, chose peu commune dans Madrid, où des carrosses furent renversés et brisés, et quelques-uns de ceux qui s'étoient sauvés dessus noyés ou fort blessés. Le nonce du pape, Aldobrandin, mort depuis cardinal, en étoit sorti un moment devant l'orage, sur ce qu'il avoit ouï dire que ce qui arriva aussitôt après étoit arrivé cent ans auparavant à cette même maison ; il le dit à la compagnie, qui s'en

1. Le commencement de cette Addition a été placé dans notre tome IX, p. 110, Addition n° 395.

moqua ; mais il eut le bonheur de ne pouvoir être retenu. Le rare est qu'en ce même temps un des plus grands et des plus superbes palais de Madrid, confisqué sur le dernier amirante de Castille, où logeoit le dernier duc d'Ossone, fût brûlé et brûloit encore, faute d'eau à pouvoir éteindre le feu.

1728. *Le duc de Lauzun ; anecdotes.*

(Page 245.)

20 mai 1695. — M. de Lauzun est un homme dont on feroit un volume. Mademoiselle a fait une partie principale de sa plus curieuse histoire dans ses Mémoires. Depuis sa mort, il avoit changé ses livrées, qu'il prit d'un brun presque noir avec des galons d'argent, et, quand l'or et l'argent furent défendus aux livrées, il y suppléa par un galon blanc historié de bleu, parce que ses doublures étoient bleues. Il les garda ainsi toute sa vie comme une espèce de marque de deuil perpétuel de Mademoiselle, qu'on croit bien qu'il avoit épousée. Son grand bien venoit de l'amas fait de ses revenus pendant quatorze ans de prison, et de ce qui lui étoit resté des donations de Mademoiselle. Il est difficile de comprendre comment une figure et un esprit comme le sien avoient été autant à la mode parmi les dames, et s'étoit introduit si avant dans celui du Roi, que nul autre favori ni ministre n'en a approché de bien loin ; nul autre aussi ne s'échappa jamais à des manques de respect en face, aussi étranges, qui lui coûtèrent sa fortune et sa liberté, en quoi la colère du Roi, tempérée par ce goût si fort et si bizarre, eut besoin d'être aidée de toute la haine de M. de Louvois et de tout l'art de Mme de Montespan, qui le craignoit d'autant plus auprès du Roi qu'il avoit été plus que bien avec elle, et qu'il se servit d'elle avec empire pour ce qu'il desiroit du Roi, et n'oublioit rien pour voir à revers si elle ne le trompoit point. Il lui en donna entre autres preuves fréquentes une signalée, lorsque, dans les premiers temps de son éclat, M. Mazarin voulut se défaire de l'artillerie, dont M. de Lauzun, toujours bien averti, eut le vent. Tout aussitôt il en parla au Roi, qui lui dit franchement qu'il la lui donneroit volontiers sans la peur qu'il avoit d'être sans cesse importuné de querelles entre M. de Louvois et lui, et c'étoit M. de Louvois même, aussi bien averti que l'autre, qui avoit pris ces devants-là auprès du Roi. M. de Lauzun n'en eut que plus d'envie de la charge pour l'emporter sur lui, et le Roi tant de desir de le satisfaire sans s'exposer à ce qu'il craignoit, qu'il lui offrit de le faire duc sur-le-champ à condition de s'en départir. Cela même le fit tenir ferme, voyant son ascendant et comptant bien que le duché ne lui échapperoit pas dans la suite ; mais, sentant qu'il avoit affaire à forte partie, il pria Mme de Montespan de parler fortement au Roi pour le faire grand maître, qui le lui promit pour le lendemain quand le Roi viendroit chez elle. M. de Lauzun avoit une de ses femmes de

chambre confidente entièrement à lui du temps de leurs privances, par le moyen de laquelle il se cacha sous le lit de Mme de Montespan, un peu devant que le Roi arrivât, dont la coutume étoit de se toujours mettre entre deux draps avec elle. Mme de Montespan ne manqua pas de dire au Roi ce dont M. de Lauzun l'avoit priée, mais tout au contraire de ce qu'il desiroit, soit dans la vue de faire plaisir à M. de Louvois, qu'il n'étoit pas indifférent de s'attacher, soit pour ne s'opposer pas à la répugnance du Roi. Dans la conversation l'un et l'autre tombèrent sur l'opiniâtreté de M. de Lauzun sur cette charge, et Mme de Montespan à le charger avec cette plaisanterie que son tour particulier rendoit si pénétrante. M. de Lauzun, qui n'en perdit pas un mot, entra d'autant plus en furie qu'il n'osoit souffler, et rageoit avec plus d'impatience de pouvoir sortir de là qu'il n'en avoit eu de s'y fourrer. Enfin, le moment de sa délivrance étant venu, il se sauve, et revient attendre que Mme de Montespan s'en aille le soir chez la Reine. Il lui présenta la main, et d'un air doux et confiant lui demande si elle a eu la commodité et la bonté de se souvenir de lui. Mme de Montespan l'en assure et lui compose tout un discours du Roi et d'elle, et M. de Lauzun l'écoute tranquillement. Quand elle eut tout dit et fini par être bien fâchée de n'avoir pu réussir, M. de Lauzun la regarde sous le nez, lui présente ses deux yeux comme deux charbons allumés, lui dit qu'elle est une grande chienne et une exécrable menteuse, puis enfile tout ce qui s'étoit dit entre le Roi et elle sans y manquer d'un mot. Mme de Montespan, épouvantée, comme on peut juger, de ce récit si fidèle, se laisse acculer tout doucement en un coin, où M. de Lauzun, hors de portée d'être vu, l'appelle par tous les noms les plus infâmes, lui présente ses deux poings, et la menace de lui arracher les deux yeux. Elle se tira de là presque pâmée, sans que M. de Lauzun la quittât, qui de là la conduisit froidement sur le poing chez la Reine sans cesser un instant de lui parler à l'oreille d'un air doux et de respect, lui chantant cependant les plus horribles pouilles et toujours voulant la charge. Le Roi et Mme de Montespan crurent que c'étoit le diable qui avoit si bien instruit M. de Lauzun, et si à l'instant. La maîtresse épouvantée ne le lui pardonna pas, mais chercha à l'apaiser, et le Roi en sortit enfin par la charge de capitaine des gardes du corps du duc de Gesvres, qui ne pouvoit presque plus monter à cheval à cause d'une descente, et qui eut celle de premier gentilhomme de la chambre du comte, depuis duc du Lude, auquel enfin la charge de grand maître de l'artillerie fut donnée. Il faut éviter le volume auquel on se laisseroit aller volontiers. On se contentera ici de dire que M. de Lauzun, aussi plein d'ambition que jamais, ne fit ce mariage[1] que dans la vue de se rapprocher du Roi par un beau-père général d'armée, dans le commerce duquel avec le Roi il espéroit d'entrer pendant les campagnes, et de succéder à sa charge de capitaine des

1. Avec Mlle de Lorge.

gardes du corps après lui, quoique d'un âge peu inférieur au sien. On verra bientôt ce qui en arriva, et M. de Lauzun se retrouvera plus d'une fois dans ces Mémoires.

1729. *Suites de la disgrâce de M. de Lauzun.*

(Page 269.)

21 octobre 1688. — M. de Lauzun, exilé plus d'un an en sortant de prison, et à Paris depuis, avoit toute liberté, hors d'approcher de la cour de deux lieues, et alloit souvent jouer chez Monsieur, à Paris et à Saint-Cloud. La longueur de sa prison l'avoit extrêmement enrichi.

1730. *Maladie et mort du duc de Lauzun.*

(Page 283.)

2 février 1720. — On a déjà vu M. de Lauzun dans ces Notes. Il est plus court de n'en rien dire que d'effleurer par les plus longs articles une matière si curieuse, et dont l'abondance fourniroit des livres. Il demanda et se fit donner la bénédiction par le duc de la Force comme l'aîné de sa maison, quoiqu'il prétendit l'être lui-même, et que cette fonction n'ait jamais appartenu à ce titre, et la donna, lui, au curé de Saint-Sulpice, son pasteur, auquel il se confessa. Puis ayant voulu demeurer seul, et ayant ouï M. et Mme de Biron, ses héritiers, se glisser dans sa chambre, il se mit à faire des prières tout haut et à disposer de tous ses biens en faveur des hôpitaux pour se divertir de leur épouvante. En un mot son extrémité, qui fut longue et qu'il sentoit dans tout son péril, fut une comédie perpétuelle et une farce qu'il se donna à lui et aux autres. Il revint de cette maladie en parfaite santé; mais il mourut quinze jours avant M. le duc d'Orléans, tout à la fin de 1723, d'un cancer à la bouche qu'il soutint jusqu'au bout avec tout le courage, la tranquillité et même la piété possibles, mais toujours avec singularité. Dès le commencement de ce terrible mal, il en prévit toute l'horreur et la fin, et pour éviter d'être en spectacle et d'être importuné, étant encore allant et venant, il se confina dans le plus intérieur du couvent des Petits-Augustins, où l'on entroit de sa maison, et où il étoit servi de chez lui comme s'il y fût resté ; et, par ce moyen, il se barricada contre tout le monde. Sa femme, uniquement suivie d'une de ses femmes, avoit permission du cardinal de Noailles de l'y voir, et aucune autre ; et pour des hommes, il ne vit que ses beaux-frères, ses neveux, et deux ou trois amis, et encore le moins qu'il put. Rien de plus étonnant qu'un homme de quatre-vingt-onze ans dans cet état, avoir la tête aussi saine et aussi nette jusqu'au dernier bout, et en faire en tout un aussi bon et aussi sage usage, pendant près de quatre mois que cette maladie dura dans cette retraite.

ADDITIONS DE SAINT-SIMON

AU *JOURNAL DE DANGEAU*

qui n'ont pas été reproduites dans les *Mémoires*.

Parmi les très nombreuses Additions que Saint-Simon avait faites sur la copie qu'il possédait du *Journal de Dangeau*, la plupart ont été insérées par lui, soit textuellement, soit dans leur objet, dans ses *Mémoires* lorsque, quelques années plus tard, il se mit à les écrire. Dans la première partie de l'Appendice de chacun des volumes de la présente édition, nous avons toujours reproduit les Additions qui avaient servi de base à la rédaction, en les rapprochant du texte qui y correspondait. Un certain nombre d'entre elles, quatre-vingt-six exactement, qui sont presque toujours de courtes notes, mais parfois des récits plus étendus, n'ont pu trouver place dans cette recension, soit que Saint-Simon n'ait pas parlé dans ses Mémoires des faits ou des gens qui en font l'objet, soit que nous ayons omis de les rapprocher du passage correspondant. Cette omission ne s'est d'ailleurs produite qu'un petit nombre de fois, alors que n'avait pas encore été fait, pour les dix-huit cents Additions au *Journal*, le long et minutieux travail d'ensemble qui a permis d'en marquer par avance la place exacte dans le texte des *Mémoires*, et dont M. Léon Le Grand a été le très soigneux ouvrier. Quoi qu'il en soit, nous croyons utile de ne pas laisser de côté ces Additions inemployées, et nous les reproduisons ci-après en leur conservant l'ordre purement chronologique du *Journal de Dangeau*.

1731. *L'archevêque d'Auch la Motte-Houdancourt.*

1er avril 1684. — L'archevêque d'Auch étoit frère du feu maréchal de la Motte, grand aumônier de la Reine-mère, qu'il assista à la mort en 1666, et commandeur de l'ordre du Saint-Esprit.

1732. *Prétentions de préséance du duc de Savoie*[1].

5 avril 1684. — Cette prétention de M. de Savoie, que Madame sa femme eût la droite sur Monsieur, étoit bien hasardée, et n'avoit de couleur que par le traitement de tête couronnée qu'il avoit obtenu en France pour ses ambassadeurs. Jamais les ducs de Savoie n'ont disputé aux princes du sang, bien moins aux fils de France. Lorsque le fameux duc de Savoie Charles-Emmanuel, gendre de Philippe II roi d'Espagne, et qui maria son fils avec une fille de Henri IV, vint voir ce prince à Lyon, il se trouva fortuitement à la porte de sa chambre, pour venir à son lever, en même temps que Monsieur le Prince. Ils

1. Cette Addition aurait dû être placée dans notre tome VI, en regard de la page 383.

s'arrêtèrent et se saluèrent, et, en même temps, le Roi, les voyant, éleva la voix, et dit à Monsieur le Prince : « Passez, passez, mon cousin ; M. de Savoie sait trop ce qu'il vous doit. » Monsieur le Prince passa ; M, de Savoie le suivit et ne s'en tint point blessé. La même chose arriva pour la chemise entre les mêmes, et Monsieur le Prince la donna au Roi. Il y en a mille exemples encore plus forts, même avec les Électeurs, à qui les ducs de Savoie cèdent. Mais, ces derniers étant reconnus rois de Sardaigne partout, cela change aussi ce rang en tout.

1733. *Les princes étrangers reçoivent comme les autres le titre d'ambassadeur.*

6 avril 1684. — M. de Mayenne-Lorraine a été ambassadeur en Espagne pour le mariage de Louis XIII ; M. de Chevreuse en Angleterre pour le mariage de Charles Ier, et d'autres de sa maison encore ; M. de Nevers-Gonzague à Rome pour l'absolution de Henri IV ; le prince de Condé en Angleterre ; le duc de Verneuil à Vienne et à Munster, et tant d'autres.

1734. *Le marquis de Lambert.*

2 juin 1684. — Lambert, à qui le gouvernement de Luxembourg fut donné, étoit mari de Mme de Lambert qui a depuis brillé par son esprit et son savoir, et plus encore pour s'en être fort piquée.

1735. *Démêlé entre les maréchaux de Luxembourg et de Créquy.*

18 décembre 1684. — Je ne sais plus ce que ce fut que le sujet du démêlé de ces maréchaux, ni ce qui s'y passa [1].

1736. *Le marquis de Manicamp.*

24 décembre 1684. — Manicamp étoit de la maison de Longueval, frère de la troisième femme du premier maréchal d'Estrées, qui n'en laissa point d'enfants. L'esprit, la grâce, le savoir, la galanterie, la débauche, la valeur de Manicamp ne lui purent frayer un chemin à la fortune, mais bien à une sorte de dictature dans le grand monde, qui l'y rendirent considérable. Il avoit beaucoup d'amis de la compagnie la plus choisie et la plus haute, libre, hardi et dangereux, mais se piquant fort d'impiété. Il n'étoit ni marié ni riche, et souvent à la cour, plus pour la bonne compagnie que pour le Roi.

1. Le maréchal de Créquy refusait d'obéir au maréchal de Luxembourg, son ancien. — Cette Addition aurait dû être placée en regard de la page 132 de notre tome I.

1737. *Mademoiselle de Maulévrier danse à Versailles* [1].

19 janvier 1685. — Mlle de Maulévrier, qui fut depuis la maréchale de Médavy, étoit fille du frère de M. Colbert, qui est mort lieutenant général et chevalier de l'Ordre. Il étoit fort nouveau de voir danser aux bals de la cour une personne si nouvelle.

1738. *Bruant, commis de Foucquet.*

20 janvier 1685. — Bruant étoit un commis principal des finances sous M. Foucquet et confident de ce surintendant que M. Colbert perdit et se mit en sa place sous le nom de contrôleur général des finances.

1739. *Flamarens, espion du Roi* [2].

25 janvier 1685. — Flamarens, premier maître d'hôtel de Monsieur, et beau-frère du lieutenant civil et du cardinal le Camus, étoit un rapporteur que Monsieur chassa, et que le Roi n'osa soutenir pour ne le pas montrer à découvert.

1740. *Le Sopha à Constantinople.*

3 mai 1685. — Le sopha est une manière d'estrade, couverte de tapis, au fond de la chambre d'audience du grand vizir, sur laquelle il est assis sur des carreaux, les jambes croisées, et celui qu'il reçoit s'assit sur un carreau, vis-à-vis de lui, à distance, et personne sur le sopha. Avoir le sopha, c'est y être assis auprès du grand vizir, qui est un honneur très rare et que presque personne de l'empire turc ni des ambassadeurs qui y résident n'obtient, ce qui fut alors accordé à l'ambassadeur de France.

1741. *Madame Tarnault et son fils.*

17 mai 1685. — Mme Tarnault étoit une femme d'esprit et du monde, veuve d'un conseiller au parlement de Bordeaux, tué dans une sédition de cette ville pour être extrêmement royaliste. Leur fils est devenu brigadier et inspecteur de cavalerie et écuyer de M. le comte de Toulouse.

1. Cette Addition aurait dû être placée dans notre tome VII, en regard de la page 39-40 où il a été parlé de Mme de Médavy.
2. Cette Addition aurait pu être placée dans notre tome XVI, en regard de la page 60, sans cependant y avoir un rapport évident.

1742. *Le prince Carpegna fait prince de l'Empire.*

15 octobre 1685. — Cette part, donnée par le nonce, que le cardinal Carpegna a obtenu de l'Empereur de faire le prince Carpegna, son neveu, prince de l'Empire, ne sert à rien que pour les ministres du Roi à Rome. En France, ces princes de l'Empire n'ont ni rang, ni honneurs, ni distinctions quelconques.

1743. *Le prieur de Cabrières.*

26 novembre 1685. — Ce prieur de Cabrières étoit un homme très charitable, à recettes et à remèdes singuliers, et plus que cela à horoscopes et à toutes sortes de connoissances de cette nature, si connoissances cela se peut appeler. Quoi qu'il en soit, il avoit eu du bonheur, puisque M. de Louvois, qui y avoit une foi entière, étoit son grand protecteur ; que le Roi, Mme de Montespan, Mme de Maintenon, tous les ministres n'en avoient pas moins. C'étoit un bon homme, sans intérêts, sans ambition, qui se contentoit de peu, ne se mêloit de rien, et entroit tant qu'il vouloit dans tous ces cabinets-là, et dans bien d'autres de la cour beaucoup moins qu'on ne vouloit, et se tenoit presque toujours à sa campagne ; grand ami de Brissac, major des gardes du corps.

1744. *Aventure de Mademoiselle de Poitiers.*

17 janvier 1686. — Cette aventure perdit Mlle de Poitiers [1].

1745. *Madame ne baise pas les femmes de qualité.*

22 août 1686. — Ce n'étoit point nouveauté ni imitation de Madame la Dauphine de ce que Madame ne baisoit point les femmes de qualité ; elle n'en a jamais baisé, pas une, ni la première Madame, ni les deux femmes de Gaston, ni les sœurs de Louis XIII. On n'en peut fournir d'exemple, ni que pas une femme de qualité se soit dispensée de leur baiser le bas de la robe. Le rang de tous les fils de France est pareil, et on n'y voit en rien aucune différence. La seule qu'avoit le Dauphin et la Dauphine n'est qu'à l'égard des autres fils de France, et ne consiste qu'en ce que le service, la chemise, la serviette, etc., leur est présenté par eux, et c'est tout ; aussi, tentative ou ignorance ou oubli de Mme de Biron à l'égard de Madame, cela n'arriva plus.

1. Elle s'était trouvée mal dans la chambre de la Dauphine, et on en attribuait la cause au marquis d'Effiat.

1746. *Origine du frappement de pied des gardes du corps.*

2 septembre 1686. — Frapper du pied par les gardes du corps en sentinelle est devenu à volonté d'une origine ignorée. Ils prenoient les armes dans les salles des gardes pour tous les ducs, comme ils le font encore pour les princes du sang et pour leurs capitaines. Le nombre des ducs, qui n'étoit que de quatorze ou quinze, étant augmenté du double, et encore de quel double en 1663 ! peu à peu les armes ne se prirent plus pour eux ; mais le bruit continua comme pour les prendre sans le faire ; puis ce bruit qui se renouveloit trop souvent pour rien, cessa aussi, dont pour mémoire ce frappement de pied resta, dont le duc de Saint-Simon, qui avoit fait un long séjour en son gouvernement de Blaye, fut bien étonné quand il revint, et crut d'abord qu'il ne s'étoit trouvé que des nouveaux gardes dans les salles, quand il y avoit passé, qui ne le connoissoient pas, et ne prenant garde qu'aux armes qu'on ne prenoit plus. Dans la suite, les gardes accoutumés à voir l'Ordre aux ducs, frappèrent souvent pour ceux qui le portoient sans être ducs, d'autant qu'il n'y eut, longtemps durant, presque plus de chevaliers de l'Ordre qui ne fussent pas ducs, et qui allassent à la cour, et que le chancelier le Tellier, M. de Louvois, M. de Seignelay qui le portoient comme officiers commandeurs, imposoient plus aux gardes et même aux officiers des gardes, qui flatteusement laissoient faire les sentinelles ; et, après la promotion nombreuse de 1688, ces frappements de pied demeurèrent presque à volonté, quoique moins prostitués que devant. Depuis le Roi d'aujourd'hui, cela s'est écoulé avec bien d'autres choses, en sorte qu'on frappe souvent pour qui on ne le doit pas, et qu'on ne frappe pas pour qui on le doit, par ignorance des choses ou des gens, que le plus souvent les gardes ne connoissent guères.

1747. *Le commandeur de Grémonville.*

28 novembre 1686. — Ce commandeur de Grémonville avoit été fort dans la confiance de la Reine-mère, et avoit figuré dans des aventures de cour. Longtemps depuis, il fut envoyé à Vienne et avoit acquis de la réputation en diverses négociations. Il avoit des amis et conservé une sorte de considération auprès du Roi.

1748. *Le deuil des princes du sang dans les châteaux royaux.*

15 décembre 1686. — Il eut été bien difficile de ne pas tendre de noir une chambre mortuaire, ou bien indécent de transporter hors du château le corps de Monsieur le Prince. Aux grands deuils où on tend de noir, les princes du sang ne tendent point leurs antichambres dans les maisons du Roi, comme ils n'y ont point de dais ni de

balustres à leur lit, à la différence des petits-fils et des petites-filles de France qui y ont toutes ces distinctions-là.

1749. *Aventure de la maréchale-duchesse d'Estrées.*

11 février 1687. — Cette duchesse d'Estrées, troisième femme, veuve et sans enfants du premier maréchal-duc d'Estrées, est fameuse par l'étrange et ridicule aventure qui lui arriva du tonnerre, qui tomba fort près d'elle, lui passa entre les jambes, et qui, sans la blesser, lui servit si bien de barbier, que, si l'on s'en servoit en ces endroits-là, elle n'en auroit jamais eu besoin depuis.

1750. *Mademoiselle de la Force épouse le conseiller Brion.*

14 juin 1687. — Éclat du prétendu mariage de la vieille Mlle de la Force avec Brion, conseiller au Parlement.

1751. *Distinctions de la Dauphine à l'égard des filles de France.*

4 novembre 1687. — On a déjà remarqué, en 1686[1], la méprise de l'auteur de ces Mémoires sur l'égalité des filles de France avec la Dauphine à l'égard des distinctions de rang chez elles et du baiser. C'est ici la continuation de la même ignorance, et on ne peut citer un seul exemple qui favorise cette différence prétendue nouvelle.

1752. *Les mariages des princes du sang.*

29 juillet 1688. — On voit ici ce qui est de droit, comme on a vu au mariage des deux filles du Roi avec Monsieur le Duc et avec M. le prince de Conti, aîné de celui-ci, ce qui est de grâce, et la source de celles que les princes du sang ont eues par les enfants du Roi. Il fit ce prince de Conti-ci chevalier de l'Ordre, en exil et en pleine disgrâce, parce qu'il faisoit M. de Chartres, Monsieur le Duc, alors de Bourbon, et M. du Maine. En ce temps-ci, le cœur n'étoit pas revenu, puisqu'il ne revint jamais ; mais le pardon et le retour furent accordés au grand Monsieur le Prince en mourant, et le Roi n'auroit pas voulu retrancher rien du droit des princes du sang, s'ils en eussent eu à cet égard, et d'autant moins que Monsieur le Prince et sa fille, qu'il marioit, n'avoient eu aucune part à la disgrâce. Ainsi le Roi ne fait rien aux noces des princes du sang, que de faire célébrer leurs fiançailles et leur mariage en sa présence, et ne leur doit rien de plus. On n'entend pas ce que M. de Dangeau veut dire : rien de commun entre les princes du sang et ceux qui ne le sont pas, en fait

1. C'est l'Addition n° 1745, ci-dessus.

de noces. Monsieur le Prince n'y pria personne ; pourquoi trouver mauvais que personne n'y fût, et pourquoi mention de ceux qui sont ou qui ont le rang de prince à cette occasion, puisque ni eux ni autre n'y furent ?

1753. *M. de Vendôme reçu chevalier du Saint-Esprit.*

28 décembre 1688. — Cet avis de M. de Louvois fut donné pour M. de Vendôme, qui, accoutumé aux négligences avantageuses, et sous prétexte de l'oubli d'un homme qui ne venoit jamais ou comme jamais à Paris et qui en faisoit fort sa cour, n'avoit point été voir les ducs de Saint-Simon et de Montausier, ses commissaires ; ils l'avoient remarqué et n'avoient point vu ses preuves. Chauvry, généalogiste de l'Ordre, avoit senti l'un et l'autre, et, voyant que ses preuves demeuroient là, comprit qu'il y auroit scandale et avertit apparemment ; car l'avis fut donné, et en même temps M. de Vendôme vint voir ces Messieurs, et fit si bien qu'il les trouva chez eux ; aussitôt après ils virent ses preuves, et elles se trouvèrent en état avec toutes les autres.

1754. *M. de Grignan, archevêque d'Arles.*

19 mars 1689. — Cet archevêque d'Arles étoit oncle paternel de Grignan, lieutenant [général] de Provence et chevalier de l'Ordre en 1688, et son coadjuteur étoit frère de Grignan. L'archevêque étoit aveugle, il y avoit longues années, et avoit eu l'Ordre en 1661.

1755. *M. de Péricard, évêque d'Angoulême.*

24 septembre 1689. — Cet évêque d'Angoulême qui étoit un très bon évêque, s'appeloit Péricard, d'une famille du parlement de Rouen, dont le nom est fort connu par celui du secrétaire du duc de Guise, tué aux derniers États de Blois ; mais la mère du maréchal de Tourville étoit sœur de cet évêque, qui n'a jamais été qu'en habit long violet à Paris, à la cour, ni en quelque part qu'il se soit trouvé.

1756. *Les pairs siègent de droit au conseil des parties.*

19 février 1691. — Les pairs, qui ont séance et voix délibérative en tous les parlements et au Grand Conseil, l'ont toujours eue de même au conseil privé ou des parties, au-dessus du doyen, et le chancelier leur demande leur avis, découvert. Les conseillers d'État s'étant ridiculement multipliés pendant la minorité de Louis XIV, et encore depuis, il fut fait un règlement pour le Conseil, en 1666, qui fixe le nombre de tout ce qui y doit être, la voix et le rang. Les pairs n'y furent point nommés comme n'ayant pas besoin de l'être, et comme n'étant pas du corps du Conseil ; aussi n'en furent-ils pas exclus, et

les honneurs qu'ils y avoient au-dessus du doyen, etc. seulement maintenus. Le chancelier Séguier avertit plus d'une fois les ducs de Sully et de Coislin, fils de ses deux filles, d'aller au Conseil et d'y faire aller d'autres pairs, parce que très assurément ils en perdroient l'entrée par le non-usage. Ces sages avis ne purent vaincre une négligence qui est tantôt venue à bout de toutes leurs distinctions, et le cas prédit par le chancelier est si bien arrivé, que Monsieur de Reims, fils du chancelier le Tellier, ne fut pas honteux d'avouer tacitement une exclusion si honteuse, et longtemps après, Monsieur de Noyon, à son exemple, en acceptant une place de conseiller d'État d'église.

1757. *Parenté des Ventadour et des Condé.*

25 février 1691. — Par ci par là, les princes du sang se souvenoient encore de leurs parentés, et celle de M. de Ventadour avec toute la maison de Condé ne pouvoit être plus proche. Pour Monsieur et Madame, ils ne se cachoient pas de tenir à fort grand honneur que Mme de Ventadour fût dame d'honneur de Madame.

1758. *M. de Moy et sa belle-mère Broglio*[1].

4 mars 1691. — Ce M. de Moy étoit le plus prodigieux menteur de son temps et débauché à l'excès, bien fait, et avec de l'esprit. Il entra fort agréablement dans le monde, jusque là que M. de Louvois, qui cherchoit à s'attacher des sujets, eut quelque temps la pensée de lui faire un commandement de la gendarmerie et de lui en donner le détail, sous prétexte que la compagnie écossoise qu'il avoit étoit la première de ce corps, avec des distinctions particulières ; mais, le sujet s'étant bientôt déclaré tel qu'il étoit, la chose en demeura là, et il mena une vie obscure. Il avoit épousé une fille unique du vieux comte Broglio, le premier des Broglio qui vint en France, qui fut lieutenant général et gouverneur de la Bassée, où par les contributions il s'enrichit énormément, et d'une sœur du duc d'Aumont, fille du maréchal. C'étoit une femme fort singulière et quelque chose de plus. Elle étoit assez souvent à [Avesnes], dont son mari eut le gouvernement, et où elle traitoit tout le monde avec une hauteur et des manières dont son mari portoit sa bonne part, et qui étoient telles que les officiers en rioient plutôt que de s'en fâcher. Entre autres fantaisies, elle ne se laissoit saluer, c'est-à-dire baiser, que des officiers généraux ou les plus distingués, et refusoit net tous les autres. Roquelaure passant là pour aller joindre l'armée, Mme de Broglio s'avança pour le saluer au milieu de beaucoup de monde. Roquelaure, qui étoit un plaisant de profession, se mit à reculer ; elle à s'avancer et l'autre toujours en reculades et en révérences. Enfin il

1. Le contenu de cette Addition sera répété par Saint-Simon dans une autre de décembre 1701 : voyez ci-après le nº 1794.

recula ainsi toute la chambre, et comme il se vit acculé et qu'il n'y avoit plus à s'en dédire : « Madame, s'écria-t-il, je ne suis qu'à brevet, qu'à brevet, Madame ; encore une fois, je vous le dis », et se laissa saluer parmi la risée de toute la compagnie, dont la vieille Broglio ne se déferra point du tout. Sa fille étoit fort sage et fort vertueuse et malheureuse avec son mari. Il étoit d'une branche de la maison de Ligne, dans laquelle étoit fondue celle de Vaudémont, de la reine Louise de Lorraine, veuve de Henri III, c'est-à-dire la branche cadette de celle-là. M. de Vendôme épousa l'héritière de Mercœur, fille de l'aîné des frères de cette reine et de tous ses autres frères d'autre lit. Il ne resta qu'une fille, qui épousa un Ligne avant que d'être ni de pouvoir penser à devenir héritière, mais qui la devint depuis, et c'est de là que sa postérité a pris, non les armes ni le nom, mais les croix et les livrées de Lorraine. De ce M. de Moy il est resté un fils, marié fort étrangement et avec d'étranges suites à Mlle de Mézières, sœur de la princesse de Montauban, et une fille qui avoit épousé le fils de Chambonas, fils du capitaine des gardes de M. du Maine et de la dame d'honneur de Mme du Maine, morte brouillée avec eux tous et fort riche, qui a laissé des enfants.

1759. *Villayer et ses inventions mécaniques.*

5 mars 1691. — Ce bonhomme Villayer étoit plein d'inventions singulières et avoit beaucoup d'esprit. C'est peut-être à lui qu'on doit celle des pendules et des montres à répétition pour en avoir excité le desir. Il avoit disposé à sa portée dans son lit une horloge avec un fort grand cadran, dont les chiffres des heures étoient creux et remplis d'épices différentes, en sorte que, conduisant son doigt le long de l'aiguille sur l'heure qu'elle marquoit ou au plus près de la division de l'heure, il goûtoit ensuite, et par le goût et la mémoire connoissoit la nuit l'heure qu'il étoit. C'est lui aussi qui a inventé ces chaises volantes, qui par des contre-poids montent et descendent seules entre deux murs à l'étage qu'on veut, en s'asseyant dedans par le seul poids du corps et s'arrêtant où l'on veut. Monsieur le Prince s'en est fort servi à Paris et à Chantilly. Madame la Duchesse, sa belle-fille et fille du Roi, en voulut avoir une de même pour son entresol à Versailles, et, voulant y monter un soir, la machine manqua et s'arrêta à mi-chemin, en sorte que, avant qu'on pût l'entendre et la secourir en rompant le mur, elle y demeura bien trois bonnes heures engagée. Cette aventure la corrigea de la voiture et en a fait passer la mode.

1760. *L'abbé de Mauroy ; ses désordres et sa pénitence.*

5 décembre 1691. — Ce M. de Mauroy étoit un prêtre de la congrégation de la Mission, gentilhomme de bon lieu, savant, et de beaucoup d'esprit et d'intrigue, grand directeur et grand cagot, qui

avoit fait longtemps avec ses poulettes de quoi être brûlé, sans qu'on en eût le moindre soupçon, et avoit volé tant et plus M. de Louvois, avec qui la cure des Invalides lui avoit donné grande relation et de qui il tiroit tant qu'il vouloit d'aumônes, et pour des sommes très considérables. L'éclat fut donc du plus grand scandale. Néanmoins le Roi ne voulut pas qu'il fût poussé à bout, et le confina dans l'abbaye de Sept-Fonts, où il se convertit si bien qu'il y fit profession, et y a été plus de trente ans l'exemple le plus parfait de la pénitence, de la miséricorde de Dieu et des vertus de cette maison, qui est la même vie et la même règle que la Trappe. Ce grand pénitent s'éleva à tant de sainteté, que l'abbé, homme rare en conduite, en esprit et en vertu, dont il est chez lui l'exemple, fit venir, sans le lui dire, les brefs de Rome nécessaires pour qu'il pût dire la messe, et ne l'y put jamais résoudre. Il est mort depuis deux ou trois ans, si chargé de mérites, qu'il faudroit un volume pour écrire un si parfait retour à Dieu, qui ne lui avoit rien fait perdre de l'agrément naturel de l'esprit.

1761. *Prétentions abusives du prince de Monaco.*

1er janvier 1692. — La prétention de M. de Luxembourg a été expliquée, t. III, p. 316, et on a vu, t. II, p. 145 [1], que M. de Monaco n'a eu ni rang ni distinction, ni même prétention aucune de prince étranger à la cour, ni en pas un lieu de l'Europe qu'au mariage de M. de Valentinois avec la fille de Monsieur le Grand, qui le lui fit donner, et, p. 257 du même tome, que l'Ordre lui fut offert en son rang de duc parmi eux en 1688, étant à Monaco, et qu'il l'accepta à cette condition. Il fut donc trouvé fort étrange que, l'ayant porté sur ce pied-là, comme tous ceux de cette promotion qui en avoient eu la permission, en attendant qu'ils pussent venir recevoir le collier, [il] fit difficulté sur le rang quand il fut question de la cérémonie ; aussi ne fut-il pas écouté, et, après cette tentative, il le reçut en son rang d'ancienneté de duc, et assista depuis en ce même rang aux cérémonies ordinaires de l'Ordre et sans avoir jamais précédé aucun duc de ses anciens nulle part. Son fils, en 1724, reçut l'Ordre à même condition, et le porta à Monaco, d'où il n'est jamais sorti depuis, et y mourut en 1730 sans avoir reçu le collier et sans autre raison que son absence, causée par ses infirmités qui le retenoient déjà chez lui, et ne lui ont pas permis depuis d'en sortir.

1762. *Le chevalier de Saint-Saëns.*

21 janvier 1692. — Monsieur avoit pris en aversion, par une jalou-

1. Ces renvois correspondent à la copie du *Journal de Dangeau* que possédait Saint-Simon; ils se rapportent au texte du *Journal*, tome II, p. 224, et aux Additions nº 140 dans notre tome III, et nº 6 dans notre tome I, p. 321.

sie de Madame, ce chevalier de Saint-Saëns il y avoit fort longtemps, et sa mort fit aussi quelque bruit qu'on étouffa. C'étoit un gentilhomme de Normandie fort sage et fort bien fait.

1763. *Madame de Vizé.*

6 mai 1692. — Mme de Vizé étoit une sœur bâtarde de la Reine, connue pour telle et non reconnue, élevée avec elle et sa favorite, et la seule Espagnole qui demeurât avec elle ; c'étoit la meilleure femme du monde. On la maria bien pour son état et mieux[1], et elle étoit considérée parce que tout le monde l'aimoit et le Roi aussi. Tous les jours, dès qu'après le dîner la Reine s'étoit tenue un moment avec ce qui s'y étoit trouvé, elle entroit dans son cabinet, où Mme de Vizé l'attendoit avec un lavement, qu'elle prenoit aussitôt. Elle ne faisoit pourtant que manger à crever après un déjeuner de viande suivi de chocolat. La collation y répondoit, et elle n'en soupoit que mieux. Il y auroit de plaisants contes à faire de cette bonne et vertueuse princesse, si c'en étoit le lieu. Le fils de Mme de Vizé a été capitaine aux gardes, et le père avoit servi fort bien.

1764. *Charny en Espagne.*

22 août 1692. — Du temps que ce Charny alla en Espagne, il ne s'agissoit pas de rang pour lui, mais d'emploi dans le service. Quoique Monsieur Gaston ne l'eût pas reconnu dans les formes, il le reconnoissoit en effet, et Mademoiselle après lui, que l'un et l'autre lui ont toujours donné assez gros. Ce furent les liaisons de Gaston et de Mademoiselle, sa fille, avec Monsieur le Prince, et celles de Monsieur le Prince avec les Espagnols, qui mirent Charny au service d'Espagne, où il n'eut et ne prétendit jamais aucune autre distinction que celles de son grade militaire.

1765. *La marquise d'Ambres.*

18 novembre 1692. — Femme de beaucoup d'esprit et de dangereuses intrigues, qui avoit eu de la beauté.

1766. *M. Pellisson.*

7 février 1693. — Mort de Pellisson fort prompte à Versailles, célèbre en laideur, en religion, en esprit, en ouvrages, en emplois, en amis, en bénéfices, en disgrâce, en faveur.

Ce M. Pellisson étoit un des plus beaux esprits, et en même temps des plus agréables qu'on pût connoître ; noble, généreux, et d'une fidélité pour M. Foucquet qui fut inutilement mise aux plus longues et aux plus dures épreuves, qui lui acquit une grande réputation. La

1. Et même mieux.

petite vérole en avoit fait le plus laid homme du monde, et c'étoit de lui qu'on disoit qu'il avoit abusé de la permission qu'ont les hommes d'être laids. Il avoit quantité d'amis considérables à la cour et à la ville, et quantité d'illustres par leur savoir. Sa prison lui donna lieu d'écrire au Roi des requêtes si judicieuses, si pleines d'esprit, et si agréablement éloquentes, qu'elles commencèrent, à faire connoître ses talents. Le loisir de sa prison le convertit par les lectures qu'il entreprit, et le mirent en état de travailler utilement à la conversion de plusieurs autres : car il avoit été jusqu'alors bon et savant huguenot. Il imprima un Missel latin et françois de sa traduction, fort commode, en sept petits volumes, qui fut très bien reçu et mis entre les mains de tout le monde, et Monsieur de Paris Harlay et le P. de la Chaise, qui étoient fort de ses amis, donnèrent cours à cet ouvrage. Il fut employé en plusieurs affaires de confiance. Le Roi le goûtoit, les ministres le considéroient, et il étoit compté partout.

1767. *Madame de Nesle, née Coligny* [1].

17 août 1693. — Mme de Nesle-Coligny, fort belle et qui avoit fait du bruit, mère de M. de Nesle-Mailly, chevalier de l'Ordre en 1724.

1768. *Les valets de chambre du duc de Berry.*

24 août 1693. — ... Duchesne [2] et Chenedé, gens de sens et de mérite en leur état, mais le premier fort homme de bien, un peu pédant et fort janséniste. Je ne sais comme le Roi le tira de chez lui pour cet emploi [3].

1769. *L'abbé de Brissac.*

7 septembre 1693. — Cet abbé de Brissac, qui étoit homme de beaucoup d'esprit et de mérite, d'excellente compagnie, avoit été jésuite quelques années. Ils ne lui avoient jamais pardonné d'en être sorti, et l'avoient exclu de tout, mourant de faim et fort incommodé. Il passa les dernières années de sa vie à Chelles, où il mourut, dont une de ses sœurs étoit abbesse.

1770. *M. du Broussin.*

14 octobre 1693. — Gourmand célèbre, frère du Rancher, gouverneur du Quesnoy, qui l'étoit bien aussi.

1. Cette Addition aurait pu être placée dans notre tome VI, en regard de la page 162.
2. Le commencement de cette Addition a trouvé place, partie en regard de la page 214 de notre tome XX, partie en regard de la page 332 de notre tome XXIX.
3. Celui de premier valet de chambre du duc de Berry.

1771. *La duchesse de Hanovre quitte la France* [1].

20 octobre 1693. — La duchesse de Hanovre, outrée de son affaire avec les Bouillon, se retire enfin en Allemagne avec ses filles.

1772. *Le cardinal Lauria.*

25 décembre 1693. — Ce cardinal Lauria étoit un cordelier de bonnes mœurs, parvenu à la pourpre par sa vaste et profonde érudition, qui l'a rendu célèbre, ainsi que la rare bibliothèque qu'il avoit rassemblée.

1773. *Présents de noces faits par le Roi.*

11 mai 1694. — Le Roi ne fait des présents de noces qu'aux enfants de ses ministres. Le premier président du Parlement en a souvent obtenu sur cet exemple. On ne voit point qu'il en ait fait à la fille de Monsieur le Grand, qui épousa le fils de M. de Monaco, à qui ce mariage valut le rang de prince, ni même à la fille de Monsieur le Prince qui épousa M. le prince de Conti. Du reste, le Roi fait de ces présents à qui bon lui semble.

1774. *L'abbé d'Uzès.*

7 juin 1694. — L'abbé d'Uzès étoit chanoine de Strasbourg.

1775. *Santena ; sa pénitence.*

20 novembre 1694. — Santena fut un grand exemple de pénitence, même pour la Trappe, qu'il soutint et saintement et héroïquement, pendant les dernières années de sa vie principalement, parmi d'étranges infirmités. Le maréchal d'Humières, dont il étoit fort connu, suivant Monsieur sur les côtes, passa avec lui par la Trappe, et obtint de M. de la Trappe, le fameux, qui vivoit alors, de voir et de parler en particulier à Santena, duquel il tira à peine quelques paroles d'édification qui lui firent verser des larmes.

1776. *M. de Bar et sa famille.*

27 décembre 1694. — C'est ce M. de Bar si connu pour avoir eu la garde de Monsieur le Prince, M. le prince de Conti et M. de Longueville. C'étoit un grand mangeur, à qui tout les soirs on mettoit deux grands biscuits de pâtissier avec de l'eau et du vin auprès de son lit, dont on ne retrouvoit jamais rien le matin, et cela jusque tout à la fin

1. Cette Addition aurait pu être mise en regard de la page 112 de notre tome I.

de sa vie. Le Roi eut toujours de la considération pour lui. Ce fils dont il est parlé ici étoit un des plus braves et des plus honnêtes hommes de France, et des plus connus pour tel. Il avoit beaucoup d'amis et les méritoit, et quelques-uns de considérables, et fort homme de bien quoique de société agréable. Il survécut peu son père, et ne laissa point d'enfants d'une femme de vertu singulière.

1777. *L'abbé d'Aumont.*

22 janvier 1695. — Cet abbé d'Aumont étoit fou et enfermé.

1778. *Bon mot de l'évêque de Noyon.*

26 janvier 1695. — Monsieur de Noyon fut logé au sixième pavillon. Le Roi lui demandant, le soir, comment il se trouvoit à Marly : « A Marly, Sire? répondit-il en souriant ; j'espère que Votre Majesté m'y logera une autre fois ; car, pour celle-ci, je ne suis qu'aux faubourgs. »

1779. *M. de Rouville ; son caractère.*

27 janvier 1695. — ..... Rouville[1], frère de cette Mme de Rhodes, étoit un homme si singulier qu'il n'est pas possible de n'en pas dire un mot. Comme il sera difficile à ceux qui ne l'ont pas vu de le croire, on se contentera ici de ce qui le peut faire connoître parmi mille traits qui restent de lui, tous plus marqués l'un que l'autre. C'étoit un homme de qualité de Normandie, fort brave homme, fort vertueux, et plein de probité, de beaucoup d'esprit et de savoir, de fort peu de bien et de nulle fortune ; mais si chagrin, si contredisant, si incapable de se refuser quoi que ce fût, et si accoutumé de l'asséner cruellement en face, qu'on doit regarder comme un prodige qu'il n'ait pas eu cent duels, qu'il n'ait pas été assassiné et empoisonné par des poltrons incapables de se battre, mais très capables de se prendre à tout pour se venger. Ce qui est encore un autre plus grand prodige, [c'est] que cet homme, d'ailleurs sans beaucoup d'agrément, ait eu une infinité d'amis illustres et considérables, et tous à condition d'en être tyrannisés et d'en essuyer toutes choses ; bien plus, que la cour, que Paris se fût asservi à son joug, en sorte que son approbation étoit comptée et recherchée. et qu'il s'étoit acquis une considération et une autorité publique dont nul ne se comptoit exempt, et à qui nul ne contredisoit, sans appui pourtant ni crédit que de soi-même, sans emploi et avec peu de service à la guerre. Le Roi le considéroit et lui donnoit une petite pension, et il étoit le conseil de mille gens. Les lieux qu'il fréquentoit le plus, c'étoit en maître, et à la cour et à Paris, et, s'il venoit

1. Le commencement de cette Addition a été placé dans notre tome XIII, en regard de la page 423, Addition n° 684.

quelqu'un qui lui déplût, il levoit le siège brusquement, s'en alloit et grondoit le maître du logis et l'assistance, quelquefois en plein dîner. On en rioit après ; on lui faisoit excuse, et on prenoit soin de ne le pas mécontenter. La vérité est qu'il étoit assez sage sur le gouvernement, que parmi tout cela il avoit beaucoup de religion, et qu'il lui échappoit rarement de dire mal de personne ; respectueux même pour ceux que le rang mettoit au-dessus de lui, mais quant à cela seulement ; mais à eux comme à tout autre ne se refusant rien en face de plus choquant et souvent de plus injurieux, quand il trouvoit à blâmer ; et il ne passoit rien, sans ménagement quelconque, et devant toute une compagnie. Un trait entre mille : Il étoit, entre autres maisons fort fréquentées de la meilleure compagnie, très souvent à la cour chez Monsieur d'Orléans, depuis cardinal de Coislin, et là il y étoit le maître, comme partout où il alloit. Le duc de Coislin, s'y trouvant avec lui à Fontainebleau, dit qu'il s'en alloit le lendemain à Paris. Rouville, qui vouloit y aller aussi, le pria de le mener. Le duc n'osa le refuser, mais l'accepta un peu froidement. Voilà l'autre à lui demander pourquoi. M. de Coislin, qui non seulement étoit la politesse même, mais qui l'étoit à un point de mesures et d'importunité qui fournira bien quelque trait dans la suite, lui répondit que c'est qu'il étoit engagé de dîner en chemin au prieuré d'Essonne, chez M. de Chaumont, ancien évêque de Dax, que Rouville ne connoissoit point, et qu'il lui avouoit franchement qu'il avoit peur qu'il ne lui échappât quelque rebuffade à cet évêque, qui le mettroit au désespoir, le menant chez lui. Voilà Rouville à tomber sur les frayeurs de politesse de M. de Coislin, et le lendemain ils partent ensemble. Tout se passa à merveille jusqu'au dîner, qui fut même fort bon. Monsieur de Dax étoit un homme du monde, de qualité, d'esprit et de lettres, et fort dans la bonne compagnie, qui commençoit un peu à se retirer. Il demanda à boire, et il lui arriva de mettre de l'eau dans son verre avant d'y mettre du vin. Rouville le regarde et fronce le sourcil, lui demande s'il se croit encore au collége. La question à un fort vieil évêque lui parut étrange. Il connoissoit la réputation de Rouville, et demeura interdit. M. de Coislin poussoit Rouville et étoit au désespoir. Rouville redouble, et ajoute qu'il ne mangeoit point avec des gens qui mettoient le vin après l'eau. Monsieur de Dax lui fit des excuses, et dit qu'il ne savoit pas comment cela étoit arrivé. A quelque temps de là, il redemande à boire, et en use encore de la même façon. Aussitôt Rouville se lève de table, jette sa serviette, et, tout furibond, dit à M. de Coislin : « Monsieur, vous pouvez faire ce qu'il vous plaira ; mais pour moi je vous avertis que je m'en vais ; » et aussitôt enfile la porte. L'évêque demeure stupéfait. M. de Coislin court après Rouville, le querelle ; l'autre lui répond pis, et qu'il n'y a pas moyen de demeurer et de vivre avec un homme qui ne cesse point de mettre de l'eau avant son vin. M. de Coislin à bout, éperdu, se va distiller en compliments à l'évêque qui, en homme d'esprit, rioit de l'extravagance de l'un et de l'excès de l'embarras et de la douleur de l'autre. Pour fin, il fallut atteler sur-le-champ et partir, et n'oser encore se brouiller avec Rouville. Il mourut fort vieux et sans s'être marié, et, de l'humeur dont il étoit, il n'étoit guères propre à l'être. Mais il ne faut pas croire que les gens de tout âge, qualité et profession ne fussent pas exposés à pis encore avec lui, et il disoit à l'un qu'il parloit comme un sot, à l'autre qu'il étoit un fou ou une bête. C'étoient là ses façons de parler ; aussi étoit-il redouté.

1780. *La famille d'Ornano.*

11 août 1695. — Le père de cette comtesse d'Harcourt étoit premier écuyer de Monsieur Gaston, fils du premier maréchal d'Ornano, mort de la pierre en 1610, à soixante-deux ans, ayant servi cinq rois de France, et frère cadet du second maréchal d'Ornano, qui ne le fut que cinq mois, et qui avoit été gouverneur-surintendant de Monsieur Gaston, et qui mourut en 1626, à la Bastille, à quarante-cinq ans, non sans soupçon de poison, et sans postérité. Leur fortune à tous deux avoit été grande pour deux Corses de bas lieu. Leur nom étoit Sampietro, qu'ils décorèrent de celui de Bastelica. Le père du premier maréchal fut tué colonel général des Corses au service de France. La vie de sa femme, Vannina, mère de ce premier maréchal, est écrite par Fosque. Elle étoit dame d'Ornano ; son histoire est cruelle et plus singulière qu'un roman. Il ne reste plus de la race masculine de ces Corses.

1781. *M. Soanen, évêque de Senez.*

8 septembre 1695. — C'est ce même évêque de Senez, dont la sainte et savante vie et le long et laborieux épiscopat a été enfin honorée d'une si constante et glorieuse confession et des anathèmes de ce trop connu Tencin, archevêque d'Embrun, et de son beau concile.

1782. *M. de Ligne et le titre de prince sénéchal.*

17 septembre 1695. — Il y avoit dès lors plus de quatre grands d'Espagne aux Pays-Bas. Ce nom de prince sénéchal est un nom de guerre. Prince, MM. de Ligne n'en ont ni l'extraction, ni le rang nulle part. Ce rang a toujours été inconnu sous la domination d'Espagne, même pour les princes de naissance ; pour ceux de nom, ils sont connus aux Pays-Bas, et n'en sont en rien plus avancés que tous les autres gens de qualité. Sénéchal est là comme ici, et avec peu ou point de fonction, et sans rang aucun. Ainsi prince sénéchal est une jonction de deux vrais riens, qui n'impose qu'à peine au plus commun vulgaire. Ce prince sénéchal eut une telle conduite en son ambassade qu'on n'en a pas ouï parler depuis.

1783. *Le Roi et les audiences des ambassadrices.*

5 octobre 1695. — Le Roi a toujours été chez la Reine ou chez Madame la Dauphine dans le temps que la première audience d'une ambassadrice est commencée. Il va à elle, la salue, l'entretient un moment debout, puis se retire sans être reçu ni conduit ; on se rassit et l'audience continue. Mais, en cette occasion-ci, n'y ayant ni reine ni dauphine, et n'étant point venue d'ambassadrice nouvelle depuis la mort de Madame la Dauphine, il fallut bien que l'ambassadrice fût menée au Roi, et la maréchale de la Motte, comme la doyenne des femmes titrées de la cour et la gouvernante des enfants de France qu'elle avoit été, fut choisie pour l'y conduire.

1784. *Les courtisans ne mangent pas avec les filles du Roi.*

27 décembre 1695. — Cela fut donc changé dans la suite ; car les courtisans y mangeoient avec les Princesses. Alors Mme de Chartres, puis d'Orléans, n'y alloit plus, et peut-être que, lorsqu'elle y alloit, les deux autres, blessées de ce qu'il n'y avoit que les ducs, les princes étrangers et les maréchaux de France qui pussent manger avec elle, firent que Monseigneur, pour leur ôter cette inégalité, ne mangeoit point avec les courtisans quand il y avoit une d'elles avec des dames.

1785. *Les deux frères Bauquemare.*

29 janvier 1697. — Ces deux frères jumeaux, et semblables en tout à s'y méprendre, avoient une telle sympathie que le président, étant un matin à l'audience, sentit tout à coup une grande douleur à la cuisse. On sut après qu'au même instant son frère, qui étoit à l'armée, avoit reçu un grand coup d'épée au même endroit et du même côté où son frère avoit senti cette douleur. Le président avoit une femme extrêmement du monde de Paris, et joueuse à outrance, qui vivoit très bien d'ailleurs avec lui, logeant et mangeant ensemble, mais qui n'avoit voulu jamais porter son nom, et qui s'appeloit la présidente d'Ons-en-Bray, sans aucune autre raison que sa fantaisie. La bonne compagnie de la ville alloit fort chez elle. Elle est morte à quatre-vingt-huit ou quatre-vingt-dix ans, dans une santé et une gaieté entière jusqu'à sa dernière maladie, de pure vieillesse, perçant les jours et plus encore les nuits au jeu jusqu'à la fin.

1786. *Les bourses du Trésor royal données aux grands officiers des princes.*

1er janvier 1698. — Les grands officiers de la maison des princes qui avoient des bourses du Trésor royal[1] n'étoient que ceux des fils de

1. Pour leurs étrennes.

France directs, c'est-à-dire le gouverneur et la gouvernante des enfants de France et le chevalier d'honneur et la dame d'honneur de la Reine, de Madame la Dauphine, et de Mme la duchesse de Bourgogne, et non d'autres.

1787. *Bissy, évêque de Toul; son ambition*[1].

1er février 1698. — Monsieur de Toul avoit Bissy, son père, chevalier de l'Ordre, commandant depuis longtemps dans ces pays-là, et cela pouvoit le convier fort à y demeurer. Il avoit commencé diverses entreprises qui avoient formé des démêlés entre lui et M. de Lorraine, dont la capitale et presque tout l'État est dans ce diocèse. On soupçonna dès lors ce prélat d'avoir eu des vues particulières de fortune par ces démêlés, qui ne lui permettoient pas de se laisser éblouir par quelque autre siége que ce fût, qui l'eût nécessairement tiré de cette situation. Et en effet, ni la nouveauté de la restitution de la Lorraine, ni le mariage de M. de Lorraine avec la fille de Monsieur, ni la vivacité avec laquelle Monsieur et Madame s'intéressèrent pour M. de Lorraine contre Monsieur de Toul, ne furent pas capables de l'arrêter un moment. Il se fit connoître par là à Rome, dont il sut mêler les intérêts avec les siens, y lia ainsi un grand commerce, se donna lieu à soi-même d'y tenir un agent, se sut acquérir Mme de Maintenon par Saint-Sulpice et par Monsieur de Chartres, et chemina tant et si bien qu'il pensa être cardinal de son chef, en persuadant Rome du grand intérêt qu'elle avoit à le soutenir, ce qui ne se pouvoit mieux que par la pourpre. Ce fut l'ouvrage de plusieurs années d'une lutte infatigable et d'intrigues continuelles. Si ce chemin ne le fit pas arriver à son but de droit fil, il l'y conduira [*sic*] d'une autre sorte, et il ne quitta Toul que quand il fut certain du cardinalat. Aussi son père, qui étoit homme de beaucoup de bien, et qui l'avoit bien reconnu, tout jeune qu'il étoit, le montrant un jour à ses amis avant son épiscopat : « Voyez-vous bien ce prestolet-là ? leur dit-il, je vous réponds que, s'il y trouve le moindre jour, et qu'on ne l'arrête pas de bonne heure, il mettra le feu partout, et culbutera l'Église et l'État pour sa fortune. » Cette parole étrange et plus qu'inconsidérée d'un père sur un fils est devenue célèbre par l'événement, d'autant plus que ce prestolet, pour parler comme son père, est parti de bien loin pour remuer tant de choses.

1788. *Rang du chevalier d'honneur et du premier écuyer de la Reine.*

8 mars 1698. — Ce n'est pas que le chevalier d'honneur et le premier écuyer de la Reine soient égaux en charges au grand chambel-

1. Cette Addition eût dû être placée dans notre tome IX en regard de la page 319.

lan, ni au premier gentilhomme de la chambre du Roi ; mais, parce que ce sont les deux premières charges de la Reine en hommes laïcs, elle s'en sert aux mêmes envois que le Roi se sert du grand chambellan et du premier gentilhomme de sa chambre.

1789. *L'abbé de Froullay ; anecdotes.*

20 avril 1698. — Cet abbé de Froullay étoit prêtre, comte de Lyon, bon homme, qui ne manquoit ni d'esprit ni de savoir, mais tout à fait extraordinaire, et un des plus prodigieux mangeurs de France jusqu'à sa mort, sans excès pour lui ni ivrognerie. Il alloit toujours à pied par choix, et avoit des chambres et des chemises par tous les quartiers de Paris, pour changer quand il en avoit besoin ; car il suoit largement, et étoit grand et gros. Tout l'été il alloit sans culotte avec sa soutane. Un enfant de chœur, qui le découvrit dans une église où il disait assez souvent la messe, eut la malice en l'habillant à la sacristie de lui attacher avec une épingle le bas de son aube avec sa soutane et le bout de sa chemise, puis, au lever-Dieu, de lever bien haut la chasuble et l'aube, tellement qu'il présenta son derrière en plein tout nu à la compagnie. Le lieu de le faire et le temps encore plus fut étrange, et l'éclat de rire aussi universel que la surprise.

1790. *M. de Nonant.*

8 juillet 1698. — Ce Nonant, homme de fort bonne mine et grand connoisseur en chevaux, s'appeloit, en son nom, le Comte, dont il avoit fait son titre de comte de Nonant.

1791. *M. de Canisy, évêque de Limoges.*

15 août 1699. — Cet évêque de Limoges, après avoir tout donné aux pauvres et leur avoir procuré tous les secours qu'il put, écrivit au Roi une lettre si forte, mais si vraie de l'état des peuples, que le Roi, à qui on le cachoit, en fut touché jusqu'à faire craindre qu'il n'en fût malade. Mme de Maintenon lui fit écrire une réprimande par le secrétaire d'État ; à quoi ayant répondu en évêque, elle lui écrivit elle-même, et en reçut une réponse aussi sage et aussi digne, mais aussi peu satisfaisante. Cette action, soutenue de sa conduite, le pensa faire entrer dans les conseils à la mort du Roi par la recommandation du duc de Saint-Simon, qui ne le connoissoit point d'ailleurs.

1792. *Le comte de Broon.*

11 février 1701. — Broon, premier écuyer de Madame, passoit sa vie à sa campagne, et n'a presque jamais paru.

1793. *Le cardinal Petrucci tancé par l'Inquisition.*

4 août 1701. — Ce Petrucci, évêque de Jesi, pensa perdre la pourpre pour les affaires de Molinos, et n'eût pas évité l'Inquisition sans elle[1], qui ne laissa pas de le tancer fortement.

1794. *La marquise de Moy et sa mère Madame de Broglio*[2].

7 décembre 1701. — La marquise de Moy étoit fille du vieux Carle Broglio, qui étoit venu d'Italie sous la protection du cardinal Mazarin, qui aimoit ceux de son pays. Il étoit frère cadet du père de celui qui, en 1724, fut fait si étrangement maréchal de France, et avoit acquis des trésors dans le gouvernement de la Bassée, du temps qu'on laissoit les contributions aux gouverneurs pour l'entretien de leur garnison. Il eut depuis le gouvernement d'Avesnes, et avoit épousé une fille du maréchal d'Aumont, grande et grosse créature comme un soldat suisse, très laide, et une espèce de folle, dont il eut cette fille unique. Cette vieille Broglio étoit glorieuse à l'excès sur sa frontière, et son mari n'étoit occupé qu'à raccommoder ses procédés avec tout le monde. Entre autres manies, elle ne vouloit saluer personne, c'est-à-dire baiser, et se conformoit aux filles de France. On s'étoit à la fin accoutumé à ses folies pour l'amour de son mari, et on se contentoit d'en rire. Roquelaure, depuis maréchal, allant joindre l'armée avec son régiment, passant par Avesnes, alla avec la plupart des officiers chez le gouverneur. Il étoit duc à brevet et étoit salué par les filles de France. La vieille Broglio lui voulut donc faire le même honneur, et s'en mit en devoir. Roquelaure, qui aimoit mieux rire que de baiser la vieille, redouble de révérences ; elle de s'avancer, lui de reculer, et tant et si bien l'un sur l'autre qu'ils gagnèrent ainsi l'autre bout de la chambre. Enfin Roquelaure, à bout de révérences et encore plus de terrain, se mit à crier : « Madame, je ne suis qu'à brevet ; je ne veux point vous tromper, Madame ; à brevet, vous dis-je, à brevet. » Malgré tout ce brevet il fut acculé et baisé ; mais ce ne fut pas sans bien rire, lui et toute l'assistance. Le bonhomme Carle ne le trouva pas trop bon. Il ne tint qu'à son gendre de faire une grande fortune. Il étoit de la maison de Ligne : notre cour a toujours aimé les étrangers. M. de Louvois eut quelque temps envie de lui procurer un rang et d'en faire son gendre. Il avoit la compagnie des Écossois dans la gendarmerie. Cette compagnie, qui en est la première, y a des distinctions et des prétentions, et M. de Louvois projetoit de lui en faire comme un régiment fort distingué ; mais il ne répondit point à ce projet, et M. de Louvois connut bientôt combien il s'en seroit repenti. La débauche, l'obscurité

1. Sans la pourpre cardinalice.
2. Voyez ci-dessus l'Addition n° 1758, consacrée aux mêmes personnages.

et le mensonge qu'il rendit célèbre au point qu'il le poussa le jetèrent dans un état fort triste, dans lequel il a longuement vécu et peu servi. Il a laissé une fille, morte sans enfants, et un fils dont le mariage étrangement fait avec une fille de Mme de Mézières a eu aussi d'étranges suites.

1795. *M. Hervé, évêque de Gap*[1].

14 mars 1702. — Cet évêque de Gap étoit fils d'Hervé, conseiller en la grand chambre, et il étoit parvenu à l'épiscopat par ses missions et par une vie fort sainte. Son épiscopat le fut de même jusque vers cinquante ans, qu'il se dérangea, et la dégringolade fut rapide et affreuse, jusque-là qu'il n'en avoit point de honte, et vivoit chez lui et dans Paris dans un scandale qu'il ne se donnoit pas la peine de cacher. Le cardinal le Camus, dont il étoit suffragant, lui en parla une fois à Grenoble. « Monseigneur, lui répondit l'évêque, toute la différence qu'il y a entre vous et moi, c'est que vous avez commencé par où je finis, et que je finis par où vous avez commencé ; mais je le trouve si bon que je suis étonné de ne m'y être pas mis plus tôt, et que je regrette d'avoir tant perdu de belles années que vous avez employées mieux que moi. » Cette forcenerie à la fin lui coûta cet exil, dans lequel ne changeant point de vie, on voulut qu'il quittât son évêché ; mais il n'y voulut point entendre. Quoique sa déposition fût canonique et sûre si le Roi l'eût voulu, la cérémonie d'un concile provincial et le grand éclat réduisirent le Roi à capituler avec lui. Il se démit moyennant la domerie d'Aubrac de 20 000 livres, et la permission d'être à Paris tant qu'il voudroit, dont il usa avec son même scandale, et alloit même effrontément à la cour, où il contoit fleurettes aux dames en passant. Devenu fort vieux, Dieu le toucha. Il se retira, travailla à des missions avec des capucins en province, et finit avec beaucoup de repentir de ses déréglements.

1796. *Les descendants de l'ancienne maison d'Harcourt.*

11 janvier 1703. — Soit vérité, soit envie, on ne dispute point à ce marquis d'Harcourt d'être de l'ancienne maison d'Harcourt, comme on le dispute fort et ferme aux Beuvron et au duc d'Harcourt par conséquent. On prétend même qu'ils n'ont pas toujours été reconnus par les autres, et la liaison entre eux est légère ou nulle, quoique la fortune de ceux-ci eût pu et dû la serrer.

1797. *M. de Chavigny, inspecteur d'infanterie.*

25 mars 1703. — Chavigny étoit Bouthillier, neveu de l'ancien évêque de Troyes, qu'on verra dans le conseil de régence, de la maréchale de Clérambault, etc.

1. Voyez plus loin l'Addition n° 1801, consacrée au même personnage.

1798. *Prétention nouvelle des cardinaux.*

1er janvier 1704. — Cette difficulté des cardinaux[1] a été plus d'une fois répétée, sans dire de quand commencée, puisqu'elle est rapportée comme nouvelle, ni sur quoi fondée : on l'ignore aussi bien que les Mémoires.

1799. *Chavigny, commis du ministère de la guerre.*

13 juillet 1704. — Pour Chavigny, c'étoit un fort honnête gentilhomme, respectueux, obligeant à tout le monde, que la pauvreté avoit attaché à M. de Seignelay, dont il portoit le sac chez le Roi quand il y alloit travailler ; à sa mort il passa successivement à MM. de Louvois, Barbezieux, Chamillart et Voysin pour la même fonction, qui tous en furent contents. Il étoit fort connu de tout le monde, et il étoit accueilli et estimé de chacun, sans se mêler de rien de pécuniaire ni de sérieux.

1800. *Le Père François-Marie, général des Carmes.*

26 novembre 1705. — Ce P. François-Marie étoit fils d'une Mlle Boisloger, de Compiègne, qui, de chez la duchesse d'Aumont, fille de la maréchale de la Motte, passa aux enfants de France. Le mérite de ce religieux le porta rapidement aux supériorités et à une grande direction, et de là à la première place de son ordre avant l'âge requis, dont il le fallut dispenser de plusieurs années. Ce fut une grande joie pour les dames de la cour qu'il dirigeoit. Il s'acquitta de sa charge de général avec tant de succès, qu'il continua le reste de sa vie à occuper les principaux emplois avec une grande considération au dedans et au dehors de son ordre. Ses infirmités lui firent quitter tout ce qu'il put, quelques années avant sa mort, qui est arrivée à soixante-sept ans, cette année 1734[2], dans le couvent de Paris, avec une grande réputation.

1801. *Hervé, évêque de Gap ; sa vie scandaleuse*[3].

3 avril 1706. — Cet évêque de Gap, las d'être exilé, se démit d'un évêché de quinze ou seize mille livres pour un bénéfice de vingt-cinq mille, avec la liberté d'aller, et de résider même, à Paris, avec assurance de n'être pas recherché. Il y vécut dans la plus scandaleuse licence, qu'il porta jusqu'à la cour, où le mépris qu'on avoit pour lui

1. De ne vouloir plus officier aux cérémonies de l'ordre du Saint-Esprit.
2. Saint-Simon écrivait donc en 1734 les Additions pour l'année 1705.
3. Voyez ci-dessus l'Addition n° 1795.

ne l'empêcha pas d'attaquer et de dire gentillesse aux dames. On a dit aussi qu'à la fin il se convertit, et qu'il mourut fort pénitent.

1802. *Vie licencieuse des Petits-Pères.*

7 janvier 1707. — Ces Petits-Pères vivoient pour la plupart dans un grand désordre. Ils avoient des portes par où ils sortoient et rentroient du couvent sans être vus, et y faisoient entrer des femmes. Ils avoient des chambres et des lits où rien ne manquoit jusqu'aux toilettes, et on y faisoit bonne chère. Les supérieurs étoient ou de moitié ou expulsés, et M. le cardinal de Noailles n'avoit pu venir à bout du scandale. Le désordre de l'ambition pour les charges n'étoit pas moindre ; à la fin le Roi y mit la main, et maintint après le cardinal de Noailles à l'y mettre.

1803. *Mesdemoiselles Loison.*

8 février 1708. — Mlles Loison, l'une brune, l'autre blonde, étoient les deux plus jolies créatures de leur temps, avec de l'esprit et du manége ; le duc de Montfort et bien d'autres s'y ruinèrent. Sur la fin de leur beauté, Beaumont, conseiller au Grand Conseil, n'eut pas honte d'en épouser une. Leur réputation leur fit défendre les bals de la cour ; la Beaumont en hasarda un, où elle fut fort recueillie et où Mme la duchesse de Bourgogne la trouva même fort à son gré ; elle en fut chassée.

1804. *Saint-Sernin et le maréchal de Villars.*

8 mai 1708. — Saint-Sernin[1], gentilhomme de Languedoc fort simple et fort pauvre, étoit un chevalier d'industrie, mais avec de l'honneur et de la valeur. Il s'attacha au maréchal de Villars, s'habilla toujours comme lui, prit toutes ses manières, et le copia sans cesse et sans discontinuation à en faire mal au cœur. On s'y accoutuma dans la suite ; on en rit ; on l'en plaisanta ; on l'appela le faux Villars ; tout cela ne l'émut ni ne l'ébranla, et il a continué toute sa vie. Cela plut tellement au maréchal, à qui Saint-Sernin le donnoit comme une admiration, qu'il le prit en amitié autant qu'il étoit en lui et le servit de même.

1805. *Du Bellay et sa famille.*

2 février 1709. — Du Bellay, par ce nom, montre qui il étoit. Il n'avoit ni pain ni souliers, de l'esprit du monde, mais abattu par la pauvreté. La princesse d'Espinoy-Chabot et Peletier-Souzy, son plus qu'ami, l'avoient nourri toute leur vie, et lui avoient procuré ce qu'ils

1. Saint-Simon a nommé cet officier dans le tome XIII, p. 319, mais sans rien dire de ce qu'il raconte ici.

avoient pu. Mme de Montespan, dans les derniers temps de sa vie, l'avoit marié à une Rochechouart ; cela étoit noble de part et d'autre ; mais le pain y manquoit totalement. Il y en trouva chez M. le prince de Conti, dont il prit la place d'écuyer lorsque le chevalier de Sillery se retira. Il n'y vécut guères, ni M. le prince de Conti après lui. Mme la princesse de Conti prit soin de sa veuve et du fils qu'il avoit laissé. Mme du Bellay entra depuis chez Madame la Duchesse, où elle est encore, et le fils eut une pension et un des régiments de ces princes.

1806. *La destruction de Port-Royal omise par le* Journal de Dangeau [1].

22 septembre 1710. — Les Mémoires, toujours politiques, avoient tu, l'année précédente, la destruction de Port-Royal des Champs, et sans en rien dire depuis que ce mot[2], copié de ce que les destructeurs firent accroire au Roi du fruit des barbaries des anciens temps déployées sur le corps et sur l'âme de ces saintes filles, et passe sur tout cet article comme chat sur braise.

1807. *Supercherie de Mademoiselle Testart.*

12 novembre 1713. — Cette Mlle Testart étoit fille d'un avocat et jolie. Elle et ses parents ne s'accordèrent pas sur son mariage ; elle fit donc cette farce d'esprits [3] qui la donna en spectacle à toute la ville, pour retarder ses noces et dégoûter celui dont elle ne vouloit point. La fourberie dura plus de deux mois, et fut enfin découverte ; elle n'en fit que rire, et parvint ainsi à ce qu'elle en vouloit.

1808. *L'Espagne cède les Pays-Bas et l'Italie par le traité d'Utrecht.*

1er décembre 1713. — On peut juger, par ce qui est dit [ici] sur la cession des Pays-Bas et de l'Italie, de l'esprit de la cour et de l'auteur des Mémoires [4].

1809. *Causes de la décadence de l'Académie françoise.*

17 mai 1714. — L'Académie françoise se perdit peu à peu par sa vanité et par sa complaisance. Elle seroit demeurée en lustre si elle

1. Cette Addition aurait pu, à la rigueur, trouver place dans notre tome XVIII, en regard de la page 281-282, lorsqu'il a parlé de la destruction de Port-Royal.

2. Qu'on avait « rasé leur maison et leur église ».

3. Elle se prétendait tourmentée chaque nuit par des esprits.

4. Dangeau rapportait qu'on pensait à la cour que l'Espagne serait plus heureuse en n'ayant pas la charge des Pays-Bas et d'une partie de l'Italie.

s'en étoit tenue à son institution ; la complaisance commença à la gâter. Des personnes puissantes par leur élévation ou par leur crédit protégèrent des sujets qui ne pouvoient lui être utiles, conséquemment ne pouvoient lui faire honneur. Ces protections s'étendirent après jusque sur leurs domestiques par orgueil, et ces domestiques, qui n'avoient souvent pas d'autre mérite littéraire, furent admis. De là, cela se tourna en espèce de droit que l'usage autorisa, et qui remplit étrangement l'Académie. Pour essayer de se relever au moins par la qualité de ses membres, elle élut des gens considérables, mais qui ne l'étoient que par leur naissance ou leurs emplois, sans lesquels les lettres ne les auroient jamais admis dans une société littéraire, et ces personnes eurent la petitesse de s'imaginer que la qualité d'académiciens les rendoient académiques. De l'une à l'autre cette mode s'introduisit, et l'Académie s'en applaudit par la vanité de faire subir à ces hommes distingués une égalité littéraire en places, en sièges, en voix, en emplois de directeur et de chancelier par tour ou par élection, et tel qui eût été à peine assis chez un autre, se croyoit quelque chose de grand par ce mélange avec lui au dedans de l'Académie, et ne sentoit pas que cette distinction intérieure et momentanée ne différoit guères de celle des rois de théâtre et des héros d'opéra. Que, pour honorer l'Académie, la distinction des personnes ne fut pas un obstacle à les admettre, quand d'ailleurs ils avoient de quoi payer de leurs personnes par leur savoir et par leur bon goût et s'en tenir là, c'étoit chose raisonnable ; on avoit commencé de la sorte, cela honoroit qui que ce fût ; l'égalité littéraire contribuoit à l'émulation et à l'union des divers membres dans un lieu où l'esprit et les lettres seules étoient considérées, et où tout autre éclat ne devoit pas être compté. Tant que l'Académie n'a été ouverte qu'à des prélats et à des magistrats en petit nombre, distingués en effet par les lettres, et à des gens de qualité, même de dignité s'il s'en trouvoit de tels, elle leur a donné et en a reçu un éclat réciproque ; mais depuis que, de l'un à l'autre, par mode et par succession de temps, les grandes places et celles de domestiques sans autre titre s'y sont réunies, la mésalliance est tombée dans le ridicule et les lettres dans le néant, par le très petit nombre de gens de lettres qui y ont eu place, et qui se sont découragés par les confrères qui leur ont été donnés, parfaitement inutiles aux lettres et bons seulement à y cabaler des élections. On admirera la fatuité de plusieurs gens considérables qui s'y laissèrent entraîner et celle de l'Académie à les élire.

1810. *Le baron de Rossworm.*

11 février 1715. — Ce Rossworm étoit, en effet, un baron allemand de bon lieu, avec de l'honneur et de la valeur, qui n'avoit rien vaillant qu'une très aimable figure, qui l'avoit fait subsister longtemps à Paris tant qu'il fut en âge d'en vivre. Ensuite le cardinal de Fürstenberg

le protégea, puis Monsieur le Grand, qui le retira chez lui, et il y mourut longtemps après aveugle et fort vieux, chez le prince Charles, qui après la mort de Monsieur le Grand, son père, en prit un généreux soin.

1811. *Mémoire injurieux sur la généalogie des ducs et pairs écrit à l'instigation du Parlement.*

29 avril 1716. — Cette ruse hardie du Parlement, qui osoit tout, étoit aussi par trop grossière. C'étoit un tissu de mensonges et d'injures impudentes et un parallèle extravagant de la naissance des ducs, des présidents à mortier et de quelques autres magistrats, avec une préférence de ces derniers si folle qu'on ne pouvoit méconnoître la source non plus que le but de l'écrit. La misérable conduite des ducs ne laissa point douter à ceux qui le firent faire et répandre, que les ducs ne criassent bien haut, et que leur sottise accoutumée ne donnât dans le piége qui leur étoit tendu, lequel eût rendu l'écrit immortel et considérable par la justice qui en seroit faite, et la suprématie du Parlement, et sa modération, et son équité éclatantes, par l'arrêt qu'il auroit rendu pour la condamnation au plus fort et la réparation de l'injure, dans un temps si vif entre les ducs et Messieurs du Parlement. Mais, pour cette fois, les ducs, moins imbéciles qu'à l'ordinaire, sentirent l'un et l'autre, méprisèrent également l'écrit, ses auteurs et les offres du Parlement à cet égard, et par cette conduite laissèrent tomber cet écrit dans le néant, et trompèrent une attente si bien concertée. Les Mémoires au moins, avec un peu moins de partialité, auroient dû ajouter ce qui arriva, qui est le refus des ducs de toute justice d'une impudence qui ne méritoit que leur mépris, et refus obstiné qu'il se fît de quoi que ce soit là-dessus, mais sans aucun remerciement de l'offre de la faire.

1812. *M. le Cousturier, premier commis du Contrôle général.*

11 novembre 1717. — Ce Cousturier est un homme, car il vit encore, qui mérite d'être connu en deux mots et qui le fut tout d'une voix et de tout ce qui s'en servit de commis, et de tout ce qui eut affaire à lui de même sorte, et ce qui y eut affaire fut toute la cour et toute la France. Il avoit été petit commis dans les bureaux de finances, et s'y étoit élevé en chef lorsque le Roi mourut. M. le duc d'Orléans le prit de chez M. Desmaretz pour travailler immédiatement sous lui pour les pensions et les gratifications, et pour avoir la confiance des dépenses secrètes par ordonnances au porteur. C'est un homme grossier, juste, droit, sans fard et sans adresse, exact au dernier point, d'une fidélité à toute épreuve, d'un désintéressement pareil, touché du

mérite, des services, des besoins, ennemi des profusions et des dons déraisonnables, et qui, sans jamais sortir de sa modestie et de son état, avoit acquis par estime et par confiance la liberté de tout dire en ce genre au Régent, a servi utilement bien des gens dont plusieurs ne l'ont su que longtemps après ou même l'ignorent encore, et a bien arrêté des grâces déplacées. Il ne dépendoit que du Régent, ne travailloit que sous lui, et ne rendoit compte qu'à lui. Il est sorti enfin de place à force d'en presser, et de l'être lui-même par la goutte et par ses infirmités, aussi peu riche qu'il y étoit entré et avec peu de récompense, parce qu'il n'en voulut pas davantage, et ne fut jamais marié. Du reste bon parent, bon ami, le patron des pauvres et des gens de bien, très homme de bien lui-même, et plein de bonnes œuvres, même en place, et, depuis, tout occupé de son salut, retiré dans sa famille, avec un esprit médiocre, un sens droit, et le cœur excellent et pur, et dans un état très médiocre. Il est difficile d'acquérir autant d'estime et de considération, qu'il a conservée entière hors de place.

1813. *Le duc de Chaulnes se brouille avec les officiers de sa compagnie.*

18 mai 1718. — Cette dispute[1], surtout avec d'autres vétilles, aliénèrent entièrement les officiers des chevau-légers de leur capitaine, qui étoit auparavant fort aimé du corps.

1814. *Appel de l'abbé de Pomponne au concile.*

3 novembre 1718. — Cet appel d'un abbé commendataire, à la tête des religieux de son abbaye, sur lesquels il n'a aucune juridiction, étoit inouï et parut si ridicule qu'il ne fut imité d'aucun autre ; mais ce qui y mit le comble, fut qu'autres temps, autres soins, et qu'il rétracta son appel dans les suites. C'est pourtant un fort honnête homme, mais dont les idées ne sont pas toujours nettes ni les opinions fort ordinaires.

1815. *Fille attribuée par le Parlement au duc de Choiseul.*

6 février 1720. — On étoit bien loin alors d'imaginer que le Parlement donneroit au feu duc de Choiseul une autre fille, dont Mme d'Hautefort avoit pris soin et qu'elle avoit voulu marier à un maître à danser, puis à Silva, dont la réputation et la fortune en médecine étoient alors fort éloignées de ce qu'on les a vues depuis, et qui tous deux n'en voulurent point. M. le prince de Conti eut bien de l'argent de Mme d'Hautefort pour en faire son affaire. Un prince du sang, tel qu'il soit, qui autorise bassement le Parlement dans une minorité, y

1. Au sujet de l'ordre à prendre du capitaine, et non du Roi.

acquiert du crédit, et ce crédit réussit pour cette fille, dont l'exemple en mit plusieurs autres dans des familles qui ne les y attendoient pas. Mme d'Hautefort, qui étoit Pompadour et sans enfants et qui s'étoit capricée de cette affaire sur la fin de sa vie, et M. le prince de Conti, ne tardèrent pas longtemps après à en aller rendre compte à Dieu, et cette fille du Parlement très peu après sans testament et sans alliance.

1816. *Gentilshommes autorisés à être fermiers des princes du sang.*

18 mars 1720. — Dangeau auroit pu s'étendre sur l'éclaircissement de cet article sans déroger à sa politique. De qui cet arrêt ; à quelle occasion, et pourquoi des gentilshommes prendre à ferme des biens des princes du sang ? Ne point déroger en chose dérogeante méritoit bien du moins un édit enregistré. Il se trouvera sans doute que c'étoit pour des gens d'affaires qui se trouvoient être secrétaires du Roi[1], tandis que les Mémoires présentent ici une idée générale fort confuse, et sans doute encore plus fautive.

1. Charge qui donnait la noblesse.

APPENDICE

SECONDE PARTIE

I

LA FUGUE DU PRÉCEPTEUR DU ROI[1]

1. *Lettre de l'ancien évêque de Fréjus au duc de Bourbon*[2].

17 août 1722.

Mon esprit a été si agité depuis huit jours que ma santé s'en ressent et que j'ai absolument besoin de quelques jours de repos. Je demande pardon à Votre Altesse Sérénissime si je me suis déterminé à partir pour la campagne sans avoir auparavant reçu ses ordres ; mais la crainte qu'elle s'opposât à mon dessein m'a fait manquer à un devoir dont je ne me serois jamais certainement dispensé sans une aussi forte raison. J'espère des bontés dont elle m'honore qu'elle voudra bien me faire grâce sur cette faute, et je la supplie d'être persuadée qu'en toute autre occasion j'aurois eu une pleine et entière confiance en elle. Oserai-je vous supplier encore, Monseigneur, d'obtenir du Roi mon pardon sur le mystère que je lui ai fait de mon absence. J'ai appréhendé qu'il ne voulût pas me le permettre, et elle m'est pourtant d'une nécessité absolue pour le corps et pour l'esprit. Je me flattte que Sa Majesté me rend justice sur mon respect et mon tendre attachement pour sa personne sacrée, qui ne finira qu'avec ma vie. Si Votre Altesse Sérénissime juge à propos de faire aider M. l'abbé Vittement, l'abbé Raguet m'y parott le plus propre, et c'est un homme sûr dont je réponds. J'aurai l'honneur, Monseigneur, de vous instruire dans peu de jours de ma santé et comment je me serai trouvé du repos que j'aurai pris. J'ai quelque confusion de toutes mes libertés ; mais la bonté de Votre Altesse Sérénissime me rassure, et je la supplie de me les pardonner en faveur du profond respect avec lequel j'ai l'honneur d'être, etc.

1. Ci-dessus, p. 12.
2. Autographe de la collection Morrison : *Catalogue,* tome II, p. 128-129

2. *Lettre du duc de Bourbon à l'ancien évêque de Fréjus*[1].

« A Versailles, ce 17 août 1722, à neuf heures du soir.

« La lettre que vous m'avez écrite ce matin, Monsieur, m'a surpris au dernier point, et affligé encore plus. Permettez-moi de vous faire des reproches d'avoir manqué à la promesse que vous m'aviez faite de ne prendre aucun parti sur cette affaire sans me le communiquer. Je me flattois que vous aviez en moi plus de confiance que cette démarche ne m'en témoigne; mais ce qui m'en touche le plus est la crainte que cela m'inspire de n'être pas assez bien dans votre esprit pour espérer vous pouvoir détourner d'un parti qui seroit autant contre votre honneur, votre gloire et votre conscience qu'il seroit nuisible au Roi et funeste à l'État. Je vous en dis un mot, il y a aujourd'hui huit jours, et je ne vous en ai pas reparlé depuis, comptant que l'engagement que vous aviez pris avec moi, me fourniroit à coup sûr l'occasion de vous entretenir avant votre départ[2]; mais, puisque je me suis trompé dans cette idée, et que la matière est trop vaste pour la confier au papier, je vous demande, au nom de la tendresse que vous avez pour le Roi, mandez-moi ce que vous avez projeté et accordez-moi la grâce de ne prendre aucuns partis définitifs que je n'aie eu une conversation avec vous. J'ai à vous entretenir sur des choses trop importantes pour le Roi, pour l'État, pour vous-même, pour que j'aie à me reprocher de ne vous les avoir pas dites. Ainsi je vous supplie de me mander si réellement vous reviendrez dans deux jours, ou si vous voulez rester plus longtemps; auquel cas j'irois vous voir et vous parler. J'espère que vous ne me fuirez pas et que du moins vous me donnerez la satisfaction de savoir par moi-même quels motifs vous peuvent déterminer à abandonner l'État et le Roi dans le temps que vous savez très bien que vous êtes le seul qui puissiez les mettre à couvert des plus grands maux qui se puissent imaginer; mais je n'entreprends pas ce détail, le gardant pour la conversation que j'espère avoir avec vous.

« Je me suis acquitté de votre commission auprès du Roi, lui disant que vous étiez allé prendre l'air pour votre santé, que vous reviendriez dans deux jours, et que vous ne lui aviez pas dit crainte qu'il ne vous en empêchât. Il a eu l'air de bien prendre la chose; mais je suis obligé de vous dire qu'à la promenade il n'a parlé à personne, il n'a pris plaisir à rien, il n'a pas voulu de compagnie, a eu toujours l'air rêveur et chagrin, en sorte que je ne doute pas que cette nuit il ne pleure beaucoup. Puisqu'il est comme il est pour un seul soupçon, que ne fera-t-il

1. Affaires étrangères, vol. *France* 1252, fol. 27, original autographe.
2. Ceci montre que, dès l'arrestation du maréchal de Villeroy, le précepteur avait l'intention de se retirer et en avait avisé Monsieur le Duc; le retard apporté à son départ fut causé par la première communion du Roi, qui se fit, comme on l'a vu, le 15 août (ci-dessus, p. 20-21).

pas quand il commencera à voir que ses soupçons étoient fondés en vérité ? N'y eût-il que cette raison, vous devriez revenir au plus tôt ; car certainement sa santé périclitera, et vous en serez la cause. Il m'a ordonné de vous mander de sa part de revenir au plus tôt. Je m'acquitte de ma commission et vous conjure de ne lui pas désobéir à l'ordre le plus essentiel pour lui, pour l'État et pour vous, qu'il donnera peut-être jamais, régnât-il un siècle. J'ai donné votre lettre à Monsieur le Régent, qui vous mandera apparemment lui-même le chagrin que lui cause votre départ. Je n'ai appris où vous étiez qu'à cinq heures, dont e suis au désespoir, cela étant cause que je n'aurai de vos nouvelles que demain tard, et par conséquent une inquiétude longue et insupportable.

« Je ne vous parle point dans ma lettre de moi, ne pouvant plus espérer que vous ayez assez d'amitié ni de confiance en moi pour que ces motifs vous puissent déterminer à rien. Si cependant il vous en restoit encore un peu, je vous prierois de joindre aux autres réflexions, qui, j'en conviens, sont trop au-dessus de celle-ci pour y être comparées en rien, celle, dis-je, de la situation dans laquelle vous me mettez. Il ne conviendroit pas que j'en disse davantage sur cet article ; c'est à vous, si vous êtes de mes amis, de promener vos idées sur cette circonstance. Comme j'espère que vous voudrez bien me faire à cette lettre une réponse un peu plus circonstanciée et un peu plus positive que celle que vous m'avez écrite ce matin, je vous prie de m'en écrire deux, une pour pouvoir montrer au Roi et à Monsieur le Régent, et une seconde pour moi seul, qui soit plus détaillée et qui me puisse tranquilliser dans mon inquiétude. Je vous donne ma parole que personne ne la verra, que je n'en parlerai à personne, et que je vous la renverrai sur le champ. J'ai vu que vous vous fiiez à cette parole, et j'espère que, si l'amitié sur laquelle je comptois de votre part est diminuée, du moins l'estime ne l'est pas et qu'ainsi vous me donnerez la marque que je vous demande et que vous devez aux sentiments que vous savez, Monsieur, que j'ai pour vous et que j'aurai toute ma vie.

L. H. de Bourbon.

« Comme Pezé a entendu que le Roi me disoit de vous mander de revenir, il vient de m'apporter cette lettre, qu'il m'a prié de vous envoyer. Il vouloit à toutes forces vous porter la mienne ; mais je n'ai pas voulu ; je crois que vous ne le désapprouverez pas. »

3. *Lettre du Régent à l'ancien évêque de Fréjus*[1].

A Versailles, ce mardi matin [18 août].

J'entre dans vos peines, Monsieur, et rien n'est plus injuste que de vous donner la moindre part dans ce que le maréchal de Villeroy s'est

1. Autographe de la collection Morrison : *Catalogue*, tome V, p. 64.

attiré, Je m'en suis expliqué de manière que personne n'en peut douter. Si cette assurance et celle de l'estime particulière que j'ai pour vous peuvent valoir[1] quelques jours de campagne, vous allez revenir auprès du Roi, qui a besoin de vous; mais l'impatience que le Roi vous en marque lui-même décidera de votre prompt retour. Soyez assuré, Monsieur; que je suis toujours touché de ce qui peut vous intéresser.

PHILIPPE D'ORLÉANS.

1. Au sens de compenser.

II

LA DISGRACE DU MARÉCHAL DE VILLEROY[1]

Notes prises « sur le rapport du sieur de Liboy, gentilhomme de la maison du Roi, à son retour de Lyon, après y avoir accompagné le maréchal de Villeroy. — octobre 1722 »[2].

« Prétend que la cause de son éloignement est qu'il n'a pas voulu consentir que S. A. R. se fît déclarer lieutenant-général du royaume et que M. le Cardinal fût élevé à la dignité de premier ministre.

« Il plaint M. d'Orléans, qui est abandonné à un « tripot d'iniquité » composé de MM. le Cardinal, le Blanc, Belle-Isle, maréchal de Berwick, Fréjus et les Rohans.

« Proteste que, quoi qu'il arrive, il ne reconnoîtra jamais M. le Cardinal pour premier ministre ; a consenti pour le salut de la ville de Lyon qu'on le complimentât.

« N'est pénétré de douleur qu'à cause qu'il est éloigné de la personne du Roi ; au surplus, on l'a comblé d'honneur en l'exilant, et tous les honnêtes gens du royaume lui rendent justice.

« Avoit approuvé que S. A. R. vînt loger aux Tuileries, pourvu qu'elle n'y établît pas ses « soupers de débauche » ; s'étoit expliqué qu'il serviroit S. A. R. si elle se contentoit d'avoir la première place dans le Conseil, mais qu'il s'opposeroit toujours à ce qu'il fût lieutenant-général et M. le Cardinal premier ministre.

« Souhaite que Monseigneur le Régent soit persuadé que « tant que « le petit bonhomme vivra », il ne sera jamais roi de la façon de lui maréchal.

« Se prétend régulièrement informé de ce qui se passe à la cour, et qu'il n'est pas oublié chez le Roi. Et effectivement il est bien instruit, et par d'autres que par sa famille.

« Compte son retour certain à la majorité ; dit que ce qui lui revient chaque jour ne lui fait point regretter d'être éloigné, voyant comme tout va à la cour, que les taxes ne tourneront qu'au profit des « putains », et tirer en longueur sur ce qui regarde la Compagnie des Indes ; répète ses regrets sur la séparation de la personne du Roi, que le feu

1. Ci-dessus, p. 12, note 2.
2. Affaires étrangères, vol. *France* 1253, fol. 118. Il se pourrait que ces Notes aient été rédigées par le cardinal Dubois

Roi lui avoit confié, que le Parlement lui avoit confirmé et que tout le royaume approuvoit; malgré toutes les indignités auxquelles M. le duc d'Orléans a eu la foiblesse de souscrire et dont, dans le fond, il ne le croit pas l'auteur, si S. A. R. ou M. le duc de Chartres avoient un jour besoin de lui maréchal, il les serviroit encore.

« Lorsque le sieur de Liboy a eu ordre de revenir de Lyon, le maréchal, qui avoit paru jusques alors content de ses attentions, lui fit plusieurs reproches de ce qu'il avoit osé accepter la commission de l'accompagner, et ajouta que dans peu il seroit en état de lui faire vivement ressentir la faute qu'il avoit faite de se charger d'un pareil ordre.

« Le duc d'Uzès, en passant à Lyon, a paru très mécontent de la cour dans une conférence de trois heures qu'il a eue avec le maréchal.

« On a vu chez le maréchal un fragment d'une lettre reçue de la cour, qu'il avoit déchirée, contenant : *Messieurs les maréchaux de Villars et d'Estrées y consèntiront vo...*

« Dans une lettre que le maréchal écrivait à Paris il y avoit : *Je me flatte que le Roi ne m'aura point oublié, Cependant je ne compte sur mon retour à la cour que lorsque M. le duc du M[aine] aura...*

« Il convient de réfléchir si, dans les circonstances présentes, on doit laisser le maréchal à Lyon, ou trouver des prétextes de le reléguer en Berry, Anjou ou Touraine.

« Si S. A. R. se détermine au parti de l'éloigner, elle doit représenter au Roi que, nonobstant la conduite extraordinaire du maréchal, déshonorante à l'égard de la personne du Roi, puisque, par sa mauvaise humeur et ses corrections mal placées, il persuadoit, non seulement le public, mais même toutes les puissances étrangères par leurs ambassadeurs, que S. M. étoit remplie de défauts, dont, grâces à Dieu, elle a paru depuis son absence très éloignée, criminelle à l'égard de l'État, rassemblant tous les mécontents, animant leurs plaintes, et se conduisant de manière à exciter des troubles dans le royaume ; très injurieuse à S. A. R., dont il blâmoit la conduite et tenoit les propos les plus offensants, sur lesquels elle ne contenoit son ressentiment que par rapport à la place qu'il avoit l'honneur d'occuper auprès de S. M.

« Par ces considérations on s'étoit contenté de l'envoyer dans son gouvernement de Lyon avec une autorité supérieure à celle de tous les gouverneurs du royaume ; mais que, dès qu'un traitement aussi avantageux n'a opéré aucun changement dans sa conduite, il paroît de nécessité indispensable d'user de plus grande sévérité. S. M. doit faire attention, en cas qu'on lui fasse des représentations sur cet éloignement, que rien n'est plus dangereux, dans les commencements des majorités que la présence des personnes qui sont le centre de ralliement de tous les mécontents ; qu'ainsi il est important que le maréchal reste éloigné, du moins jusqu'à ce que l'autorité du Roi soit assurée de manière que l'on n'ait plus à craindre les mouvements des parlements et de ceux qui pensent toujours à diminuer l'autorité royale; qu'au surplus le maréchal s'est si fort oublié à l'égard de M. d'Orléans qu'il seroit absolument impossible qu'ils approchassent en même temps du Roi.

« Si au contraire S. A. R. se détermine à le laisser à Lyon, elle pourra adoucir les termes dans la conversation avec le Roi [1]. »

1. Ces dernières phrases montrent que ces notes avaient été réunies pour servir d'éléments à une conversation du Régent avec le Roi au sujet de l'éloignement du maréchal et surtout de la continuation de cet exil après la majorité.

III

L'ÉDUCATION POLITIQUE DE LOUIS XV[1]

Nous donnons ici, en premier lieu, de curieuses notes autographes de Jean-Pierre-Gilbert Imbert-Chastre, sieur de Cangé, un des premiers valets de chambre du Régent après son père et son grand-père, qui indiquent la façon dont le duc d'Orléans procéda à l'éducation politique du jeune Roi. Elles se trouvent à la Bibliothèque nationale, dans le manuscrit Clairambault 529, fol. 293. En tête est un intitulé, de la main de Pierre Clairambault, qui indique l'origine de ces notes et l'époque à laquelle il les eut en sa possession. Les documents qui suivent dans le manuscrit et qui confirment ces notes sont de la main d'un scribe ; nous en parlerons plus loin.

« Notes écrites et données par M. de Cangé, l'un des premiers valets de chambre de feu Mgr le duc d'Orléans, régent ; il me les a données le 19 avril 1738, après lui avoir donné communication de ce qui est folio 297 [2].

« Pour former le Roi et lui donner les instructions nécessaires pour gouverner l'État, M. le duc d'Orléans, voyant approcher la majorité, se proposa d'avoir des conversations particulières avec S. M. Il fut traversé par M. le maréchal de Villeroy, qui voulut en qualité de gouverneur y assister, et ce ne fut qu'après son éloignement qu'elles eurent lieu.

« Le duc d'Orléans ne prit point d'heures ni de jours fixes pour ce travail. Il alloit chez le Roi comme à son ordinaire avec le portefeuille de signatures, et souvent il revenoit sans qu'il eût été ouvert. J'ai su de M. le duc d'Orléans que les jours qu'on n'ouvroit point ce portefeuille étoient les jours les mieux employés, parce que les trois heures qu'il restoit avec S. M. se passoient en conversations qui avoient pour objet les grands principes du gouvernement.

« Il m'a paru que M. le duc d'Orléans se préparoit avant d'aller chez S. M. Je l'ai vu lire quelquefois un chapitre du *Testament politique du cardinal de Richelieu,* et quelquefois d'autres mémoires. »

A la suite de ces notes, le folio 295 du manuscrit porte ce titre de la main de Clairambault : « Discours et entretiens du duc d'Orléans régent

1. Ci-dessus, p. 61, note 1.
2. C'est-à-dire, le compte rendu de la séance du 26 août, ci-après.

au roi Louis XV sur le gouvernement de l'État. On les croit formés par le cardinal Dubois. » Il n'y a en réalité qu'un seul discours préliminaire qui commence au folio 297 et est suivi d'un mémoire sur les finances. Il est précédé d'une sorte de petit procès-verbal de la séance ; c'est évidemment le cardinal Dubois qui le rédigea.

« Aujourd'hui mercredi 22 août 1722, à dix heures et demie du matin, S. A. R. a commencé d'instruire le Roi des affaires du gouvernement. J'ai lu le présent mémoire fait au nom de S. A. R. et le mémoire suivant sur les finances. Le Roi étoit dans un fauteuil devant sa petite table. J'avois l'honneur d'être vis à vis de lui sur un pliant ; S. A. R. étoit à sa droite, et Monsieur le Duc à sa gauche, M. le duc de Charost à côté de moi, un peu plus éloigné de la table, et M. l'évêque de Fréjus à la gauche. Lorsque quelque article avoit besoin d'explication, S. A. R. la donnoit.

Discours de M. le duc d'Orléans au Roi
du 26 août 1722[1].

« Jusqu'à présent, Sire, je n'ai pas cru qu'il fût encore temps d'informer V. M. du détail des affaires de son royaume, tant pour ne la pas fatiguer dans sa grande jeunesse que pour ne pas interrompre ses études et les autres exercices de son éducation, comptant que j'aurois assez de temps avant la majorité pour ne lui laisser rien ignorer de ce qu'il est essentiel qu'elle sache. Mais, restant peu de temps jusqu'à sa majorité et voyant l'attention qu'elle donne à ce qui est rapporté dans le Conseil, je crois qu'il est de mon devoir de ne pas différer davantage à l'instruire des matières les plus importantes qui regardent le gouvernement de son Etat, et je prends la résolution de l'entretenir tous les jours de quelque partie de ce qui peut lui faire connoître les principales matières dont la connoissance lui sera nécessaire, de lui expliquer les principes et les maximes qu'elle doit suivre pour sa gloire et pour le bonheur de ses sujets, et ce que l'expérience m'a appris dans la pratique des affaires et des hommes, et les précautions qu'elle doit prendre pour n'être pas trompée par les différents caractères des hommes, dont malheureusement la plupart préfèrent leur intérêt particulier à leur devoir.

« Les principales matières qui méritent l'attention de Votre Majesté roulent sur les finances, la guerre et les affaires avec les puissances étrangères.

« Je parcourrai chaque jour quelque portion de ces principales parties du gouvernement, tant afin qu'elle entende les raisons de

1. En marge de la main de Clairambault : « On le croit du cardinal Dubois. »

ce qui se fait, qu'afin qu'elle ait une connoissance générale de la liaison que ces différentes matières ont les unes avec les autres.

« Elle peut déjà avoir entendu dire que les longues guerres dans lesquelles le feu Roi fut engagé l'avoient jeté dans des dépenses infiniment au delà de ses revenus, et qu'à sa mort il étoit dû deux milliards et deux cents millions et que deux années des revenus du royaume étoient mangées d'avance.

« Pendant votre minorité, on a pris différents moyens pour sortir de cet embarras, sans faire une banqueroute générale qui auroit mis à la mendicité tous vos sujets, et pour soutenir les charges indispensables de l'État ; mais, les principaux de ces moyens n'ayant pas réussi, on s'est occupé présentement à acquitter le reste de ces dettes et à suppléer à ce qui manque de fonds pour fournir aux dépenses courantes et nécessaires. Mais, pour égaler la recette à cette dépense, il n'y a point d'autre moyen que de diminuer autant qu'il est possible une partie de la dépense et augmenter à proportion les revenus sans ruiner les peuples.

« C'est dans cette vue qu'on a proposé deux moyens sur lesquels vos officiers du Parlement vinrent hier dire à Votre Majesté que le Parlement vouloit faire des remontrances ; desquels moyens l'un doit augmenter ses revenus de deux millions et l'autre de quatre millions, en faisant revivre un ancien droit de la couronne que Louis XIV avoit été forcé d'aliéner, et en rétablissant des offices dans presque toutes les villes du royaume, sans qu'il en coûte que des honneurs aux gens des provinces qui veulent être distingués parmi leurs égaux [1].

« On doit employer différents autres moyens de cette espèce, dont je donnerai la connoissance à Votre Majesté avant qu'ils soient proposés au Conseil.

« Mais, tous les expédients que l'on peut prendre pour augmenter les revenus de Votre Majesté, sans surcharger ses sujets, ne suffisant pas pour égaler les revenus à la dépense qu'il faut faire, on est obligé aussi de diminuer la dépense dans toutes les choses dont on peut se passer.

« Il y en a qui ne sont susceptibles d'aucun retranchement, comme par exemple le nombre des troupes. Cependant, comme il est nécessaire de trouver quelque diminution à faire sur ce qui regarde la guerre, qui fait l'article le plus considérable de la dépense de l'Etat, j'ai examiné tout ce qui peut se faire sur ce sujet sans diminuer la force et la réputation de votre règne, et j'expliquerai à Votre Majesté les moyens

1. Édits rétablissant le droit annuel ou paulette sur les charges de judicature, et les offices de maires et autres officiers municipaux. Les gens du Roi étaient venus en effet à Versailles au sujet des remontrances que le Parlement voulait faire à cet égard, et le Roi avait répondu de les envoyer par écrit. Elles furent présentées le 31 août ; le gouvernement y répondit par des lettres de jussion, et les deux édits furent enregistrés le 5 septembre.

auxquels je crois que nous devons nous fixer, parmi lesquels il y en a un considérable, qui est la dépense des officiers réformés, en les incorporant dans les troupes de votre maison. — *En marge* : « Nota. Prier le Roi de ne point parler de cet article avant qu'il soit exécuté. »

« Dans la résolution que j'ai toujours eu à cœur d'instruire Votre Majesté, lorsqu'il en seroit temps, de toutes les connoissances qui lui sont nécessaires pour le gouvernement de son État, sans qu'elle soit obligée d'être dans la dépendance de personne, j'espère que le temps qui reste de la minorité suffira pour la mettre parfaitement au fait de tout, de sorte qu'il ne lui échappe rien de ce qui lui sera nécessaire pour gouverner sûrement et avec réputation, et j'ai la consolation de voir que, malgré sa jeunesse, je ne trouverai pas en elle le principal obstacle qu'il y a à craindre dans les jeunes princes, et qu'elle est capable du secret, qui est la qualité la plus essentielle à un roi pour se faire craindre et respecter, et pour assurer le succès de ce qu'il aura entrepris.

« Je supplie Votre Majesté de n'être pas effrayée de ce qu'elle n'entendra pas d'abord tout ce dont j'aurai l'honneur de lui parler. Chaque chose se développera l'une après l'autre d'elle-même et sans qu'elle s'en aperçoive, et les affaires où elle croira n'entendre rien lui deviendront insensiblement familières. Mais ce qui me touche infiniment et fait l'objet de tous mes vœux, c'est que j'espère qu'avant que je quitte l'autorité qu'elle a bien voulu me confier, elle sera munie des principales connoissances qui lui seront nécessaires, et qu'elle sera convaincue que de tous ses sujets il n'y en a point qui lui soit plus parfaitement dévoué que je le suis, et n'a pour sa personne un attachement plus sincère, plus tendre et plus respectueux. »

A la suite de ce discours vient, du folio 300 v° au folio 315 du manuscrit, un mémoire intitulé *Des finances en général*, qui ne traite que des recettes et qui est divisé en deux parties : 1° *Des revenus du roi*, 2° *Des impositions*. C'est un véritable traité didactique, sommaire, mais très clair et précis, sur les sources des revenus de l'État et sur l'organisation de leur perception. On n'en pourrait trouver pour cette époque un meilleur exposé. Il a été évidemment rédigé par un homme du métier, peut-être le contrôleur général le Pelletier de la Houssaye, ou son successeur Dodun, ou quelque intendant des finances à l'esprit net comme Fagon. Il est trop étendu pour être reproduit ici ; mais il mériterait d'être imprimé dans un manuel historique des institutions financières sous l'ancien régime [1]. — Les autres discours sur des matières de finances qui suivent dans le même manuscrit ne peuvent avoir servi à l'instruction de Louis XV par le Régent ; ils sont soit de Law en 1715, soit des frères Paris en 1725 pour Monsieur le Duc. Mais dans le

1. Il y a une autre copie du discours et du mémoire dans le ms. 4492 de la Bibliothèque de l'Arsenal.

volume *France* 491 du Dépôt des affaires étrangères, il y a divers mémoires historiques et politiques sur les principales puissances de l'Europe, qui ont été rédigés dans ce même but d'éducation du jeune roi. Dans le volume *France* 1253 du même dépôt, fol. 176 et suivants, on trouve une liste complète, par chambres, des membres de la Chambre des comptes, du Grand Conseil et du Parlement, avec cette mention : « Entretien de S. A. R. seule avec le Roi le 22 et le 23 [décembre 1722]. » Une mention analogue, avec la date du 18 janvier 1723, se rencontre sur une liste des membres des parlements de province (vol. *France* 1255, fol 20). — Les Archives nationales conservent, sous la cote BB[30] 941-945 cinq registres intitulés « Travail du conseil des finances ; mémoires rapportés au Roi », et allant du 3 mars 1723 au 10 juin 1726. — Enfin on voit dans les Mémoires inédits de Paris de la Montagne (Archives nationales, KK 1005 D, p. 169) que les frères Paris furent chargés par Dubois de « disposer une instruction sommaire, et néanmoins suffisante, pour tout ce qui regardoit la finance », pour servir à l'éducation du Roi. Ils préparèrent un travail en quatre parties, qui devait être assez volumineux, mais que diverses circonstances empêchèrent d'utiliser. — Des recherches plus poussées feraient retrouver sans doute d'autres éléments analogues de l'éducation politique de Louis XV.

IV

LES INTRIGUES DE LA COUR
en 1722-23.

On a dit plus haut, p. 72, note 2, que les intrigues tramées contre le Blanc et Belle-Isle, où entraient Mme de Prye et Monsieur le Duc, étaient très réelles et que Saint-Simon en les racontant n'a pas exagéré. Mais il semble qu'il n'en connut qu'une partie, et que ces intrigues se croisaient avec d'autres auxquelles n'étaient pas étrangers le jeune duc de Chartres et son oncle le duc du Maine. Les deux documents suivants jetteront quelque jour sur ces cabales. Le premier est une lettre de l'introducteur des ambassadeurs Rémond, rapporteur attitré du cardinal Dubois (notre tome XXXVI, p. 137) ; elle est adressée à un tiers ; mais elle est évidemment destinée à être mise sous les yeux du cardinal et à exciter ses craintes. Elle se trouve en copie dans le volume *France* 1252 du Dépôt des affaires étrangères, avec cette mention : « Lettre de M. de Rémond. » Le second est un mémoire du même sur les cabales de la cour et sur les moyens de fortifier la position du premier ministre. Il se trouve, en copie aussi, dans le même volume, avec cette note : « L'original a été renvoyé à M. de Rémond le 22 mai 1723 et lui a été remis par les mains de M. le chanoine (le neveu de Dubois, chanoine de Saint-Honoré). » Ces deux pièces ont été publiées par L. de Sévelinges, *Mémoires secrets du cardinal Dubois*, tome II, p. 295 et 306, avec quelques différences de forme, cet éditeur ayant, suivant l'usage de son temps (1815), amendé les passages dont le style lui paraissait défectueux.

Rémond à X... [1]

« J'ai vu hier M..., qui m'a dit une circonstance qui m'a frappé l'esprit sur le sujet de M. le Cardinal. Il m'a dit qu'un parent de M. le Blanc, en parlant du mécontentement des troupes, lui avoit non seulement fait entendre, mais même assuré positivement qu'il étoit vrai qu'il y avoit divertissement des fonds et qu'ils ne suivoient pas leur destination, mais que ce n'étoit pas la faute du ministre de la guerre et que ce désordre avoit une cause plus supérieure, etc. Il m'a paru que de pareils discours, qui auroient pu être indifférents autrefois, ne sauroient l'être aujourd'hui, et que, M. le Cardinal ayant présentement le timon des affaires et celui de tous les départements, c'est lui, et non les autres ministres, qui devient responsable de l'opinion

1. *France* 1252, fol. 179.

répandue dans le public. C'est pourquoi j'ai dit à M... qu'il falloit absolument le dire M. le Cardinal, et il doit lui en citer les circonstances et lui nommer les personnes, quand il ira à Versailles avec l'abbé Venier [1]. J'ai cru cependant devoir toujours vous en toucher un mot, afin que vous puissiez en informer M. le Cardinal, d'autant plus qu'il se répand dans le public que l'aigreur et l'animosité de M. le duc de Chartres contre le cardinal augmente tous les jours, et on lui fait tenir à ce sujet les propos les plus indécents. Il a dit entre autres à la personne que vous savez que l'action de sa vie qui lui avoit le plus coûté étoit celle de faire son compliment à ce ***, et il ajoute publiquement que, si son père l'obligeoit de travailler avec le Cardinal, il n'y iroit que pour l'insulter, ce qu'il exprime en des termes qui ne sont point à répéter.

« Tout cela fait voir clairement que l'objet de la cabale, en abusant de la facilité de ce jeune prince, est de soustraire à l'autorité du premier ministre l'affaire de la guerre comme celle de la marine. Je sais de bonne part que l'on travaille à joindre M. le duc de Chartres à M. le comte de Toulouse sur cela, moyennant quoi, ces deux parties étant ôtées à M. le Cardinal, et M. le duc d'Orléans s'en étant réservé d'autres, il pourroit bien arriver qu'il ne restât au premier ministre que le blâme de la direction des affaires, sans en avoir l'autorité.

« On m'a dit aussi qu'une des principales ressources sur laquelle ils comptoient, étoit de consommer le plus qu'ils pourroient de son temps, pour l'empêcher de travailler, afin que, ne pouvant suffire à son travail et les expéditions devenant languissantes, il se trouvât accablé par le poids même de la besogne, et que par là on reprendroit le dessus. »

Mémoire de Rémond au cardinal Dubois [2].

« Il y a deux maisons à la cour qui font deux partis : la maison d'Orléans et la maison de Condé. On a créé Monsieur le Duc ; je n'ai pas trop conçu pourquoi. On l'a rendu si formidable qu'il mérite de grandes attentions. Un homme qui ne pensoit point, et tout livré à ses plaisirs, s'est adonné aux affaires. Il a renoncé à tout pour ne pas quitter le Roi. Poussé d'un côté par une mère qui, abandonnée par les plaisirs et par la galanterie sous une ombre de paresse, se livre à des personnes intrigantes [3], persécuté d'un autre côté continuellement par une maîtresse insolente et ambitieuse à l'excès [4], qui lui a fait jouer un rôle dans le temps que cela paroissoit un miracle, et qui seroit

1. Ancien frere bénédictin, qui était secrétaire de Dubois pour la feuille des bénéfices: ci-dessus, p. 210.
2. *France* 1252, fol. 107.
3. Madame la Duchesse la mère, légitimée de France, et ses favoris les Lassay.
4. Mme de Prye.

prête à risquer sa tête et celle de son amant pour lui faire avoir l'autorité entière, dont elle disposeroit. Ajoutez à cela un frère fin et adroit, de l'âge et du goût du jeune Roi [1].

« Les ennemis de S. A. R. n'ont point d'autre personnage à lui opposer. Croit-on que cet homme féroce, qu'on a accoutumé à dire « Je le veux », renoncera à cette douceur dans un temps bien différent de celui de la Régence ? M. le duc d'Orléans n'est pas craint, et qui peut mener les esclaves de ce pays-ci que la crainte ?

« Son parti [2] est celui de toute la cour qui est à Versailles. Le ministère, imbécile et ancien, affligé de se voir un supérieur [3], c'est-à-dire un maître, y entre sourdement. Les uns trahissent S. Ém. par le jeu d'un faux attachement ; les autres se tiennent dans le silence en attendant le temps de se déclarer. Belle-Isle est le conducteur, l'âme, le chef et le moteur de toute cette machine. Actif, vigilant, hardi, puissant en biens, il soutient seul par ses intrigues le chancelant M. le Blanc, qui, négligeant son emploi et perdant son temps en cabales, paie les officiers de révérences et de belles paroles et emploie la plus grande partie de la caisse militaire pour ses dépenses et pour les vues particulières de lui et de son conseil. Cette union extérieure et assidue de ces deux hommes, dont l'on connoît le peu de vertu et dont l'on voit les menées depuis le matin jusqu'au soir, discrédite le ministère, afflige les bons citoyens, inquiète les pays étrangers, arrête le retour de la confiance pour les affaires de France, et tient tout le monde en suspens.

« Au commencement de la majorité, dans un voyage de Chantilly, le Roi, obsédé par ces gens-là, enverra des ordres, changera le ministère à leur fantaisie, et, avec un fantôme de premier [ministre], ces Messieurs se trouveront gouverner l'État ; ce sera une affaire de vingt-quatre heures, dont personne ne sera surpris.

« Pour prévenir cet événement qui achèveroit la ruine de l'État, voici quelles sont mes pensées, que je soumets à vos lumières :

« 1° de faire, s'il est possible, bien concevoir à S. A. R. qu'il ne peut se soutenir dans ce temps-là qu'en rendant d'avance, autant qu'il se pourra, Votre Éminence invincible ; cela peut être facilement démontré ;

« 2° M. le Cardinal, bien établi dans toute l'autorité et dans toute l'étendue du premier ministère, doit travailler à réunir ensemble les forces de la maison d'Orléans. Cela est impossible par le retour agréable de M. le duc du Maine sans le raccommodement antérieur et conditionnel de lui avec Monsieur le Duc, ce qui le [4] rendroit sans utilité ; car, si l'on ne se sent pas assez fort ou assez ferme pour éloigner Monsieur le Duc de la personne du Roi, il faut dresser au moins une contre-batterie. On n'en sauroit trouver une plus forte, plus sui-

1. Le comte de Clermont.
2. Du duc de Bourbon.
3. Le cardinal Dubois, promu premier ministre.
4. Monsieur le Duc.

vie et plus remplie de feu que celle-là. Mme la duchesse du Maine a plus de talent et plus d'imagination que personne pour inventer mille choses qui amuseront et qui divertiront le Roi, soutenue de ses enfants aimables. Je compte aussi pour beaucoup la finesse et l'habileté de M. le duc du Maine, qui possède les cœurs de presque tous les valets qui entourent le jeune Roi, accoutumés depuis longtemps à le respecter et à l'aimer, et la plupart placés par lui-même, toutes choses dont l'on voit la conséquence, et qui décident le plus souvent à la cour. Ce raccommodement, opéré par la seule autorité de S. Ém., lui réunira les oncles [1] avec Mme la duchesse d'Orléans, qui pourra se réveiller dans ce moment. Son fils [2] (chez qui tout le monde va pendant que Mgr le duc d'Orléans soupe seul, et qu'on peut gagner par lui faire exercer sa charge [3]), par haine pour Monsieur le Duc et par attachement pour sa mère et pour ses oncles, se joindra avec eux pour s'attacher tous ensemble au Cardinal et pour soutenir son autorité, qui leur sera nécessaire plus que jamais.

« 3° On ne doit laisser finir le congrès de Cambray qu'après que les affaires, soit de la cour, soit du dedans, auront pris une situation un peu stable.

« 4° L'article le plus pressé de tous, et lequel, s'il est négligé, fera repentir trop tard de son peu de vigilance, est de renvoyer M. de Belle-Isle, que tout le monde (j'appelle honnête et vertueux) voit avec regret, et qui est le chef de tous les mouvements présents et à venir. Comme il n'a point de charge à la cour, la chose est toute simple, soit par un éloignement marqué, ce qui seroit le meilleur parti, soit par quelque commission de peu d'importance, que les Romains appeloient *honestam legationem,* d'où on ne le feroit revenir qu'à propos.

« On pourroit aisément, par quelques dégoûts, renvoyer M. le cardinal de Rohan à Saverne après le sacre, ainsi qu'il en a menacé. Mais sa présence ne doit pas inquiéter comme la cabale qui veut se servir de lui, et la tête tournera à l'abbé de Ravannes, et même au prince de Rohan (qui l'a meilleure), quand ils n'auront plus à consulter Belle-Isle.

« 5° Si M. le Cardinal veut faire de la Compagnie des Indes un établissement digne de son génie, et s'en laisser choisir le protecteur, il s'attachera le plus fort et le plus riche parti du royaume, et qui combattroit pour lui jusqu'au dernier soupir ; car les hommes aiment leur bien. Ils croiroient lui devoir celui dont ils jouiroient, et en attendroient tous les jours une augmentation par celle de son autorité.

« Enfin ce pays-ci veut des coups d'autorité, et il se soumet volontiers à une suite de conduite juste, ferme et courageuse. »

1. Le duc du Maine et le comte de Toulouse.
2. Le duc de Chartres.
3. Celle de colonel général de l'infanterie.

V

LES VISITES DU DEUIL DE MADAME [1]

(Lettre de Joseph Dubois à sa femme.)

« Versailles, 19 décembre 1722.

« Je vous ai déjà mandé la mort de Madame et les regrets sincères qu'elle a laissés à toute la cour. Il n'y a rien de si beau que les cérémonies qui se sont faites tous ces jours-ci à l'occasion de cette mort. Tous les corps de justice et toutes les autres compagnies de Paris sont venues en grand deuil complimenter le Roi, l'Infante-reine, M. le duc d'Orléans, Mme la duchesse d'Orléans et M. le duc de Chartres. Cela s'est pratiqué d'une manière auguste. Voici ce que j'ai vu de plus frappant. Mardi dernier, tous les seigneurs de la cour, parés de deuil, ayant chacun un habit garni de pleureuses, avec le crêpe au chapeau et un rabat plissé, des souliers bronzés et un manteau qui traînoit de longueur de quatre ou cinq pieds, se rendirent dans une galerie, d'où, après que le Roi fut revenu de la messe, ils entrèrent dans sa chambre très gravement, un à un, laissant un petit espace entre eux, et passèrent devant le Roi, qui étoit debout au milieu de sa chambre, ayant à droit et à gauche ses principaux officiers, tous habillés de deuil comme je viens d'expliquer, avec cette différence seulement que l'habit de S. M., son crêpe, son manteau, ses bas et ses souliers étoient violets. Les seigneurs, passant un à un, faisoient une profonde révérence au Roi et alloient sortir par une porte opposée à celle par laquelle ils étoient entrés, en telle sorte qu'il n'y avoit nulle confusion, mais au contraire un silence et un ordre charmant. Au sortir de chez le Roi, cette file de seigneurs alla avec la même gravité chez la Reine (la petite Infante), qui les reçut de la même manière et à qui ils rendirent le même devoir, observant une pareille formalité. La Reine étoit aussi au milieu de sa chambre, en deuil avec une grande mante à longue queue, ayant à droit et à gauche les premières dames de sa cour, également parées. Les seigneurs passèrent, et de là ils allèrent chez M. le duc d'Orléans, où tout fut observé de même, et ensuite chez Mme la duchesse d'Orléans, enfin chez M. le duc de Chartres. Mme la duchesse d'Orléans, au lieu d'être debout comme la Reine, étoit au lit, ayant les dames de sa chambre qui formoient deux haies

1. Ci-dessus, p. 118, note 2.

dans la ruelle et marquoient un passage par lequel on se retiroit par une autre porte comme on avoit fait ailleurs.

« Le soir, à cinq heures, toutes les dames de la cour, s'étant assemblées de même que les seigneurs s'étoient assemblés le matin, remplirent la même cérémonie chez le Roi, chez M. le duc d'Orléans, chez Mme la duchesse d'Orléans et chez M. le duc de Chartres. Elles n'allèrent pas chez la Reine, parce que la Reine elle-même, à la tête de toutes les princesses, alla chez le Roi, où, étant à côté de S. M., elle vit passer toutes les dames, qui faisoient deux révérences, une au Roi et une pour elle. Toutes ces dames entroient deux à deux, l'une à côté de l'autre, au lieu que les hommes n'avoient passé qu'un à un. Elles furent obligées d'observer cela, parce que leur mante, qui étoit attachée au bord de leur corps d'habit de cour, d'une épaule à l'autre, traînoit si loin que l'une ne pouvoit entrer dans la chambre par une porte qu'après que la dame qui la précédoit étoit tout à fait sortie par l'autre porte, la queue de la mante occupant plus de la moitié de toute la longueur de la chambre. Sans cet expédient de les faire entrer deux à la fois, la cérémonie auroit trop duré. Il faut avouer qu'on ne sauroit rien voir de plus noble et de plus magnifique que ces parures de deuil et grande mante. On compta tous les hommes et toutes les femmes qui s'étoient trouvés à cette cérémonie : le nombre des seigneurs ou enfin des hommes qualifiés étoit de cinq cent trente-sept (*sic*) et celui des dames, sans y comprendre les princesses, de quatre-vingt-quatorze. Voilà un récit que je vous ai fait à la hâte et assez avant dans la nuit, pensant que vous ne seriez pas fâchée de savoir ce petit détail. »

VI

L'ABBÉ DE DANGEAU ET SES ŒUVRES HISTORIQUES, LINGUISTIQUES ET LITTÉRAIRES

Le manque de place dans ce dernier volume des Mémoires, déjà fort chargé d'appendices, et le développement qu'il serait nécessaire de donner à la notice promise par deux fois sur l'abbé de Dangeau, nous contraignent à manquer ici à cet engagement. La singularité du personnage et l'importance de ses travaux d'histoire et de linguistique méritent une étude approfondie. Ce serait une excellente introduction à la publication de quelqu'une de ses œuvres historiques, dont certaines, comme ses Annales du règne de Louis XIV et son Dictionnaire des Bienfaits du Roi ne sont pas sans utilité. Nous espérons qu'il nous sera possible, plus tard, de mener à bien cette étude.

VII

LE RÉTABLISSEMENT DU DUC DU MAINE DANS SES DIGNITÉS[1]

Nous extrayons du troisième registre de la correspondance du duc du Maine, communiquée naguère à M. de Boislisle par M. le comte de Paris, quelques lettres inédites de ce prince. Elles montreront avec quelle persistance et quelle ténacité il poursuivit son rétablissement et celui de ses fils dans les charges, rangs et honneurs qui leur avaient été enlevés par le lit de justice de 1718.

1. *A Madame la Princesse.*

« De Clagny, le 22 mai 1721.

« Dans le petit séjour, Madame, que je viens de faire à Sceaux, Mme la duchesse du Maine m'a très exactement instruit de toutes les bontés dont vous continuez à m'honorer, malgré Madame la Duchesse et Monsieur le Duc ; mais elle n'a ni pu ni dû me cacher qu'on croit quelquefois pouvoir détacher de mon affaire ce qui regarde mes enfants, ne nous remettre pas dans le même état où nous étions avant le fameux lit de justice, et ne pas rendre à mes enfants les brevets dont ils ont toujours joui, que M. le Régent a dit si longtemps n'avoir point cassés, qui étoient échappés au premier orage, et sans lesquels mes enfants, au lieu de paroître, seroient obligés de s'aller cacher. Je sais, Madame, que vous êtes trop juste pour penser qu'on pût leur faire un traitement si affreux, que vous desirez trop la paix dans votre famille pour adhérer à une chose qui en cimenteroit la désunion, et que vous êtes trop glorieuse pour contribuer à mettre vos petits-enfants dans la fange. Ainsi c'est avec une parfaite confiance que je prends la liberté de m'expliquer nettement avec vous, que je ne consentirai jamais que la cause de mes enfants soit séparée de la mienne.

« L'inclination suffit pour distribuer des grâces ; mais elle ne suffit pas pour en dépouiller. Il faudroit nous dire nos crimes, ou il faut nous rétablir. Je prendrai donc le parti de la patience pour attendre une décision qui ne peut être solide que quand elle sera équitable, sensée, motivée, ou qu'elle partira du propre mouvement d'un Roi parlant et

1. Ci-dessus, p. 144, note 1.

pensant par lui-même. Si je meurs avant que ce temps soit arrivé, j'espère que mes enfants vivront ; notre cause ne dépérira point par vétusté ; l'état où l'on tâche de nous réduire criera toujours. Quand on ne demande que la justice, on sait qu'elle (est) immortelle, et on se flatte continuellement de la voir reparoître. Il ne me reste donc plus, Madame, qu'à vous demander mille pardons de toutes les peines que nous vous avons données jusqu'à présent, et à vous supplier de vouloir bien être persuadée de ma très parfaite reconnoissance et de mon très respectueux attachement.

« Puisque j'ai soutenu cinq ans de persécution, j'en soutiendrai bien dix d'espérance avec le secours de Dieu. »

2. *Copie de la lettre de M. le chevalier de Gavaudun à Mme la duchesse du Maine.*

« 9 avril 1721.

« Je vous envoie, Madame, une lettre de M. le prince de Conti pour M. le duc du Maine, très succincte. Il lui mande seulement que je suis chargé de vous faire le détail de la conversation qu'il a eue ce matin avec M. le Régent. Vous aurez la bonté de le mander à M. le duc du Maine. Le voici tel qu'il est capable de le faire :

« Il m'a dit qu'il avoit été très bien reçu ; que l'on avoit été content de la lettre ; qu'après l'avoir lue on lui avoit dit que l'on travailloit actuellement à rétablir M. le duc du Maine. On a répondu qu'il y avoit longtemps qu'on étoit amusé par de pareils discours et qu'il étoit temps que cela finît. « Je le pense tout comme vous, a dit M. le Régent, « et je ne demande que jusqu'après les fêtes ; je veux d'ici là arran« ger ce qu'il faut pour cela. » On a répliqué. « Franchement, n'est-ce « point Monsieur le Duc qui s'y oppose ? » On a dit : « Il est vrai, je « veux lui en parler, et il y consentira. » On a répliqué : « Que cela « soit ou non, vous m'assurez que cela finira après les fêtes ; je « compte là-dessus. Je pars demain pour la campagne. Je ne vous lais« serai point en repos à mon retour. » M. le prince de Conti a ajouté à l'égard des charges : « Il est très extraordinaire qu'il ne les fasse « point. » On a répondu : « Il va avoir son rang, et le reste par con« séquent. Il a attendu quinze mois, il peut bien attendre huit jours. » M. le prince de Conti a dit ensuite : « Que lui manderai-je de votre « part ? — Vous pouvez lui donner toute sorte d'espérance et de « consolation. »

« Voilà, Madame, tout ce que j'ai recueilli. Il me paroît qu'on n'avoit point encore parlé aussi positivement, et j'espère que Dieu mettra fin à toutes nos peines. Il n'y a aucune nouvelle. Mlle de la Roche-sur-Yon m'a demandé avec assez de vivacité si on ne rétablissoit point M. le duc du Maine et ses enfants, et qu'en vérité on devroit bien y travailler. Tirez en votre conséquence. »

3. *A M. le prince de Conti.*

« De Clagny, le 16 juin 1722.

« J'ai différé autant que je l'ai pu, Monsieur, à vous importuner par mes remerciements ; mais la persévérance de vos sollicitations, malgré le peu de succès des bonnes paroles qui vous sont données, force ma discrétion de céder à ma reconnoissance. Je vois avec douleur qu'à présent je ne puis espérer la justice qui nous est due sur la restitution de nos honneurs, et que d'ailleurs, M. le Régent étant enfin persuadé de mon innocence, je n'ai plus lieu de me flatter qu'il eut la bonté de me faire faire mon procès en forme au Parlement pour justifier ma conduite. Ainsi, Monsieur, les frivoles espérances dont on m'entretient depuis dix-huit mois ne servent qu'à augmenter, s'il se peut, la rigueur de mon sort. Je prends le parti de la patience sur le premier chef de notre criante cause, qui ne dépérira point par le temps et qui, je m'assure, sera toujours honorée de votre protection. Il est donc inutile d'en reparler tant qu'on pensera à laisser mes enfants en arrière; mais ne trouvez pas mauvais, je vous supplie, que, me déterminant par respect et par raison à une rude expectative, dont la durée m'est inconnue, je recoure encore à vous pour obtenir de M. le Régent qu'il ne m'empêche plus d'exercer les fonctions de mes charges, desquelles je ne suis ni suspendu, ni interdit. Cet article, Monsieur, n'est en rien de la compétence des personnes qui se déclarent contre nous, quelque autorité qu'elles se soient présentement arrogée, et leur opposition ne peut y être admise. Il intéresse les prérogatives de tous ceux qui sont revêtus d'emplois, grands ou petits, et, si je ne l'ai pas séparé de l'autre jusqu'à cette heure, c'est parce qu'on vous avoit assuré positivement que le tout alloit être rendu. Mais, voyant que le point qui me tient le plus au cœur est arrêté d'une manière difficile à comprendre, je ne puis ni ne dois mépriser le second, qui n'y a aucun rapport, et j'espère que vous voudrez bien avoir la nouvelle bonté d'agir en ma faveur dans cette conjoncture, premièrement avec la force qu'exige une proposition qui ne sauroit être refusée, quand elle est faite pour un titulaire, qui n'est ni prisonnier, ni exilé, ni taxé d'avoir prévariqué pendant sa très longue administration, et secondement avec la sécurité de ne pas déplaire à M. le Régent, qui vous a si souvent dit, sans que nul effet pourtant s'en soit encore ensuivi, qu'il étoit bien intentionné pour moi. Le sieur de Reynold, qui est un galant homme, qui me doit tout ce qu'il est, et duquel je me suis toujours servi, continueroit également son assiduité pour m'informer à coup près des ordres de M. le Régent, et il rentreroit sans répugnance dans la subordination naturelle que je lui ai rendue très douce par mes manières, très profitable par mes bons offices, et à laquelle il est accoutumé depuis tant d'années. Je me flatte, Monsieur, que la prière que je prends la liberté de vous faire, en attendant mieux, ne vous paroîtra point incivile, puisqu'elle vous prouvera la parfaite confiance que j'ai en l'honneur de votre amitié, de même que le plaisir que je me fais de vous avoir obligation. »

4. A M. le duc d'Antin.

« De Clagny, le 26 juin 1722.

« Je suis extrêmement sensible, Monsieur, aux marques d'amitié que vous voulez bien me donner dans cette conjoncture. Il est vrai que ce n'est pas une grâce exorbitante de ne plus m'empêcher de faire les fonctions de mes charges, dont je n'étois point interdit et sur lesquelles on n'a jamais pu m'accuser de prévarication ; cependant, accoutumé comme je le suis à prendre en la meilleure part qu'il est possible ce que font mes maîtres, j'ai été fort touché de voir un commencement du retour de la confiance de M. le Régent, que je tâcherai de mériter toujours de plus en plus, et de laquelle mon cœur me dit certainement que je n'aurois pas dû être déchu... »

5. A Madame la duchesse d'Orléans, le 29 mars 1723, touchant ma situation présente.

Depuis que mon extrême innocence, Madame, a été reconnue, il s'est passé trois années et demie, pendant lesquelles la constance de la plus cruelle situation devoit abuser l'univers et lui persuader que j'ai des crimes sur mon compte. Durant un si long espace de temps, où le repos de ma conscience, mon respect, mon silence, ma patience, et ma soumission ont été mes seules armes, il est survenu deux importantes convalescences, quatre des plus grandes et glorieuses alliances, un sacre et une majorité, sans que tous ces événements privilégiés et dignes motifs de réjouissances publiques aient rien changé à la violence de mon état. Mais, Madame, malgré les espérances par lesquelles vous savez mieux que personne que j'ai toujours été entretenu, je n'ai pas été fort étonné, mon affaire n'étant pas de la nature des grâces, de voir passer, sans m'en ressentir, tant d'époques diverses continuellement illustrées par la profusion des grâces des princes, dont je ne réclame que la justice, à laquelle tous les moments de leur vie sont également consacrés. Il ne me restoit donc de ressource, pour obtenir quelque espèce de fin à ma triste destinée, qu'aux fêtes de Pâques, dont je viens encore de voir passer les quatrièmes, depuis ma sortie de prison, sans qu'on ait paru se ressouvenir de moi. Les temps des grâces et ceux de réflexions sur les malheureux, m'ont traité avec la même rigueur. Quelle conjoncture donc me reste-t-il à attendre, ou, pour mieux dire, quelle conjoncture parlera donc jamais en ma faveur, quoique je n'aie pas la moindre chose à me reprocher ? Qu'on me fasse mon procès dans toutes les formes ; je m'y soumets volontiers, et je le regarderai avec joie, pourvu qu'il soit rendu public et que si, après un examen austère, mon innocence est avérée, elle y jouisse du triomphe qu'elle peut mériter. Pardonnez moi l'attendrissement que vous causera cette lettre, et souffrez, Madame, que par votre moyen je redouble mes instances auprès de M. le duc d'Orléans, qui est le seul maître de mon sort, comme il m'a fait l'honneur d'en convenir, et que je demande une conclusion, avec la liberté de faire ma cour et la permission d'habiter mon appartement dans la maison de S. M. Je ne croirai jamais que dans toute la France il n'y ait que nos maîtres qui ne soient pas sensibles à ma singulière situation. Quand M. le duc d'Orléans ne me considéreroit que par le côté de mon intérêt, il ne pourroit certainement douter de mon attachement à sa personne, et d'ailleurs quelles preuves ne lui ai-je pas données de mon respect ? Excitez, s'il vous plaît, pour moi ses bontés naturelles, Madame, afin qu'il me tire des peines qui me dévorent depuis si longtemps, et qui, par un nombre infini de circonstances aggravantes, ne me sont pas moins insoutenables qu'ignominieuses pour tous ceux à qui j'ai l'honneur d'appartenir, n'y ayant rien de ma part qui puisse allonger ma disgrâce après la déclaration que je fais depuis trois ans de ne pas songer à capituler avec mes maîtres. »

6. *Note.*

« Aujourd'hui, mardi, 30 novembre 1723, mes enfants ont été à Versailles et, trouvant que M. le duc d'Orléans n'avoit point encore reparlé au Roi des entrées familières qu'il avoit promis de demander pour eux, ils lui ont dit que, si cette commission, dont il avoit bien voulu se charger, l'importunoit, ils en parleroient volontiers eux-mêmes. Il leur a permis de le faire : ils en ont parlé à S. M., qui les leur a accordées le plus obligeamment du monde. »

VIII

L'AFFAIRE DE LA JONCHÈRE[1]

(Extrait des Mémoires inédits de Paris de la Montagne[2].)

De l'affaire des Trésoriers généraux de l'Extraordinaire des guerres.

« Cette affaire, dont le bruit fut si grand, non seulement dans le royaume, mais dans toute l'Europe, commença au mois de septembre 1722. Je n'en citerai que les principales circonstances...

« La nécessité de connoître ce qui étoit dû d'arrérages sur les années précédentes afin de pourvoir au paiement, avoit obligé M. le cardinal Dubois à demander à M. le Blanc un état des dettes de ce genre dans le département de la guerre, comme il en avoit demandé aux autres ministres pour ce qui les concernoit. L'état remis par M. le Blanc, ayant présenté une dette de cinquante millions huit cent mille livres d'une nature même privilégiée, avoit fort effrayé le ministre de la finance. M. le Cardinal n'en fut pas moins frappé, et, comme la dette réclamée excédoit de beaucoup le montant de la subsistance entière des troupes du Roi pendant une année, elle ne lui parut pas naturelle, après un passage où l'on ne pouvoit pas dire que l'espèce eût été rare, puisque, en quinze mois, il en avoit été fabriqué pour trois milliards trois cents millions, d'une matière nouvelle et qui n'étoit pas bonne à la vérité, mais à laquelle les différents arrêts du Conseil avoient néanmoins donné une valeur supérieure à celles d'or et d'argent. Il crut que, avec un peu de zèle dans l'ordonnateur et de fidélité dans les trésoriers, il n'auroit dû subsister aucune créance pour le temps où cette nouvelle monnoie avoit eu cours.

« Les mêmes réflexions s'offrirent à Mgr le duc d'Orléans et le déterminèrent à prendre des mesures pour connoître le véritable montant de cette créance, qui l'occupoit encore par d'autres motifs :

« 1° parce qu'elle paroissoit excessive ;

« 2° parce que, intéressant un corps qui fait la défense de l'État, il falloit nécessairement l'acquitter ;

« 3° parce que le ministre de la finance trouvoit des difficultés presque insurmontables pour y pourvoir ;

« 4° parce que les troupes étoient dans une telle nécessité faute de

1. Ci-dessus, p. 170, note 2.

2. Archives nationales, KK 1005D, p. 174 et suivantes.

paiement, qu'il y avoit des régiments qui n'avoient pas été habillés depuis six ans, et dont une partie des soldats avoient passé pieds nus à la revue de l'inspecteur ;

« 5° parce que le plus grand nombre des officiers étoit réduit à vendre ses billets à deux tiers de perte ; encore le tiers qu'il recevoit ne faisoit-il proprement que la moitié de sa valeur à cause de la hauteur des monnoies, de sorte que celui qui avoit pour 600^{tt} de billets n'en touchoit réellement que cent livres, et que les officiers, bien loin de pouvoir rétablir leurs troupes n'étoient pas en état de subsister eux-mêmes ;

« 6° parce qu'il étoit d'une extrême conséquence de faire cesser l'inégalité du traitement fait aux divers régiments, et la préférence donnée aux uns sur les autres dans les paiements ; ce qui faisoit qu'il étoit dû beaucoup aux uns et fort peu aux autres : par exemple, 150 000^{tt} au régiment de Picardie et 2 000 seulement au régiment Royal-Vaisseaux, dont le colonel étoit en faveur, disproportion aussi surprenante par sa nouveauté que dangereuse par les suites qu'elle pouvoit avoir.

« Tels furent les motifs qui engagèrent le premier ministre et Mgr le duc d'Orléans à pénétrer dans la créance de la guerre. La demande que M. le Cardinal avoit faite à M. le Blanc de lui donner connoissance de ce qui pouvoit être dû à la guerre, dans le dessein où il étoit d'y pourvoir aussi bien qu'aux autres arrérages de même nature, avoit seulement occasionné la remise de l'état des trésoriers généraux ; mais ce fut l'objet des cinquante millions huit cent mille livres porté par ce même état qui jeta l'alarme dans le gouvernement et qui fut la véritable cause de l'examen qui s'en ensuivit. Il ne faut pas confondre ces deux circonstances. Nous avions quelque part à la première, parce qu'il falloit savoir en général ce que devoit la finance pour le payer, mais aucune à la dernière, qui ne prit naissance que des réflexions qui vinrent naturellement à l'esprit de M. le Cardinal et de Mgr le duc d'Orléans, quand ils virent une demande extraordinaire de plus de cinquante millions pour les restes dus à la guerre... Si la créance de la guerre eût été vraisemblable, elle n'eût pas attiré une attention particulière du gouvernement. Son immensité hors de toute apparence fut donc ce qui la rendit suspecte et ce qui donna lieu à l'examiner de près. Ce fut un malheur pour nous d'être chargés du détail de l'ouvrage. Mais quel parti pouvions-nous prendre que d'obéir au premier ministre et au prince régent qui nous en chargèrent ? Nous aurions fort souhaité que les trésoriers généraux eussent été exempts de reproche : nous n'avions d'autre objet dans nos recherches que la vérité ; notre devoir étoit de la mettre dans son jour pour le bien du Roi et celui du public ; il n'y avoit pour nous qu'augmentation de peine et désagrément ; nul intérêt ne pouvoit nous faire agir, et, à parler sensément, qui est-ce qui en avoit un plus réel à voir l'affaire éclaircie que le ministre de la guerre ? On l'avoit d'abord regardé comme devant être le juge des trésoriers, ainsi que l'exigeoit sa dignité et l'on fut très surpris de voir qu'il se rendoit partie, comme s'il eût été lui-même attaqué...

« M. le Blanc avança donc que la créance de cinquante millions huit cent mille livres étoit légitime. Il devoit le savoir mieux qu'un autre, puisqu'il étoit ministre en cette partie. Mais, comme la vraisemblance étoit contraire à ce discours, les soupçons redoublèrent, et Mgr le duc d'Orléans ordonna que la matière fût approfondie et vérifiée. Ainsi M. le Cardinal, en vertu de ses ordres précis, nous demanda un plan de la conduite qu'il falloit tenir pour s'assurer de la vérité. Nous fîmes ce plan et nous dressâmes en conséquence tous les ordres et toutes les lettres qu'il devoit signer; nous y joignîmes des modèles d'états à fournir par les trésoriers particuliers, et successivement un projet d'arrêt, au moyen de quoi l'on parvînt à connoître et à constater la véritable dette.

« Pendant que nous étions occupés à cette opération sous les ordres de M. le cardinal Dubois, M. le Blanc, qui auroit dû être bien aise de savoir si les trésoriers ne l'avoient point trompé en lui remettant des états faux, appuya plus que jamais leur demande. Il dit même un jour à Mgr le duc d'Orléans ces propres mots : *J'ai vérifié les états des trésoriers ; ils sont justes, et, si les trésoriers sont coupables, je le suis aussi.* Ce discours fut prononcé affirmativement dans une assemblée qui se tint sur cette matière et qui étoit composée de Mgr le duc d'Orléans, de Mgr le Duc, de M. l'ancien évêque de Fréjus et de M. le maréchal de Berwick. Les deux trésoriers et mon frère du Vernay y avoient aussi été appelés. Quoique les choses ne fussent examinées que très superficiellement dans cette assemblée, on ne laissa pas de prouver le vice de quelques articles, comme l'inégalité des traitements faits aux troupes. Mais Mgr le duc d'Orléans ne s'expliqua point, et de là les trésoriers présumèrent et publièrent que leur justification étoit complète. Bien plus, sans aucun respect pour les ordres du prince régent et du premier ministre qui nous avoient fait agir, ils nous chargèrent d'opprobres et des titres odieux de délateurs, de calomniateurs, de perturbateurs du repos public et de rebelles à l'autorité et aux intentions du gouvernement.

« Il fallut bien défendre notre honneur injustement attaqué. Et le pouvions-nous faire mieux que par les voies juridiques ? Nous présentâmes un placet à Mgr le duc d'Orléans pour lui demander des juges, en offrant même de nous déclarer parties, quoique, dans le fond ni dans la forme, l'affaire ne dût jamais nous regarder. Mgr le duc d'Orléans, soit que la chose lui parût juste, soit qu'il la crût utile aux intérêts du Roi, admit notre demande pour la nomination des commissaires, malgré l'opposition de M. le Blanc, mais sans nous recevoir comme parties. Il y eut donc une chambre établie à l'Arsenal et un procureur général du Roi pour instruire et juger cette grande affaire. M. le Blanc récusa trois des juges nommés.

« Nous fûmes chargés des opérations qu'il y avoit à faire sur les registres et sur les comptes des trésoriers, ce qui nous conduisit à faire des dépouillements de toutes leurs recettes et dépenses, et à disposer les comptes du sieur de la Jonchère avec la distinction précise de l'argent et du papier, de manière que, malgré la confusion des registres, la vérité fût mise dans son jour. La chambre nomma un rapporteur, par devant lequel tous les dépouillements furent vérifiés contradictoirement avec le sieur de la Jonchère, qui, à mesure des vérifications, les certifioit justes et conformes à ses registres ; mais, comme ils étoient faits mois par mois, il n'en put connoître le résultat que par la récapitulation de tous les dépouillements.

« Quand l'affaire fut en cet état et la vérité solidement établie par ce moyen, nos fonctions furent terminées, et il ne fut plus question que du ministère de la partie publique. Le procureur général de la commission poursuivit le jugement ; le sieur de la Jonchère fut condamné à présenter un compte ; ce compte fut débattu par le procureur général, et, après les débats et soutènements de part et d'autre, le rapporteur fit son rapport, sur lequel intervint, le 10 avril 1724, un arrêt contradictoire, dont voici le dispositif :

« La Chambre, pour les cas résultant du procès, après que ledit la Jonchère, pour ce mandé en la Chambre, étant à genoux, a été blâmé et déclaré incapable de tenir ni posséder aucun office de finance, le condamne et par corps à porter dès à présent au Trésor Royal la somme de 1 381 683 l. 7 s. 6 d. en espèces sonnantes, ladite somme faisant partie de celle de 2 468 208 l. 13 s. 4 d. à quoi se monte le débet en espèces du compte par lui rendu à la Chambre pour raison de son exercice 1720, sursis au paiement du surplus dudit débet, revenant à 1 086 525 l. 10 s., jusqu'à ce qu'il ait plus à S. M. expliquer ses intentions sur la compensation prétendue par ledit sieur de la Jonchère de la somme de 775 223 l. 13 s. 6 d. à cause de ses taxations de ladite année, et qu'elle ait pareillement réglé quelles valeurs sont dues audit de la Jonchère pour la somme de 311 301 l. 12 s. 4 d. dont il a été jugé en avance en billets de banque par l'arrêt intervenu sur ledit compte ; pour raison de quoi, la Chambre ordonne qu'il se pourvoira par devers S. M. Et à l'égard du comte de Belle-Isle, la Chambre le met sur l'extraordinaire hors de cour ; ordonne que, en cas d'insuffisance des biens dudit de la Jonchère pour le paiement de tous les débets dont il pourra être chargé envers le Roi pour raison de ses exercices, le sieur comte de Belle-Isle sera tenu de rapporter jusqu'à concurrence de 600 000 l. par lui reçues de Castanier sur les billets de la Jonchère, lesdits billets passés en compensation au lieu des billets de masse sur les avances faites par ledit la Jonchère audit Castanier pour l'habillement des troupes. Ordonne en outre que le billet signé Bourgevin, en date du 3 mars 1723, de la somme de 150 000 l. reçue en un billet dudit de la Jonchère à compte des sommes par lui avancées aux maréchaussées de France par ordre de S. M. en qualité de trésorier général de l'extraordinaire des guerres, remis au sieur de Belle-Isle par ledit la Jonchère, et déposé au greffe de la Chambre par ledit sieur de Belle-Isle le 9 août 1723 en exécution de l'arrêt de ladite chambre du 4 du même mois, sera par le greffier d'icelle remis entre les mains de celui qui sera à cet effet commis par le Roi, pour en être le recouvrement fait au profit de S. M. sur et tant moins des sommes auxquelles ledit de la Jonchère est condamné par le présent jugement, sauf audit sieur de Belle-Isle à se pourvoir contre ledit sieur de la Jonchère ainsi qu'il sera bon être pour le paiement de pareille somme de 150 000 l. portée en sa reconnoissance du 15 mai 1723 aussi déposée au greffe de la Chambre, laquelle sera rendue au sieur comte de Belle-Isle, quoi faisant le greffier de la Chambre en demeurera bien et valablement déchargé. Renvoie le sieur chevalier de Belle-Isle, ensemble les sieurs Castanier, Solon, Henry et la Rue de l'accusation ; ordonne que les écrous faits des personnes desdits Solon, Henry et la Rue seront rayés et biffés, et sera le décret décerné contre le nommé Descazeaux exécuté. Fait et jugé en la Chambre séante au château de l'Arsenal le lundi 10 du mois d'avril 1724. »

[Suivent des considérations sur les avantages que le Roi a retirés de la façon dont les frères Paris avaient organisé l'examen des registres de la Jonchère, et sur la suite de l'affaire jusqu'en 1726.]

IX

LA COMTESSE DE MONTSOREAU ET SON MARI [1]

Saint-Simon a insisté à diverses reprises sur les torts du grand prévôt, comte de Montsoreau, à l'égard de sa jeune femme. Sans vouloir disculper le mari, il semble que Mlle de Pocholles du Hamel avait de son côté un caractère quelque peu bizarre : fille unique de parents déjà âgés, elle avait sans doute été assez gâtée, et il est probable que ses fantaisies contribuèrent pour leur part à amener entre son mari et elle un désaccord qu'on ne peut nier. Nous avons pu trouver dans les correspondances conservées au château de Sourches, qui nous ont été obligeamment communiquées par M. le duc François des Cars, certains éléments d'appréciation sur ce point délicat. Quelques extraits de ces lettres avaient été publiés dès 1887 par MM. le duc des Cars et l'abbé Ledru dans *Le Château de Sourches et ses seigneurs*, p. 244-246.

C'est particulièrement à propos de la santé de sa femme que M. de Montsoreau formule des plaintes sur son caractère et ses bizarreries ; mais, avant qu'elle ne tombât malade, il déplorait son entêtement inexplicable. Le 2 décembre 1715, il écrivait à Fiacre des Plats, gouverneur et intendant de la seigneurie de Sourches : « Je viens d'écrire à M. l'abbé Menguy (conseiller au Parlement) pour le prier de faire faire sur cela (une affaire où elle avait à intervenir) à Mme de Montsoreau ce qu'il faut ; car il n'y a que lui seul et M. Boulet, son neveu, qui puissent lui faire faire quelque chose. » — Le 16 mars 1716 : « Je ne saurois vous exprimer la patience que M. de Fontenay a eue avec Mme de Montsoreau, de laquelle il a bien eu des fantaisies et humeurs à essuyer. »

La comtesse éprouva à l'automne de 1721 les prémices de la maladie de poitrine qui l'emporta (voir une lettre du 16 octobre publiée par l'abbé Ledru dans *Le Château de Sourches et ses seigneurs*, p. 244-245). Elle était alors au château d'Abondant, dans le Perche. Quelques jours plus tard, le 29 octobre, M. de Montsoreau écrivait de Paris à son intendant : « Nous sommes ici de retour de samedi, où j'ai ramené Madame dans une litière. Elle fut encore saignée avant-hier, parce qu'elle avoit recraché du sang, l'ayant été à Abondant, il y eut hier huit jours, pareillement du bras, et son sang étoit affreux toutes les

1. Ci-dessus, p. (166), note 0.

deux fois. Sa vie dépend d'elle-même et du ménagement qu'elle voudra bien apporter pour se la conserver ; mais j'appréhende bien qu'elle ne fasse pas tout ce qu'il faudra pour cela, quelque chose que tout le monde lui dise. » — Le 3 novembre : « Mme de Montsoreau est toujours à peu près de même, et court risque de ne guérir pas de longtemps si elle continue à faire ce qu'elle fait, qui est de toujours parler, quoique cela lui soit absolument défendu. Madame sa mère vient d'arriver ; j'appréhende bien qu'elle n'ait pas plus de crédit que nous pour lui faire faire ce que les médecins ordonnent, faisant jusqu'à présent tout le contraire. » — 19 novembre : « Mme de Montsoreau se porte effectivement un peu mieux ; mais ce n'est pas la complaisance pour Madame sa mère, ni pour les médecins, qui en est la cause, puisqu'elle ne s'en tourmente pas moins, et ne fait pas moins toutes choses à sa fantaisie. » — 2 décembre : « Madame avoit été assez bien jusqu'à vendredi dernier ; mais trop de colère et d'impatience ont changé son état, et son médecin me disoit à une heure après midi qu'elle ne dureroit pas longtemps, si elle ne changeoit de note. » — 19 décembre : « A l'égard de Madame, je ne vous en dis plus rien, parce qu'il n'y a qu'elle qui puisse savoir comment elle est véritablement. Ainsi tout ce que je puis vous en dire, c'est qu'elle va, vient, dîne et soupe dehors comme elle faisoit l'année passée, et que je la laisse faire tout ce qu'elle veut, ne pouvant faire autrement, et encore n'est-elle pas contente. »

Nous n'avons pas de renseignements sur les incidents qui purent se produire entre les époux dans le courant de 1722 : mais ce passage d'une lettre du 12 avril, du comte de Montsoreau à son fidèle Des Plats peut faire supposer que la bonne intelligence n'était pas parfaite : « Quand je me suis marié, je me souviens qu'un sous-gouverneur de feu Mgr le duc de Berry me dit que les filles se marioient brebis, mais que les ongles leur croissoient, et ce proverbe n'est que trop vrai. »

L'automne de 1722 ramena de nouveaux accidents dans la santé de Mme de Montsoreau. Le secrétaire du grand prévôt, Delobel, écrivait le 13 novembre à son maître, alors à Versailles, tandis que la malade était restée à Paris : « Madame la comtesse n'est pas en bonne santé. Je fus témoin hier et avant-hier qu'elle se leva de table à midi sentant des étouffements qui l'obligèrent de s'aller mettre et appuyer sur la fenêtre de sa chambre qui donne sur le jardin, où elle pleura longtemps, et, sur les deux heures, elle mangea un peu de soupe. Elle maigrit à vue d'œil ; j'appréhende bien que cette maigreur et ces étouffements n'aient de fâcheuses suites. » — Cinq jours plus tard, M. de Montsoreau donnait à Des Plats les nouvelles suivantes (18 novembre) : « Pour la santé de Madame, elle n'est pas meilleure qu'elle étoit, et elle ne guérira jamais si elle ne commence par guérir son humeur, et j'ai peine à croire qu'elle en vienne à bout. Il y a de quoi devenir fol à toutes ses idées, et vous savez il y a longtemps que, bon ou mauvais, elle veut ce qu'elle veut ; mais jamais elle n'avoit pensé si extraordinairement qu'elle a fait en dernier lieu à Abondant, en y faisant, sans m'en rien dire, commencer un bâtiment du côté de la chapelle, qui la gâtera et même le château. »

Il est regrettable qu'on ne possède pas quelques lettres de la comtesse qui nous feraient connaître la contre-partie des griefs de son mari à son égard. Le fragment suivant d'un billet envoyé par elle, le 15 décembre de cette même année 1722, à Fiacre des Plats, qui semble avoir été le confident des deux époux, peut donner matière à bien des hypothèses : « Je ne puis disposer de rien dans ma maison, et par prière je n'obtiens rien. Cependant on rassemble chaque jour des visages nouveaux, qu'on fait venir par force dîner, pour manger les perdrix que vous envoyez de Sourches. Je suis même si affoiblie de mes maux que je ne puis soutenir le bruit de cette compagnie, dont je ne puis profiter. »

Sauf une lettre du 10 mars, où M. de Montsoreau parle de dartre à la joue et d'abcès sous le bras et à l'oreille, la correspondance de 1723 est muette sur la santé de Mme de Montsoreau. Elle traîna jusqu'à la fin de l'année et dut s'éteindre de langueur ; elle ne devait guère avoir plus de trente-six ans.

X

DOCUMENTS INÉDITS RELATIFS AU DUC DE LAUZUN[1]

Il eût été intéressant de pouvoir publier en tête de cet appendice divers actes de première importance au sujet des rapports de Lauzun et de Mademoiselle de Montpensier :

1° le texte de la donation de la principauté de Dombes et du duché de Montpensier qu'elle lui fit le 17 décembre 1670. On ne connaît en effet cette donation que par ce que la princesse en dit dans ses *Mémoires* (tome IV, p 225), et il aurait été utile de vérifier si l'acte authentique comportait bien ces deux importantes seigneuries ;

2° le projet de contrat de mariage dressé à la même époque, mais qui ne fut pas suivi d'exécution ;

3° l'acte du 29 octobre 1681 par lequel Lauzun renonça aux donations de 1670 ; il était alors à Amboise et donna procuration à cet effet le 27 octobre, probablement à son homme d'affaires Barrailh, par devant Avenet, notaire à Amboise.

Les recherches faites par nous dans divers minutiers parisiens où nous pensions rencontrer les minutes de ces pièces, n'ont abouti à aucun résultat. La découverte en était d'autant plus difficile que Mademoiselle, très défiante, usait volontiers de notaires différents, et que nous n'avions aucun renseignement précis sur ceux qui avaient passé ces actes ; d'autre part, il n'est pas impossible que la princesse ait fait détruire les deux premiers. Nous avions espéré que le minutier du notaire Avenet, d'Amboise, aurait pu nous mettre sur une piste certaine, ou du moins fournir quelques indications ; mais le successeur de ce notaire n'a pas daigné honorer d'une réponse la demande que nous lui avions adressée au sujet de l'existence dans ses archives de la minute de la procuration d'octobre 1681. Nous avons donc dû nous restreindre à divers autres documents, qui, pour la plupart, n'avaient pas encore été publiés. A ce sujet, nous adressons nos très vifs remerciements à M. le duc de la Force, auteur d'un excellent ouvrage sur *Lauzun*, qui a bien voulu seconder nos recherches de tout son pouvoir ; il nous a libéralement communiqué les curieuses lettres de Barrailh dont il possède les originaux, et nous a autorisé à publier celle du 20 octobre 1681 qu'on trouvera ci-après.

1. Ci-dessus, p. 264 et suivantes.

Donation de la principauté de Dombes au duc du Maine[1].

« 2 février 1681.

« Par devant Jean Chuppin, notaire garde-notes du Roi notre sire au Châtelet de Paris, soussigné, étant de présent à Saint-Germain-en-Laye, et en la présence des témoins ci-après nommés, fut présente en personne très haute, très puissante, très illustre et excellente princesse Mademoiselle Anne-Marie-Louise d'Orléans, fille aînée de feu Mgr le duc d'Orléans, fils de France, oncle du Roi, souveraine de Dombes, duchesse de Montpensier, de Châtellerauld et de Saint-Fargeau, première paire de France, demeurante à Paris au palais d'Orléans, paroisse Saint-Séverin, étant de présent au château vieil dudit Saint-Germain-en-Laye, laquelle a reconnu et confessé avoir volontairement donné, cédé, quitté, transporté et délaissé par ces présentes, du tout dès maintenant à toujours, par donation irrévocable faite entre vifs.... à très haut et très puissant prince Monseigneur Louis-Auguste de Bourbon, fils naturel du Roi, duc du Maine, colonel général des Suisses et Grisons, ce acceptant pour mondit seigneur, ses hoirs et ayant cause à l'avenir très haute et très puissante dame dame Françoise de Rochechouart, marquise de Montespan, surintendante de la maison de la Reine, étant aussi de présent audit château de Saint-Germain-en-Laye, à ce présente et acceptante suivant le pouvoir que ladite dame de Montespan a du Roi, signé de la main de Sa Majesté, en date de ce jour d'hui, qu'elle a représenté et qui est demeuré annexé à la minute des présentes...., c'est à savoir le pays, terre et souveraineté de Dombes, ses appartenances et dépendances, et généralement tout ce qui y appartient, etc...., pour en jouir, faire et disposer par mondit seigneur le duc du Maine, sesdits hoirs et ayant cause comme de chose leur appartenant en propriété, cette présente donation entre vifs ainsi faite pour l'affection singulière que Sadite Altesse Royale Mademoiselle porte à mondit seigneur le duc du Maine, et parce que telle est sa volonté et intention d'ainsi le faire, à la réserve toutefois de l'usufruit de ladite souveraineté la vie durant de Sadite Altesse Royale Mademoiselle donatrice, comme aussi de pouvoir par elle nommer et pourvoir, sadite vie durant, aux offices et bénéfices dépendant de ladite souveraineté....... Et pour l'exécution des présentes Sadite Altesse Royale a élu son domicile irrévocable en la maison de maître Hiérôme Hallé, procureur en Parlement, sise à Paris, rue du Cimetière et paroisse Saint-André-des-Arcs.... Fait et passé audit château de Saint-Germain-en-Laye, en l'appartement de Sadite Altesse Royale, en la présence de messire Jean-Baptiste Desmaretz, seigneur de

1. Ci-dessus, p. 265. — Archives nationales, P 2187, plusieurs expéditions authentiques, et Y 259, fol. 300, Insinuations du Châtelet; minute chez le successeur de Jean Chuppin.

Vaubourg, conseiller du Roi en sa cour de Parlement, et de François le Fouyn, écuyer, conseiller secrétaire du Roi et greffier ordinaire du conseil privé de Sa Majesté, étant aussi de présent audit château, témoins à ce appelés, le deuxième jour de février l'an mil six cent quatre-vingt un après midi. Sadite Altesse Royale Mademoiselle, ladite dame de Montespan et lesdits témoins ont signé avec ledit Chuppin, notaire, la minute de la présente donation, demeurée en la garde dudit Chuppin, notaire soussigné.

Ensuit la teneur dudit pouvoir du Roi :

« Nous donnons pouvoir à la marquise de Montespan d'accepter et signer pour et au nom de notre fils naturel le duc du Maine la donation entre vifs qui sera faite au profit de notredit fils par notre cousine Anne-Marie-Louise d'Orléans, souveraine de Dombes, de ladite souveraineté de Dombes, ses appartenances et dépendances, aux clauses et conditions qui seront déclarées au contrat de ladite donation. Fait à Saint-Germain-en-Laye le 2e février 1681. *Et ensuite est écrit de la main de Sa Majesté :* Pouvoir à la marquise de Montespan de signer la donation de la souveraineté de Dombes pour le duc du Maine. *Signé :* LOUIS. »

Cette donation fut confirmée par Mademoiselle par un nouvel acte du 24 octobre 1681 (Inventaire des titres de la principauté de Dombes, Archives nationales, P 1813, fol. 52 v°).

Vente (fictive) du comté d'Eu au duc du Maine.

« 2 février 1681.

[Cet acte existe en minute dans les archives du successeur du notaire Jean Chuppin. A cause de son étendue nous nous contentons d'en reproduire les clauses essentielles d'après l'analyse détaillée qui s'en trouve aux archives départementales de la Seine-Inférieure, série E, dans l'Inventaire des titres du comté d'Eu (fol. 5-6), et dont nous devons la transcription à l'obligeance de notre confrère M. Paul Lecacheux, archiviste de ce département.]

« 2 février 1681. — Contrat de vente faite par S. A. R. Mademoiselle à S. A. S. Mgr le duc du Maine. — L'expédition en parchemin et copie en papier d'un contrat passé devant Jean Chuppin, notaire au Châtelet de Paris, présents témoins, par lequel S. A. R. Mademoiselle Anne-Marie-Louise d'Orléans, duchesse de Montpensier, première paire de France, vend et promet garantir de tous troubles, dons, dettes, hypothèques, évictions, substitutions et autres empêchements généralement quelconques, à très haut et très puissant prince Mgr Louis-Auguste de Bourbon, duc du Maine, ce acceptant par dame Françoise de Rochechouart, marquise de Montespan, suivant le pouvoir que ladite dame a du Roi, c'est à savoir les terres, seigneuries et comté-pairie d'Eu et baronnie de Cuverville, avec toutes leurs appartenances, circonstances et dépendances, prééminences, franchises, libertés et droits généralement quelconques y attribués, tout et de la même manière que Sadite A. R. Mademoiselle les a acquis de Mlle Marie de Lorraine de Guise et de Messire Claude de Bourdeille, comte de Montrésor, lors tuteur de Joseph-Louis de Lorraine, prince de Joinville, par traité fait entre Sadite A. R. Mademoiselle, madite demoiselle de Guise et ledit sieur comte de Montrésor audit nom, le 7 octobre 1657, ensemble ce qui a été depuis adjugé à Sadite A. R. Mademoiselle par décret de la cour de Parlement du 20 août 1660, et toutes les acquisitions, augmentations, impenses et méliorations que Sadite A. R. y a faites depuis lesdites acquisition et adjudication, sans en rien réserver, retenir ni excepter, sinon l'usufruit, comme il sera dit ci-après, déclarant Sadite A. R. qu'elle n'en a rien vendu, démembré, engagé et aliéné aucune chose, pour par mondit seigneur duc du Maine, ses hoirs et ayant cause jouir, faire et disposer comme de ses autres biens et de chose lui appartenant en pleine propriété, à commencer la jouissance des revenus du jour du décès de Sadite A. R., laquelle se réserve pendant sa vie les revenus et usufruits desdites terres, seigneuries, comté et pairie d'Eu et baronnie de Cuverville.

« Cette vente ainsi faite à la charge des droits et devoirs seigneuriaux et féodaux dus au Roi pour l'avenir, duquel ledit comté et pairie d'Eu est tenu et mouvant à cause de son château du Louvre, plus à la réserve dudit usufruit seulement, et outre moyennant le prix et somme de seize cent mille livres que Sadite A. R. a reconnu avoir reçu, sans que ladite somme de seize cent mille livres pour le prix de ladite vente puisse être augmentée ni diminuée, soit que ladite jouissance viagère dure peu ou longtemps, comme étant une condition expresse de ladite présente vente, en laquelle sont compris, au profit de mondit seigneur duc du Maine, tous les meubles meublants, tapis, tapisseries, linges et ustensiles de ménage, tableaux, peintures, et toutes autres choses réputées meubles qui se trouveront appartenir à Sadite A. R. Mademoiselle dans le château d'Eu et autres maisons en dépendantes au jour de son décès, excepté l'or et l'argent monnayé et non monnayé. Et pourra cependant Sadite A. R. Mademoiselle pourvoir et nommer aux offices et bénéfices dépendant dudit comté d'Eu et de ses dépendances, promettant Sadite A. R. d'entretenir et laisser ledit château et autres bâtiments en dépendants en bon état de réparations viagères, et de faire fournir et délivrer à mondit seigneur duc du Maine, dans un an prochain, les titres et papiers concernant la propriété desdits biens vendus, mouvances et dépendances d'iceux, desquels sera fait un inventaire, pour y avoir recours suivant et ainsi que le contient plus au long ledit contrat. Ensuite desquelles expéditions est copie du pouvoir donné par le Roi à Mme la marquise de Montespan de signer ledit contrat..... »

Lettre de Barrailh à Lauzun[1].

« Ce lundi à midi, 20e octobre (1681).

« Comme Mademoiselle ne se détermina à faire la donation des terres qu'elle vous a données que la veille du départ du Roi[2] et qu'on trouva à propos que la chose passât par ses mains, M. Colbert vouloit, dès le commencement, qu'on en remît l'exécution à Paris pour savoir au juste la coutume des terres qu'elle vous donnoit. Mais l'irrésolution dans laquelle il croyoit Mademoiselle et la raison que je viens de vous dire l'obligèrent à passer par-dessus et à faire signer la donation ainsi qu'elle fut[3], sachant qu'on pourroit remédier à la chose devant l'insinuation. Ainsi, le conseil de Mademoiselle s'étant assemblé ici aujourd'hui, et d'autres avocats avec eux, sur ce que M. le chevalier de Lauzun me dit, il y a six jours, qu'on l'avoit averti que l'ambassadeur d'Angleterre vouloit faire quelque opposition sur Châtellerauld, sur une prétention que le roi son maître a sur cette terre, il est vrai qu'on a trouvé que M. Hamilton l'a autrefois possédée. Mais ce qu'il y a de plus fâcheux est qu'elle est dans une coutume que Mademoiselle n'en peut donner que le tiers. Brosses, Cravant et une des autres terres sont dans le même cas. Mais, en examinant la situation de tout le bien de Mademoiselle, il s'est trouvé qu'elle peut disposer du duché de Saint-Fargeau, à la réserve des légitimes, et, comme cette terre lui est venue du côté maternel et qu'il n'y a ni frère ni sœur, celle-là, qu'on croyoit être embarrassée par les collatéraux, est justement celle dont elle peut le mieux disposer. Ainsi, après avoir su la chose, elle a résolu de vous la donner, avec la terre de Thiers en Auvergne, dont elle peut encore disposer. La première est affermée dix-huit mille livres de rentes et est une belle terre et duché-pairie, et l'autre est encore une terre considérable de sept mille cinq cents livres de rente, et avec cela les dix mille livres de rente de Languedoc qu'elle vous a déjà données. Il n'y a rien que je n'aie fait ni dit pour faire aller la chose plus loin ; mais l'état où elle est sur la lettre que vous lui avez écrite et la résolution fixe qu'elle a prise de ne vous donner que ce qu'elle a fait par la première donation, est insurmontable dans son esprit. Il n'y a que Dieu seul qui puisse connoître les tentatives que l'on a faites inutilement sur cela. Cette dernière affaire me paroît plus avantageuse que l'autre, soit par la dignité, facile à rallumer, soit par la considération de la terre.

« Il faudra que vous signiez deux procurations, qu'on dresse pour

1. Original, appartenant à M. le duc de la Force.
2. Louis XIV était parti le 30 septembre de Fontainebleau avec les dames pour aller à Strasbourg.
3. Barrailh fait allusion au premier projet, par lequel la princesse donnait à Lauzun le duché de Châtellerauld.

vous les envoyer, qu'il vous faudra remplir du nom de M. le chevalier de Lauzun [1], l'une pour révoquer la première donation, et l'autre portant pouvoir d'accepter celle de la duché de Saint-Fargeau, la terre de Thiers et les dix mille livres de rente de Languedoc. Il ne signera pas la révocation de la première donation que cette dernière ne soit signée. Il n'y a pas de temps à perdre pour cela. Vous pourrez adresser ces procurations à M. le chevalier de Lauzun. Comme l'on a dit à Mademoiselle que M. Colbert s'en alloit à Paris pour ne plus revenir à Sceaux que s'y promener les belles journées qu'il pourra faire, elle a envie d'y aller dès aujourd'hui, ou bien de me permettre d'y aller porter votre mémoire. Je vous marquai hier les mouvements que votre lettre lui ont (*sic*) donnés, et je vous dis les troubles que tout cela m'a attirés, et la résolution que je me trouve nécessité de prendre [2], ne pouvant plus résister à cette sorte de vie. Jusqu'à ce que vous soyez en état d'agir vous-même, je ne diminuerai pas de soin pour les choses qui vous regarderont.

« En discutant tout le bien de Mademoiselle, il se trouve qu'elle n'a rien dont elle puisse disposer, après ce qu'elle vous va donner, que la duché de Montpensier, qui vaut quinze mille livres de rente, et la dignité demeureroit éteinte dès le moment qu'elle l'auroit donnée, par des raisons qui seroient trop longues à expliquer. Tout le reste du bien de Mademoiselle est dans des coutumes dont elle ne peut disposer que du tiers ou du quart. Ainsi elle n'a que ce que je viens de vous dire et trente-sept mille livres de rentes sur le Languedoc. Tout le surplus est de la nature que je viens de le marquer, et ce qui seroit de pis est qu'il y a des endroits en Normandie et en Poitou que les trois quarts du bien dont elle ne peut disposer ne sont pas sujets à ses dettes, étant acquis aux collatéraux quittes. Ainsi elle ne peut que vendre pour changer son bien de nature, ou pour payer ses dettes. Il y en a dont elle ne peut donner que les usufruits, sans pouvoir en disposer de rien. Cravant et une des autres terres est de cette nature. »

Donation au comte de Lauzun
du duché de Saint-Fargeau et de la baronnie de Thiers [3].

« 29 octobre 1681.

« Par devant Thomas Le Secq de Launay et Antoine-Robert Baglan conseillers du Roi, notaires garde-notes de Sa Majesté au Châtelet de Paris soussignés, fut présente très puissante et très illustre princesse Mademoiselle Anne-Marie-Louise d'Orléans, par la grâce de Dieu

1. Lauzun les donna, non pas à son frère, mais à Barraillı.
2. Barrailh, assez âgé, songeait déjà à se retirer dans une maison religieuse, comme il fit l'année suivante.
3. Ci-dessus, p. 264. — Archives nationales, Y 240, fol. 445. Le minutier du successeur du notaire Baglan possède la minute de cette pièce.

souveraine de Dombes, duchesse de Saint-Fargeau, comtesse d'Eu, paire de France, laquelle, pour l'estime et considération qu'elle a pour haut et puissant seigneur messire Antonin-Nompar de Caumont, comte de Lauzun, lui a donné par ces présentes, par donation entre vifs et irrévocable, pour lui et, en cas que lors de son décès il n'ait vendu ou disposé des choses ci-après déclarées en tout ou partie, pour ses hoirs et successeurs mâles de la maison, nom et armes de Lauzun, c'est à savoir les terres, duché et pairie de Saint-Fargeau, appartenances et dépendances,... sans en rien retenir ni réserver, à la charges des devoirs féodaux, si aucuns sont dus, et d'acquitter les fondations et charges dont ledit duché est tenu, même la somme de trois cents livres par chacun an donnée par Son Altesse Royale, savoir: deux cents livres pour les sœurs de l'hôpital dudit Saint-Fargeau, et cent livres pour ledit hôpital. Plus lui a donné et donne par donation entre vifs, comme dessus, la terre et seigneurie et baronnie de Thiers, sise en Auvergne, avec tout ce qui en dépend, sans en rien réserver ni retenir, franche et quitte de toutes hypothèques et charges, fors celles dont elle est tenue d'ancienneté, quitte des arrérages d'icelles, se chargeant Son Altesse Royale Mademoiselle d'acquitter incessamment l'hypothèque que les sieur et dame de Jarnac prétendent avoir sur ladite terre et seigneurie de Thiers en conséquence de leur contrat de mariage..... Plus Son Altesse Royale a donné et donne comme dessus audit seigneur comte de Lauzun le fonds et jouissance du jour des présentes de dix mille livres de rente à prendre sur plus grande somme qui est due à Son Altesse Royale sur les gabelles de Languedoc, pour jouir aussi par ledit seigneur comte de Lauzun desdites terres de ce jourd'hui à l'avenir en pleine et libre propriété...... A ce faire étoit présent Henri de Barrailh, sieur de Sévignac, demeurant à Paris rue d'Enfer paroisse Saint-Côme, au nom et comme procureur dudit seigneur comte de Lauzun, de lui fondé de procuration par devant Avenet, notaire royal à Amboise, présents témoins, le vingt-septième jour d'octobre présent mois et an, spéciale à l'effet ci-dessus, ainsi qu'il est apparu aux notaires soussignés par l'original d'icelle demeuré annexé à la minute des présentes,.... lequel audit nom a volontairement par ces présentes accepté et accepte purement et simplement la donation entre vifs ci-dessus faite.... aux charges ci-dessus exprimées, et satisfaisant par ledit sieur de Barrailh au pouvoir porté par ladite procuration, a, au nom dudit seigneur de Lauzun, très humblement remercié Son Altesse Royale Mademoiselle des bontés qu'elle a pour ledit seigneur de Lauzun..... Fait et passé au château de Son Altesse Royale à Choisy-sur-Seine près Paris, le 29e jour d'octobre 1681. Et ont signé la minute des présentes... demeurée à Baglan. »

[Le 27 novembre suivant, la princesse compléta sa donation par un nouvel acte (Y 240, fol. 497 v°), par lequel elle déclarait qu'elle entendait comprendre dans la dite donation du duché de Saint-Fargeau la baronnie de Perreuse, la seigneurie de Sainte-Colombe, la châtellenie de Lavau, la terre de Faverelles et la justice de la Chapelle, qui n'avaient pas été nommées, dans l'acte d'érection de Saint-Fargeau en duché-pairie, parmi les dépendances de ce domaine.]

Les premiers temps du retour de Lauzun à la cour.

(Extraits du Journal du P. Léonard[1].)

« 2 mars 1682.

« Le comte de Lauzun a eu permission du Roi de revenir. Mlle d'Orléans lui a envoyé ses carrosses pour l'amener. Il saluera le Roi pour cette fois-là, et ne le verra plus. Il demeurera où bon lui semblera. Il doit toucher 200 000 écus pour sa charge, et a été payé de tous ses arrérages.

« Qui auroit cru, il y a quelque temps, le retour de M. de Lauzun, qui, depuis plus de dix ans en prison, revient avec plus de cinquante mille livres de rente et plus d'un million en argent, car le Roi lui paye sa charge deux cent mille écus et tous les arrérages ? Voilà l'effet de l'amour. Aussi il n'y a chose au monde qu'on n'ait pas fait : les prières, les larmes et l'abandonnement des biens sont peu de chose auprès de tout ce qui s'est fait. Mais on peut assurer que six mois ne se passeront pas, vu l'humeur inégale de la personne la plus intéressée, qu'on se repentira de tout ce qui s'est fait ou se fera, s'il n'est déjà fait. »

« 6 mars.

« Le Roi a fort bien reçu dans son cabinet le comte de Lauzun. Il a aussi salué la Reine, Monseigneur, Madame la Dauphine, Monsieur, Madame et Mademoiselle, et vint coucher à Paris....

« Le comte de Lauzun, ayant passé à travers Paris dans le carrosse de Mlle d'Orléans, rencontra à la porte Saint-Honoré celui de M. Harouys, où étoit aussi la comtesse de Nogent, et arrivèrent sur les deux heures à Saint-Germain. Le Roi étoit allé à Versailles, qui à son retour ordonna au duc de Noailles d'aller prendre Lauzun dans son appartement, où il avoit eu ordre d'entrer, lequel l'amena dans le cabinet du Roi, qui étoit seul. Il se jeta à ses pieds pour les lui baiser et lui demander pardon. Le Roi lui dit qu'il lui pardonnoit de bon cœur, mais à la charge qu'il seroit plus sage à l'avenir, et qu'il n'entendît point parler de mariage, ni rien qui en approchât ; que s'il y manquoit, qu'il le feroit mettre dans un lieu d'où il ne sortiroit jamais. Il le fit lever, et fut environ un quart d'heure avec le Roi, et lui ordonna de ne point sortir de la ville ni des faubourgs, c'est-à-dire de ne point

1. Ci-dessus, p. 269. — Bibliothèque nationale, ms. Franç. 10265, fol. 3 et suivants.

revenir à la cour. Il est à remarquer qu'il n'avoit point d'épée, et qu'il ne la prendra point que le Roi ne lui commande. Ensuite il fut chez la Reine, qui le reçut bien ; puis chez Monseigneur, qui lui fit plusieurs belles petites questions; puis chez Madame la Dauphine, qu'il n'avoit jamais vue, qui lui fit cent honnêtetés, et en sortit le plus satisfait du monde. Monsieur l'embrassa, et, au sortir de chez Madame, acheva ses visites chez Mlle d'Orléans, et ne fut de retour à Paris qu'à minuit. Il est logé chez Rollinde, qui a autrefois été à lui, et qui est présentement à Mademoiselle. »

« 13 mars.

« Le palais de Luxembourg n'a point été défendu au comte de Lauzun. Il va souvent rendre ses devoirs à Mademoiselle. Il y a quelques jours que Mme de Guise ayant su qu'il y étoit, elle passa dans l'appartement de Mademoiselle ; par respect il voulut se retirer. Cette princesse l'arrêta, et lui dit que c'étoit à cause de lui, et lui fit mille honnêtetés, dont Mademoiselle lui fut fort obligée. »

« 10 avril.

« Le comte de Lauzun fait plus de séjour à Choisy qu'à Paris. Rollinde lui a prêté la petite maison qu'il y a, et ce seigneur est fort assidu à faire la cour à Mademoiselle. »

« 13 avril.

« M. de Lauzun est tout puissant dans la maison de Mademoiselle, et ordonne à ses gens, même aux plus considérables, comme s'ils étoient ses domestiques. Il ordonna dernièrement au sieur Robert, trésorier de Mademoiselle, d'aller voir des maisons qu'il vouloit louer, lui disant en présence de tous ceux qui étoient dans la chambre de Mademoiselle, par deux fois, qu'il n'y manquât pas et qu'il lui en rendît compte. Ledit sieur Robert reçut cet ordre avec grand respect. »

« 20 avril.

« On s'aperçoit que le comte de Lauzun ne va plus avec tant d'assiduité au palais d'Orléans, par un effet des tempéraments, et que l'on ne se repente déjà de tout ce qu'on a fait en sa considération. Les gens fort éclairés n'ont point douté que cela n'arrivât. Un des principaux officiers de cette maison s'en est retiré de lui-même et s'est mis aux Pères de l'Oratoire[1]. »

« 1er mai.

« M. Colbert fut, ces jours passés, au palais d'Orléans, où il eut assez longue conférence avec Mademoiselle, en présence de M. de Lauzun. »

« 29 mai.

« Mademoiselle revint dimanche de sa terre de Choisy, seule dans

1. C'est de Barraill que veut parler le P. Léonard.

son carrosse, précédé d'un autre où étoit M. de Lauzun. On dit qu'il y a un livre imprimé depuis peu avec de beaux vers touchant leur confidence. »

Lettre de Lauzun à Colbert[1].

[Août 1682.]

« La crainte ou ie suis touiours déinportuner Sa Majesté quel désespoir qui me presse d'estre privvé de sa présence, ma enpesché iusques a présant d'avoir l'honneur de luy escrire ; mais ie ne puis séder a la recounoisance de ses bienfaits pressans, et a la ioye que iay de la naysance de monseygneur le duc de Bourgounie, a quoy ie n'aurois rien a adjouter s'il m'etoit permis, me ietent a ses piés, de luy tesmouynier ; mais estent dans lcinpuisance de quelque chosse de plus, ie vous suplie, monsieur, de me faire la grace de luy rendre cette lettre en le remersiant des quatres sans mille livres que vous m'aués fait donner de sa part, dont ie ne sentiray iamais un usage agreable tent que ie ne le pourray enployer à son servisse ou auprès de sa personne, et le coniurer d'avoir pitié de moy qui ne desire au monde que ce qui luy playra, et que vous counoisiés le respec avec lequel ie suis, monsieur, vostre tres humble et tres obeisant serviteur.

« Lausun.

« A Monsieur, Monsieur Colbert. »

Passeport pour M. de Lauzun en 1688[2].

« Charles, earl of Middleton, etc., one of the lords of His Majesties most Honorable Privy Council, and principal secretary of State.

« To all Lord-lieutenants, Deputy-lieutenants, Sheriffs, Mayors, Justice of peace, and others His Majesties officers, whom it may concern, greeting: These are, in His Majesties name, to pray and require you to permit and suffer the bearer *the comte de Lauzun, with his servants, goods and necessaries* freely and quietly to pass from *hence to any port of this Kingdom, and there embark and pass beyond the seas,* and to return *agains,* without any let, hinderance or molestation on whatsoever. Given at the Court of *Whitehall* the *ninth* day of *December 1688.* »

Middleton.

1. Ci-dessus, p. 269. — Original aux Archives nationales, G⁷ 543 (Musée, nº 880). — Cette lettre a déjà été publiée par M. le duc de la Force dans son *Lauzun,* mais sans conserver l'orthographe, qui est assez spéciale pour être notée. On a vu, plus haut, p. 243, que Saint-Simon disait que Lauzun était « sans lettres ».

2. Ci-dessus, p. 271. — Pièce passée en vente chez Étienne Charavay 12 juillet 1879 et reproduite en fac-similé dans le *Catalogue de la collection Morrisson,* tome III, p. 103. — Les mots soulignés sont seuls écrits à la main ; le reste est une formule imprimée.

Lettre de la reine d'Angleterre au Roi en abordant en France[1].

[De Boulogne, 22 décembre 1688.].

« Une pauvre reine, fugitive et baignée dans les larmes, n'a pas eu de peine à s'exposer au plus grand péril de la mer pour venir chercher de la consolation et un asile auprès du plus grand roi et du plus généreux monarque du monde. La mauvaise fortune lui procure un bonheur que les nations les plus éloignées ont ambitionné, et la nécessité n'en diminue rien, puisqu'elle en a fait le choix, et que c'est par une estime singulière qu'elle veut lui confier ce qu'elle a de plus précieux en la personne du prince de Galles, son fils. Il est encore trop jeune pour en partager avec elle sa juste reconnoissance ; elle est tout entière dans mon cœur, et je me fais un plaisir, au milieu de tous mes chagrins, de vivre à l'ombre de votre protection.

« La Reine d'Angleterre. »

M. de Seignelay à Lauzun[2].

« Le 23e décembre 1688.

« Monsieur

« Je viens de lire au Roi la lettre que vous lui avez écrite sur tout ce qui s'est passé dans le trajet de la reine d'Angleterre et du prince de Galles de Londres à Calais. Sa Majesté a fort loué la bonne conduite que vous avez tenue en cette occasion importante, et je puis vous assurer de sa part qu'elle vous sait gré du service que vous avez rendu au roi d'Angleterre. Elle m'ordonne de vous dire qu'elle vous verra volontiers, et je vous fais de tout mon cœur compliment sur cette marque que Sa Majesté vous veut bien donner du retour de ses bonnes grâces.

« Le Roi compte que vous ne partirez que demain de Calais. Sa Majesté vous recommande de continuer vos soins pour la reine et pour le prince de Galles, de faire compliment de sa part à la reine et de l'assurer qu'elle trouvera dans son royaume un asile assuré et toute sorte de protection de sa part.

« Je ne crois pas nécessaire de vous dire qu'il faut tenir fort secret ce que le roi d'Angleterre vous a confié de son départ ; Sa Majesté m'a cependant ordonné de vous y faire faire réflexion.

« Le Roi vous écrit une lettre. J'ai ordre de déclarer à Mademoiselle que Sa Majesté vous rappelle auprès d'elle. Monsieur le Premier partira demain pour se rendre avec des officiers du Roi, des carrosses et

1. Ci-dessus, p. 271. — British Museum, ms. Addit. 29587, fol. 72, copie.

2. Ci-dessus, p. 271. — Original, passé en vente chez Étienne Charavay le 27 mai 1876

toute la suite au-devant de la reine d'Angleterre de la part du Roi. Sa Majesté fait préparer Vincennes pour la recevoir.

« J'ajoute à la lettre que je vous écris de la part du Roi, Monsieur, un témoignage nouveau de la joie sensible que j'ai de votre retour à la cour et de la permission que le Roi vous en donne. Je suis ravi de voir cesser la mauvaise fortune d'un homme aussi estimable et d'avoir pu y contribuer par mes offices. Comptez que, dans le commerce que nous donnera la suite de notre vie, que nous passerons en même lieu, vous ne trouverez jamais un ami et un serviteur plus sincère et plus véritable que moi.

« SEIGNELAY.

« A Monsieur, Monsieur le comte de Lauzun. »

Lettre de Lauzun au Roi[1]

[Sans date. — Décembre 1688 ?]

Sire

Transporté de ioye et de gratitude des effets de la clémance qu'il plaît A Vostre Majesté de repandre sur moy, je demeure confondeu Sire dans Leinpuisance où ie suis danployer des pareiles a des graces qui me sont aussi sansible. Les actions du reste de ma vie vous parleront de Latachemant que Vostre Majesté me trouuera pour sa sacré personne et vous fairont connoistre que nul subiet ny domestique nest plus à vous que

LAUSUN.

Testament du duc de Lauzun[2].

Ce testament, fait le 5 février 1720, pendant la première maladie du duc, et suivi de cinq codicilles de dates postérieures, existe en minute dans les archives du successeur du notaire Ballin, qui le reçut avec son collègue Gaillardie. M. Philippe Lauzun a eu naguère communication d'une copie authentique de cette pièce existant dans les archives du château de Lauzun, et il en a donné un résumé dans son ouvrage *Le château de Lauzun*, Agen, 1909, 8°, p. 131-136. Ne pouvant, à cause de l'étendue de ce document, le publier ici in-extenso, nous en reproduisons le résumé d'après l'ouvrage indiqué ; cela nous a permis de renvoyer à ses principales dispositions dans le commentaire fait ci-dessus des pages consacrées par Saint-Simon à son beau-frère.

Le 5 février 1720 fut présent par devant Me Ballin, notaire au Châtelet de Paris, « très haut et très puissant seigneur Mgr Antonin-Nom-

1. Original autographe. En fac-similé dans le *Catalogue de la collection Morrisson*, tome III, p. 102-103.
2. Ci-dessus, p. 285, note 2.

par de Caumont, duc de Lauzun, demeurant à Paris en son hôtel, quai Malaquais, paroisse Saint-Sulpice, gisant au lit, malade de corps, en une chambre au premier étage de l'appartement en l'aile dudit hôtel, mais toutefois sain d'esprit, mémoire et jugement »...

Il recommande son âme à Dieu, « le suppliant très humblement de lui faire miséricorde et lui pardonner ses péchés »...

Il désire, « s'il meurt dans quelque maison religieuse, qu'il soit enterré dans l'église de ladite maison, sans aucune cérémonie, mais comme un simple religieux de la maison. S'il décède dans son hôtel, il ordonne que son corps soit porté dans l'église des Petits-Augustins, pour y être enterré aussi sans aucune cérémonie ni tenture, voulant seulement qu'on habille douze pauvres pour assister à son enterrement et qu'il soit dit cent messes basses à son intention dans l'église où il sera enterré, le plus tôt que faire se pourra après son décès ».

Il lègue diverses sommes aux Petits-Augustins, aux pauvres de la paroisse, aux Pères de la Doctrine chrétienne, à son concierge, à ses trois valets de chambre, à son maître d'hôtel, à ses deux suisses, à ses cinq laquais, à ses trois cochers et postillons, et aux concierges de ses maisons de Saint-Germain et de Passy.

Il lègue cinq cents livres de pension viagère à sa petite-nièce de Biron, religieuse à Chelles.

Il lègue cinquante mille livres pour fonder un hôpital dans sa terre de Lauzun, avec « deux sœurs de la Charité pour y recevoir et avoir soin des pauvres malades et de l'instruction des enfants ».

Il lègue à la marquise de Belsunce, sa sœur, cent mille livres en usufruit sa vie durant, et la nu-propriété au marquis de Castelmoron, son fils.

Il lègue à la comtesse de Nogent, son autre sœur, la somme de dix livres (il était alors mal avec elle).

Il lègue à son épouse, la duchesse de Lauzun, la terre et seigneurie de Randan, « priant ladite dame de recevoir cette foible marque de la tendre amitié qu'il lui a toujours portée et de la reconnoissance qu'il conservera jusqu'au dernier moment de sa vie de son affection, et de son attachement pour elle ».

Pour le surplus de tous ses biens, il institue son héritier et légataire universel M. de Biron, mari de sa nièce, « à la charge qu'après la mort dudit sieur de Biron le duché de Lauzun et la terre de Verteuil, leurs appartenances et dépendances » reviendront à son fils aîné, « et après ledit aîné à l'aîné des enfants mâles dudit aîné », selon les substitutions d'usage, « et sans qu'aucun d'eux puisse vendre, aliéner, démembrer ni autrement diminuer lesdites terres de Lauzun et de Verteuil ». Tous seront tenus de porter le nom et les armes de Lauzun.

Néanmoins si M. de Biron décède avant sa femme, Antonine de Bautru, « nièce et filleule dudit seigneur testateur », il veut qu'elle ait l'entière jouissance de tous ses biens, sa vie durant.

Il entend également « être comprise dans la présente substitution sa vraie relique d'une partie de la vraie croix de Notre-Seigneur, laquelle il ordonne être portée à Lauzun, pour être déposée à la chapelle Sainte-Catherine du château de Lauzun ».

Les meubles doivent revenir par moitié à la duchesse de Lauzun, qui exercera son préciput, et au légataire universel.

Toutefois à l'égard de « sa vaisselle d'argent, diamants et pierreries, après la moitié de ladite dame de Lauzun et son préciput pris et prélevé », il veut qu'ils soient vendus, ainsi que « les soumissions d'actions de la Compagnie des Indes faisant partie de ses biens », dans certaines conditions qu'il a soin d'indiquer.

Il nomme son exécuteur testamentaire M. Bellanger, trésorier général du sceau, « le priant de recevoir sa tenture de tapisserie, fabrique d'Angleterre, du dessin de Raphaël, représentant l'histoire de Don Quichotte, dont il lui fait don et legs, ou de la somme de quatre mille livres une fois payée, » à son choix.

Le 7 novembre 1720, premier codicille. Il se rend lui-même dans l'étude de Me Ballin, et, sa sœur Mme de Nogent venant de mourir, il révoque son legs et donne la somme de cent livres à chacun de ses trois enfants. Il révoque également la condition imposée à M. de Biron et à ses enfants de prendre le nom et les armes de Lauzun, les laissant libres d'agir à cet égard comme ils voudront.

Le 7 octobre 1723, deuxième codicille. Les notaires Ballin et Gaillardie se rendent à son hôtel, « d'où ils sont conduits dans le couvent des Petits-Augustins par une porte de communauté qu'il y a dudit hôtel avec ledit couvent, et, ayant été introduits dans une chambre au premier étage, ayant vue sur un petit jardin potager », ils y trouvent le duc « malade de corps sans néanmoins être alité, mais assis sur un fauteuil proche la croisée, sain toutefois d'esprit, mémoire et jugement ». Le duc change diverses dispositions à l'égard de ses domestiques, certains l'ayant quitté, tandis que de nouveaux les ont remplacés. Il révoque le legs de cinquante mille livres pour l'hôpital de Lauzun, parce que cette fondation a été faite par lui-même récemment et qu'elle fonctionne [1]. Il reporte sur le marquis de Castelmoron les cent mille livres données à sa mère Mme de Belsunce, morte en 1722, et il lègue au second fils, Mgr de Belsunce évêque de Marseille, la somme de cent livres (*sic*). Revenant à de meilleurs sentiments à l'égard de ses neveux de Nogent, il lègue à l'aîné quarante mille livres, au second mille livres de rente viagère, à leur sœur, la comtesse d'Arco, trente mille livres. Enfin, craignant que, par suite des dispositions de la coutume d'Auvergne, Mme de Lauzun n'éprouve des difficultés à propos de la terre de Randan, qu'il lui a donnée, il révoque cette donation et lui donne en échange l'équivalent en valeur à prendre parmi ses biens situés en pays de droit écrit.

1. Voyez ci-dessus, p. 290, note 3.

Le troisième codicille, du 13 octobre, huit jours plus tard, ne concerne que quelques dispositions nouvelles à l'égard de ses serviteurs, et, par le quatrième, 22 octobre, il lègue deux cents livres de pension viagère à une demoiselle de sa femme.

Enfin, le 27 octobre, cinquième codicille, au sujet d'un coffre « en forme de cabinet », renfermant la somme de 83 333 livres en espèces, qui était chez les Pères de la Doctrine chrétienne, mais que le duc a fait transporter chez M. Bellanger, son exécuteur testamentaire, où il a été ouvert. On y a trouvé 1 961 louis d'or, 11 écus et 20 sols en monnaie, ce qui ne fait plus que 77 737 livres, par suite de la diminution des espèces. Le duc en retire 37 000 livres, dont il veut disposer de suite. Les 40 737 livres restant seront partagées également entre Mme de Lauzun et le légataire universel, M. de Biron.

XI

LES MAISONS DE CAMPAGNE DU DUC DE LAUZUN A PASSY[1]

Le duc de Lauzun possédait, avons-nous dit précédemment[2], deux maisons distinctes à Passy ; il est plus exact de dire qu'il en posséda trois, avec cette restriction toutefois qu'il n'eut les trois ensemble que pendant quinze ou dix-huit mois, de la fin de 1700 au mois d'avril 1702. La possession simultanée des trois propriétés est établie par une sentence des Requêtes du Palais du 21 février 1701[3], rendue au profit des religieux de l'abbaye de Sainte-Geneviève, qui condamne par défaut M. de Lauzun à fournir les titres par lesquels il possède « une « maison et héritage sis au bas-Passy, qui a ci-devant appartenu au « sieur comte de Marcin, une autre maison et héritage situés au « même lieu, ou partie d'icelle, qui a pareillement ci-devant appartenu « au sieur Berthelot, et une troisième maison et héritage sise au « même lieu, qui a ci-devant appartenu au sieur Formont ». Si Lauzun se défit assez vite de l'une d'elles, il conserva au contraire les deux autres longtemps. La lettre du marquis de Saumery du 9 mai 1714, à laquelle nous avons fait allusion dans le tome XXIV, p. 245, note 2, distingue nettement les deux qui lui restaient à cette époque : M. de Saumery parle d'une cure de lait qu'il va faire, et il ajoute : « J'irai « pour ce à Passy lundi, dans une maison qui est à M. de Lauzun,

1. Ci-dessus, p. 276. — Pour la rédaction de la présente notice, je dois beaucoup à MM. Robert Avezou et Maurice Dumolin. Le premier avait bien voulu me communiquer, il y a trois ans, un travail manuscrit qu'il avait rédigé sur la principale des maisons possédées à Passy par le duc de Lauzun, et plus tard par la princesse de Lamballe, dont il avait fait l'historique complet depuis le quinzième siècle jusqu'à nos jours. Ce travail, réduit dans ses développements anecdotiques, mais complété par de nombreux renseignements fonciers découverts par M. Maurice Dumoulin dans des minutiers de notaires parisiens, a paru sous leurs deux noms, en 1926, dans le *Bulletin de la Société historique d'Auteuil et de Passy*, n° cx. Pour ce qui concerne l'époque du duc de Lauzun, à laquelle je me suis restreint, j'ai trouvé dans cette publication un complément abondant aux notes que j'avais réunies de mon côté. Je prie MM. Avezou et Dumolin de vouloir bien recevoir ici l'expression de ma gratitude.

2. Tome XXIV, p. 245, note 2.

3. Archives nationales, S 1542², liasse 3 bis.

« au haut de Passy ; ce n'est pas celle de Mme de Lauzun qui est en « bas ; c'est celle du haut. » Examinons successivement ces trois pro-propriétés.

La première en date des acquisitions de maisons faites à Passy par le duc est aussi celle qu'il garda le moins longtemps. Par contrat passé devant le notaire Lange le 4 février 1692 [1] — par conséquent avant la mort de la Grande Mademoiselle, qui n'arriva qu'en 1693, — il acheta du futur maréchal de Marcin « une maison sise au village de « Passy près Paris, consistante en une cour soutenue par une « terrasse de pierre de taille, berceau, remises de carrosses, cave, « celliers, écurie sur laquelle est le logement du jardinier, autre « petite écurie, aisance, cuisine, escalier dans œuvre, salle, chambres, « greniers, et ce qui en dépend, puits au milieu de ladite cour, une « ormoie, salle, volière, cabinets, canaux de gazon et deux jets d'eau, « deux figures de marbre, réservoir d'eau, parterre, grande salle et « un billard en icelle, berceau de fer et de bois peint de vert, et grand « jardin fermé de murs, dans lesquels jardin et parterre sont trois jets « d'eau avec quatre figures, et un cadran avec figures de pierres de « taille, comme les lieux se poursuivent et comportent, le tout conte- « nant trois arpents ou environ, tenant d'un côté aux sieurs Contenot « et Formont, d'autre à M. Berthelot et au sieur Julien, par devant « en haut sur la rue [2], et par bas au chemin ou chaussée qui est entre « ledit jardin et la rivière [3], et les augmentations qui ont été faites en « ladite maison et lieux, avec les meubles meublants, lits, tapisseries, « batterie de cuisine, vaisselle, tableaux, et autres étant en ladite « maison et salle de billard sans exception. » Le prix d'acquisition était de huit mille livres, dont six cents livres pour le mobilier. Dix ans plus tard, le 10 avril 1702, Lauzun l'échangea avec le duc de Nevers, Philippe-Julien Mazzarini-Mancini, contre l'hôtel que celui-ci avait à Fontainebleau ; après la mort de M. de Nevers, 7 mai 1707, ses héritiers la cédèrent au sieur Charles Guichoux, bourgeois de Paris, qui la possédait encore en 1730 [4].

Trois ans après avoir acheté cette première propriété, M. de Lauzun se rendit adjudicataire par décret du Parlement du 6 septembre 1695 [5], moyennant 16 600 livres d'une autre maison qui provenait de la suc-

1. Archives nationales, T 479^{G8}.

2. La rue Basse, aujourd'hui rue Raynouard.

3. Le grand chemin de Paris à Versailles par le pont de Sèvres, aujourd'hui quai de Passy.

4. Bibliothèque nationale, Pièces originales, dr 14650, pièce 5, et Archives nationales, S 1544, liasse 1, « Mémoire pour prouver l'étendue de la directe de Messieurs de Sainte-Geneviève », 27 mai 1730, fol. 8 v°.

5. Archives nationales, X^{1B} 9664. L' « ensaisinement », ou envoi en possession légale, ne fut fait par les religieux de Sainte-Geneviève que le 9 mai 1701 : S* 1474, fol. 58 v°.

cession d'un sieur Pierre Formont, secrétaire du Roi et banquier à Paris [1], dont la femme, Judith du Pré, avait émigré comme protestante à la suite de la révocation de l'édit de Nantes. Voici la description de cette propriété d'après le décret d'adjudication : « une maison sise au « village de Passy, consistante en une porte cochère, salle basse, cui- « sine, écurie, étables, chambres et greniers dessus, caves dessous, « le tout couvert en tuiles, un grand jardin derrière ladite maison, « plusieurs terrasses et jet d'eau, sous lesquelles terrasses il y a plu- « sieurs salles et autres aisances, contenant ledit jardin environ quatre « arpents, tenant d'un côté à M. de Beaumont [2], conseiller, d'autre « à M. Contenot, avocat, par derrière sur le chemin de Versailles et à « la rivière de Seine, et par devant sur ladite rue de Passy [3] ; item « un jardin, de l'autre côté de ladite rue, faisant face à ladite maison, « auquel on entre par une grande porte en façon de cercle, et de « ladite maison par-dessous ladite rue par une voûte, icelui jardin « clos et fermé de murs, rempli d'arbres fruitiers, espaliers, et par- « terres de buis, contenant un arpent et demi ou environ, tenant d'un « côté audit sieur de Beaumont, d'autre au sieur de Senne [4], par « derrière le pavé [5], et par devant sur ladite rue de Passy. » — Cette maison est celle dont parle le marquis de Saumery, dans la lettre citée précédemment, comme « maison du haut », quoique, comme on le voit par son bornage, le jardin en descendît jusqu'au quai. Elle était en effet un peu plus élevée sur le côteau que la troisième dont nous allons parler ; on y arrivait par la rue de Passy, tandis que l'autre n'avait d'accès que par le quai ou la ruelle de Seine ; enfin elle se trouvait en amont par rapport à celle-là. — Ce fut dans cette maison assez retirée que M. de Lauzun logea le Prétendant, lorsqu'il passa secrètement par Paris en novembre 1715 [6]. Saint-Simon la place alors à Chaillot, parce qu'elle était assez voisine du couvent des Bonshommes de Nigeon ou de Chaillot ; il ajoute que c'était « une ancienne petite maison » (on sait ce que cela veut dire dans le langage du temps), que M. de Lauzun « n'y alloit jamais », et qu'il « l'avoit gardée par fantaisie ». Quoique le duc n'en eût acquis la propriété qu'en septembre 1695, quelques mois après son mariage (21 mai) avec Mlle de Lorge, il

1. Pierre Formont (et non Fromont), sieur de Brévannes, fut, avec son frère Nicolas, banquier et correspondant à Paris du Grand-Électeur, et M. Charles Joret leur a consacré une notice dans les *Mémoires de l'Académie de Caen*, 1890.

2. Il faut lire « de Bermond », conseiller au Parlement.

3. La rue Basse de Passy, rue Raynouard.

4. C'est le sieur « Julien de Senois ».

5. La grande rue de Passy actuelle.

6. Notre tome XXIX, p. 274 ; il faut rectifier la note donnée en cet endroit, et lire : « l'une dans le bas du village, et l'autre dans le haut, c'est-à-dire vers Chaillot. C'est dans cette *dernière* que s'arrêta le Prétendant. »

est probable qu'il en était locataire depuis longtemps et qu'il l'avait utilisée naguère pour des rendez-vous galants. Il ne la conserva pas jusqu'à sa mort et la vendit le 7 août 1719 pour 33 000 livres à demoiselle Claudine Gigot de Pouilly, agissant pour le compte de l'abbé le Ragois [1]. L'opération était fructueuse, puisque le prix de vente était le double du prix d'achat ; mais il est possible qu'il y ait eu des constructions nouvelles et des améliorations.

Remarquons que ces deux maisons étaient très voisines l'une de l'autre, se touchaient même par la partie de leurs jardins voisine de la Seine. Nous avons vu en effet que l'une et l'autre s'étendaient de la rue Basse au quai, que la maison venant de M. de Marcin tenait d'un côté aux sieurs Contenot et Formont, d'autre au sieur Berthelot, c'est-à-dire à ses potagers, — dont il sera parlé plus loin, — et que la maison Formont était de même limitrophe de la propriété Contenot. Nous croyons donc qu'on peut, sans craindre de se tromper, identifier la maison de Marcin avec le n° 28 du plan du bas-Passy levé en 1720 par J.-B. Charpentier pour les religieux de Sainte-Geneviève [2], et celle de Formont avec le n° 30, la propriété Contenot occupant le lot numéroté 29.

La troisième maison acquise par le duc de Lauzun était une propriété beaucoup plus importante que les deux précédentes. Il l'acheta en 1705 du financier François Berthelot, grand-père de la célèbre marquise de Prye, pour la somme de 30 000 livres, par acte du 5 avril, passé devant le notaire Toussaint Bellanger [3]. Mais il est certain que, si le contrat ne fut rédigé qu'en 1705, les Lauzun étaient déjà installés dans la maison bien auparavant et au moins dès les derniers mois de 1700 : la sentence du 21 février 1701, dont il a été donné plus haut un extrait caractéristique, le montre amplement, ainsi que le récit de la fête qui y fut offerte à la duchesse de Bourgogne en août 1702, dont nous parlerons plus loin. Il est donc probable que les Lauzun l'avaient louée dès 1700 avec promesse de vente et qu'ils s'en regardaient comme propriétaires.

Le vaste terrain qui constituait cette nouvelle maison de campagne occupait entièrement le quadrilatère presque régulier qui était limité par le grand chemin de Paris à Versailles (quai de Passy actuel), vers Chaillot par une ruelle, coudée au milieu à angle droit, appelée le plus souvent rue ou ruelle de Seine (aujourd'hui la rue Berton), et

1. Ensaisinement du 4 septembre dans S* 1479, Passy, fol. 5 v°, et succession des propriétaires dans « Mémoire pour prouver l'étendue de la directe de Messieurs de Sainte-Geneviève », 27 mai 1730 : S 1544, liasse 1, fol. 7.

2. Archives nationales, NI Seine 15 ; le plan côté NI Seine 14 en est une réplique ; voir aussi NII Seine 150.

3. Minute chez le successeur de ce notaire ; ensaisinement du 9 août 1706 dans S* 1674, fol. 163-165.

vers Auteuil par un chemin (maintenant rue Guillou) allant de l' « arche de Passy », sur le quai, au château de ce village. Plusieurs portes y donnaient accès : l'entrée principale se trouvait dans le haut de la ruelle de Seine, avant le coude quand on venait du quai ; là s'ouvrait une grille, à laquelle faisait suite sur une terrasse plantée d'ormes une belle allée pavée, qui amenait dans la cour du logis principal ; il y avait en outre une grille sur le quai, au bas des jardins ; du côté opposé au quai, une allée en pente, fermée par une porte cochère, conduisait de la basse-cour jusqu'auprès de l'endroit où la partie haute de la ruelle de Seine rejoignait la rue Basse de Passy ; enfin, sur le quatrième côté, une grille donnait accès dans les jardins par notre actuelle rue Guillou.

Nous trouvons dans le contrat de vente et dans l'acte d'ensaisinement une description assez détaillée de la propriété telle qu'elle était lorsque Berthelot la céda aux Lauzun. En arrivant dans la cour par l'allée pavée, on trouvait sur sa gauche le corps de logis principal, qui faisait face à la Seine. Au rez-de-chaussée, un vestibule donnait accès à gauche dans une grande et une petite salle, et le contrat note que, dans une de ces pièces, il y avait une niche avec « un buste de marbre scellé dans le mur » ; à droite, on trouvait un salon et une autre pièce qui remplaçait une ancienne cuisine ; un grand et un petit escalier conduisaient à l'étage, où se trouvaient les chambres. Dans une aile en retour, une chapelle, une cuisine, un four, un garde-manger ou office, des logements au-dessus, et à la suite une grange. Entre la grange et la cuisine, une porte cochère donnait accès à la basse-cour, garnie d'écuries, remises, logement du jardinier, étables, poulailler et pigeonnier, laiterie, toit à porcs, puits au centre avec une auge pour le bétail. En prolongement de la basse-cour du côté d'Auteuil, Berthelot avait fait bâtir une grande orangerie, sur une terrasse assez vaste bordée par une grille basse en fer ouvragé. De ce premier palier sur lequel s'élevaient tous les bâtiments on descendait par des perrons dans les jardins, qui s'étagaient en terrasses successives jusqu'au niveau du quai. A mi-hauteur, à l'extrémité d'une belle allée horizontale, du côté d'Auteuil, un élégant pavillon, construit par le financier, servait de salle de billard. Les parterres s'agrémentaient de bassins et de jets d'eau alimentés par les sources de Passy, dont les eaux étaient amenées par un conduit souterrain passant sous la rue et sous la propriété d'un certain Martin Griminy. De l'autre côté de la ruelle de Seine, il y avait deux jardins potagers contigus l'un à l'autre et communiquant par une porte intérieure. Enfin la vente comprenait encore une chapelle funéraire avec caveau dans l'église du village de Passy.

Telle était cette demeure, lorsque M. de Lauzun en fit l'acquisition. La visite et estimation qui en fut faite après son décès nous permettra de constater bientôt combien le duc et la duchesse l'avaient augmentée et embellie.

C'était dès lors une propriété fort agréable ; on en peut juger par le récit que nous a conservé le *Mercure galant*[1] d'une fête donnée par M. et Mme de Lauzun à la jeune duchesse de Bourgogne, Marie-Adélaïde de Savoie, mariée à l'aîné des petits-fils de Louis XIV : « Le « mardi 22, Mme la duchesse de Bourgogne, suivie de plusieurs dames, « partit à trois heures et demie de Versailles pour aller à Passy, chez « M. le duc de Lauzun, dont elle avoit souhaité voir la maison.... qui « appartenoit... auparavant à M. Berthelot.... Cette princesse fut « reçue à la porte grillée sur le bord de la rivière par M. le duc et « Mme la duchesse de Lauzun, Mme la duchesse de Saint-Simon, « sœur de Mme la duchesse de Lauzun, et par Mme la marquise de « Biron, nièce de M. le duc de Lauzun. Elle fut d'abord conduite dans « le salon qui en occupe le milieu. Elle admira la vue de cette façade, « dont la gauche regarde Paris et la droite Issy, Meudon et Saint-« Cloud, sans compter les Invalides, qui sont presque vis-à-vis. Sitôt « qu'elle fut entrée dans les pièces qui sont aux côtés du salon, l'on « tira un fort grand nombre de boîtes que l'on avoit disposées dans « une allée au bas du parterre. Mme la duchesse de Bourgogne monta « dans l'étage au-dessus, et trouva les appartements de M. le duc et de « Mme la duchesse de Lauzun fort propres et fort galants. M. le duc « de Lauzun avoit fait placer dans une allée au bas de la terrasse, du « côté de Chaillot, une machine à courir la bague, qui avoit diverti « Mme la duchesse de Bourgogne, quelques jours auparavant, à Saint-« Maur. Elle y courut pendant trois quarts d'heure avec une adresse « et une grâce merveilleuses. Elle fut conduite ensuite dans le pavil-« lon qui est à l'extrémité du jardin du côté d'Auteuil, et elle fit une « reprise d'hombre dans un cabinet fort agréable, et les boîtes recom-« mencèrent à tirer, quand elle se mit au jeu. L'on servit à sept heures « et demie, dans le salon, la collation, qui étoit un ambigu ; le repas « fut très propre, très délicat et fort abondant. M. le duc de Lauzun « y servit Mme la duchesse de Bourgogne. Toute la suite, jusqu'aux « gardes et à la livrée, fut fort bien régalée, et M. le duc de Lauzun, « avec sa politesse ordinaire, donna des ordres pour que tout le « monde fût content, et ses ordres furent parfaitement exécutés. Les « boîtes tirèrent encore pour la troisième fois avant que Mme la « duchesse de Bourgogne sortît de table. Un joueur de gobelets « l'amusa ensuite durant une demi-heure, et après avoir remercié « M. le duc et Mme la duchesse de Lauzun de leur galante fête, elle « monta en carrosse à neuf heures et arriva à dix à Versailles, assez « tôt pour le souper du Roi. »

La jeune princesse renouvela cette partie de campagne le 27 avril 1707, en amenant son mari, son beau-frère le duc de Berry et plusieurs dames dîner avec elle à Passy chez Mme de Lauzun. « Il y eut « grand jeu après dîner, ajoute Dangeau[2], et Mme la princesse de

1. Volume d'août 1702, p. 241-247 ; voyez aussi le *Journal de Dangeau*, tome VIII, p. 483.
2. *Journal*, tome XI, p. 356.

« Conti, la mariée (c'est-à-dire pas la veuve, fille légitimée de « Louis XIV), y vint de Paris. » Quelques années plus tard, le 23 septembre 1711, la duchesse de Bourgogne, alors Dauphine, après avoir chassé au bois de Boulogne, vint descendre de cheval à Passy « dans la maison de la duchesse de Lauzun, qui lui avoit préparé un « retour de chasse magnifique. On demeura à table jusqu'à huit « heures ; il y avoit quatorze dames et nos deux princes à table. Les « courtisans qui avoient suivi mangeoient dans une autre chambre, « d'où l'on voyoit la grande table. Le repas fut fort gai. L'on joua au « brelan, au lansquenet, au papillon, et on n'en repartit qu'à minuit « pour revenir à Versailles ; mais la princesse d'Angleterre qui avoit « été de la chasse et du souper, s'en retourna de bonne heure à « Chaillot, d'où elle étoit venue[1]. » En août 1706, c'était le jeune roi d'Angleterre, le Prétendant, à qui M. de Lauzun avait offert une collation dans sa jolie maison[2].

Mme de Lauzun se plaisait de plus en plus dans cet agréable séjour ; c'est ce qui engagea son mari, qui, malgré ses brusqueries de caractère, avait pour elle beaucoup d'estime et même d'affection, à lui en assurer la jouissance certaine après son décès ; par acte du 6 novembre 1711, les deux époux s'en firent donation mutuelle en usufruit au dernier mourant[3], et c'est ainsi que Mme de Lauzun put la conserver, non sans difficulté, lors de son veuvage.

C'est probablement au printemps qui suivit cette donation, en 1712, que se passa la scène racontée par Mme de Maintenon dans une lettre du 21 août 1713 à la princesse des Ursins[4] ; c'est, avec l'aventure contée par Saint-Simon à propos de Mme de Poitiers[5] et qui se passa aussi à Passy, un exemple frappant du caractère bizarre et grincheux du vieux mari de Mlle de Lorge : « Il (M. de Lauzun), écrit Mme de « Maintenon, a une petite maison auprès de Chaillot, très jolie. « Mme de Lauzun, sur les épargnes de l'argent qu'il lui donne, y a « fait faire deux ou trois petites chambres qui y étoient nécessaires, « croyant le surprendre agréablement par un bâtiment qui ne lui coû- « toit rien. Il entra un peu trop tôt, mit l'épée à la main contre les « maçons et leur fit grand peur. Il a été un an sans y revenir ; mais « enfin la reine d'Angleterre eut la bonté d'y aller, il y a quelques « mois, et de lui mander de venir l'y trouver ; il obéit, et le raccom- « modement se fit. »

Au printemps de 1715, c'est la duchesse de Saint-Simon, qui, convalescente d'une rougeole, vint s'installer dans la maison de Passy, chez sa sœur, pour « prendre l'air et en changer » après sa maladie,

1. *Dangeau*, tome XIII, p. 484.
2. *Mercure galant*, p. 238.
3. Archives nationales, Y 285, fol. 294.
4. Recueil Bossange, tome II, p. 424.
5. Ci-dessus, p. 275-278.

tandis que son mari et Mme de Lauzun, convoqués par un ordre « qui « étoit une distinction et une grâce et qui fit jalousie à bien des « gens », dit Saint-Simon[1], la laissaient seule dans cette villégiature pour accompagner Louis XIV dans le séjour de cinq semaines qu'il allait faire à Marly.

Depuis la Régence, la maison de Passy fut encore plus fréquentée par les Lauzun et leurs amis; nous avons vu[2] Saint-Simon y résider quelques jours au printemps de 1719, lors de la maladie et de la mort de la duchesse de Berry, quand sa femme, dame d'honneur de la princesse, était retenue à la Muette par ses fonctions. En septembre 1720, c'est Mme Law, qui y vient faire visite à la duchesse de Lauzun. Le Système et la Banque étaient alors en pleine déroute; deux mois auparavant, le 17 juillet, plusieurs personnes avaient été étouffées dans une bagarre à la porte de la Banque, dans la rue des Petits-Champs, et les cadavres avaient été portés par le peuple devant le Palais-Royal, où logeait le Régent. Tous les carreaux de la maison du financier avoient été brisés à coups de pierres, et son carrosse, reconnu dans les rues, mis en pièces[3]. Law n'osait plus sortir, et le duc d'Orléans lui avait donné une garde de douze suisses pour sa sûreté. Aussi le duc de Lauzun, présent à la visite, se donna-t-il le malin plaisir de s'apitoyer ironiquement sur les dangers que Mme Law avait pu courir en venant à Passy. « Mon Dieu, Madame, lui dit-il, ce que nous vous « avons d'obligation de cette visite ! Nous savons les risques que vous « courez en vous exposant à une populace qui est mutinée contre vous, « *sans raison*. Mon Dieu, Madame, ne vous est-il rien arrivé en venant? « Je crains bien qu'il ne vous arrive quelque chose en retournant; « je veux vous donner mes gens, mon carrosse, etc. » Et ainsi Mme Law fut turlupinée qu'il n'y manqua rien[4]. »

La duchesse de Lauzun s'occupait constamment de rendre sa demeure de Passy plus agréable et plus commode. Dans l'été de 1722, elle y fit installer par le P. Sébastien Truchet, le célèbre carme si connu par ses travaux de mécanique[5], une pompe à manège mû par un cheval pour amener l'eau dans la maison et alimenter la salle de bains. Quelques lettres conservées dans la correspondance du moine ingénieur[6] nous apprennent que le mécanisme ne donna pas, au début du moins, entière satisfaction.

La mort de son mari, le 19 novembre 1723, allait apporter à Mme de Lauzun quelque changement dans la jouissance paisible de la maison de Passy, malgré le don mutuel que les deux époux s'en étaient fait en 1711. En effet, le testament du duc, tout en laissant à sa femme un

1. Notre tome XXIV, p. 245.
2. Tome XXXVI, p. 268.
3. Notre tome XXXVII, p. 354-355.
4. *Mémoires de Mathieu Marais*, tome I, p. 441-442.
5. Notre tome XXXI, p. 376.
6. Archives nationales, M 855, liasse 11, nos 34, 48, 53, 59, 63-65, 89.

douaire important et des jouissances en usufruit, instituait légataire universel M. de Biron, mari d'une de ses nièces ; mais ce testament, qu'avaient modifié ou complété cinq codicilles successifs, présentait assez d'ambiguïté pour que M. de Biron, poussé par son avide épouse, crût devoir demander un règlement de la succession par autorité de justice, malgré la promesse qu'il avait faite à son oncle mourant de ne jamais tourmenter sa veuve à ce sujet[1].

Les scellés furent mis sur la maison de Passy, comme dans tous les autres immeubles, et n'y furent levés qu'au bout d'un mois[2], pour l'inventaire, qui fut fait du 20 au 24 décembre 1723. Le procès dura plusieurs années. Pour parvenir à la liquidation de la succession, il fallut estimer les immeubles. La maison de Passy fut visitée en conséquence par deux architectes experts-jurés, et le procès-verbal, dressé par eux les 27 mai et 1er juin 1726[3], nous a conservé une description complète de la propriété ; nous avons de plus l'inventaire du mobilier. établi dès 1723[4]. Grâce à ces pièces, nous allons connaître la disposition exacte et l'ameublement de la maison, et on pourra comparer ce qu'elle était lors de l'acquisition faite à Berthelot, telle que la décrit le contrat de vente ci-dessus, avec ce qu'elle était devenue à la mort du duc de Lauzun. Les changements et les embellissements sont nombreux et importants[5].

Le rez-de-chaussée du corps de logis principal a subi d'heureuses modifications. Le vestibule d'entrée a été reporté du centre à l'angle ouest, vers l'aile en retour, dans la pièce où était déjà le grand escalier ; on y pénètre par trois arcades s'ouvrant sur la cour. Puis commence sur la gauche l'enfilade des pièces : d'abord une antichambre, pavée de pierre noire et blanche, donnant sur le jardin, et que double, du côté de la cour, une petite chapelle. De l'antichambre on pénètre dans une salle à manger, dallée de même, avec fenêtres sur les jardins, et derrière laquelle, sur la cour, est un « buffet » ou office. La salle à manger communique avec le grand salon, qui est pavé de carreaux de liais hexagones encadrés de marbre de Languedoc; il est orné d'une cheminée de marbre avec glace, et de huit grands tableaux ovales représentant des princes, princesses et grandes dames ; une porte-fenêtre donne accès sur une petite terrasse, d'où deux rampes descendent aux jardins ; deux baies ouvrent sur la cour[6]. Après le

1. Ci-dessus, p. 292.

2. Archives nationales, T* 479[13], procès-verbal d'apposition et de levée des scellés.

3. Archives nationales, Z[1J] 580 ; la description de la maison de Passy commence à la page 34.

4. Minutier du successeur du notaire de Savigny.

5. Un plan sommaire des bâtiments est joint au procès-verbal d'estimation : Z[1J] 580.

6. Le procès-verbal dit « sur le vestibule » ; mais l'erreur du rédacteur est flagrante.

salon vient une autre pièce qui doit servir de petit salon ; c'est l'ancienne pièce à niche indiquée dans le contrat de 1705 ; la niche existe toujours ; mais il n'est plus parlé du buste. Enfin toute l'enfilade est terminée par un cabinet donnant sur le jardin ; derrière ce cabinet, sur la cour, se trouve un couloir de dégagement avec des garde-robes et un petit escalier de service. Tout cet ensemble présente une longue façade de dix-huit toises (36 mètres) ; mais la largeur du bâtiment n'est que de trois toises (6 mètres). Au premier étage, six grandes chambres, avec cabinets et garde-robes, prennent jour sur le jardin et sont desservies par un corridor qui règne tout du long de la façade de la cour. L'étage lambrissé contient aussi six pièces, avec un couloir analogue.

Le mobilier est assez simple, comme il convient à une maison de campagne pour l'été. La salle à manger est garnie d'une table et de quinze chaises en bois de noyer ; le salon a six fauteuils du même bois, quatre petits sophas et quatre petites chaises « à la capucine », le tout recouvert d'étoffe de toile peinte ; il y a encore deux tables de marbre et un écran de satin de la Chine. Dans la chapelle, l'autel est orné d'un tableau représentant Notre-Seigneur en croix avec la Vierge, la Madeleine et saint Jean ; on y trouve aussi un calice d'argent doré avec sa patène, le linge nécessaire, et un jeu complet d'ornements des quatre couleurs liturgiques. Les meubles des chambres du duc et de la duchesse sont de même en noyer, avec tenture de toiles peintes chez Madame, de damas vert frangé d'argent chez Monsieur. Dans la chambre de la duchesse il y a un prie-Dieu, quelques tableaux de piété et une petite table à écriture à pieds de biche ; chez le duc, un grand bureau de poirier noirci, un lit de repos, un fauteuil « en confessionnal », et quelques chaises de bois doré. Le cabinet de toilette de la duchesse est assez élégant, avec sa table en chêne, ses glaces et ses miroirs, deux guéridons, deux fauteuils de ruelle, un sopha et divers ustensiles de toilette. Le mobilier des autres chambres est simple ; mais il y a dans le buffet et les armoires une argenterie assez complète, quelques belles pièces de porcelaine ancienne et beaucoup de linge de maison. En résumé, un ameublement qui ne sort pas de l'ordinaire ; l'hôtel de Lauzun à Paris était plus richement garni.

L'aile en retour du bâtiment principal communique avec le vestibule et comprend la cuisine et ses dépendances, l'office, une salle pour les domestiques et, à l'étage, plusieurs petites chambres.

Les communs, écuries, remises, basse-cour, etc. ont été réparés et améliorés.

L'orangerie bâtie par Berthelot a été embellie. C'est en 1723 un bâtiment de vingt-cinq mètres de façade environ, divisé en neuf travées, celle du milieu formant porte cintrée avec fronton et pilastres ; au-devant, une élégante balustrade de pierre.

Mais, à la suite de l'orangerie, Mme de Lauzun avait fait construire un pavillon assez coquet pour les bains, donnant sur un petit parterre fermé de treillages et de haies, d'où l'on avait la plus jolie vue sur la vallée de la Seine et les quartiers sud de Paris. Les quatre pièces en enfilade qui composaient le bâtiment étaient éclairées par de grandes fenêtres que séparaient trois niches ornées de bustes ; sur la façade, garnie de treillages, grimpaient des jasmins et d'autres plantes. La pièce principale, où se trouvaient deux baignoires, était pavée de carreaux rouges et noirs ; des tuyaux de plomb et des robinets à col de cygne amenaient l'eau froide ou chaude d'un entresol où étaient des réservoirs, alimentés par les sources de Passy et la machine du P. Sébastien. Le parterre s'ornait de salles de verdure et de portiques de treillage ; il était ombragé de tilleuls et décoré de la statue d'un joueur de flûte. Ce devait être un endroit fort agréable.

Les jardins avaient aussi reçu des dispositions nouvelles. Les terrasses échelonnées communiquaient par plusieurs degrés de pierre ou de gazon ; elles étaient bordées d'allées horizontales séparant des bosquets, des parterres de fleurs, des pelouses, des carrés d'arabesques de buis selon le goût de l'époque ; des bassins avec jets d'eau, des bustes et des statues — en plâtre — les décoraient ; des espaliers garnissaient les murs, et la salle de billard édifiée par Berthelot avait été conservée et embellie ; les deux potagers, de l'autre côté de la ruelle de Seine, fournissaient en abondance légumes et fruits. Le plan de 1720, dont il a été parlé plus haut (p. 425), montre la disposition et le dessin de l'ensemble des jardins.

Le procès-verbal des experts, dressé en juin 1726, avait évalué cette propriété à cinquante mille livres ; mais, l'estimation ayant paru exagérée, une nouvelle expertise fut ordonnée ; elle eut lieu le 7 janvier 1727 [1], et les mêmes experts, considérant les grosses réparations imminentes et surtout la réfection presque totale du conduit voûté qui amenait les eaux des sources de Passy par dessous la propriété du sieur Griminy, en abaissèrent l'évaluation à vingt mille livres. Ce ne fut qu'en juin suivant [2] que la duchesse fut déclarée adjudicataire de l'hôtel de Lauzun pour 327 500 livres et de la maison de Passy pour 27 000 livres ; elle avait déjà été envoyée en possession usufruitière de cette dernière, en vertu du don mutuel, par sentences des Requêtes du Palais des 16 février et 13 mars 1725 [3].

Désormais en possession définitive de sa jolie maison, Mme de Lauzun continua à y passer chaque été et à y recevoir ses amis et sa famille. En juillet 1733, la reine Marie Leszczinska y vint impromptu faire visite à la duchesse ; elle se promena dans les jardins et y resta à dîner [4]. En dehors de cette visite royale, nous ne savons rien sur ce

1. Archives nationales, Z[1J] 585.
2. Sentence des Requêtes du Palais du 25 juin 1727 : Archives nationales X[3B] 2477.
3. *Ibidem*, X[3B] 1998 et 1999.
4. *Revue rétrospective*, deuxième série, tome VI, 1836, p. 261.

qui se passa à cette époque dans la maison de Passy. Mme de Lauzun commençait sans doute à s'en dégoûter ; en effet, l'année suivante, 1734, elle la cédait par contrat du 9 septembre à la marquise de Saissac, née d'Albert de Luynes, et achetait peu après à vie la terre d'Ollainville près Châtres-Arpajon [1], qu'elle ne garda guère, puisqu'elle mourut moins de six ans plus tard, le 19 mai 1740, à soixante ans. Trois ans avant la vente faite à Mme de Saissac, la propriété de Passy avait été définitivement reconnue comme dépendant de la censive du château de ce village et non de celle de l'abbaye de Sainte-Geneviève, qui en avait depuis longues années perçu indûment les droits de lods et ventes. Un procès-verbal de bornage fait en décembre 1731 entre les religieux et Mme de Fontaine, dame de Passy [2], laissa dans la censive de celle-ci l'ancienne maison de Berthelot et spécifia de plus que les potagers qui en dépendaient relèveraient dorénavant du même seigneur, quoique ce fût en principe la ruelle de Seine qui formât la limite des deux censives.

Après la mort de Mme de Saissac (1756), l'ancienne propriété des Lauzun passa à ses parents les ducs de Chevreuse et de Luynes. En 1783, la princesse de Lamballe en fit l'acquisition et la garda jusqu'à sa mort tragique. Au milieu du dix-neuvième siècle, le docteur Blanche y installa une maison de santé pour les aliénés. Enfin, depuis 1920, le terrain a été vendu par lots pour y bâtir des immeubles de rapport ; on y a percé plusieurs rues nouvelles, et toute trace de la jolie demeure de campagne du duc de Lauzun aura bientôt disparu ; la place même qu'occupait la maison est aujourd'hui méconnaissable.

1. *Mémoires du duc de Luynes*, tome III, p. 188.
2. Archives nationales, S 1544[2], n° 172.

XII

LES LOGIS DU DUC DE SAINT-SIMON A PARIS

A diverses reprises dans ses Mémoires, et surtout dans la dernière partie, Saint-Simon a eu l'occasion de parler de la demeure qu'il occupait à Paris [1], du moins pour les années qui s'écoulèrent depuis sa naissance (1675) jusqu'à la mort du Régent (1723), terme de son récit. Plusieurs fois, nous avons indiqué sommairement en note l'emplacement des deux hôtels qu'il habita successivement pendant cette période ; mais le peu de renseignements que nous avions pu réunir alors sur ces habitations nous a fait commettre une erreur, sinon sur les lieux mêmes, du moins sur l'époque à laquelle notre auteur quitta le premier de ces domiciles pour aller habiter dans le second [2]. Aujourd'hui, mieux instruits par des recherches plus approfondies et surtout grâce aux indications que nous a si bienveillamment fournies M. Maurice Dumolin, dont la compétence en matière de topographie parisienne n'est plus à proclamer, il nous est possible de donner des notions précises sur les quatre logis parisiens qu'habita Saint-Simon.

Qu'on ne s'étonne pas de ce mot « logis » ; c'était celui qu'employait volontiers notre duc pour sa demeure, quoique le terme d'hôtel fût alors usité couramment pour désigner les habitations des gens de qualité : ne l'avons-nous pas vu, en 1718, dire lui-même à son cocher : « Au logis ! » pour lui commander de le ramener chez lui [3] ?

1° *Rue des Saints-Pères*. — Louis, duc de Saint-Simon, naquit, comme il a été dit [4], dans la nuit du 15-16 janvier 1675, dans un hôtel de la rue des Saints-Pères, situé sur le côté droit de cette rue en venant de la Seine, juste en face de l'aboutissement de la rue Taranne, et presque au coin de la rue Saint-Dominique, dont il n'était séparé que par une étroite maison [5] ; il a disparu au dix-neuvième siècle, lors du percement du boulevard Saint-Germain. Cet hôtel appartenait à Olivier

1. Voir nos tomes XI, p. 106, XXVII, p. 246, XXIX, p. 118, XXXI, p. 14, XXXV, p. 238, XXXVII, p. 144-145.

2. Les dates erronées données dans certaines de nos notes ont été rectifiées dans la seconde édition des volumes où elles se trouvaient.

3. Tome XXXV, p. 104 ; au tome XXXVIII, p. 65, il dit encore : « ils vinrent au logis », pour dire chez moi, et au tome XL, p. 231 : « je ne fis que changer de voiture au logis », etc.

4. Tome I, p. 21, note.

5. Il est bien indiqué sur le Plan de la paroisse Saint-Sulpice gravé en 1696.

Selvois, sieur de la Deuille, trésorier de la maison du duc de Verneuil ; après lui, il passa à sa veuve, Marie de l'Épinay, qui le fit reconstruire en entier en 1670 par l'architecte Daniel Gittart ; après elle, il revint à leur fils, Henri de Selvois, auditeur des comptes.

M. A. de Boislisle avait pensé [1] que le duc Claude de Saint-Simon, père de notre auteur, avait occupé cet hôtel dès qu'il quitta la cour, en 1645. Mais des documents curieux et précis, retrouvés par M. Maurice Dumolin et qu'il a bien voulu nous communiquer, établissent qu'il ne s'y installa que beaucoup plus tard. Il existe en effet aux Archives nationales [2] une « prisée », du 3 mai 1650, des travaux de menuiserie exécutés dans l'hôtel du marquis du Plessis-Châtillon, rue Saint-Dominique, *occupé par le duc de Saint-Simon*. C'est donc très probablement dans cette demeure, qui se trouvait sur l'emplacement actuel des nos 181 à 185 du boulevard Saint-Germain, que le père de notre auteur vint se réfugier, lorsqu'il dut, en 1645, abandonner son logement de premier écuyer, au Petit-Bourbon. Mais cet hôtel ayant été acheté en 1660 par François de Matignon, comte de Torigny, lieutenant général de Normandie et époux de la riche Anne Malon de Bercy, Claude de Saint-Simon fut contraint de déménager peu après.

Il changea alors tout à fait de quartier et alla demeurer au Marais, sur la paroisse Saint-Paul, dans la rue des Douze-Portes, où dix ans plus tôt avait habité quelque temps le ménage Scarron. On y voit notre duc domicilié dès le début de 1662 [3].

Il ne resta au Marais que quelques années, et revint au faubourg Saint-Germain, dans la rue Saint-Guillaume. La maison qui occupe aujourd'hui le no 16 de cette rue s'appelait alors l'hôtel de Laigue. Acquise en 1664 par Jean-Philippe Bertier, abbé commendataire de Saint-Vincent de Senlis, elle avait été comprise par celui-ci dans le legs général de tous ses biens qu'il fit à l'Hôtel-Dieu par son testament du 25 mai 1667 [4]. L'abbé Bertier étant mort le 28 décembre suivant, les administrateurs de l'Hôtel-Dieu entrèrent en possession de l'hôtel de Laigue ; ils s'empressèrent de le mettre en location, et le duc de Saint-Simon en fut le premier locataire, dès 1668 [5]. Il est probable que, selon l'usage constant de l'époque, son bail n'était que de trois ans. Or le duc Claude perdit dans cette demeure, le 2 décembre 1670, sa femme Diane-Henriette de Budos, âgée seulement de quarante ans.

1. Notre tome I, p. 486.
2. Liasse Z1J 270.
3. Acte notarié du 19 février, nommant comme son receveur pour le fief de Saint-Louis à la Rochelle Michel Antin, sieur des Chesneronds (Affaires étrangères, vol. *France* 1876, fol. 150).
4. Texte du testament dans Brièle, *Collection de documents pour l'histoire des hôpitaux de Paris*, tome IV, p. 97 et suivantes.
5. Archives de l'Assistance publique, Hôtel-Dieu, Inventaire manuscrit. La liasse qui contenait les baux de cet immeuble a été brûlée en 1871.

Le chagrin de cette perte le détermina sans doute à changer de logis, et c'est très probablement à l'expiration de son bail, en 1671, qu'il alla habiter l'hôtel Selvois. Lors de son second mariage, en octobre 1672, avec Charlotte de l'Aubespine, il est dit dans le contrat que le futur époux est domicilié « Grande rue de Taranne, paroisse Saint-Sulpice » ; mais c'est évidemment de l'hôtel Selvois qu'il s'agit. Celui-ci en effet se trouvait juste en face de l'aboutissement de la rue Taranne sur la rue des Saints-Pères, dans une partie qui avait naguère appartenu à la rue Taranne, lorsque celle-ci rejoignait par un angle droit l'entrée de la rue Saint-Dominique, avant le percement du dernier tronçon de la rue des Saints-Pères.

C'est dans cet hôtel que le vieux duc mourut le 3 mai 1693. Son fils, l'auteur des *Mémoires*, alors âgé de dix-huit ans, continua à l'habiter avec sa mère, et, lors de son mariage, 8 avril 1695, c'est là qu'il amena sa jeune femme, Marie-Gabrielle de Lorge. Il y résida avec elle près de vingt ans, et leurs trois enfants y naquirent. Nous savons par un renouvellement du bail signé le 20 mai 1707 [1] que le prix de location était alors de trois mille six cents livres.

Nous connaissons sommairement la disposition de l'hôtel par l'inventaire fait au moment du décès du duc Claude ; cette pièce a été résumée et commentée dans l'appendice II de notre tome I [2] ; il est inutile d'y revenir. Notre auteur habitait encore cette maison au début de 1714 ; mais le propriétaire, Henri de Selvois, s'étant décidé à la vendre, Saint-Simon ne put ou ne voulut l'acheter, et, par acte du 4 mars 1714, le duc de la Force, Henri-Jacques de Caumont, s'en rendit acquéreur. Comme le bail arrivait à expiration au mois d'octobre et que le nouveau possesseur désirait s'installer dans l'hôtel, Saint-Simon dut quitter cette demeure, que son père et lui habitaient depuis plus de quarante ans.

2° *Rue Saint-Dominique.* — C'est alors qu'il loua, dans le voisinage, une des maisons que les Jacobins ou Dominicains avaient bâties sur le grand terrain qu'ils possédaient autour de leur Noviciat, à l'angle de la rue du Bac et de la rue Saint-Dominique [3]. Celle dont Saint-Simon se rendit locataire ouvrait sur cette dernière rue, et était la cinquième après le passage de l'église du couvent (aujourd'hui rue Saint-Thomas-d'Aquin) en se dirigeant vers la rue Saint-Guillaume. Son emplace-

1. Minutier du successeur du notaire de Saint-Simon.

2. Pages 485 et suivantes ; voir aussi Berty, *Topographie historique du vieux Paris*, tome III, région du Bourg-Saint-Germain, p. 223.

3. On trouvera tous les renseignements relatifs aux constructions des religieux et à ceux qui les habitèrent jusqu'à la Révolution, dans un travail, malheureusement encore inédit, de M. Maurice Dumolin, *Les Locataires des Jacobins de la rue Saint-Dominique*, qu'il a bien voulu nous communiquer, et qui nous a permis de compléter les renseignements déjà recueillis par nous sur l'hôtel Saint-Simon.

ment est occupé à l'heure actuelle par le nº 218 du boulevard Saint-Germain. Il semble qu'il reste une grande partie de la construction primitive ; on en retrouverait sûrement les dispositions intérieures dans le bâtiment qui occupe le fond de la cour. D'ailleurs nous possédons dans des documents du temps des renseignements précis sur l'aménagement de ce logis.

Cette maison avait été louée sur plans, par bail notarié du 21 janvier 1684, à Madeleine Colbert, veuve de Claude Pellot, ancien premier président du parlement de Rouen ; en effet, elle n'était pas encore bâtie à cette date. Voici, d'après l'acte de location[1], de quoi elle devait se composer : sur la rue Saint-Dominique, un bâtiment de sept toises deux pieds de façade (14 m. 50), dans lequel s'ouvrait une porte cochère, ayant d'un côté une écurie pour douze chevaux, de l'autre un logement de portier et une écurie pour six chevaux, greniers au-dessus ; à la suite une cour pavée de même largeur et de huit toises deux pieds de longueur (16 m. 50) ; dans cette cour, à gauche, devait s'élever un bâtiment en aile contenant des remises pour quatre carrosses, une cuisine et une salle du commun ; au-dessus, deux étages d'appartements de maîtres, composés chacun d'antichambre, chambre de parade (ou salon), chambre à coucher, cabinet et garde-robe. A la suite de ce bâtiment en aile venait un grand vestibule précédé d'un perron, d'où partait un escalier qui desservait les étages, tant de l'aile que du corps de logis principal. Celui-ci, construit entre cour et jardin, devait se composer au rez-de-chaussée, d'une antichambre communiquant avec le vestibule, d'une salle de parade, d'une grande chambre à coucher et d'une petite, avec les dépendances nécessaires de garde-robes, cabinets, escalier de dégagement, etc. ; au-dessus, deux étages de même disposition, et dans le comble des débarras et des chambres de domestiques. Derrière la maison, un petit jardin s'étendait jusqu'au mur de clôture de celui des religieux. La disposition des lieux n'avait pas dû changer lorsque Saint-Simon y entra, trente ans plus tard ; nous savons seulement par lui[2] que son jardin communiquait par une petite porte avec celui du couvent, privilège accordé aussi aux hôtels voisins.

Mme Pellot, qui occupa l'immeuble dès qu'il fut bâti, y mourut le 9 juillet 1696 ; la duchesse de Cadrousse, Marie-Renée de Rambures, lui succéda de 1696 à 1699 ; puis la maison fut louée, de 1699 à 1702, à Alexandre-Albert, prince de Bournonville ; enfin, en 1702, à Antoine Portail, président au Parlement, qui y resta jusqu'en 1714, où il alla occuper presque en face une maison contiguë à l'hôtel de Luynes.

Saint-Simon entra dans cette nouvelle demeure à l'automne de 1714, et son bail dut commencer à la Saint-Remy (1er octobre) et être conclu pour trois ans ; car, si nous ne possédons pas cette première pièce, qui n'a pu être retrouvée ni chez le notaire des Jacobins, ni chez celui de

1. Archives nationales, S* 7045, fol. 120 v.
2. Tome XXXVII, p. 144 et 145.

Saint-Simon, nous avons le premier renouvellement du bail, pour trois ans à dater du 1er octobre 1717, passé le 6 mars de cette année par devant Me de Monchy, notaire[1], moyennant un loyer annuel de cinq mille livres. Il y eut assurément des renouvellements successifs depuis 1720 ; mais nous ne connaissons que celui qui fut passé le 27 mars 1737, pour avoir effet à la Saint-Remy suivante, par devant le notaire François Bouron, pour neuf années et moyennant un loyer de cinq mille quatre cent cinquante livres[2]. A l'expiration de ce bail (1er octobre 1746), Saint-Simon, qui a perdu sa femme le 21 janvier 1743, son fils aîné le duc de Ruffec le 16 juillet 1746, qui vit seul avec sa fille la princesse de Chimay, veuve sans enfants depuis 1740, et dont les affaires sont extraordinairement embarrassées, se décide à déménager et à aller habiter une demeure plus modeste et d'un loyer moins élevé. Mais remarquons, avant de quitter avec lui cette maison des Jacobins, où il habita pendant trente-deux ans, que c'est là qu'il écrivit la plus grande partie de ses Mémoires ; nous savons en effet qu'il les commença vers 1739 et les acheva en 1749 ; c'est à ce titre que ce « logis » de la rue Saint-Dominique doit nous intéresser particulièrement.

3° *Rue du Cherche-Midi.* — La maison où Saint-Simon allait entrer au 1er octobre 1746 appartenait aux religieuses Bénédictines du Saint-Sacrement, dont le couvent s'ouvrait sur la rue Cassette, mais dont les jardins jouxtaient par derrière avec celui de cette demeure. Les religieuses l'avaient achetée, par contrat du 6 janvier 1680 et au prix de vingt-cinq mille livres[3], de Claude de Saint-Simon, seigneur de Monbléru, de même maison que notre auteur, mais d'une branche différente et assez éloignée ; elle lui venait de l'héritage de sa mère Louise-Diane de Prunelé. A cette époque, elle se composait d'un petit bâtiment sur la rue du Cherche-Midi, percé d'une porte cochère, donnant accès dans une cour plantée d'arbres où se trouvait un puits ; d'un côté ; la cuisine et ses dépendances, de l'autre des écuries pour quatre chevaux et une remise pour deux carrosses. Au fond de la cour, le bâtiment principal se composait d'un grand vestibule et de quatre pièces sur la cour, et quatre sur le jardin, avec quelques cabinets et garde-robes ; même disposition à l'étage ; sur le toit mansardé, un « petit donjon », sorte de lanterne d'ornement ; par derrière, un grand jardin clos de murs et planté d'arbres fruitiers, avec un puits et un bassin. L'immeuble dut peu changer par la suite, au moins dans ses aménagements

1. Minutier de son successeur.

2. Même minutier. — Il est à remarquer qu'aucun des baux conclus par Saint-Simon n'a été enregistré au Bureau des déclarations des locations faites par les établissements de main-morte, dont les registres existent aux Archives nationales sous les cotes S *7064 et suivantes. C'est évidemment pour ne pas payer le droit minime exigé que Saint-Simon a négligé de remplir cette formalité quasi obligatoire.

3. Archives nationales, S 4755.

principaux; car l'inventaire après décès de la maréchale de Chamilly, une des locataires [1], confirme cette disposition, qu'on retrouve encore assez bien par la suite, jusqu'à nos jours; la maison existe encore en effet, et elle porte le nº 17 actuel de la rue du Cherche-Midi.

M. Fromageot, dans son beau travail sur *La rue du Cherche-Midi et ses habitants* a raconté l'histoire de cette demeure [2]; mais il n'a pas pu retrouver la succession complète des locataires, particulièrement depuis 1736 jusqu'en 1781 [3]; aussi n'a-t-il pas dit qu'elle avait été habitée par notre Saint-Simon. C'est ce qui nous engage à reconstituer sommairement la liste exacte des prédécesseurs de l'auteur des *Mémoires*.

Achetée par les Bénédictines en 1680, comme on l'a dit ci-dessus, la maison fut louée par bail du 13 juillet 1682 à Élisabeth ou Isabelle de Montmorency-Bouteville, duchesse de Mecklembourg [4], grande bienfaitrice du couvent; elle y mourut à soixante-huit ans le 24 janvier 1695, et fut enterrée dans la chapelle du monastère, rue Cassette.

A Mme de Mecklembourg succéda dame Marie Talon, veuve depuis novembre 1693 de Daniel Voysin, conseiller d'État, et tante du futur chancelier de France. Elle y vécut avec sa fille, Mme de Lamoignon, veuve aussi, jusqu'en 1710. A cette époque, par acte notarié du 23 août [5], elle se désista de sa location, du consentement des religieuses, en faveur de Françoise de Montault-Navailles, duchesse douairière d'Elbeuf. Celle-ci mourut le 10 juin 1717, et, dès le 21 suivant, la maréchale de Chamilly, Élisabeth du Bouchet de Villeflix, signait avec la prieure un bail, sa vie durant, de la maison en question [6]. Nous avons vu cette vieille amie des Saint-Simon et du chancelier Daguesseau y mourir le 18 novembre 1723 [7].

Dès le 26 novembre, la maison était louée, encore à vie, à l'abbé de Thésut [8], alors secrétaire des commandements du Régent, qui l'occupa jusqu'à ce qu'il allât lui-même rejoindre son maître dans la tombe, le 29 décembre 1729.

L'abbé de Thésut fut remplacé immédiatement par la fille de la célèbre Mme Guyon, veuve en premières noces de Louis Foucquet, comte de Vaux, et en secondes noces de Maximilien-Henri de Béthune, duc de Sully. Elle encore loua la maison à vie, par bail du 10 janvier 1730 [9].

1. Archives nationales, Y 10744, 18 novembre 1723.
2. *Bulletin de la Société historique du VI* —

3. Il y place en 1737 un comte de Gramont; mais c'est une erreur; l'acte visé par lui ne dit nullement que M. de Gramont fût locataire des Bénédictines.
4. Archives nationales, S 4755, et Fromageot, p. 263.
5. Archives nationales, S *7096, fol. 98.
6. *Ibidem*, S *7100, fol. 132 vº. — 7. Ci-dessus, p. 238.
8. Archives nationales, S *7102, fol. 73; il est spécifié dans le bail qu'il succède à Mme de Chamilly.
9. Fromageot, p. 271.

Elle y mourut le 31 octobre 1736, et l'on peut constater par son inventaire après décès[1] qu'aucune modification importante n'avait été apportée depuis l'origine à l'aménagement intérieur de l'hôtel.

Si l'on en croit un passage des *Mémoires du duc de Luynes*[2], à Mme de Sully aurait succédé M. d'Aubigny, l'ancien écuyer de la princesse des Ursins, qui aurait été le prédécesseur immédiat de notre Saint-Simon ; mais cette succession des locataires, dans l'ordre où l'énonce le duc de Luynes, semble difficile à admettre, Mme de Sully n'étant morte qu'en octobre 1736, tandis que son prétendu successeur M. d'Aubigny, l'avait précédée au tombeau dès 1732. Cependant le duc de Luynes n'a pu se tromper complètement ; en l'absence de tout document certain, il se présente une hypothèse plausible ; c'est que la fille de M. d'Aubigny, la marquise d'Armentières, ait succédé à la duchesse de Sully et que le duc de Luynes ait associé le souvenir du père à celui de la fille. Un argument en faveur de cette hypothèse, c'est que Mme d'Armentières mourut justement en mai 1746, et que ce décès laissait la maison vacante pour que Saint-Simon pût la louer à partir du 1er octobre de cette même année. Quoi qu'il en soit, et bien que nous ne possédions pas le bail souscrit par lui, il est bien certain que c'est cette maison qu'il vint habiter alors, puisque, quand les religieuses la vendirent à vie quatre ans plus tard, au marquis de Rothelin, il est spécifié qu'elle est « occupée présentement par M. le duc de Saint-Simon ».

En prenant ce nouveau logis, notre duc réalisait une sensible économie ; le loyer n'était que de trois mille livres, et les dimensions plus restreintes de l'hôtel, l'obligeaient à réduire avantageusement son train et son domestique. Saint-Simon, qui avait alors soixante-et-onze ans, pensait sans doute y finir ses jours ; l'avenir devait en décider autrement. Il eut le temps d'y achever ses Mémoires, terminés en 1749 ; il y eut aussi la dernière joie de sa vie, celle d'y marier, le 10 décembre 1749, son unique petite-fille, Marie-Christine-Chrétienne de Rouvroy-Saint-Simon, fille du duc de Ruffec, héritière bientôt de son titre ducal et de la grandesse d'Espagne, avec Charles-Maurice de Grimaldi-Monaco, comte de Valentinois. La cérémonie, tout intime, se passa dans la petite chapelle privée de la maison[3], chapelle qui existait déjà du temps de la maréchale de Chamilly et que celle-ci avait probablement fait aménager pour son usage dans une des pièces du rez-de-chaussée. Un mois après, le 17 janvier 1750, les Bénédictines signaient avec Alexandre d'Orléans, marquis de Rothelin, et sa femme, Marie-Catherine-Dorothée de Roncherolles, un acte par lequel elles leur ven-

1. Résumé par Fromageot, p. 272.
2. Tome X, p. 198-199.
3. *Mercure* de janvier 1750, p. 199, et *Mémoires du duc de Luynes*, tome X, p. 50, note.

daient à vie la maison qu'occupait le duc de Saint-Simon [1], et, la location de celui-ci expirant au 1er octobre suivant, il fut avisé d'avoir à quitter cette demeure à cette époque. Pour ce vieillard, aigri et morose, de soixante-quinze ans, ce dut être une très vive contrariété.

4° *Rue de Grenelle.* — Il trouva cependant assez vite un autre logis. Dès le 20 février 1750, il signait par devant le notaire Delaleu [2] le bail d'un hôtel situé rue de Grenelle-Saint-Germain, tenant d'un côté au couvent de Penthemont, de l'autre aux jardins du monastère de la Visitation de la rue du Bac, et par derrière aux jardins de M. Amelot et de Mme de Rupelmonde, dont les hôtels avaient entrée sur la rue Saint-Dominique. Les affaires de Saint-Simon avaient dû s'améliorer pendant les quatre années qu'il avait passées rue du Cherche-Midi; car la maison qu'il prenait était notablement plus importante que celle qu'il quittait, et le loyer annuel s'élevait à quatre mille huit cents livres. Elle appartenait à Pierre Desmaretz, abbé de Saint-Nicolas-aux-Bois et fils de l'ancien contrôleur général des finances de Louis XIV. Celui-ci l'avait acquise le 20 juin 1738 de la succession de Marie Pelart de Givry, veuve de Nicolas, comte de Fontaine [3]. Bâti vers 1660 par le comte de la Vauguyon, cet hôtel se composait, à l'époque où Saint-Simon l'habita, comme le montre le plan de J.-B. Jaillot de 1775, d'un corps de bâtiment sur la rue relié par deux ailes contenant les communs au bâtiment principal occupant le fonds de la cour; c'était la disposition classique.

C'est là où Saint-Simon s'installa à l'automne de 1750, où il revisa ses Mémoires, y ajouta la conclusion et les manchettes, et en fit la table manuscrite. Il y mourut le 10 mars 1755, à quatre-vingts ans. C'est là où se fit, le 11 août suivant, la vente publique de sa belle bibliothèque, par les soins de libraire R. Davidts; du *Catalogue* qui en fut imprimé à cette occasion nous possédons un précieux exemplaire, qui contient l'indication manuscrite des prix de vente atteints par les divers ouvrages qui la composaient. Entre 1775 et 1787, le comte de Maillebois, héritier de son oncle l'abbé, fit démolir complètement l'hôtel et le fit rebâtir sur un plan plus vaste par l'architecte Antoine; c'est celui qui existe aujourd'hui et qui occupe le n° 102 de la rue de Grenelle [4]. De la maison où mourut l'auteur de nos *Mémoires* il ne reste donc que l'emplacement.

1. Minutier du successeur du notaire Jourdain.
2. Minutier de son successeur.
3. Archives nationales, S 2846.
4. M. Dumolin a fait une communication sur l'histoire de cet hôtel, à la *Commission du vieux Paris*, le 2 juin 1928.

XIII

NOTES SUR L'ÉDITION DES MÉMOIRES DU DUC DE SAINT-SIMON

Parvenu au terme de cette édition, il me paraît indispensable d'apporter des renseignements précis et complets sur le travail exécuté depuis le début de l'entreprise. D'une part, l'établissement définitif d'un texte aussi considérable comme étendue et comme importance historique, d'autre part l'identification des personnages, des lieux et des choses, les remarques sur la langue, et surtout le commentaire et l'annotation courante, tant pour expliquer que pour rectifier les récits de l'auteur, ont nécessité un labeur continu de plus de cinquante années [1]. Dire très simplement ce qu'a produit cet effort persévérant, c'est répondre aux intentions d'Arthur de Boislisle : lui-même, dans la Note préliminaire qu'il plaçait en 1901 en tête du tome XV, avait indiqué quelques chiffres approximatifs sur la besogne accomplie jusqu'alors. En rassemblant dans une vue d'ensemble les résultats d'un tel travail, je ne fais qu'exécuter son dessein, sans aucune pensée de gloriole personnelle ; car, je l'avoue sans peine, c'est en majeure partie grâce aux notes réunies à l'avance par M. de Boislisle, dans un répertoire alphabétique de plus de deux cent mille fiches qu'il avait commencé à constituer dès le début et qui a été sans cesse accru par des dépouillements nouveaux, que j'ai pu continuer et achever l'édition ; je n'ai fait que compléter ces premiers éléments, le cas échéant, par mes recherches particulières.

Je parlerai d'abord du texte, puis des notes, enfin des appendices.

I. — Le texte. — Le manuscrit autographe des Mémoires de Saint-Simon, a-t-il été dit dans l'Avertissement du tome I, se compose de cent soixante-treize cahiers [2], contenant le texte entier des Mémoires et groupés seize par seize dans onze portefeuilles timbrés aux armes et au chiffre de l'auteur [3]. Les pages de ces cahiers sont

1. Le tome Ier, paru en 1879, avait demandé une assez longue préparation ; le tome XLI et dernier paraît en 1928 ; il sera suivi, dans un délai aussi court que possible, d'une table générale analytique remplaçant et continuant celle qui a été donnée en deux volumes en 1918 pour les tomes I à XXVIII (règne de Louis XIV).

2. Plus quatre pages non numérotées de Considérations préliminaires.

3. Le dernier portefeuille ne renferme que treize cahiers.

numérotées de 1 à 2854 ; mais, d'une part, les numéros de page 255 et 256, qui terminent le premier portefeuille, ont été répétés par erreur en tête du second ; cela fait deux pages en plus ; d'autre part, dans le huitième portefeuille, Saint-Simon est passé de la page 1899 à la page 2000[1], sautant ainsi cent numéros. Il y a donc lieu de retrancher 100 du chiffre 2854 et d'y ajouter 2, ce qui donne 2756 pour le nombre réel des pages du manuscrit[2].

Ces 2756 pages du manuscrit original, de la petite écriture serrée de Saint-Simon, en ont fourni 15680 dans la présente édition, en y comprenant les notes qui y ont été jointes[3].

L'établissement du texte a été fait au moyen de l'édition in-12 en vingt volumes[4] (1873-1875), à laquelle M. Chéruel avait déjà apporté un soin particulier. Sur un exemplaire interfolié de cette édition, il a

1. Notre tome XXXI, p. 167.

2. En procédant autrement on arrive au même résultat. Saint-Simon emploie des cahiers de 4 feuilles doubles ou 16 pages ; chacun des six premiers portefeuilles et le dixième sont formés régulièrement de 16 cahiers, soit chacun 256 pages ; pour le septième et le neuvième, il y a toujours 16 cahiers, mais l'un d'eux compte 5 feuilles soit 20 pages, ce qui fait pour chacun 260 pages ; le huitième n'atteint que 252 pages, un des seize cahiers n'ayant que 3 feuilles ; enfin le onzième et dernier portefeuille n'a que 13 cahiers pour 192 pages ; ce qui donne le même total de 2756 pages.

3. Il peut être utile d'indiquer la concordance des portefeuilles du manuscrit avec notre édition :

Le portefeuille I commence par les « Considérations préliminaires », qui, écrites après coup, ne sont pas paginées ; la page 1 du manuscrit correspond en conséquence à la page 21 de notre tome Ier.

Le IIe portefeuille commence avec la page 255 bis, qui correspond à notre tome VIII, p. 183.

Le IIIe portefeuille commence avec la page 511, qui correspond à notre tome XIII, p. 183.

Le IVe portefeuille commence avec la page 767, qui correspond à notre tome XVI, p. 476.

Le Ve portefeuille commence avec la page 1023, qui correspond à notre tome XX, p. 19.

Le VIe portefeuille commence avec la page 1279, qui correspond à notre tome XXII, p. 144.

Le VIIe portefeuille commence avec la page 1535, qui correspond à notre tome XXVI, p. 224.

Le VIIIe portefeuille commence avec la page 1795, qui correspond à notre tome XXX, p. 28.

Le IXe portefeuille commence avec la page 2147, qui correspond à notre tome XXXIII, p. 107.

Le Xe portefeuille commence avec la page 2407, qui correspond à notre tome XXXVI, p. 232.

Le XIe portefeuille commence avec la page 2663, qui correspond à notre tome XXXIX, p. 224.

4. Dix-huit volumes et demi pour le texte.

été procédé, comme travail préliminaire, à une collation complète avec le manuscrit original ; toutes les corrections, additions en interligne, erreurs, formes orthographiques, etc., ont été soigneusement relevées. C'est ce texte ainsi revisé qui a servi de base à la présente édition. Mais on ne s'en est pas tenu là, et, lors de l'impression de chaque volume, une seconde collation, et parfois une troisième, a été faite sur épreuves avec le manuscrit. Cette revision dernière et les nombreuses vérifications qu'elle entraînait ont été singulièrement facilitées par l'obligeance de la maison Hachette, propriétaire du précieux autographe [1] : avec une libéralité et une bonne grâce dont nous lui sommes vivement reconnaissants, elle nous a confié successivement aux Archives nationales les onze portefeuilles. Dans des conditions aussi favorables, il semble difficile de ne pas être arrivé, pour le texte, à un résultat définitif.

Ces contacts répétés avec le manuscrit ont conduit à une constatation de première importance : c'est que, — contrairement à ce qu'avaient pensé, d'abord M. A. Chéruel, puis Arthur de Boislisle lui-même, lorsqu'il écrivait en 1879 l'Avertissement mis en tête de notre tome Ier (p. v), — le manuscrit des Mémoires, malgré sa netteté et sa correcte apparence, n'est pas la transcription d'une première rédaction ; c'est un écrit de premier jet ; il n'y a jamais eu de minute ou de brouillon réel des Mémoires. J'émets cette affirmation avec la conviction la plus profonde [2], et je vais en dire les raisons principales.

1° A diverses reprises, on a noté comme ajouté en interligne dans le texte un détail nouveau, une rectification, un complément de renseignement, et il a été marqué alors que cette addition provient de ce que le Journal de Dangeau, guide constant de Saint-Simon, n'a fourni ce détail ou ce supplément d'information que quelques jours ou même quelques semaines après avoir donné la première nouvelle. Il y en a un exemple très frappant, entre autres, à la page 84 du tome XXXVII. Or cette addition en interligne s'explique très bien si le manuscrit que nous possédons est une rédaction de premier jet, parce que, quand Saint-Simon trouve le détail nouveau dans Dangeau, il peut se reporter à ce qu'il a écrit peu auparavant ; elle ne se comprend pas si l'auteur

1. On sait qu'en décembre 1926, la maison Hachette, à l'occasion du centenaire de sa fondation, a fait généreusement don à la Bibliothèque nationale des onze portefeuilles du manuscrit de Saint-Simon, qu'elle avait achetés en 1863.

2. Il convient de dire que l'opinion première de M. de Boislisle se trouva fortement ébranlée au cours de l'impression des vingt premiers tomes. En étudiant attentivement le manuscrit, en se rendant compte de la façon dont travaillait Saint-Simon, il était arrivé à penser que le manuscrit ne devait pas être une mise au net. De ses doutes, de plus en plus fortifiés, j'ai été témoin ; je suis convaincu qu'ils seraient devenus une certitude, si l'œuvre avait pu être menée par lui jusqu'à l'achèvement.

met au net une rédaction première, parce que l'addition aurait été faite sur ce brouillon et ne devrait pas se trouver en interligne dans la transcription, mais bien y être incorporée dans le texte.

Autre remarque du même ordre : Saint-Simon a inséré dans le récit de son ambassade en Espagne une série de notices sur les grandesses, rangées alphabétiquement. Or, en ayant oublié quelques-unes, il les a ajoutées à la fin de sa liste et a porté en marge, à la place où elles auraient dû être, des indications de renvoi [1]. Si son manuscrit était la copie d'un texte antérieur, ces articles oubliés ne seraient pas restés à la place où on les trouve, mais auraient été remis à leur rang naturel.

2° Les irrégularités si fréquentes du récit, disons même, pour certains cas, les incohérences (phrases incomplètes, verbes sans sujet et sujets sans verbe, changements de temps et de modes, phrases commencées au singulier et finissant au pluriel, rédaction parfois si embrouillée qu'elle est d'une incroyable obscurité), ces irrégularités sont explicables par la fougue d'un narrateur dont la pensée va plus vite que la main et oublie le début d'une phrase lorsque sa plume en écrit la fin ; mais elles seraient incompatibles avec une transcription postérieure, faite à tête reposée, où l'auteur aurait remarqué ces fautes et rectifié son texte, au moins pour la plupart des cas.

3° Comment peut-il se faire que de cette première rédaction supposée on n'ait jamais rencontré aucune trace, qu'il n'en soit resté aucun fragment, que Saint-Simon n'y ait jamais fait la moindre allusion ? Même en admettant avec M. Chéruel que la transcription définitive ait été faite, soit au fur et à mesure, soit par portions d'une certaine étendue (et ce ne sont là que de pures hypothèses), cette supposition ne résoudrait pas la question qu'on vient de poser ; car les différences fréquentes d'encre ou d'écriture qu'on remarque dans le manuscrit sont évidemment l'effet de simples changements d'une plume usée pour une neuve ou du renouvellement du contenu de l'encrier ; les séjours annuels de Saint-Simon pendant l'été à la Ferté-Vidame devaient aussi amener quelques-uns de ces changements d'écriture.

4° Il semble difficile d'admettre que Saint-Simon, ayant écrit une première fois ses Mémoires, ait entrepris, à un âge aussi avancé, l'énorme tâche de recopier de sa main ces 2800 pages grand in-folio d'une très fine écriture. Il aurait dû plutôt confier ce travail à un secrétaire, à un copiste, en se réservant le soin de revoir et de corriger. C'est par une main étrangère qu'il avait fait reporter sur sa transcription du *Journal de Dangeau* les Additions, qu'il avait d'abord écrites sur des feuilles volantes. Pourquoi aurait-il agi différemment pour ses Mémoires, œuvre bien autrement étendue et considérable, achevée seulement alors qu'il atteignait sa soixante-quinzième année ?

1. Voyez notre tome XXXIX, p. 94, 96, 204, 208, 213-214, 237, et les notes.

Enfin, comme on l'a remarqué ci-dessus, p. 336, les termes employés par Saint-Simon dans le dernier paragraphe des *Mémoires* au sujet de son style indiquent clairement qu'ils ne sont pas la mise au net, la copie amendée d'un texte primitif.

Voici à notre sens comment Saint-Simon rédige ses Mémoires : il a devant lui sa copie du *Journal de Dangeau,* transcrite sur le verso seul des feuillets ; au recto sont les Additions qu'il a écrites de de 1730 à 1737 en regard de certaines des nouvelles données par le Journal. Il lit Dangeau et l'Addition correspondante, quand il y en a une, et immédiatement sa plume trace le texte de ses Mémoires, prenant au Journal la mention de l'événement et les détails donnés, mais y mélangeant son Addition, dont il modifie parfois la forme et que, d'autres fois, il incorpore presque sans changement dans son récit. Pour tout ce qu'il écrit, Saint-Simon suit un guide ; c'est d'abord exclusivement Dangeau, puis, lorsque le Journal cesse en 1718, il le remplace par les Gazettes. Mais, à côté de ces guides chronologiques, il trouve d'autres éléments de narration dans ses propres écrits antérieurs, tels que les Additions à Dangeau, les Légères notions sur les chevaliers du Saint-Esprit, les Notices sur les duchés-pairies et les grands officiers de la couronne, et ses dissertations diverses sur les ducs et pairs, les Rohans et les Bouillons, le duc de Bourgogne, etc. Pour les négociations diplomatiques de la Régence, il résume les Mémoires de Torcy, dont il a aussi une copie ; pour son ambassade en Espagne, il recourt à sa correspondance et au Tableau de la cour de Philippe V qu'il a rédigé dès 1722. A ces documents, il ajoute ses propres souvenirs, si vivants pour les affaires auxquelles il a été mêlé, mais si déformés par la passion et par le recul des temps ; car, lorsqu'il écrit, c'est vingt-cinq ans et plus après les événements, et les défauts de sa mémoire d'une part, d'autre part les changements survenus dans ses idées, lui font commettre de graves erreurs de fait et d'appréciation. De tout cela, renseignements étrangers, travaux personnels, souvenirs, Saint-Simon tire le fond de son récit, et quelquefois la forme, et cette trituration par son cerveau de ces divers éléments, au moment même où il écrit, fournit l'explication évidente et naturelle des irrégularités de langue et de syntaxe qu'on a si souvent notées.

Nous pouvons donc conclure sans hésitation que le manuscrit autographe parvenu jusqu'à nous n'a pas été précédé d'un brouillon quelconque, mais est l'expression première de la pensée de l'auteur.

Une particularité curieuse du manuscrit qu'il a encore été possible d'expliquer, c'est cette ligne entière de signes imitant des larmes, au milieu desquelles se trouve une croix, qu'on rencontre vers la fin de la page 1153 du manuscrit, dans le cinquième portefeuille [1]. Au moyen

1. Correspondant à la page 339 de notre tome XXI ; voyez la note 3. Il raconte alors l'année 1711.

des remarques faites pour déterminer les époques successives de la rédaction des Mémoires, on a pu établir que Saint-Simon composait les pages qui précèdent ces signes funèbres à l'extrême fin de 1742 ou au début de 1743. Il est donc tout à fait probable qu'ils indiquent l'endroit de son récit où il se trouvait lorsqu'il perdit sa femme (21 janvier 1743). On sait quelle affection et quelle estime profonde il avait pour elle ; sa mort lui causa un si vif chagrin qu'il interrompit alors son travail pendant six mois. C'est lorsqu'il le reprit, après avoir écrit les *Considérations préliminaires*, qu'il voulut marquer ainsi dans son œuvre le deuil qui la lui avait fait interrompre.

Ceci nous amène à parler de l'époque de la rédaction des Mémoires et à compléter et à préciser ce qui a été dit dans l'Avertissement du tome Ier (p. XXXII, note 1). A défaut d'indications formelles données par l'auteur lui-même, il faut se rabattre sur les allusions faites par ci par là à des événements contemporains. Elles sont rares dans les premiers volumes des Mémoires. Cependant, au cours de l'année 1695 (tome II, p. 365), Saint-Simon parle d'une dame de Rhodes, et la tournure de la phrase laisse entendre qu'elle vit encore ; or elle mourut le 2 février 1740. Il faut donc en conclure que Saint-Simon commença à écrire vers la fin de 1739, alors qu'il venait d'achever ses « Légères notions sur les chevaliers du Saint-Esprit », où se trouve en toutes lettres la mention de « cette année 1739 ». Dans la suite, on rencontre des échelonnements successifs qui corroborent cette date[1] : il rédige les années 1700-1701 en 1740 ; en 1704, il énonce précisément l'année 1741 ; — les années 1708 à 1711 sont de 1742-43 ; — en 1714-1715, on relève des allusions à 1744-45, et il nomme formellement septembre 1745 dans le tome XXVI, p. 358 ; — on sait que le grand tableau du règne de Louis XIV, qui forme notre tome XXVIII, date de 1746 ; — les années 1716 à 1721 furent écrites en 1746-47 : — enfin les dernières pages du récit sont de 1748-49. La rédaction de cet énorme ensemble n'a guère duré que dix ans.

Ces questions relatives à la composition des Mémoires nous ont entraîné un peu en dehors des renseignements d'ordre technique que nous avions seulement projeté de donner sur la présente édition. Revenons-y en parlant de l'annotation.

II. — Les notes. — Elles sont de natures diverses, suivant qu'elles se rapportent au manuscrit, à la langue, au récit lui-même et aux personnages qui y figurent.

1. Voici l'indication des principaux passages des Mémoires d'où l'on a pu déduire des indications pour les époques de la rédaction ; il s'y trouve toujours une note à ce sujet : tomes VII, 370, VIII, 90, XI, 257, XII, 11, 155 et 271, XIV, 273, XV, 168 et 437, XVII, 18, 69 et 368, XX, 68 et 251, XXIV, 172, XXVI, 85 et 358, XXVII, 243, XXXI, 12 et 29, XXXII, 330, XXXVI, 124, XXXVII, 278, XXXVIII, 155, XXXIX, 308, XL, 261, XLI, 159.

Les corrections ou additions du manuscrit, les graphies ou orthographes spéciales, ont été relevées totalement dans les vingt premiers volumes. A partir du tome XXI on a réduit ce genre de notes, devenu à la longue d'une moindre utilité, et on n'a conservé que celles qui présentaient quelque intérêt, en dénonçant soit des modifications dans la pensée de l'auteur, soit les défaillances caractérisées de sa plume, soit une orthographe particulière, spécialement pour les noms propres.

Pour les notes de langue : locutions et mots singuliers, tournures et constructions spéciales à l'auteur, M. Adolphe Régnier s'était, au début, réservé le soin de les rédiger ; il n'a pu accomplir cette tâche que pour les quatre premiers volumes. Pour la suite, les éditeurs se sont efforcés de définir et d'expliquer, d'après les lexiques du dix-septième et du dix-huitième siècles, tout mot ou locution caractéristique ; ils n'ont jamais négligé d'éclaircir les passages ambigus ou obscurs.

On ne dira rien des éléments de tout genre et des diverses sources d'information qui ont permis de rédiger le commentaire courant des Mémoires, partie de beaucoup la plus considérable de l'annotation ; il en a été parlé par avance dans l'Avertissement du tome I. Les éditeurs ont tenu à honneur de ne déroger en rien d'essentiel, dans tout le cours de l'édition, au programme adopté dès le début. Si des nécessités d'ordre pratique ont contraint, à partir du tome XXI à restreindre quelque peu l'abondance des notes, — pour ne pas dire la profusion, — on a tâché du moins de n'omettre rien qui fût nécessaire à dire, et de conserver aux notes des derniers volumes les mêmes caractères d'information précise et exacte qu'à celles des premiers. Non pas qu'on ait eu la prétention d'épuiser toutes les références qu'il pouvait y avoir à indiquer sur telle ou telle matière ; si certaines sont restées ignorées des éditeurs, ils en ont omis volontairement beaucoup d'autres pour ne pas surcharger l'annotation. Du moins celles qu'ils ont signalées mettent toujours sur la voie de recherches nouvelles et peuvent servir de jalons pour un travail plus approfondi.

Pour donner une idée du souci de bien faire, qui a été depuis l'origine la règle constante et absolue, qu'on sache seulement que toutes les références bibliographiques et tous les textes cités dans les notes ont été vérifiés sur épreuves : pour les imprimés, par M. Pauly jusqu'au tome VI, par M. Léon Le Grand depuis le tome VII jusqu'au dernier ; pour les manuscrits de la Bibliothèque nationale par M. Camille Couderc, pour ceux des Archives nationales et du Dépôt des affaires étrangères par divers autres érudits ; M. Pierre de Brotonne, jusqu'à sa mort en 1913, nous a rendu, pour la revision des notes et des épreuves des services très appréciés. A ces collaborateurs si dévoués, pour un travail particulièrement ingrat, nous sommes heureux de témoigner toute notre gratitude. Ajoutons encore que chaque épreuve d'imprimerie a été lue et corrigée deux fois en placards, deux autres fois en pages, et une dernière enfin sur l'épreuve verte qui, dans les habitudes de la collection des Grands Écrivains de la France, précède immédiatement le tirage.

Avec le collationnement du texte sur le manuscrit, cela ne fait pas moins de six lectures successives des épreuves avant de donner le bon à tirer. Néanmoins il faut avouer que ces soins répétés, qu'on pourrait peut-être qualifier d'exagérés, n'ont pu exempter l'édition des *Mémoires* de certaines erreurs matérielles, de quelques confusions entre des personnages de même nom, même de quelques fautes d'impression[1]. Pour un texte d'une telle étendue il était impossible d'éviter absolument ces peccadilles; leur nombre est singulièrement restreint en regard du chiffre qu'atteint le total général des notes.

Ce total, pour les 41 volumes, se monte approximativement à 81200; à ce chiffre, il convient d'ajouter le nombre (1700) de celles qui, souvent très étendues, ont été données dans les pages additionnelles à la fin de chaque volume; cela élève le nombre total des notes à près de 83000. Encore faut-il remarquer que chaque note portant un numéro d'appel particulier n'a jamais été comptée que pour une seule, quoique souvent ses diverses parties puissent la faire rentrer dans plusieurs des catégories que nous allons énoncer : ainsi une note de manuscrit peut être en même temps une note de langue ; une note de commentaire contient souvent des indications topographiques ou se réfère à des renseignements antérieurs ; une note de biographie peut comporter des formes orthographiques; etc. Or jamais on ne les a compris en même temps dans plusieurs divisions; elles ont été nombrées seulement dans celle qui semblait la principale.

Cet ensemble de notes, nous l'avons, pour plus de précision, partagé en sept catégories :

1° *Notes de manuscrit* (corrections de l'auteur, ratures, mots oubliés ou mal écrits, formes orthographiques) ; il y en a environ 14000.

2° *Notes de langue* (locutions ou mots singuliers ou peu usités, formes grammaticales et de syntaxe, éclaircissement des passages obscurs) ; elles montent au chiffre approximatif de 4400.

3° *Notes de personnages*. Il a été identifié dans toute l'étendue des Mémoires plus de 7900 personnages différents, dont on a donné une biographie plus ou moins étendue suivant les cas.

4° *Notes de lieux*. Saint-Simon a parlé d'un grand nombre de pays, bourgs, villes, seigneuries, châteaux, abbayes, couvents, rues, places, ponts, hôtels, appartements, etc., sur chacun desquels on a réuni les renseignements topographiques nécessaires ; le nombre de ces notes s'élève à 2100 environ.

5° *Notes de choses* (institutions, fonctions, usages et coutumes, objets matériels, œuvres littéraires et artistiques) ; il ne s'en trouve pas moins de 1850 de cette catégorie.

1. Plusieurs de ces erreurs ont pu être corrigées dans la seconde édition qui a déjà été faite, à l'heure actuelle, pour les vingt-six premiers tomes.

6° *Notes de commentaire.* Ce sont de beaucoup les plus nombreuses; on en compte, dans les 41 volumes et dans les pages additionnelles de la fin de chaque tome, un total de 39700 environ. En effet l'explication des faits racontés ou allégués, les références bibliographiques, la citation ou l'indication des textes confirmant ou contredisant les récits de l'auteur, les rectifications à faire à ses dires, etc., ont constitué la plus grosse partie de l'annotation courante.

7° *Notes de renvois.* Dans un texte aussi étendu, où les mêmes personnages reviennent souvent, et parfois à de longs intervalles, où les répétitions sont fréquentes, où l'auteur fait sans cesse allusion à ce qu'il a dit antérieurement ou à ce qu'il racontera plus tard, les renvois aux volumes précédents ou à la suite du récit sont forcément très nombreux; leur utilité est incontestable pour éviter les confusions de personnages et pour indiquer les rapprochements à faire. Ce dernier genre de notes s'élève approximativement au chiffre de 13000.

Ce sont, comme il est naturel, les premiers volumes qui sont le plus chargés de notes et qui par conséquent contiennent le moins de texte[1]. La diminution des notes s'est produite d'ailleurs presque mécaniquement par l'avancement même du travail, les personnages et les faits qui ont déjà figuré dans le récit n'ayant plus à être identifiés ou commentés, et pouvant tout au plus faire l'objet d'un renvoi. Cette réduction progressive est très frappante pour les notes biographiques: dans le premier volume il a passé sur la scène 480 personnages (pour trente pages du manuscrit); dès le tome III, le nombre des figurants nouveaux n'est plus que de 300, et à partir du tome XVI leur chiffre atteint rarement 200 et se tient ordinairement dans une limite beaucoup plus restreinte, quoique la proportion du texte ait alors plus que doublé. Il en est de même pour les notes de lieux, de choses et de langue, qui diminuent aussi à mesure qu'on s'achemine vers la fin. Par contre les notes de renvois aux tomes précédents grossissent nécessairement peu à peu. Quant aux notes de commentaire, leur réduction est moins sensible; car dans le récit de chaque année, s'il y a rappel de faits anciens, il se produit surtout des faits nouveaux, dont l'explication est nécessaire.

III. — Les appendices. — Conformément au programme tracé dans l'Avertissement du tome I (p. lxi et suivantes), l'Appendice de chaque volume se compose de deux parties.

La première est entièrement occupée par le texte des *Additions de Saint-Simon au Journal de Dangeau.* On les a rapprochées ainsi, autant que possible, des passages des *Mémoires* pour lesquels Saint-Simon les avait utilisées. Ces Additions atteignent le chiffre de 1730,

1. Il n'entre guère plus de trente ou quarante pages du manuscrit dans chacun des premiers tomes; les derniers en contiennent quatre-vingts en moyenne.

auquel il faut ajouter celui de 86 Additions dont l'auteur n'a pas fait usage ; au total, 1816 Additions à Dangeau.

A ce sujet, je veux rectifier encore une assertion, erronée à mon avis, de l'Avertissement du tome I (p. LXII, premières lignes), où l'on a eu tort d'adopter l'opinion des éditeurs du *Journal*. Ceux-ci, ayant trouvé en marge de l'Addition faite par Saint-Simon au 10 avril 1705 (tome X, p. 299), relativement à l'exclusion des ducs et pairs de l'adoration de la croix, la note suivante de sa main : « On a déjà extrait l'Addition sur cette exclusion », en ont conclu (et le rédacteur de l'Avertissement comme eux) qu'il faisait recopier ses Additions pour les insérer ensuite dans ses Mémoires. — C'est une erreur ; car on ne comprend pas l'utilité de cette transcription, puisque Saint-Simon avait ses Additions sous les yeux en même temps que la copie du *Journal*. En outre, si l'on examine de près le cas actuel, on voit que, Dangeau ayant dit deux fois (20 mars 1704 et 10 avril 1705) que les ducs n'allèrent pas à l'adoration de la croix le vendredi saint, Saint-Simon a fait à chaque date une Addition sur ce sujet, développée pour la première mention, simple rappel en trois lignes pour la seconde. Or, dans ses *Mémoires*, il n'a parlé de l'incident que la première fois, en 1704 (tome XII, p. 35-37), et c'est justement pour le rappel de 1705 qu'il a inscrit sa note en marge. Son intention était certainement d'éviter de revenir sur un sujet qu'il avait déjà traité dans son récit de l'année précédente, et dont l'explication avait alors été « extraite » de la première Addition qu'il avait faite à ce moment. C'est d'ailleurs l'unique mention de ce genre qu'on rencontre dans tout le *Journal*.

La seconde partie de l'Appendice de chaque volume contient des notices, des documents, des dissertations historiques et « autres pièces justificatives qui n'ont pu s'encadrer dans le commentaire courant ». Les éditeurs comptaient emprunter beaucoup, pour ces appendices, aux notices si curieuses sur les ducs et pairs et ducs vérifiés, sur les grandes charges de la cour, sur les chevaliers du Saint-Esprit, etc., que Saint-Simon avait rédigées de sa main, avant d'écrire ses *Mémoires*, et qui sont dispersées aujourd'hui dans les volumes de ses Papiers aux Affaires étrangères (volumes *France* 170 à 226). Mais Prosper Faugère, ancien directeur de ce dépôt, ayant publié de 1880 à 1893 huit volumes d'*Écrits inédits de Saint-Simon*, où il a fait entrer un bon nombre de ces notices, il devenait inutile de les reproduire à nouveau comme complément des *Mémoires*. Il n'a donc été donné que quelques-uns de ces morceaux que Faugère avait négligés. D'autres documents inédits, nécessaires au commentaire des *Mémoires*, sont venus les remplacer, et aussi des dissertations historiques de réelle importance que, pour les vingt premiers tomes, Arthur de Boislisle avait rédigées avec la science, la sûreté de renseignements et l'élégante sobriété de style qui lui étaient habituelles. Citons seulement les notices sur Claude de Saint-Simon et sur sa famille, sur les Conseils du roi sous Louis XIV (dans les tomes IV à VII), sur la Princesse de Soubise, les Lettres de la main, la Béate Rose, la Disgrâce du cardinal de Bouillon, la Mort de Madame Henriette, le Procès des faux titres de Brioude, le Diplomate Chavigny, l'Impôt du dixième, etc. A partir du tome XXI, le souci d'achever l'édition dans un délai qui ne dépassât pas les limites d'une vie humaine a contraint de réduire le nombre et l'étendue de ces appendices ; nous croyons cependant qu'on peut trouver dans la dernière moitié de l'édition, outre des documents curieux, quelques notices ou dissertations utiles, par exemple celles sur une Fille naturelle du grand Dauphin, sur la Nourrice de Louis XIV et sa descendance, sur l'Hôtel de Lorge, la disgrâce de la princesse des Ursins, la Mort de Louis XIV et son Testament, les Pécoil de Villedieu, la Mort de Law à Venise, le Tableau de la cour d'Espagne en 1722, les Logis du duc de Saint-Simon, etc. L'ensemble des Appendices des 41 volumes atteint le chiffre de 510.

Terminons cette trop longue note en indiquant la concordance de chacun de nos volumes avec les pages du manuscrit qu'il renferme et avec celles de l'édition de 1873-75 auxquelles il correspond, et en spécifiant les années du récit qui y sont comprises. Ces renseignements d'ordre pratique peuvent ne pas être inutiles et se trouveront dans le tableau qui occupe la page ci-contre.

VOLUMES DE LA PRÉSENTE ÉDITION.		PAGES DU MANUSCRIT.		ÉDITION DE 1873-75.		ANNÉES.
I	=	1-30	=	I, 1-112	=	1691-93.
II	=	30-78	=	I, 113-286	=	1694-95.
III	=	78-106	=	I, 287-391	=	1696.
IV	=	106-134	=	I, 391-501	=	1697.
V	=	134-167	=	II, 1-133	=	1698.
VI	=	167-205	=	II, 134-283	=	1699.
VII	=	205-239	=	II, 284-415	=	1700.
VIII	=	239-271	=	II, 416-III, 47	=	1701.
IX	=	272-320	=	III, 48-200	=	1701.
X	=	321-375	=	III, 201-368	=	1702.
XI	=	375-426	=	III, 368-IV, 54	=	1703.
XII	=	426-489	=	IV, 55-254	=	1704-05.
XIII	=	489-549	=	IV, 254-463	=	1705-06.
XIV	=	549-613	=	V, 1-210	=	1706-07.
XV	=	613-686	=	V, 210-436	=	1707-08.
XVI	=	686-770	=	V, 436-VI, 218	=	1708.
XVII	=	771-842	=	VI, 219-455	=	1709.
XVIII	=	842-928	=	VI, 455-VII, 260	=	1709-10.
XIX	=	928-1019	=	VII, 261-VIII, 54	=	1710.
XX	=	1019-1081	=	VIII, 55-230	=	1710-11.
XXI	=	1081-1168	=	VIII, 231-IX, 23	=	1711.
XXII	=	1168-1252	=	IX, 24-275	=	1711-12.
XXIII	=	1252-1330	=	IX, 275-X, 37	=	1712-13.
XXIV	=	1330-1402	=	X, 38-247	=	1713-14.
XXV	=	1402-1484	=	X, 247-474	=	1714.
XXVI	=	1484-1565	=	XI, 1-241	=	1714-15.
XXVII	=	1565-1640	=	XI, 242-457	=	1715.
XXVIII	=	1640-1703	=	XII, 1-189	=	1715.
XXIX	=	1703-1789	=	XII, 189-452	=	1715-16.
XXX	=	1789-1862	=	XII, 453-XIII, 242	=	1716.
XXXI	=	1862-2049	=	XIII, 242-XIV, 36	=	1717.
XXXII	=	2049-2125	=	XIV, 37-291	=	1717.
XXXIII	=	2125-2185	=	XIV, 292-XV, 42	=	1718.
XXXIV	=	2185-2273	=	XV, 43-336	=	1718.
XXXV	=	2273-2356	=	XV, 337-XVI, 120	=	1718.
XXXVI	=	2356-2435	=	XVI, 121-348	=	1718-19.
XXXVII	=	2435-2515	=	XVI, 349-XVII, 128	=	1719-20.
XXXVIII	=	2515-2604	=	XVII, 128-385	=	1720-21.
XXXIX	=	2604-2704	=	XVII, 385-XVIII, 236	=	1721.
XL	=	2704-2784	=	XVIII, 237-475	=	1722.
XLI	=	2784-2854	=	XIX, 1-225	=	1722-23.

ADDITIONS ET CORRECTIONS

Page 21, note 2. La partie la plus importante du mémoire dont il a été parlé est ainsi conçue : « Entre les motifs qui peuvent porter à déclarer M. le cardinal Dubois premier ministre, il y en a plusieurs qui paroissent décisifs, et qui se tirent, 1° des services importants qu'il a rendus à l'État sous les ordres de S. A. R. dans l'administration des affaires étrangères, dans celle de la religion et dans plusieurs parties du gouvernement intérieur du royaume ; 2° de la réputation de bonne foi qu'il s'est acquise et qui n'a pas peu contribué à maintenir la tranquillité intérieure du royaume ; 3° de la nécessité d'autoriser son ministère pour soutenir ces dispositions, pour redonner un nouveau crédit aux affaires du dedans et pour étouffer tout esprit de cabale ; 4° enfin de l'avantage de faire partir d'un même centre toutes les résolutions des conseils et d'y rapporter comme en un point fixe toutes les parties du gouvernement, afin d'éviter les inconvénients toujours attachés à la séparation des différentes parties qui doivent toutes concourir pour le bien de l'État. Le ministère de M. le cardinal Dubois avoit été précédé de plusieurs emplois importants et de commissions dont le succès a fait connoître ses heureux talents pour les affaires étrangères, avant qu'il fût appelé à leur administration générale. Personne n'ignore aujourd'hui la part qu'il a eue dans l'exécution des grandes vues et des sages résolutions de S. A. R. pour la conciliation des différends qui menaçoient toute l'Europe d'une guerre générale, dont les peuples du royaume n'étoient pas en état de supporter le poids. L'on sait que ce succès est dû à l'étendue des ses vues et à la sagesse de sa conduite, et c'est aussi par les mêmes soins et par la même vigilance que l'on peut se flatter de jouir d'une longue et heureuse paix. Les succès de M. le cardinal Dubois dans les affaires de l'Église ne rendent pas ses services moins recommandables. Toute l'autorité du feu Roi unie à la prudence acquise dans une longue suite de gouvernement avoit été infructueusement employée pour concilier les différends qui s'étoient élevés à l'occasion de la constitution *Unigenitus*. La division entre les prélats de l'église de France donnoit lieu de craindre une séparation dangereuse. Il étoit également important pour le bien de la religion de les concilier et de les engager à s'expliquer sur les points qui appartiennent à la foi ou qui intéressent les maximes du royaume. S. A. R. en avoit préparé les moyens avec un zèle digne des plus grands éloges. Elle en a vu l'accomplissement par l'usage que M. le cardinal Dubois a su faire des lumières et du zèle des prélats les plus éclairés et les plus distingués, pour concilier les premiers pasteurs sur ces points importants et pour les faire concourir unanimement aux moyens de procurer la paix de l'Église, en convenant d'un corps d'explications sur les questions qui avoient été agitées, preuve la plus authentique et monument le plus éclatant de la doctrine de la France.... »

Page 26, note 3. Il est fait allusion à la duplicité proverbiale des Normands dans deux pièces qu'Édouard Fournier a publiées en 1855-56 dans ses *Variétés historiques et littéraires* (*Bibliothèque elzévirienne*). La première (tome I, p. 78) est un passage d'un « Dialogue fort plaisant et récréatif entre deux marchands »; la seconde (tome VI, p. 173-180) est intitulée « Catéchisme des Normands ». Cependant aucune des deux ne vise spécialement le « privilège » de ne dire ni oui ni non ; mais La Fontaine y a fait une claire allusion dans le dernier vers de la fable VII du livre VIII : *la Cour du lion.*

Pages 98, note 1, et 99, note 1. La grande salle de l'archevêché de Reims existait en effet naguère, à peu près telle que la décrit Saint-Simon, si ce n'est qu'elle avait la forme, non d'une équerre, mais d'un T, et on l'appelait en conséquence la « salle du tau », et au douzième siècle ce nom s'appliquait à tout le palais; on disait le « palais du tau » pour désigner la demeure de l'archevêque. Cette salle édifiée au seizième siècle par l'archevêque Guillaume Briçonnet, à la place d'une salle de même forme construite au onzième par l'archevêque Gervais, était voûtée en bois, et, en sous-sol, lui répondait une vaste pièce voûtée en ogives de pierre. L'archevêque le Tellier en fit couper les deux branches avant 1690 pour édifier de nouveaux appartements de son palais. Voyez Hippolyte Bazin, *Reims, monuments et histoire* (1900), p. 180, 182, 189-192 et 196, où il y a diverses vues et reproductions de ce qu'était encore cette salle avant la destruction du palais par les obus allemands et l'incendie en 1914 ; voyez aussi dans les *Travaux de l'Académie de Reims,* tome CXXI (1907) une très bonne notice sur l'ancien archevêché, par Henri Jadart, qui complète les renseignements fournis par Bazin.

Page 122, note 2. Le testament de l'abbé de Dangeau existe dans le minutier du successeur de son notaire Lauverjon ; nous avons pu en obtenir copie naguère : « A Gournay, ce 29 janvier 1712. Voici mon testament olographe en peu de mots. Après avoir recommandé mon âme à Dieu, je donne à M. le marquis de Dangeau, mon frère, tous mes biens de quelque nature qu'ils puissent être, y comprenant ce que le Roi pourroit avoir la bonté de donner pour les dépenses que j'ai faites dans les ouvrages qu'il m'a commandé de faire sur ses bienfaits, auxquels je travaille encore actuellement, en ayant fait beaucoup que je ne lui ai pas donné à cause de ses grandes occupations. Je prie mon frère de ne pas mépriser mes autres ouvrages sur les langues, sur l'histoire, la généalogie, le blason, la géographie, etc. ; je crois qu'on en peut faire usage pour l'utilité de la jeunesse, et on peut aussi en retirer du profit, si on y veut donner quelque application. M. l'abbé de Choisy en a connoissance et les gens qui ont travaillé avec moi, comme M. Picart, M. Liébaud, M. Rebillé. Je prie mon frère de faire payer à Mlle d'Ouchamps, ma nièce, 2300 livres, qu'elle m'a prêtées sans avoir nul écrit ni autre sûreté de moi ; M. Dervau en a reçu la somme. Je le prie aussi de faire payer à M. l'abbé du Baus (*sic*, peut-être du Bosc) 300 livres qu'il m'a prêtées sans avoir de moi ni écrit ni autre sûreté. Je souhaite d'être enterré fort simplement et que, si l'on veut faire quelque dépense, ce soit en aumônes à de vrais pauvres et non à des mendiants ; ces pauvres prieront Dieu pour le salut de mon âme. Si mon frère venoit à mourir avant moi, je laisse mon bien à M. le marquis de Courcillon, mon neveu, et lui fais les mêmes prières que j'ai mises ici adressées à mon frère pour l'acquit de mes dettes. Fait à Gournay, ce 29 janvier 1712. Louis de Courcillon, dit et nommé communément l'abbé de Dangeau. » — *Après la mort de son frère en 1720, qui survivait lui-même à son fils, il rédigea le codicille suivant:* « Au nom de Dieu. J'ai longtemps travaillé par ordre du feu Roi, et j'ai encore les brouillons de plusieurs ouvrages que je lui ai donnés ; j'en ai plusieurs autres que je lui avois destinés. J'avois fait aussi plusieurs autres ouvrages pour faciliter l'étude des langues, de l'histoire et des connoissances les plus utiles aux princes et à la noblesse ; il y a quelques-uns de ces ouvrages achevés et d'autres qui ne sont que commencés. Je prie qu'on remette entre les mains de ceux que le Roi voudra commettre toutes mes planches de cuivre, les imprimés de mes ouvrages, tous mes manuscrits et tous mes livres, et supplie le Roi de les accepter. J'aurois souhaité pendant ma vie rendre plusieurs de ces choses utiles à l'instruction des jeunes gens ; la Providence en a autrement disposé ; le Roi les pourroit employer à cet usage. Si, dans ce que je lègue à S. M., il y a quelque chose dont on ne sache pas bien l'usage, quelques-uns de mes amis et des gens qui ont travaillé pour moi pourront l'enseigner. Si je laisse quelques meubles, quelque argent, quelque chose qui me soit dû, je prie Mme de Dangeau et Mme de Courcillon d'en disposer en faveur de mes domestiques et en faveur de quelques pauvres qui ne sont point mendiants. Je prie que mon corps soit mis avec ceux de mon frère et de mon neveu. Je recommande mon âme à Dieu. Fait à Paris le 6 mars 1721. L'abbé de Dangeau, Louis de Courcillon. »

Page 189, note 2. Le maréchal de Villars raconte dans ses *Mémoires*, tome IV, p. 299, qu'Élisabeth Farnèse, désespérée de voir que Philippe V, conseillé par Bermudez, ne voulait pas reprendre sa couronne, « dit à Bermudez, en présence du roi, qu'il étoit un traître, un Judas, et que, si elle étoit en péril de mort, elle aimeroit mieux mourir sans sacrements que de les recevoir par le ministère d'un aussi méchant homme que lui. » Laura, sa nourrice, qui étoit présente, renchérit encore et « dit au roi qu'il étoit honteux de se laisser gouverner par un fripon. » Lémontey (*Histoire de la Régence*, tome II, p. 124) a cité un passage d'une lettre du maréchal de Tessé alors ambassadeur en Espagne qui confirme ces propos : « Laura est un brûlot, dont la reine se sert. Elle a dit en face au P. Bermudez qu'il étoit un fripon, un faux dévot : que c'étoit lui qui mettoit tous les scrupules dans l'esprit du roi ; qu'elle croiroit rendre un grand service au roi et à la reine de le poignarder. Elle dit un quart d'heure après au roi les mêmes choses. A tout cela le roi sourit et n'en fait ni plus ni moins. » Le 11 septembre 1724, Tessé écrivait à Morville (Affaires étrangères, vol. *Espagne* 336, fol. 68 v°) : « Quant au P. Bermudez, dont la conduite abominable est bien développée, la reine m'a dit en passant : « Je n'ai pu encore m'en défaire ; mais j'espère qu'à la fin j'en viendrai à bout, avec un peu de patience. » Et il ajoutait : « J'en doute. » — Elle ne réussit que deux ans après.

Page 190, note 3. Voici l'article de la *Gazette d'Amsterdam*, n° LVII, indiqué dans cette note : « De Paris le 13 août. Le mal de M. le cardinal premier ministre, qui avoit commencé à se manifester d'une manière très dangereuse du jour qu'il monta à cheval, lorsque le Roi fit la revue de ses gardes avant son voyage de Meudon, augmenta à un tel point samedi dernier que les médecins et les chirurgiens déclarèrent que, si on ne lui faisoit pas incessamment l'opération, il courroit risque de mourir en très peu de temps, puisque le bubon qui s'étoit formé dans la vessie ayant crevé ce jour-là, on ne pouvoit prévenir la gangrène que par l'opération. Sur quoi il fut résolu de le transporter pour cet effet le lendemain dimanche à Versailles, et le Roi ordonna même de lui donner une de ses litières, enjoignant en même temps au sieur de la Peyronie de ne le point quitter ; mais il se trouva si foible ce jour-là, qu'il ne put être transporté que le lundi à cinq heures du matin. Quelque temps après son arrivée à Versailles, il se confessa à un prêtre récollet. On voulut ensuite lui faire l'opération ; mais il ne put s'y résoudre. Sur quoi on dépêcha un exprès à Meudon pour en donner avis à Mgr le duc d'Orléans, qui là-dessus prit la première chaise de poste qu'il rencontra pour se rendre en toute diligence à Versailles. Après que S. A. R. eut parlé à M. le cardinal, elle demanda aux médecins et aux chirurgiens si on pourroit encore espérer de lui sauver la vie en faisant l'opération. Ils répondirent qu'ils ne pouvoient point l'assurer, mais que, suivant toute apparence, il ne seroit plus en vie dans deux heures, si on ne la faisoit. Sur quoi, Mgr le duc d'Orléans retourna auprès de M. le cardinal et le pria si fortement de ne plus s'opposer au seul expédient qui restoit pour le sauver, qu'il permit enfin, entre les quatre et cinq heures après midi, au sieur de la Peyronie de faire l'opération, dont il s'acquitta dans l'espace de six minutes, en présence du sieur Mareschal, premier chirurgien du Roi, et du sieur Thibaud, chirurgien de l'hôtel-Dieu. M. le cardinal ne sentit pas d'abord beaucoup de douleur ; mais, les chairs s'étant trouvées plus vives à la seconde incision, il ne put s'empêcher de jeter de grands cris. Il sortit par l'ouverture une grande quantité de pus et d'urine. Mgr le duc d'Orléans, qui étoit resté dans une chambre voisine pendant l'opération, ne put retenir ses larmes. M. le cardinal fut un peu assoupi pendant la nuit, ce qu'on regarda comme un mauvais signe. En effet, son mal augmenta si fort mardi au matin, qu'on perdit dès lors toute espérance, de sorte qu'on lui apporta l'extrême onction, et qu'on leva l'appareil plus tôt qu'on n'avoit résolu. Mais à peine eut-on commencé à le lever, sur les trois heures après-midi, qu'on remarqua que la plaie étoit gangrenée, et il mourut entre quatre et cinq heures. »

Page 214, note 1. Le premier président de Mesmes était de l'Académie française. Lorsqu'il fut nommé, en octobre 1710, Mathieu Marais écrivait à Mme de Mérigniac (*Mémoires*, tome I, p. 133-134) : « Savez-vous que M. le président de Mesmes s'est fait de l'Académie et, en vrai juge, a avalé l'huître et laissé les écailles aux auteurs concurrents. Ils se sont vengés en auteurs et voici le coup de poignard :

Juge qui te déplaces,
Courtisan berné,
Des grands que tu lasses
Jouet obstiné,
Sur notre Parnasse
Le laurier d'Horace
T'est donc destiné !
Vos écrits, froids poëtes,
Jetonniers rampants,
Du choix que vous faites
M'étoient bien garants.
Mais craignez les censeurs ;
Sur la double colline
Je vois les neuf sœurs ;
Leur troupe badine
Rit avec Racine
De leurs successeurs. »

Page 228, note 7. Un des correspondants de la marquise de Balleroy lui écrivait le 13 novembre (lettre non reproduite dans l'édition d'Édouard de Barthélemy) : « Le 5 de ce mois, vers les quatre heures après midi, M. le duc d'Aumont mourut de la même maladie que Madame sa mère, âgé de trente-deux ans ou environ. Deux jours auparavant M. le duc de Tresmes avoit eu parole de S. A. R, que la charge de premier gentilhomme de la chambre du Roi seroit donnée au fils aîné de M. le duc d'Aumont, à quoi le Roi a eu la bonté de consentir aussitôt que S. M. a reçu avis de la mort de ce seigneur. Le gouvernement du Boulonnois a été donné au duc d'Humières, et M. le chevalier de Biron a eu le régiment vacant. »

Page 238, note 3. Lors de la mort de la maréchale de Chamilly, le chancelier Daguesseau écrivait : « Je perds en elle une amie si aimable, si respectable, et d'un caractère si difficile à remplacer, que c'est une perte irréparable pour moi. Il n'y a que la religion qui puisse m'en consoler par la vue du bonheur dont il y a tout lieu d'espérer que sa vertu sera éternellement récompensée dans le ciel » (Rives, *Lettres inédites du chancelier Daguesseau,* 1823, tome I, p. 248).

Page 252, note 3. *La Gazette d'Amsterdam,* n° du 1er janvier 1671, écrivait : « Le mariage de M. le comte de Lauzun est tout à fait rompu. S. M. l'ayant ainsi desiré, ce seigneur lui répondit aussitôt qu'étant entièrement soumis à ses volontés, il abandonneroit les plus grandes fortunes du monde plutôt que de faire aucune chose qui lui déplût, et le Roi lui repartit qu'il lui donneroit sujet de n'en être pas marri. » Dans le numéro du 8 janvier, la même gazette annonce un don de cent mille livres, puis sept cent mille livres à la fin du mois, pour acquitter ses dettes (n° du 5 février). Dans celui du 30 avril, on lit : « On dit que Mademoiselle a épousé M. le comte de Lauzun et que M. l'archevèque de Paris en a fait la cérémonie par permission et aveu du Roi et qu'on a déjà annoncé cette bonne nouvelle aux princes et seigneurs qui sont à Chantilly. Ce comte sera maintenant prince de Dombes et duc de Montpensier. » Plus tard, n° du 7 mai, elle annonce que le mariage ne se fera qu'au retour du Roi ; puis, n° du 4 juin, que le Roi a répondu d'une manière ambiguë aux sollicitations contraires du grand Condé. On pensait donc alors que Louis XIV pourrait revenir sur sa décision. — Il y a dans le manuscrit 2000 de la Bibliothèque Mazarine un mémoire de trente-quatre feuillets sur le projet de mariage de Mademoiselle avec Lauzun, rédigé par de Bracque, intendant de la princesse (1670).

Page 257, note 1. Le *Segraisiana* donne une autre raison, assez plausible, à l'arrestation de Lauzun : « Lorsque Lauzun sut que c'étoit Mme de Montespan qui avoit empêché que son mariage ne s'accomplît, il conçut une haine implacable contre elle, et il commença à se déchaîner contre sa conduite, non seulement dans toutes les occasions et dans toutes les compagnies où il se trouvoit, mais encore à deux pas d'elle, de telle manière qu'elle avoit entendu elle-même dire des choses très cruelles de sa personne. Mme de Maintenon, qui étoit auprès de Mme de Montespan, sachant que le Roi avoit résolu de faire la guerre aux Hollandois, comme il la fit en 1672, lui demanda ce qu'elle prétendoit devenir lorsque la guerre seroit déclarée, et si elle ne considéroit pas que M. de Lauzun, qui étoit si bien dans l'esprit du Roi et qui auroit lieu de l'entretenir souvent par le rang que sa charge lui donnoit, lui rendroit de mauvais offices pendant qu'elle resteroit à Versailles. Mme de Montespan, effrayée par les sujets de crainte que Mme de Maintenon venoit de lui dire, lui demanda quel remède on pourroit y apporter. Elle répondit que c'étoit de le faire arrêter, et qu'elle en avoit un beau prétexte en représentant au Roi toutes les indignités dont elle savoit que M. de Lauzun la chargeoit tous les jours, et qu'il n'en falloit pas davantage pour obliger le Roi à la délivrer d'un ennemi si redoutable. Elle fit ses plaintes, et M. de Lauzun fut arrêté. »

Page 257, fin de la note 1. *La Gazette d'Amsterdam* annonce l'arrestation de Lauzun dans son numéro du 3 décembre 1671, dans une correspondance datée de Paris *24 novembre,* tandis que l'événement ne se produisit que le 25 ; il est probable qu'il faut livre *26* ou *27.* Voir aussi les numéros du 8 décembre, du 10, où il y a un récit circonstancié, du 15, du 17, où l'on dit que, dans le voyage, il a été trois jours sans vouloir manger, boire, ni dormir, du 24 (bruit de son suicide par désespoir), des 29 et 31 (sa mort démentie, mais il s'est blessé contre le coin d'une table, et est arrivé malade à Pignerol), et du 14 janvier 1672 (retour de M. d'Artagnan).

Page 266, note 2. M. le duc de la Force, dans son *Lauzun,* p. 228, a cité un passage du « Mémorial de Chaillot » qui paraît établir que Barrailh avait contracté un mariage secret en 1677 avec une certaine Mlle de la Motte, retirée au couvent des Visitandines de Chaillot. Il s'agit évidemment de Mlle de la Motte-Argencourt, ancienne fille d'honneur d'Anne d'Autriche, pour laquelle le Roi aurait eu naguère un caprice, et qui, à la suite d'une autre aventure avec le marquis de Richelieu, avait été placée comme pensionnaire dans ce monastère, où elle resta jusqu'à sa mort vers 1709 ; voir aussi le commentaire des *Historiettes de Tallemant des Réaux,* édition Monmerqué, tomes VII, p. 233-234, et IX, p. 480. Le même passage nous apprend que Barrailh mourut paralytique en 1705. — L'ancienne fille d'honneur de la Reine est-elle cette Madeleine d'Argencourt, en faveur de laquelle le duc et la duchesse de Montausier constituèrent au couvent de Chaillot une rente de mille livres en 1665 (Archives nationales, reg. Y 212, fol 446 v°) ?

Page 295, note 7. Nous résumons les renseignements que nous avons pu recueillir sur le duc et la duchesse de Falari, d'après les ouvrages indiqués dans la note et d'autres documents. — Le financier Pierre Gorge d'Entraigues (notre tome XVII, p. 170-171) eut de sa femme, Julie d'Estampes-Valençay, outre la marquise d'Ancenis, deux fils, dont le second Pierre-François Gorge d'Entraigues, titré comte de Meillant, puis duc de Falari, fut en toutes façons le type accompli de l'aventurier cosmopolite. Son père avait réussi, grâce à ses écus, à lui faire contracter un assez bon mariage ; il épousa en effet en septembre 1710 (contrat du 12) Louise-Madeleine-Thérèse de Brichanteau, sœur de ce marquis de Nangis, alors la « fleur des pois » de la cour, l'amoureux de la duchesse de Bourgogne. Malheureusement la jeune femme mourut en couches le 6 mai 1713. Devenu veuf, M. de Meillant alla faire un tour en Italie. Mettant en avant le feu cardinal de Valençay, parent de sa mère, il obtint du pape, moyennant finances, un bref en date du 23 mai 1714 qui lui conférait le titre de duc de Falari. — On ne sait guère quelle est la terre sur laquelle était assis ce duché ;

c'est probablement l'antique ville ruinée de Falari ou Faleri, dans la marche d'Ancône, aujourd'hui Falerone, district de Fermo, quoiqu'on ait proposé Faleria près de Cività-Castellana, et Santa-Maria di Falleri dans l'Étrurie méridionale. Le texte du bref éclaircirait sans doute cette question. Nous adoptons l'orthographe *Falari* comme plus conforme à l'usage italien ; le mari signe ordinairement *Falary* et la femme *Fallary*. — Revenu en France, le nouveau duc chercha une seconde alliance et faillit se remarier avec une Mursay, petite-cousine de Mme de Maintenon (le comte Marquiset dit *Mlle de Murée* par mauvaise lecture du nom *Murcé*, orthographe fréquente alors) ; puis il courtisa une Brancas, et finit enfin par épouser Marie-Thérèse d'Haraucourt, connue dans l'histoire sous le nom de duchesse de Falari et sur laquelle il convient de s'arrêter. Le père de celle-ci, qu'on disait fils d'un cabaretier de Paris, semble s'appeler de son vrai nom Claude-Balthasar Blonel. Étant passé en Savoie, il s'y fit nommer M. d'Haraucourt, prétendit se rattacher à la grande famille lorraine de ce nom, et réussit à obtenir une charge de gentilhomme servant de la duchesse de Savoie, Christine de France. Celle-ci le prit en affection et lui fit donner un titre de marquis. C'est probablement grâce à ce titre et à cette faveur qu'il put épouser Thérèse Falcoz de la Blache, d'une bonne famille du Dauphiné, qui semble néanmoins avoir été elle-même assez excentrique. Il en eut une fille, Marie-Thérèse, qu'on croit née en 1697 à Saint-Marcellin ; mais il mourut quelques années plus tard, et sa veuve vint habiter à Saint-André-de-Briord, en Bugey, où elle avait quelques terres. Falari, mis en relations avec Mme d'Haraucourt, s'éprit de sa fille, alors âgée d'environ dix-huit ans, et l'épousa le 1er novembre 1715, dans la chapelle de Saint-André, après contrat passé devant Terrier, notaire à Serrières-en-Bugey, sans le consentement de son père Pierre Gorge d'Entraigues. Celui-ci, averti de cette union quasi clandestine, s'empressa de déshériter son fils et de révoquer tous les avantages qu'il lui avait fait à l'occasion de son premier mariage (acte du 3 septembre 1716, dans Y 296, fol. 207, aux Archives nationales). Falari était alors en Espagne ; à peine marié, il avait laissé à Paris sa jeune femme, qu'il ne revit peut-être jamais, et était passé à Madrid pour y chercher fortune. L'ambassadeur de France, duc de Saint-Aignan, parle dans ses lettres d'un « sieur de Melliand, connu sous le nom de duc Fallari » (21 juillet 1716, dans le volume *Espagne* 251, fol. 221 v° ; voyez aussi les volumes 252 et 253). Ses agissements malhonnêtes à Madrid l'y firent incarcérer. Sorti de prison et ayant appris la faveur de sa femme auprès du Régent, il rentra en France ; mais, s'étant associé à Bayonne et à Bordeaux avec une bande de faux monnayeurs et de voleurs de grand chemin, il fut arrêté sur la route de Paris ; amené à la Bastille, il y fut enfermé le 1er février 1721 ; dès le 6, on le transférait au fort de Joux, d'où il réussit à s'évader en novembre suivant. Réfugié en Suisse, il s'en fit encore chasser pour escroqueries et se trouvait dans le pays de Liège en avril 1725 (*Mé-*

moires de Mathieu Marais, tome II, p. 72 et 226; Funck-Brentano, *Les lettres de cachet,* nº 2539; *Archives de la Bastille,* tome XIII, p. 312-316). Après une vie d'expédients, de vols, de faux et de désordres de tout genre, il finit par aller mourir dans les prisons de Moscou le 10 septembre 1740. Il y a aux Affaires étrangères, vol. *France* 1247, fol. 218, un court mémoire, non daté, sur son existence mouvementée. La femme n'était pas indigne d'un tel mari. Restée seule à Paris peu après son mariage, elle trafiqua sans doute de ses charmes; on lui prête d'assez nombreux amants. C'est probablement en novembre 1720 que commencèrent ses relations avec le Régent. Mathieu Marais parle d'elle à diverses reprises jusqu'en février 1721 (*Mémoires*, tomes I, p. 483, et II, p. 1-3, 6, 8-9, 32, 48 et 72; voyez dans *les Correspondants de Balleroy,* tome II, p. 241, une anecdote assez scabreuse). Il semble qu'alors d'autres maîtresses la remplacèrent en titre, quoiqu'elle jouît encore de quelque faveur, puisqu'on parla d'elle en septembre 1721 pour être dame du palais de la jeune Infante (*Journal de Buvat,* tome II, p. 297). Elle devait être alors dans une situation assez précaire; car, le 7 juillet de la même année, un certain abbé Jacques Gazan, du diocèse de Grasse, en passage à Paris, lui fit donation, on ne sait à quel titre, d'une rente viagère de deux mille livres que lui devait Jacques-Philippe de la Baume, marquis de Saint-Amour, « pour la bonne amitié, est-il dit, que ledit sieur Gazan porte à ladite dame, » sans que cette rente puisse être jamais saisie par ses créanciers ou par ceux de son mari, ou par son mari lui-même, le donateur ne s'en étant dessaisi que « pour conserver des aliments » à ladite duchesse (reg. Y 304, fol. 297). Le Régent mourut pendant un tête-à-tête avec elle. La suite de sa vie dépasse l'époque à laquelle s'arrêtent nos Mémoires; on en trouvera les incidents qu'on en connaît dans l'ouvrage du comte Marquiset. Disons seulement qu'elle vécut jusqu'à quatre-vingt-cinq ans et mourut le 18 juillet 1782 dans l'appartement qu'elle occupait rue Basse-du-Rempart. Nous possédons dans les papiers du commissaire Carré (Y 11275, et non 11277 comme dit M. Marquiset) le procès-verbal d'apposition des scellés sur ses effets; par une singulière aberration du rédacteur, ce procès-verbal dit que le décès de « ladite dame duchesse de Falari » fut constaté par l'inspection d'un « cadavre masculin » reposant sur un lit, etc. On trouvera le texte de son testament, du 7 juin 1781, avec codicilles des 25 juin et 14 août, et du 13 juillet 1782, dans l'ouvrage du comte Marquiset (p. 247 et suivantes), qui a donné en outre la reproduction d'un beau pastel appartenant au feu comte d'Haussonville et représentant la duchesse de Falari en Cérès; c'est le seul portrait d'elle qu'on estime authentique. Ses autographes sont assez rares: une lettre qu'elle écrivit à un de ses créanciers, M. Bronod, datée du 29 janvier 1763, a passé en vente chez le libraire Lemasle en novembre 1926 et a été reproduite en fac-similé dans le Catalogue.

TABLES

I

TABLE DES SOMMAIRES

QUI SONT EN MARGE DU MANUSCRIT AUTOGRAPHE

1722 (suite).

Année 1723.

II

TABLE ALPHABÉTIQUE

DES NOMS PROPRES

ET DES MOTS OU LOCUTIONS ANNOTÉS DANS LES *MÉMOIRES*

N. B. Nous donnons en italique l'orthographe de Saint-Simon, lorsqu'elle diffère de celle que nous avons adoptée.

Le chiffre de la page où se trouve la note principale relative à chaque mot est marqué d'un astérisque.

L'indication (Add.) renvoie aux Additions et Corrections

A

B

D

E

G

H

I

M

O

P

R

S

T

III

TABLE DE L'APPENDICE

PREMIÈRE PARTIE

ADDITIONS DE SAINT-SIMON AU *JOURNAL DE DANGEAU.*

(Les chiffres placés entre parenthèses renvoient au passage des *Mémoires* qui correspond à l'Addition.)

ADDITIONS DE SAINT-SIMON AU *JOURNAL DE DANGEAU* QUI N'ONT PAS ÉTÉ REPRODUITES DANS LES *MÉMOIRES*

SECONDE PARTIE

TABLE DES MATIÈRES

CONTENUES DANS LE QUARANTE-ET-UNIÈME VOLUME.

FIN DU TOME QUARANTE-ET-UNIÈME.

CHARTRES. — IMPRIMERIE DURAND, RUE FULBERT (10-1928).

www.ingramcontent.com/pod-product-compliance
Ingram Content Group UK Ltd.
Pitfield, Milton Keynes, MK11 3LW, UK
UKHW020310200726
13857UKWH00001B/134